Ferenc Pósa
Hinter die Symptome schauen

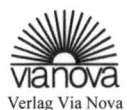
Verlag Via Nova

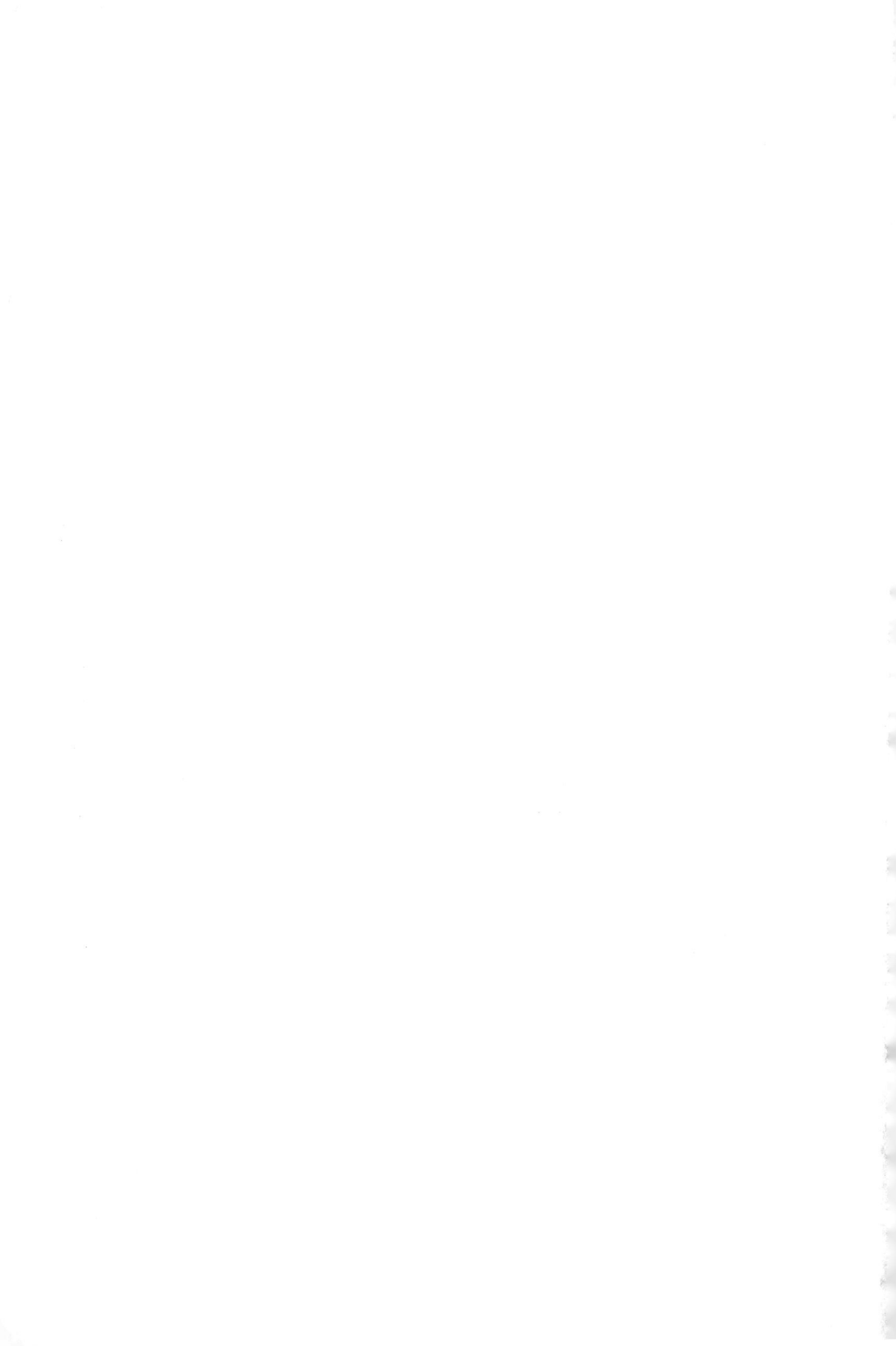

Ferenc Pósa

HINTER DIE SYMPTOME SCHAUEN

Die seelischen Ursachen
der Krankheiten

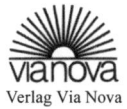

Verlag Via Nova

Das Werk darf weder ganz noch teilweise ohne schriftliche Genehmigung des Autors reproduziert, veröffentlicht oder gelehrt werden, in keiner Form und aus keinem Anlass, einschließlich elektronisch, online, durch Fotokopie, Abschreiben oder andere Verfahren.

1. Auflage 2013
Verlag Via Nova, Alte Landstr. 12, 36100 Petersberg
Telefon: (06 61) 6 29 73
Fax: (06 61) 96 79 560
E-Mail: info@verlag-vianova.de
Internet: www.verlag-vianova.de / www.transpersonale.de
Mitautor: Dr. Albert Lózsa
Umschlaggestaltung: Guter Punkt, München
Satz. Sebastian Carl
Druck und Verarbeitung: Appel und Klinger, 96277 Schneckenlohe

© Alle Rechte vorbehalten

ISBN 978-3-86616-246-4

Jemand hat mir einmal gesagt, es lohne sich nicht, dieses Buch zu schreiben. Es sei überflüssig, ich könne nämlich die Menschen sowieso nicht verändern, was durchaus wahr ist.

Der Kranke, der apathisch und seines Lebens müde wurde, geriet gerade deswegen in diese Lage. Er wollte sein Leben verändern, aber alle seine Bemühungen sind gescheitert.

Ich habe dieses Buch geschrieben, weil ich weiß, dass wir uns im Herzen trotz aller Misserfolge nach Glück, Liebe und Gesundheit sehnen und in uns nur Dinge entstehen können, die wir auch erreichen können.

In diesem Buch zeige ich einen Weg.
Ich behaupte nicht, er sei einfach,
ich behaupte nicht, er sei leicht gangbar.
Aber er ist gangbar!

Damit wir keine Zeit vergeuden,
müssen wir wissen, woher wir kommen,
warum wir die Lust im Leben verloren haben.
Wir müssen wissen, wo wir uns jetzt befinden.
Es ist wesentlich und nicht unbedeutend, wohin wir gehen.
Diese drei Dinge sollen uns auf unserem Weg begleiten.

INHALT

EINFÜHRUNG 17
    Grenzen der Heilung 20
    Arzneimittel 24
    Der Mensch als Feuer 25
    Entstehung von Krankheiten 27
    Gesundheit – Krankheit 32
    „Klassifizierung" von Krankheiten 33
    Grundprinzipien des geistigen Heilens 36
AIDS 61
ALKOHOLISMUS 63
ALLERGIEN 66
    Milchallergie 67
    Mehlempfindlichkeit 69
    Pollen, Hausstaub 69
APHTEN – Mundschwämmchen 70
ARM 70
ASTHMA 72
ATMUNGSSYSTEM 73
    Tuberkulose *(Lungenschwindsucht)* 74
    Lungenödem *(Wasserlunge)* 75
    Lungenentzündung 75
AUGE 76
    Kurzsichtigkeit 77
    Weitsichtigkeit 78
    Grauer Star *(Katarakt)* 79
    Grüner Star *(Glaukom)* 80
    Trockenes Auge 81
    Tränenfluss 82
    Gerstenkorn *(Hordeolum)* 83
    Absterben der Augenmuskeln 83
    Entzündung der Augenmuskeln 84

    Hornhaut 85
    Sehnerv 85
    Tunnelblick 86
    Nachtblindheit 87
    Makuladegeneration 88
    Sonstige Sehstörungen 88
    Strabismus *(Schielen)* 89
    Augenringe 91
    Bindehaut 91
AUGENLID 92
AUTISMUS 92
AUTOIMMUNKRANKHEITEN 94
ÄNGSTE 97
BANDSCHEIBENVORFALL *(Bandscheibenprolaps)* 102
BASEDOW'SCHE KRANKHEIT 104
BAUCHFELLENTZÜNDUNG *(Peritonitis)* 106
BAUCHSPEICHELDRÜSE 107
BETTNÄSSEN *(Einnässen, Enuresis)* 109
BLASE *(Harnblase)* 111
BLINDDARM 113
BLUT 114
    Hämatom *(Bluterguss)* 114
    Blutung 115
    Blutdruck 116
    Blutarmut 119
    Bluterkrankheit *(Hämophilie)* – Blutgerinnung 119
BLUTHOCHDRUCK *(Arterielle Hypertonie)* 121
BRECHREIZ, ERBRECHEN 122
BRONCHITIS 123
BRUST 125
BRUSTFELL 127
BULIMIE/ANOREXIE 128
CANDIDA 130
CHLAMYDIEN 131
CROHN-KRANKHEIT *(Morbus Crohn)* 132
DARMKRANKHEITEN 133
    Darmwind *(Flatulenz)* 135

DEPRESSION	136
DIABETES MELLITUS *(Zuckerkrankheit)*	139
DURCHFALL	141
DYSLEXIE	143
EINSTICHE, BISSE	144
EIERSTOCK	145
EILEITER	147
EINGEWEIDEBRUCH *(Hernie)*	148
EITERUNGEN	150
ENDOMETRIOSE	151
ENTZÜNDUNGEN	152
EPILEPSIE	154
ESSSUCHT	156
FEHLGEBURT	158
FETTSUCHT *(Adipositas)*	159
FRIGIDITÄT	160
FUSS	162
FUSSPILZ	164
GALLENBESCHWERDEN	166
GALLENSTEINE	167
GALLENÜBERPRODUKTION	168
GEBÄRMUTTER	169
Wunde am Muttermund	170
GEFÄSSERKRANKUNGEN	171
Arteriosklerose *(Arterienverkalkung)*	171
GEHIRN	173
Hypophyse *(Hirnanhangsdrüse)*	178
Hirnhautentzündung *(Meningitis)*	179
Hirninfarkt *(Ischämischer Schlaganfall)*	181
Transitorische Ischämische Attacke *(„Gefäßkrämpfe")*	182
Gefäßverengung im Gehirn *(Vasokonstriktion im Gehirn)*	184
Gehirnentzündung *(Enzephalitis)*	185
Schlaganfall *(Apoplexia Cerebri)*	185
GELBSUCHT	187
GELENKE	188
GELENKBÄNDER	191
GENETISCHE KRANKHEITEN	192

GESCHLECHTSORGANE	192
GESCHWÜRE	193
GESICHT	195
Kieferhöhlenentzündung	195
Gesichtschmerzen *(Trigeminusneuralgie)*	198
GICHT	201
GLASKNOCHENKRANKHEIT	203
GLEICHGEWICHTSSTÖRUNGEN	204
GÜRTELROSE	206
GYNÄKOLOGISCHE ERKRANKUNGEN	207
HAARAUSFALL	210
HALLUZINATION	211
HALS	213
HAND	214
HARNBLASE	215
HARNWEGSINFEKT	216
HAUTKRANKHEITEN	217
Erhöhte Schweißabsonderung	219
Dekubitus *(Druckgeschwür)*	219
Hautkrankheit mit Blasen	219
Komedo *(Mitesser)*	220
Pickel	221
Trockene Haut	223
Pedikulose *(Läusebefall)*	224
Jucken	224
Pigmentstörung	224
HÄMORRHOIDE *(Goldene Ader)*	226
HEPATITIS	229
HERPES SIMPLEX	231
HERZ	234
Herzinsuffizienz	237
Herzrhythmus	237
Brustenge *(Angina pectoris)*	238
Herzinfarkt	239
Herzklappenfehler	243
Endokarditis	243
Herzbeutelentzündung *(Perikarditis)*	243

HODEN 244
HORMONE 245
HPV *(Humane Papillomviren)* 246
HUSTEN 247
HÜFTE 250
    Hüftgelenkentzündung 251
    Entstellung 252
    Gelenkverschleiß 253
    Brüche 254
HÜHNERAUGE 254
HYPOCHONDRIE 254
IMMUNSYSTEM 255
IMMUNDEFEKT 258
IMPOTENZ *(Erektile Dysfunktion)* 259
INFEKTIONSKRANKHEITEN 262
    Bakterien 264
    Parasiten 264
    Pilz 265
    Viren 265
INFLUENZA *(Grippe)* 266
INKONTINENZ *(Harninkontinenz)* 267
KEHLE 268
KINDERKRANKHEITEN *(im Allgemeinen)* 269
KNIE 270
KNOCHENBRUCH *(Fraktur)* 272
KNOCHENKRANKHEITEN 274
    Knochenhaut 275
    Knochenschwund *(Osteoporose)* 276
    Knochenauswuchs *(Exostose)* 277
    Knochenmarkentzündung *(Osteomyelitis)* 279
KNORPEL 280
KNÖCHEL 281
    Schwellungen 281
    Schmerzen 282
    Verstauchung 282
    Knochenbruch 284
KÖRPERGERUCH 284

KÖRPERSCHEMASTÖRUNG *(Dysmorphophobie)* 286
KREISLAUFSYSTEM 288
KLIMAKTERIUM 288
KOMEDO *(Mitesser)* 290
KRÄMPFE 291
KRAMPFADER 293
LÄHMUNGEN 295
LEBER 296
LEUKÄMIE *(Blutkrebs)* 298
LYMPHSYSTEM 300
MAGENGESCHWÜR 301
MAGENSCHLEIMHAUTENTZÜNDUNG *(Gastritis)* 303
MANDELN *(Tonsillen)* 303
MANGEL- UND ÜBERSCHUSSKRANKHEITEN 305
MENISKUSRISS 307
MIGRÄNE 308
MILZ 309
MULTIPLE SKLEROSE 310
MUND 312
    Mundgeruch 313
MUSKELENTZÜNDUNGEN *(Myositis)* 314
MUSKELSCHWUND 315
MUTTERMAL 316
MYOME DER GEBÄRMUTTER 317
NACHTBLINDHEIT 318
NAGEL 319
NASE 319
    Nasenpolyp 320
    Nasenbluten 322
NEBENNIERE 323
NERVENSYSTEM 324
    Nervenschmerz *(Neuralgie)* 325
    Ischias *(Ischialgie)* 325
NIERE 326
    Nierenzyste 328
    Nierenentzündung 329
    Nierensteine 330

Schrumpfniere, Nierenstau, Nierenunterfunktion 330
Nierentuberkulose 331
OHREN 332
   Ohrensausen 335
   Ohrenklingeln 336
   Ohrenschmalz 337
   Ohrenschmalzpfropf *(Verstopfung)* 337
   Hörminderung, Schwerhörigkeit 338
   Ohrspeicheldrüsenentzündung *(Parotitis)* 339
   Ohren-Ekzem 340
ÖDEM 341
PANIKATTACKE 342
PARANOIA *(Verfolgungswahn)* 344
PARKINSON-Krankheit 346
PCO-SYNDROM *(Eierstockzysten)* 347
PICKEL 347
PILZERKRANKUNGEN 348
POLYP 349
PROSTATA 350
RACHEN 352
REFLUXKRANKHEIT *(Refluxösophagitis)* 352
REIZDARMSYNDROM *(RDS)* 354
RESORPTIONSTÖRUNGEN 356
   Mehlempfindlichkeit 356
   Laktose *(Milchzucker)* 356
   Kohlendhydrat 357
   Eiweiß 357
   Fett 357
   Kombinierte Resorptionsstörung 357
RHEUMA 357
RÜCKEN 359
SCHMERZEN 360
   Phantomschmerz 362
SCHNARCHEN 363
SEHNENSCHEIDE 364
STEINERKRANKUNGEN 366
SCHLAFLOSIGKEIT 369

STOFFWECHSEL	370
SOHLE	373
SPRACHSTÖRUNGEN	374
Stottern	375
Haspeln	375
Stammeln	376
Lispeln, Aussprache von „r"	376
SPEICHELDRÜSEENTZÜNDUNG	377
SPEICHELSTEIN	377
SPEISERÖHRE	378
SUCHTKRANKHEIT	379
SUIZID *(Selbstmord)*	379
SCHMERZEN/KRÄMPFE während der Menstruation	380
Menstruationsstörungen	380
Ausbleiben der Menstruation	380
Unberechenbar, aber normal	381
„Kontinuierliche Blutung"	381
SCHNUPFEN	381
SCHLEIMHAUT	383
SCHULTER	384
SCHUPPENFLECHTE	385
SCHWINDEL *(Vertigo)*	387
SCHIZOPHRENIE *(Bewusstseinsspaltung)*	388
SCHILDDRÜSE	389
TBC *(Tuberkulose)*	392
TENNISARM	392
TETANUS *(Wundstarrkrampf)*	394
THROMBOSE – Embolie	396
THYMUS *(Innere Brustdrüse)*	398
TOURETTE-SYNDROM	399
TRÄNENWEGE	400
TUMORE	401
Hirntumor	410
Knochentumor	412
Mundhöhlenkrebs	412
Kehlkopf- und Rachenkrebs	414
Hodenkrebs	415

Maligne Lymphome *(Lymphdrüsenkrebs)* 417
Zungenkrebs 419
Lungenkrebs 419
Gallenblasenkrebs.. 421
Leberkrebs 422
Rückenmarkkrebs 422
Magenkrebs 423
Darmkrebs 424
Bauchspeicheldrüsenkrebs 424
Blasenkrebs 425
Mastdarmkrebs... 425
Knochenkrebs... 425
Hautkrebs.. 426
Brustkrebs... 428
Gebärmutterkrebs 429
Prostatakrebs 430
Nierenkrebs.. 431
UNFALL 431
UNFRUCHTBARKEIT 432
ÜBERSÄUERUNG.. 433
VERDAUUNGSSTÖRUNGEN 434
VERBRENNUNGEN..434
VERGESSLICHKEIT – AMNESIE *(Erinnerungsverlust)*........................436
VERGIFTUNGEN 437
VERSTOPFUNG *(Obstipation)*..438
VORZEITIGER SAMENERGUSS 439
WARZE 440
WEISSFLUSS... 442
WIRBELSÄULE 443
   Buckel 447
   Rundrücken 447
   Osteoporose der Wirbelsäule 447
WUNDROSE *(Erysipel)*...448
ZÄHNE..449
   Zahnerkrankungen..450
   Zahnfleischentzündung.. 452
   Zahnwurzeln.. 453

ZUNGE	454
ZWERCHFELL	456
ZWÖLFFINGERDARMGESCHWÜR	457
ZYSTE	457
Nachwort	459
Nachwort des Mitautors	461
Einladung zur Kontaktaufnahme mit dem Autor	462

EINFÜHRUNG

Ich habe vor gut zehn Jahren beschlossen, dieses Buch zu schreiben. Bis zu seinem Erscheinen musste aber viel länger gewartet werden, als ich gedacht hatte. Die Arbeit erwies sich als viel härter, als es mir auf den ersten Blick oder sogar nach mehreren Blicken erschien. (Ich dachte, ich bräuchte höchstens ein Jahr zur Abfassung, schließlich waren es zwei Jahre harter Arbeit.)

Ich habe allein mit der Arbeit begonnen. Als sie aber feste Formen annahm, ist mir klar geworden, dass ich Hilfe brauche. Ich hätte die medizinischen Bezüge kompilieren können oder Inhalte von anderen Autoren verwenden können, was aber nicht mein Wissen gezeigt hätte. Ich habe um Hilfe gebeten und sie angenommen, damit meine Zeilen wahres Wissen widerspiegeln.

Ich und mein Freund Dr. Albert Lózsa haben uns zum Ziel gesetzt, die Krankheit – dieses vielseitige „Ding" – auch aus einem anderen, bisher noch nicht berücksichtigten Blickwinkel zu betrachten und zu beleuchten, wie sie zuvor noch nicht untersucht wurde. Wir analysieren die körperlichen und seelischen Ursachen für Krankheiten und den „einfachen" Weg aus der Krankheit umfassender, vielseitiger und wesentlich einfacher, so dass jeder Mensch ihn finden und sich zu eigen machen kann.

Wir tun alles, was in unseren Kräften steht, alles Weitere hängt von Ihnen ab. Sie müssen jedoch vieles aufgeben, um wieder gesund zu werden.

Man darf nicht mehr an der Krankheit festhalten und immer wieder wiederholen: **„Ich bin krank, ich bin krank!"**

Man muss in jedem Bereich des Lebens auf die Herangehensweise verzichten, gegen etwas zu kämpfen. Man soll gegen die Krankheit und die seelischen Schmerzen **nicht** kämpfen. Meiner Vorstellung nach gibt es keine stärkere Bindung als das!

Der „alltägliche" Kampf ist eine Tätigkeit, die auch mein Großvater ausgeübt hat. Es ist schon lange her, als er eines Tages das Schaf aus dem Stall treiben wollte, aber das arme Vieh wollte nicht verstehen, was er vorhat. Um seinem Wunsch Nachdruck zu verleihen, hat sich mein Großvater hinter das Tier gestellt und es am Schwanz gepackt und versucht, es mit gut platzierten Tritten zur Einsicht und zum Vorwärtskommen zu bringen. Er hat es nach hinten gezogen, hat es festgehalten und wollte gleichzeitig, dass es vorwärtskommt. Bald hat sich das arme Vieh von ihm **befreit**, aber ein Teil von ihm ist in der Hand meines Großvaters geblieben. Das hatte unmittelbar zur Folge, dass man das arme Vieh, das ein besseres Schicksal verdient hätte, abschlachten musste und dass mein Großvater sich auch nicht besonders wohlfühlte.

Wir tun auch solche Sachen tagtäglich! Wir versuchen unsere nicht wünschenswerten Dinge loszuwerden, wir verlieren unseren Kopf und unsere Selbstkontrolle und verzweifelt halten wir daran fest, damit sie nicht loskommen können.

Wir sind nicht fähig, etwas aufzugeben!

In manchen Lebenssituationen sind wir unfähig, unser mühsam erworbenes „Vermögen" aus der Hand zu geben.

Dieses Verhalten ist oft für unsere trotzigen Kinder charakteristisch. Manchmal oder gar nicht so selten ist dieses Benehmen auch für uns Erwachsene typisch! Wir wissen, dass man an den Dingen nicht derart festhalten sollte, wir wissen, dass uns auf diese Weise alles entgleitet, trotzdem halten wir sie fest in der Hand und wundern uns über die Folgen.

Was ist denn in dieser Situation zu tun?

Man sollte ein anderes Ziel suchen und finden, das noch erstrebenswerter erscheint als dasjenige, auf dem man gerade beharrt.

Damals dürfte vieles durch den Kopf meines Großvaters gegangen sein, bis auf das Verständnis. Seien wir verständnisvoll, denn in diesem Fall kann diese sinnlose, zerstörerische Wut nicht entstehen.

Konzentrieren wir uns mit all unseren Kräften auf einen „Kampf", in dem unsere Seele ruhig bleibt. Wenn wir einen Kampf gegen etwas führen, haben wir den heißen Wunsch, den Feind zu vernichten, diese Tätigkeit verzehrt aber all unsere Kräfte, mit denen wir uns Glück, Harmonie und dadurch Gesundheit schaffen könnten.

Kämpfen wir! – Um etwas!

Wenn wir um etwas kämpfen, was frei von allen negativen Gefühlen ist, wobei wir ein wahres, heiliges, selbstloses Ziel verfolgen, löst dies ein gutes Gefühl und Gewissheit in unserem Inneren aus.

Man muss die Vorstellung aufgeben, dass die derzeitige Krankheit auf eine **Sünde** aus einem früheren Leben zurückzuführen ist.

Wir können in unserem früheren Leben nach den Wurzeln unseres Unglücks suchen. Ein solcher Schritt wäre jedoch verfehlt, denn wir würden in diesem Fall nichts anders tun, als Alibis und Ausreden zu suchen. Wir wollen dadurch unser unruhiges Bewusstsein und Gewissen beruhigen. *Auch daran gibt es etwas Gutes, sonst, würden wir es nicht tun! (Siehe auch: Bewusstsein, Angst, Angststörung)* Wir handeln, aber unsere Handlungen suchen lediglich nach Fehlern, was dazu führt, dass wir uns immer mehr von der Lösung entfernen, „zumindest" graben wir uns immer tiefer in die Grube und geraten immer tiefer in Verzweiflung! Wir „wissen" umsonst, dass wir eine Sünde im früheren Leben begangen haben, meistens können wir uns daran nicht erinnern, was auch richtig ist. Die Himmlischen bestrafen uns nicht für etwas, worauf wir uns nicht besinnen können. Somit ist das eine faule Ausrede! *(Schauen wir uns gründlich um und wir werden ganz bestimmt den Auslöser in unserem jetzigen Leben finden! Denken wir eine Weile nach, suchen und finden wir den Krankheit auslösenden Faktor hier und jetzt!)* Sehr viele glauben an eine höhere Macht, ich auch. Aber welche Eigenschaften hat Gott?

Wir Menschen tadeln unsere Kinder – und auch unseren Hund –, wenn sie sich schlecht benehmen, und nicht erst später, wenn sie sich nicht mehr daran erinnern können! Stimmt das? Normalerweise ist es so üblich, wir bestrafen sie nicht ohne Grund, wir können sie nicht ohne Grund bestrafen. Es ist vollkommen sinnlos, sie zu bestrafen oder zur Verantwortung zu ziehen, wenn sie sich an die Ursache nicht mehr erinnern können. Es ist sehr unwahrscheinlich, dass unser „lieber" Gott uns so etwas antun würde, denn er würde dadurch sein Ziel nicht erreichen! Glauben Sie an etwas *(Gott)*, was klüger und menschlicher ist als das?

Warum würde er uns denn mit einer Krankheit bestrafen, dessen Auslöser längst in Vergessenheit geraten ist?

Wir müssen die Vorstellung, die tief verwurzelte Gewohnheit aufgeben, unsere Probleme, Krankheiten von anderen lösen zu lassen, ich denke dabei an Ärzte, Naturheilpraktiker und auch an Gott. Beteiligen wir uns am Heilungsprozess, tun wir alles, was in unseren Kräften steht. Mögen wir uns auch mit unserer Krankheit an einen Arzt oder Naturheilpraktiker wenden, wir müssen uns mindestens so viel Mühe geben, wie sie sich um uns bemühen.

Wir müssen unsere Lebensweise, Essgewohnheiten, Lebensauffassung und vor allem unsere Denkweise ändern, denn alles andere ergibt sich daraus.

Wir müssen aufgeben, uns in eine Ersatzhandlung zu flüchten! Die Krankheit ist nichts anderes als eine Ersatzhandlung, denn man wählt statt des gesunden Lebens und der gesunden Handlungslust etwas anderes. (Hier meine ich nur die während unseres Lebens entstehenden Krankheiten.)

Im Folgenden wird versucht, die geistigen und körperlichen Gründe für die

Krankheiten und die eventuellen Lösungen möglichst umfassend darzustellen. Wenn Sie sich derer bewusst sind, haben Sie gute Chancen, den Weg zur Gesundheit zu finden.

Sie sollten von diesem Buch kein Wunder **erwarten**, denn in diesem Fall sind Sie trotz aller Bemühungen zum Scheitern verurteilt. Bemühen Sie sich nach Kräften und in Ihrem Leben geschieht das Wunder von selbst! Bemühen Sie sich nach Kräften und setzen Sie Ihr ganzes Wissen, alle Ihre Erfahrungen, erlebten „kleinen" Freuden und Erfolge ein!

Bewirken Sie Wunder!
Oder zumindest lassen Sie sie geschehen!

Wir bieten Ihnen eine helfende Hand an, um die schweren, unlösbar erscheinenden Situationen zu bewältigen.

Grenzen der Heilung

Die Heilung ist ein paradoxer Begriff: Sie ist unmöglich und unrealistisch! Man kann niemanden wider seinen Willen dazu zwingen, sich zu verändern. *(Man kann natürlich eine vorübergehende Besserung und Veränderung erlangen, aber nach der Behandlung, nachdem einem geholfen worden ist, erscheint wieder der Geist der „Auflehnung".)*

Die Krankheiten sind „etwas Ähnliches" wie die Abhängigkeiten. Der Kranke hängt von seinem Leidverursacher ab! Er ist von ihm abhängig, er baut nämlich sein Leben, seine Entscheidungen und Gefühle darauf auf. Und es ist eine ziemlich hoffnungslose Aufgabe, einen derart festen Grund abzureißen. Es ist eigenartig, aber an seinem Zustand, an seiner Krankheit gibt es auch etwas Gutes, was ihn vor etwas schützt und ihm in diesem sehr instabilen Seelenzustand eine Scheinsicherheit gewährt. Möglicherweise entdeckt er es nicht, es wird ihm nicht bewusst, jedoch ist es so!

Logisch gesehen: Warum sollte man seine Dinge, die lediglich „schlecht" sind, behalten?

Einerseits bewahren wir unsere alten, klein gewordenen, abgetragenen Kleider auf, weil wir Gefühle, Emotionen, d. h. etwas Positives, mit ihnen verknüpfen. Wenn wir unsere Gefühlsbindungen loslassen, lassen wir auch unsere überflüssig gewordenen Dinge los! Es ist jedoch eine recht schwierige Aufgabe, dies allein zu schaffen. Es ist eine schwierige Aufgabe, denn es gibt nichts, worum man kämpfen kann, und es fehlt der tiefe, Befreiung verheißende Wunsch. Wie die Augen eine äußere Kontrolle benötigen – sie können sich nicht sehen –, so brauchen wir auch zwei Dinge zur Veränderung: Wir brauchen einen Ausgangspunkt und ein ersehntes Ziel. Diese zwei Dinge dienen dazu, die aufzugebenden Dinge einfacher loszulassen, und sie geben genügend Kraft zur Veränderung.

Es ist einfacher, einen Faden zu uns zu ziehen, als vor uns herzuschieben. Diese Aufgabe ist noch einfacher, wenn man ihn gleichzeitig zieht und schiebt. Der Weg zur Gesundheit ist auch so. Sie ist wesentlich einfacher zu erreichen, wenn wir wissen, woher wir kommen und wohin wir gehen, denn beide Tätigkeiten nähern uns dem Ziel an.

Andererseits sind die Grenzen der Heilung dem Zustand sehr ähnlich, wenn man von Alkohol oder anderen Mitteln abhängt: Obwohl man sie nicht mehr konsumiert, ist man von ihnen weiterhin abhängig. Da die Freude fehlt, fällt man bei der ersten Gelegenheit zurück, greift nach Ersatzmitteln. Verzichtet man auch noch auf diesen schwachen Ersatz, bleibt nur noch die riesige, qualvolle Leere übrig, die das Gefühl stärkt, dass einem etwas fehlt. Diese Leere übernimmt bei der ersten Gelegenheit die Kontrolle über den Körper und das Bewusstsein. Mit Verzicht wird man die Symptome los, aber das in der Seele wurzelnde Problem, die Ursache für die Krankheit, bleibt weiterhin bestehen, wie die Unkräuter, die über der Bodenfläche abgeschnitten werden: Bei idealen „Verhältnissen" kommen sie wieder zu Kräften.

Wir müssen etwas sehr Wichtiges beachten, wofür ich wohl stark kritisiert werde. Wir müssen das Folgende aufmerksam lesen, um dahinter den wahren Sinn zu entdecken. So können wir die Beziehung zwischen Krankheit und Gesundheit besser verstehen.

Zuerst untersuchen wir die Frage unter medizinischen Aspekten.

Erwarten wir unsere Heilung nicht nur von den Ärzten!

Die Möglichkeiten der **Ärzte** bzw. der Medizin – dazu zählen auch andere Akteure – sind begrenzt, d. h., sie können allein und selbständig die Krankheit nicht dauerhaft beeinflussen, wenn dass Bewusstsein und der Körper des Kranken widerstehen.

Die wahre Heilung kommt nicht zustande, denn der Arzt kämpft gegen etwas. Indem er die scheinbare Ursache des Problems entfernt, unterdrückt er es. Er kämpft gegen die Krankheit, aber die Heilung ist davon noch sehr weit entfernt.

Wir kämpfen gegen Verbrecher, Diebe und „Schurken", aber bis zur Wohlstandsgesellschaft ist es noch sehr weit. Es ist wichtig zu kämpfen, aber dies muss durch die Tätigkeit der Heilung und Harmonisierung ergänzt werden.

Der Arzt ist „nicht fähig" zu heilen, wenn der Kranke es nicht will. Die vorangehende Aussage bezieht sich auch auf die akuten Krankheiten. Wir müssen doch beachten, dass der Arzt und das Arzneimittel uns die Gelegenheit, die Möglichkeit geben, die Gesundheit zu erlangen, aber der Kranke muss sich mindestens so viel Mühe geben wie der Heiler. Er muss sich an seiner Heilung beteiligen, damit sie ihm zuteil wird, denn er findet auf diese Weise seine Freude und aktiviert seine Selbstheilungskräfte. *Mindestens* so wichtig ist, dass er sich Zeit lässt, damit seine eigenen Heilungs- und Regenerationsprozesse in Gang kommen. Dieser Bereich ist nicht abzuwerten, sondern sehr bedeutend! Er ist häufig der wertvollste Schatz!

Die Schmerzlinderung bietet dem Organismus einen wesentlichen Vorteil, um sich von den eventuell hemmenden Kräften zu befreien *(siehe auch: Krankheitsbewusstsein)*.

Bei Operationen geht es um einen kranken Teil des Körpers, der in einem sehr schlechten Zustand ist und mangels Zeit nicht mehr zu heilen ist. Er wird entfernt, wodurch er das Immunsystem nicht mehr hemmt und einschränkt und die zur Heilung notwendigen und unerlässlichen Kräfte nicht entzieht. Die Entfernung eines Problem verursachenden Teils heißt allerdings nicht, dass man gesund geworden ist, denn man hat „lediglich" etwas weggeworfen, was man nicht mehr heilen konnte.

Ziehen wir eine Parallele zwischen der Krankheit und der Ehe. Man kann bedeutende Erfolge dadurch erzielen, dass man sich von seiner schlechten Lage befreit, aber dadurch wird man noch nicht glücklich. Das Loswerden einer Krankheit heißt noch nicht, dass man auch gesund geworden ist!

Zusammenfassend lässt sich sagen, dass die Aussichten des Kranken auf Heilung besser sind, wenn er aktiv am Heilungsprozess teilnimmt und wenn er sich so viel Mühe gibt wie sein Arzt. Aber ich gehe noch weiter: Er hat nur die Chance, gesund zu werden, wenn auch er etwas dafür tut! Wenn wir etwas „nur so" bekommen, wissen wir das nicht so sehr zu schätzen, als wenn auch wir etwas dafür tun. Warum muss man etwas dafür tun, gesund zu werden? Warum kann man „nur von selbst" nicht gesund werden?

Weil man ein starkes Krankheitsbewusstsein hat. (Darauf möchte ich erst später eingehen.) Die **Naturheilpraktiker** können keine einzige Krankheit heilen *(Auch Jesus hat um aktive Teilnahme gebeten)*. Sie können dazu wesentlich beitragen, aber der Kranke spielt auch in diesem Fall eine mindestens ebenso ausschlaggebende Rolle. Sie betrachten den Menschen, das Problem des Kranken holistisch, mehr ganzheitlich als Ärzte, sind prinzipiell ebenso fähig *(mindestens)* zu heilen, aber sie haben auch ihre Grenzen. Sie haben Grenzen, die sie nicht überschreiten können.

Wo verbergen sich diese Grenzen? Im freien Willen des Kranken.

Der freie Wille bedeutet hier, dass man alles tun kann: die Schmerzen auflösen, Kraft und Energie geben. Wenn aber der Kranke das Gefühlt hat, dass es nicht zu ihm gehört, wird er es bei der ersten Gelegenheit los.

Ihm wird die erhaltene Kraft nicht bewusst und er richtet sein Augenmerk wieder auf die Krankheit und die Angst davor.

Es kann sein, dass der Kranke etwas entdeckt *(es ist auch dieses Mal ohne Belang, durch wen)*, etwas Wichtiges, dessen unmittelbare Folge die Krankheit war. Er versteht, warum er krank geworden ist, wie er daraus als Sieger hervorgehen kann *(und jetzt kommt die Hauptsache)*, dann wirft er das Ganze hinaus und gibt sich seinen alten, tief verwurzelten Gewohnheiten wieder hin. Z.B.: *Er lernt, wie er seine Ziele, Freuden erreichen kann, und begibt sich entsprechend seinen „alten" „Gewohnheiten" in die entgegengesetzte Richtung!*

Der Mensch **kann sich selbst auch nicht heilen!** Untersuchen wir das Problem unter einem anderen Aspekt und ziehen wir eine Parallele zwischen der Krankheit und dem Krieg. Was geschieht denn in einem Krieg?

- In einem halbherzigen Krieg erzielt man entweder einen durchschlagenden Erfolg, wenn der Gegner schwach ist *(man bekämpft die Krankheit)*, oder es kommt zu einem Stellungskrieg oder, was auch dazu gehört, man verliert.
- In einem totalen Krieg kann man schon mit sehr guten Chancen ins Feld ziehen, man hat gute Aussichten. Was aber geht im Hinterland vor sich, was passiert dem Nachschub? Wir wissen, dass man den Krieg fortsetzen kann, wenn man Reserven hat und aus etwas Kraft schöpfen kann. Sollte man keine Reserven oder Kraft mehr haben, ist der Kampf zu Ende.

Bevor Sie das Buch in die Ecke werfen oder es unter das wackelnde Bein des Bettes legen, setze ich den angeschnittenen Gedankengang fort!

Man kann gesund werden und es gibt Heilung! So wie Krankheit existiert, existiert auch Heilung.

Das ist wie das kleinste Samenkorn. Wir können viel dafür tun, damit es aufgeht und aufkeimt, aber wenn es nicht will, können wir alles versuchen, es wird doch nichts machen. Wenn es aber freiwillig will, ist alles möglich.

Wir können den freien Willen des Kranken stärken und ihm eine entsprechende Atmosphäre schaffen, um sein Freiheitsbewusstsein zu fördern.

Es ist vollkommen egal, wer ihm hilft. Wichtig ist, dass ihm eine Person hilft, der er vertraut oder zumindest der er nicht widerspricht.

Das Fazit ist, dass alles, *alles* Vernünftige beim Heilungsprozess helfen, aber auch nur helfen kann. Zu allem auf der Welt, wie auch zu unseren heiligsten Sachen von der Zeugung bis zur Heilung, sind immer zwei Kräfte nötigt.

Für die Heilung ist eine Einheit erforderlich, die aus zwei Parteien besteht!

Arzneimittel

Arzneimittel spielen bei der Relation Krankheit-Gesundheit eine wichtige Rolle, sowohl in der Volks- als auch in der „modernen" Medizin. Seit den Anfängen ist ihre Relevanz bekannt und sie werden in irgendeiner Form angewendet. Die Mehrheit der Mittel hat tatsächlich eine heilende Wirkung, sie führen zur Harmonisierung der Vorgänge im Organismus. Man muss aber einsehen, dass allein die Arzneimittel – abgesehen von den akuten Fällen – nicht immer die gewünschte Wirkung erzielen. Das Ausbleiben der gewünschten Heilung liegt nicht unbedingt am Mittel!

Denken wir darüber nach, inwieweit der jeweilige Seelenzustand, die Stimmung und die **Atmosphäre** im Umfeld die Biochemie des Körpers beeinflussen. Da möchte ich nur betonen, dass man auf seine Seele und seinen Geist hören und die Ratschläge befolgen sollte, die den Heilungsprozess fördern: Arzneimittel (Nahrungsergänzungsmittel, Tee usw.) und die Handlungs- und Verhaltensweise nach der seelischen Veränderung bieten viel mehr Möglichkeiten, das gewünschte Ziel zu erreichen, wieder gesund zu werden.

Es ist „vergeblich", gesund zu sein, wenn man nicht glücklich ist! Das fehlende Glück kann die Krankheit auslösen oder es führt sogar dazu!

Wenn man diese These **umkehrt**, kommt man auf den Weg zur Gesundheit.

Finden wir die Freiheit in unserem Leben, denn in dieser Freiheit werden wir auf diejenigen Kräfte stoßen, die das Feuer der Freude aufflammen lassen.

Wir können nur frei sein, wenn wir in allen unseren Lebensbereichen **mit Freude handeln**.

Die Krankheit kann man auch als Mangel auffassen, als Mangel an Handlung! Es ist aber schwer, die körperlichen Mängel von der Seite des Geistes und des Bewusstseins her zu ersetzen. Die verschiedenen natürlichen Mittel ersetzen oder können diesen im Körper entstehenden „Mangel an Freude" ersetzen.

Der Mensch als Feuer

Am einfachsten kann ich die Entstehung von körperlichen und seelischen Krankheiten anhand eines einfachen Beispiels erläutern, das sehr gut die Einfachheit des Lebens veranschaulicht.

Wir sind dem Feuer ähnlich!

Von der geistigen Seite her liegen die Bedeutung und die Rolle des Feuers darin, dass ein praktisches Wissen aus den verbrannten *(verstandenen)*, verarbeiteten und gewonnenen Kenntnissen entsteht, für das die Lebensfreunde und Lebenslust charakteristisch sind. Dieses Feuer meine ich nicht nur sinnbildlich und auf der geistigen Ebene, sondern auch auf der physischen. Wir wissen nämlich sehr gut, dass man ein harmonisches inneres Feuer zum Leben braucht, das dem Körper die angemessene und optimale Temperatur sichert, die Temperatur, bei der unsere Energieprozesse ablaufen.

Bei jedem biologischen Prozess, wie z. B. Verdauung, Muskelarbeit, kann man zu Kräften kommen, indem man die Stoffe in seinem Organismus verbrennt und die im Verbrennungsprozess entstandene Energie nutzt.

„Langsames" – harmonisches Feuer

Um die in den Organismus geratenen Stoffe vollkommen verbrennen, die nützlichen und schädlichen selektieren und trennen zu können, ist ein ruhiges, aber recht starkes und energisches Feuer erforderlich.

Zudem braucht man Ruhe, damit das Immunsystem nicht überlastet wird und dadurch frühzeitig ausbrennt und es am besten funktionieren kann. Wie kommt das im Leben zum Vorschein? Bei Infektionen und größeren Anstrengungen sind größere Flammen nötig, aber man muss sich mäßigen, um auch später flammen und glühen zu können. Man muss bremsen, sich bewusst zurückhalten, sich beruhigen und die errungenen Erfolge genießen. Wenn man sich beruhigt und entspannt hat, kann man wieder zu Kräften kommen, die das Feuer wieder aufflammen lassen.

Das in unserem Körper und unserer Seele brennende Feuer funktioniert so wie in der physischen Welt: Wir brauchen brennbare Stoffe, eine angemessene Temperatur und die das Brennen fördernde Luft.

Auf der physischen Ebene stellen die verzehrte Nahrung, auf der geistigen Ebene die Erfahrungen die brennbaren Stoffe dar, aber nur dann, wenn wir sie wirklich ins Feuer werfen! Das heißt, wir bemerken, dass sie brennbare Stoffe enthalten. Wir entdecken, dass wir unseren Lebenserfahrungen Informationen und Kenntnisse verdanken können, die uns von Nutzen sind, mögen sie momentan auch die schlimmsten sein. Nicht unbedingt das, was wir empfinden, erfahren haben, sondern das, was **daraus** resultiert! Folglich können wir eine Lehre auch aus Dingen ziehen oder Kraft schöpfen, die uns ganz „nutzlos" erscheinen. Wir müssen erkennen, was für uns nützlich ist, und dies davon unterscheiden können, was für uns nutzlos ist. Unser Körper lernt nur auf diese Weise, was er aufzunehmen hat, was nutzlos ist und was als Indikator *(der die Prozesse aktiviert)* gilt. Zum Selektieren brauchen wir unser immer zur Verfügung stehendes Bewusstsein, auch wenn wir schon den Weg zum Bewusstsein gewählt haben!

Die verbrannte, verwertete „Nahrung" erzeugt die Temperatur. Dies gilt auch für die geistige Ebene.

Demzufolge gelangen wir zum Wissen, zum wahren Wissen! Denn unter Wissen versteht man gewöhnlich, was man darf und was man nicht tun darf. Die Lehre gilt als wahres Wissen, wenn darin etwas Reales steckt. *(Hierzu ein Vergleich: Man gibt Geld aus, das man noch nicht verdient hat. Oder man will Lebensmittel verdauen, die man noch nicht verzehrt hat. „Man erntet, was man nicht sät".)*

Ein Beispiel für die Lehre: Man kann sich am Feuer verbrennen.
Scheinlehre: Ich fasse es nicht an und nutze es nicht, denn es kann mich verbrennen.
Lehre: Wie soll ich dem Feuer gegenüberstehen, um es mir „dienstbar" zu machen?

Die Luft, die das Verbrennen fördert, entsteht aus der richtigen Atmung *(tief, ruhig usw.)* sowie aus dem Tatendrang.

Wenn wir darauf achten, merken wir, dass wir vor jeder Handlung tief einatmen, mag sie auch die einfachste und die gewöhnlichste sein. Diese tiefe Atmung, Einatmung, führt dazu, dass das Feuer wie im Schmiedefeuer aufflammt und die verborgenen Kräfte geweckt werden, die man bisher nicht brauchte. Obwohl das Feuer brennt, reicht seine Wärme noch nicht aus, die schwierigeren und größeren Aufgaben zu lösen. Das Feuer brennt in uns, aber wir benötigen ein größeres Feuer, um unsere Lebenserfahrungen zu einem starken „Werkzeug" zu schmieden! Das Feuer brennt in uns, aber wir benötigen größere Flammen, um die Krankheit zur Gesundheit zu schmieden!

Wir können das größere Feuer erringen, wenn wir „tief einatmen". Wir konzentrieren uns auf unsere Aufgabe, blasen aus Trotz das Feuer an und anschließend **handeln** wir!

Entstehung von Krankheiten

Kann man eindeutig behaupten, dass Krankheit etwas Schlechtes ist?

Natürlich kann man die Frage auch aus dieser Richtung angehen, dann muss man aber auch die folgende Tatsache berücksichtigen: In diesem Fall hat man keine Chance, diesen Prozess positiv zu beeinflussen. Das heißt, wenn die entstandene Lage missverstanden wird, wird höchstwahrscheinlich auch die Gesundheit falsch verstanden.

Wenn man die Krankheit als grundlegend schlecht betrachtet, lässt man sich die Gelegenheit entgehen, eine Vielzahl von Kenntnissen zu erwerben, die man lediglich **aus** der Krankheit und nicht durch die Krankheit lernen kann und die zu Erkenntnissen führen können.

Die Krankheit kann als notwendig angesehen werden, aber sie ist keine Notwendigkeit! Aus der Heilung einer Krankheit kann man lernen. Wenn man erkrankt ist, ist es vollkommen hoffnungslos, daraus eine Lehre zu ziehen. „Zuerst" muss man (aus der Krankheit) rauskommen. Wenn man wieder gesund ist und Ruhe im Herzen herrscht, dann und nur dann sollte man über die Lehren nachdenken.

Andererseits existieren keine sinnlosen Dinge und können auch nicht existieren. Folglich hat die Krankheit immer etwas Gutes an sich.

Jedes Ding hat zwei Seiten, zwei Aspekte, dies trifft auch für die Krankheiten zu. Die Krankheit hat nämlich einen tieferen Sinn, den man oft nicht erkennt. Es mag sein, dass diese Aussage gewagt ist, wenn man sie zum erstenmal hört, aber es geht um die Zeit! Viele sagen, dass sie keine Zeit hätten, sich zu erholen, dass sie keine Zeit für sich hätten. Die Krankheit bietet die Möglichkeit dafür! Erinnern wir uns daran: Wir hätten uns immer Zeit nehmen können. Wir hätten die Zeit gehabt, unsere Lebenslagen und ihre „Gesichter" zu überdenken. Beschäftigen wir uns mit uns selbst auch auf eine andere Art!

Die Krankheit macht auf sich aufmerksam.

Sie macht uns auf unsere Eigenschaften aufmerksam!

Aufmerksamkeit: auf unsere Eigenschaften, Qualitäten, die ganz frei von Vorurteilen, Lob und Missbilligung sind. Sie zeigt, wo wir uns gerade befinden, auf dem Berg *(bei guter Laune)* oder im Tal *(in Depression)*. Sie zeigt nur an und fällt kein Urteil. Tun Sie das auch nicht!

Was verbirgt sich hinter der Krankheit?
1. Was haben wir falsch gemacht, wo haben wir Fehler gemacht? Die Entstehung der Krankheit kann als Fehler aufgefasst werden, was wieder ein großes Problem bereitet und eine Falle darstellt, nämlich dass die Labilität des Nervensystems weiter verstärkt wird. Die Krankheit deutet darauf hin, dass die Geisteskräfte schwinden. Durch Gewissensbisse, Schuldzuweisung, Selbstbeschuldigung wird die Lage weiter verschlechtert. Wenn man das Ganze hinter sich hat und sich ausruhen kann, hat man immer noch Zeit, nach den Ursachen zu suchen. Suchen wir erst nach den Ursachen, wenn wir die verwirrenden Gefühle losgeworden sind, d.h. gesund geworden sind und unsere Taten, unsere realen Taten, unbefangen betrachten können.
2. Was müssen wir anders, ganz anders, ganz umgekehrt tun?
Diese Herangehensweise beinhaltet die Kenntnis der Ursachen oder sogar noch mehr: Darin verbirgt sich die Lösung, was die hinderlichen, aus dem Fehler resultierenden Gefühle vergessen macht und löscht. Diese Herangehensweise ermöglicht uns, dass wir, unserer Fehler bewusst, eine schwierige Situation meistern, wobei wir all unsere wertvollen Dinge behalten können. Wir kennen unsere Tugenden und Fehler und beide führen gemeinsam zum wahren Wissen. Das ist Fakt.

Daraus geht hervor, dass man dasselbe Ding auf zweierlei Weise auslegen kann, allerdings mit ganz anderem Ergebnis. Entscheiden wir uns aus eigenem Willen! Entscheiden wir uns dafür, was uns Freude bereitet. Über kurz oder lang hat beides dasselbe Ergebnis, aber es ist nicht unbedeutend, wie viele Schmerzen und Leiden man dabei zu ertragen hat.

Psychosomatische Krankheiten werden die Krankheiten genannt, die keine organische Ursache haben, aber mit körperlichen Symptomen einhergehen. Jede Krankheit, von der harmlosen Erkältung bis zur schwersten und die schmerzhaftesten körperlichen Schmerzen verursachenden Erkrankung, entwickelt sich aus demselben „kleinen Samen", demselben seelischen Konflikt.

Dies ist mit der Schule vergleichbar, wo man Prüfungen in dem erlernten Fachbereich abzulegen hat. Wenn man unter Umständen durchfällt, hat das keine schwerwiegenden Folgen. Diese lösen „nur" in uns Konflikte aus. Die nächste Prüfung wird wohl schwieriger sein, weil noch strengere Anforderungen an uns gestellt werden. Aber noch wesentlicher ist, dass unsere Misserfolge unser Selbstvertrauen beeinträchtigen, was uns am meisten hemmen wird. Unsere vorigen Misserfolge wirken sich auf die Vorbereitung aus, in uns entsteht Wut, die uns helfen oder ganz im Gegenteil Angst auslösen kann *(siehe auch: Ängste)*, die uns hindert, die Prüfung abzulegen und die notwendigen Kenntnisse zu erlernen.

Wenn uns das Wissen fehlt, entsteht eine innere Leere, wo sich nichts befindet. Nach Möglichkeit verdrängen wir diese Leere, aber dieser Teil versucht unabhängig von uns Wissen zu erlangen. Diese Leere verfügt über eine Art Intelligenz. Wenn sie nicht die höchste Qualität haben kann, begnügt sie sich auch mit der niedrigeren. Danach entzieht, verzehrt diese Leere all unsere Kräfte, mit denen wir unsere leeren Teile füllen könnten. Je später wir uns das Material aneignen, desto größer und tiefer wird die Leere und desto mehr Energie entzieht sie den anderen Teilen des Körpers. Je stärker sie ist, desto schwerer kann die entstehende Erkrankung sein.

Die Wissenschaft ist gerade dabei, die Tatsache zu akzeptieren, dass vor langer Zeit alle organischen Stoffe aus einer Zelle, aus einer einzigen Zellenart entstanden, nachdem sie die verschiedensten Veränderungen durchlaufen hatten. Ich möchte hinzufügen, dass alle lebenden Zellen aus einem einzigen Material entstanden sind. Es hat sich verändert und daraus hat sich die größte Vielfalt entwickelt.

Dies trifft auch für die Krankheiten zu, denn jede hängt mit einem tief verdrängten Mangel zusammen. Natürlich haben sie nur die Herkunft gemeinsam, doch es ist unsicher, dass wir derart tiefgreifende Zusammenhänge erkennen oder dass wir uns trauen, sie zu erkennen! Das entstandene Problem kommt „zu Bewusstsein" und durchläuft seine eigene Evolution!

Natürlich sind die Samen nicht gleich, die Hauptsache ist jedoch, dass das ein **Samen** ist! Dieser Samen stammt aus unserem Organismus, wir haben ihn erschaffen! Es hängt von dem „Boden" unseres Körpers und unserer Seele ab, welche Samen Wurzeln schlagen und sich entwickeln können. Wie die Umwelt die Entwicklung der Kinder beeinflusst, so prägen auch die Umwelt, die Persönlichkeit die Entwicklung des Samens! Die Menschen können aber auch unterschiedlichst reagieren, dasselbe Ereignis kann bei manchen Angst auslösen oder manche inspirieren.

Theoretisch können wir uns mit allen Krankheiten „anstecken", praktisch nur mit denen, für die unser Bewusstsein unseren Körper anfällig gemacht hat. Es hat etwas nicht erfahren, weil wir etwas nicht wahrgenommen haben, und infolgedessen hatte es keine Möglichkeit, eine „Atmosphäre" zu schaffen, in der der „Samen" keine Wurzeln schlagen kann. Eine tatsächliche Krankheit entwickelt sich aus den Krankheitskeimen, die im geschwächten Organismus Wurzeln schlagen und gedeihen können.

Unser Bewusstsein leitet die in unserem Organismus abgelaufenen Prozesse nach seinem Glauben und Irrglauben.

Alle Körperzellen werden ausgetauscht, sie sterben ständig ab und statt ihrer werden neue gebildet. Prinzipiell sollten gesunde Zellen gebildet werden, aber aus einem unbegreifbaren Grund geschieht das anders!

Beim Verständnis von Krankheiten begehen wir den Fehler, die Rolle der **Seele** zu unterschätzen und unterzubewerten. Wir lassen die emotionalen Aspekte außer Acht, die wahren menschlichen Gefühle, die die Manifestation der Seele sind. Wir wissen schon „viel" über das Bewusstsein und die Persönlichkeit, doch wir gehen irgendwie am Wesentlichen vorbei. Wir unterschätzen die menschliche Seele, obwohl sie der Vollkommenheit am nächsten steht, die alle Geschöpfe „Gott" nennen. Wir wissen zu wenig über diesen Teil von uns!

Denken wir darüber nach, wie es wäre, wenn die Seele doch eine Rolle bei Krankheit und Heilung spielen würde?

Was hat man durch diese Auffassung zu verlieren?

Nichts, man kann dadurch nur gewinnen!

Beim Verständnis von Krankheiten ist ausschlaggebend: **Warum will diese Zelle anders sein?** Warum weicht sie von dem gesunden, glänzenden Weg ab und wählt stattdessen den schmerzhaften?

Nicht aus ihrem eigenen Antrieb! (Diesem Teil kommt im Kapitel „Tumoren" eine größere Bedeutung zu.)

Die Zelle will nicht anders sein! Sie will weder schlecht noch ungesund sein! Sie will „lediglich" glücklich sein, obwohl sie die gegebenen Verhältnisse berücksichtigt! Seien wir ehrlich und räumen wir ein, dass wir „bewusste" Menschen das oft vergessen. Wir wollen immer etwas anderes: nie etwas, was wir haben, sondern etwas anderes. Es ist irrevelant, was, es soll einfach anders sein! Währenddessen versäumen wir etwas sehr Wichtiges, nämlich Freude daran zu finden, was wir gerade haben. Unsere Zellen tun nur das, was wir verpasst haben, auch wenn sie sich dabei abnormal verhalten.

Wie die Heiterkeit unserer Umwelt uns stört, wenn wir schlechte Laune haben, so stört auch unseren Körper die „Party", die in ihm organisiert wird, aber wozu er nicht eingeladen wird und wozu er sowieso keine Lust hat. Das ist eine normale Reaktion, dass er die Heiterkeit einstellen will, aber dadurch schafft er sich nur eine zweifelhafte Freude!

Wir Menschen verhalten uns auch so!

Man muss einsehen, dass diese Lösung nicht vollkommen ist!

Die Gefühle und die Gedanken beeinflussen sehr stark das Bewusstsein und dadurch den Körper. Diese beeinflussende Kraft kann nur zur Geltung kommen, wenn wir es zulassen. Wir lassen es zu, solange wir uns nicht auf etwas anderes konzentrieren! **Wir werden nur fähig sein, es „nicht zuzulassen", wenn wir uns auf etwas ganz anderes fokussieren!**

Das Bewusstsein verarbeitet das, was es erhält!

Es verarbeitet das Naheliegende, bis wir ihm etwas Besseres anbieten.

Wenn wir nicht wissen, dass wir uns verletzen können, können wir auch aus dem zehnten Stock rausspringen! Die Konsequenzen sind leicht einzusehen, aber wenn wir die Gefahren und die Möglichkeiten kennen, haben wir die Wahl zwischen zwei Dingen. Es kann sein, dass wir nicht rausspringen und an unserer Stelle bleiben, oder es ist möglich, dass wir mit einem Fallschirm rausspringen. Es ist nebensächlich, was wir wählen. Was zählt, ist, dass wir uns nicht verletzen und wir uns währenddessen so stärken, dass wir **daraus** auch lernen können.

Wenn wir uns über die Funktionsweise unseres Bewusstseins im Klaren sind, haben wir große Chancen, die richtige Handlung zu wählen.

Die Krankheiten erscheinen zuerst in den Emotionen und manifestieren sich im Bewusstsein, dann werden sie auf der mentalen Ebene erkennbar.

Zusammenfassend lässt sich sagen, dass man zu etwas wird, womit man sich beschäftigt, womit man Zeit verbringt und was seine Gedanken bestimmt. Das heißt, bis der stressige und endlose Kampf unsere Emotionen bestimmt, auch wenn sie nicht mit Licht gefüllt sind, wird man wie ein Magnet für die Krankheiten anfällig.

Man kann die dunklen, Krankheit schaffenden Gedanken nicht verdrängen!

Aber es gibt doch eine Lösung! Suchen wir nach den Kräften, Gefühlen und Gedanken, die uns mit Freude, gutem Gefühl erfüllen und uns helfen, den uns innewohnenden GOTT zu entdecken!

Fazit: Solange wir uns mit der Krankheit, der Qual und den Ängsten beschäftigen, solange diese unsere Gedanken bestimmen, sind wir von ihnen abhängig, auch wenn es uns nicht gefällt. Sie lassen uns nicht los, bis wir unser Augenmerk auf etwas anderes richten.

Die Krankheit heilt sich von selbst!

Die Krankheit macht nur so lange Sinn, bis sie uns aufmerksam macht, bis wir *daraus* lernen können. Wenn wir unsere Schwäche und unsere daraus resultierende Kraft verstehen, verliert sie ihren Sinn. Sie wendet sich gegen sich selbst und verzehrt sich selbst!

Sie wird dem Feuer ähnlich, das nicht mehr belebt wird. Sie hat keine Nahrung und keine Luft mehr und erlischt.

So müssen wir auch mit unseren Krankheiten umgehen, und sie werden nicht nur geheilt, sondern wir werden endlich gesund.

Gesundheit – Krankheit

Wenn man Körper, Seele und Geist als eine komplexe Einheit auffasst, kann man sagen, dass ihre Veränderungen Gesundheit bewirken und Krankheit hervorrufen können.

Ihr Verhältnis bestimmt die Entstehung einer konkreten Krankheit oder die Neigung dazu. Ihr Anteil bestimmt, welche Krankheit auftritt. Unterschiedliche Krankheiten treten von Ort zu Ort auf, was sie aber gemeinsam haben, ist, dass die Harmonie von Körper, Seele und Geist zerfällt.

Auf dem Weg zur Gesundheit wirkt sich die **Veränderung** einer der bereits erwähnten Faktoren auf die anderen zwei aus, was zu den unterschiedlichsten Ergebnissen führen kann. (Ich bin schlecht in Mathematik, aber dies erinnert mich sehr an eine einfache Lösungsformel!) Diese Formel hat ganz besondere Eigenschaften.

Wie viele Menschen wollen denn absichtlich krank werden?

Die Anzahl derjenigen, die bewusst und mit Absicht erkranken, muss gering sein. Nur ein geringer Anteil von ihnen sehnt sich danach und diese lesen dieses Buch nicht. Ein bedeutender Anteil der Menschen wird krank, ohne sich dessen bewusst zu sein. (Sie sind sich auch anderer Dinge nicht bewusst, wie z.B. der Freude!) Sie sinnen über vieles nach, nur darüber nicht, wie sie gesund werden und glücklich sein können. Natürlich auf allen drei vor kurzem erwähnten Ebenen!

Was uns besonders erschwert, wieder gesund zu werden, ist, dass wir uns nicht mehr daran erinnern, wie es war, als wir noch gesund waren. Wir können Erinnerungen an eine erlebte schlechte oder glückliche Periode beschwören, aber wir können uns auf die stille und ruhige Periode der Gesundheit nicht besinnen. Es entsteht ein merkwürdiger, unangenehmer Zustand: Auch wenn man nichts dafür getan hat, krank zu werden, kann es passieren. Dies löst einen Konflikt aus, aus dem man keinen Weg findet.

Die Krankheit ist wie eine Falle. Wer in der Falle sitzt, kann den Weg daraus nicht sehen oder hofft nur, ihn zu finden. (Von der „Natur" der Falle kann man mehr im Buch **„Aus der Falle der Krankheit zur Gesundheit"** erfahren.) Er fühlt sich in die Enge getrieben, seine Gegenwart ist von den Schmerzen geprägt. Das reut ihn, denn er weiß tief in seinem Herzen, dass es einen Ausweg gibt.

In dieser Situation „reicht es aus", wenn man abwartet, dass sich die Dinge selbst ändern *(man muss und darf keine der Variablen der Formel ändern)*, damit sich das Ergebnis auch mit ändert. Man ist derart befangen, dass man nicht mehr in der Lage ist, sich objektiv zu betrachten. Infolgedessen sind die eigenen Schritte inkonsequent und unbedacht und man wird höchstwahrscheinlich scheitern. Man kann schnell einsehen, dass diesem Fall eine unendliche Reihe von Ereignissen folgt. Man bricht völlig zusammen und währenddessen kann die Hoffnung verloren gehen!

Man muss eine Wahl treffend, den Weg suchen und finden, der einem die Möglichkeit gibt, sich **von allein** zu verändern.

„Klassifizierung" von Krankheiten

Nach der ersten Klassifizierung kann man über Krankheiten sprechen, die durch Mangel bzw. Überschuss entstehen. Man kann es leicht nachvollziehen, wenn man an ein so einfaches und alltägliches Ereignis denkt wie eine Mahlzeit.

Es geht uns schlecht, wenn wir Hunger haben, d.h., in unserem Körper kommt es zu einem Mangel an Nahrung, die nicht in ausreichender Menge und/oder Qualität zur Verfügung steht. Wenn wir wirklich einen quälenden Hunger haben, legen wir nicht besonders großen Wert auf die Qualität, sondern wir haben wahllos Appetit auf jede Nahrung, die uns erreichbar ist.

Wir fühlen uns auch schlecht, wenn wir mehr Nahrung zu uns nehmen als notwendig. Die Qualität fällt auch hier unter den Tisch, wir haben das Ganze satt!

Beides verursacht Probleme und eine innere Anspannung, man kann jedoch einen wesentlichen Unterschied zwischen den beiden Gefühlen feststellen. Das Beispiel veranschaulicht gut die bedeutende Differenz zwischen den beiden.

Beachten wir einen sehr wichtigen Faktor: Die Mangel- und Überschusskrankheiten bedingen sich gegenseitig, wenn die eine existiert, existiert auch die andere. Wenn man zu viel isst, dann bleibt nur wenig Platz zur freien Bewegung übrig. Falls man zu wenig oder nichts isst, gibt es zu wenig Nahrung und ist die Leere zu groß!

Die Frage wird durch die Vielfalt der Nährstoffe noch komplizierter, auch wenn man von den Gedanken über die Gefühle bis zu Vitaminen und Mineralstoffen alles betrachtet. Das heißt, wenn wir an etwas Mangel haben, haben wir von etwas genauso viel Überschuss. Dies wird bei den einzelnen Krankheiten eingehender erläutert.

„**Mangel**": Die notwendigen Stoffe, Energien und Gefühle gelangen nicht zum jeweiligen Bereich, die Lebensbedingungen des hier befindenden Gewebes werden nicht erfüllt und es „stirbt ab", ändert sich nicht oder lehnt sich gegen die Entbehrung auf und Entzündungen treten auf.

Das ist auf zwei grundlegende Ursachen zurückzuführen:
1) Der Organismus erhält „Nährstoffe" nicht in ausreichender Menge, denn der Kranke hat nicht genügend Vitamine und Mineralstoffe zu sich genommen. Wir sollen das auch von der seelischen Seite her betrachten, denn darauf bezieht es sich auch, wenn man die Zufuhr versäumt. Das bedeutet, dass die nicht erlebten Lebenssituationen die gleichen Symptome verursachen wie die Nahrung, die nicht in den physischen Körper gelangt. Da hat man eine einfache Aufgabe, man muss nämlich nur die körperlich-seelische Nahrung zu sich nehmen, und für alles Weitere sorgt unser Inneres.
2) Es kann sein, dass der Körper mit Nährstoffen in ausreichender Menge und **Qualität** versorgt wird, aber er kann sie nicht verarbeiten, verwerten. Bei „schlechter" und schwacher Qualität benötigt man eine wesentlich höhere Menge. Man kann die Nährstoffe nicht verarbeiten, wenn etwas verhindert, dass sie einen konkreten Bereich erreichen. (Ich verdiene nicht, geliebt zu werden!) Man erkennt nicht, was man braucht, und tut nichts, um zu erkennen, was man in seinem Leben benötigt!

„**Überschuss**": Beide Ereignisse sind also ähnlich und treten gleichzeitig auf! Stellen wir uns eine Rohrleitung vor, in der Wasser fließt. Wenn sie irgendwo enger wird, häuft sich das Wasser vor der Verengung an, während danach die Wassermenge sinkt.

Dasselbe geht auch im menschlichen Organismus vor sich. In einem Teil des Körpers kann es zu einem bedeutenden Mangel kommen, während in einem anderen ein gravierender Überschuss entsteht.

Eine Ursache für die Anhäufung ist die Angst. Man hat Angst, dass etwas später nicht mehr zur Verfügung steht und nicht mehr erreichbar ist. Unter anderem ist das auch ein Grund für das Übergewicht. (Aber dieses Thema will ich in einem selbstständigen Band behandeln.)

Infektionskrankheiten

Zu ihrer Entstehung sind zwei Elemente unerlässlich: Krankheitserreger und ein Wirtsorganismus, der für sie anfällig ist und sie ernährt. Die seelischen und physischen Erreger wirken sich ebenfalls auf unseren Lebensrhythmus aus. Zuerst wird die Seele infiziert.

Beispielsweise aus Schwäche, Unwissenheit und Faulheit glauben wir an Ideen und Gedanken, von denen wir wissen, dass sie für uns falsch sind, aber wir akzeptieren sie, denn das **scheint** uns bequemer. Tief in unserem Bewusstsein und in unserer Seele leisten wir Widerstand. Dieser Widerstand und Kampf werden unsere physische Widerstandsfähigkeit gegen die Erreger verringern.

Wer von uns ist im Stande, zu vermeiden, sich mit einem unglücklichen Gedanken oder einer unglücklichen Vorstellung anzustecken? Wir brauchen keine äußere Hilfe, um uns das Leben zu verderben, wir sind fähig, uns unabhängig von allem die Laune und das Schicksal zu verderben. Von den irdischen Lebewesen kann sich nur der Mensch eine Vorstellung von sich selbst und seiner Welt machen, die nicht wirklich ist. Diese Vorstellung ist gar nicht begründet, sie ist jedoch negativ, obwohl man sich vom Gegenteil noch nicht überzeugt hat.

In unseren seelischen Krisen und Scheinkrisen wird unser Glaube an unser wahres Wissen schwächer und wir suchen und finden auch einen sicheren Halt, der unserem Seelenzustand am besten entspricht. Das ist keinesfalls ein befreiendes Gefühl!

Unser Irrglaube bietet die „ausgezeichnete" Gelegenheit, dass sich die Infektionen verbreiten können, sie sind ein idealer Nährboden dafür.

Nehmen wir das jetzt näher unter die Lupe!

Die die Infektion verursachenden Organismen

- Sie sind in unserem Leben präsent. In der Natur und auch in uns sind die Kräfte zu finden, die uns zu jeder Zeit überwältigen können. Auch wenn es um ein Herpesvirus oder um ein Minderwertigkeitsgefühl geht, „jederzeit" können sie zum Vorschein kommen.
- Sie warten ab, bis sie ihr Leben vollenden und sich vermehren können. Sie wollen nichts anders als sich vermehren! „Es fällt ihnen gar nicht ein", den Wirtsorganismus zu vernichten, denn das wäre auch ihr Schicksal. Sie wollen leben, nur leben! Die Folgen ihrer Taten können verhängnisvoll werden, was nur auf die Schwachheit des Organismus zurückzuführen ist. Der Kör-

per wird geschwächt, denn Parasiten beuten ihn aus und die angehäuften Reserven werden verbraucht.

Der für die Infektion anfällige Wirtsorganismus
- Das Immunsystem wird schwächer, wenn „wichtigere" Interessen in den Vordergrund treten. Das Feuer der Freude erlischt. Man kann Freuden weniger erleben, wenn man sie von anderen erwartet. Leider (oder nicht leider) ist es nicht möglich, Freude auf diese Weise zu bekommen (*Siehe auch: Freuden*).
- Da man seinen Irrglauben verfolgt, werden die festen Grundlagen der Seele schwächer, die Halt und Sicherheit geben und dadurch eine bedeutende Kraft darstellen. Wir machen uns ständig Gedanken und Vorstellungen in unserem Leben und treffen entsprechend unserer Einstellung, unserem Zustand und Bewusstsein eine Wahl. Wenn wir keinen Mut und keine Kraft mehr haben, können wir nichts anderes wählen als die falschen Vorstellungen.

Grundprinzipien des geistigen Heilens

1) Das Bewusstsein (*Das verarbeitet, analysiert und steuert.*)

Jede Krankheit hat ihren Anfang im Bewusstsein oder, besser gesagt, im Geist (*der vom Bewusstsein gesteuert wird*) und davon ausgehend übt sie ihre Wirkung auf den Körper aus. Wenn wir Schnupfen haben, uns erkälten und dafür die Schuld den Bazillen geben, sollten wir daran denken, in welchem Seelenzustand wir in den letzten Tagen waren: Wohl nicht im besten!

Meiner Meinung nach können wir leicht draufkommen, dass wir eine trübe Stimmung in der Periode vor der Krankheit hatten. Wie man dabei „die Lust verliert", ist bei der umfassenden Beschreibung der Krankheit zu lesen.

Gehen wir von diesem einfachen Beispiel aus, um unser aktuelles Problem zu lösen: Mittelbar oder unmittelbar steuert das Bewusstsein die Vorgänge im Körper über den Verstand, das Gehirn. Das gilt sowohl für die harmlosesten Erkältungen als auch für die schwersten Infektionskrankheiten und Erbkrankheiten.

Falls man das Problem entdecken, verstehen und heilen will, muss man es auch von dieser Seite her angehen.

Es ist nicht immer einfach, das Problem zu erkennen. Allerdings ist es nicht unmöglich, eine unmittelbare Beziehung zu den tief verwurzelten psychischen Gewohnheiten, Reaktionen und Verhaltensweisen zu finden.

Alleine dadurch, dass die Zusammenhänge nicht auf Anhieb ersichtlich werden, kann man daraus noch nicht die Konsequenz ziehen, dass das Bewusstsein nichts mit der Krankheit zu tun hat!

In unserem alltäglichen Leben urteilen wir voll Hochmut, Angst und Ungeduld bei der ersten unsicheren Wahrnehmung und verzichten dadurch auf eine mögliche Lösung, nach der wir uns so sehr sehnen. Wir verzichten darauf und lassen uns die günstigen Bedingungen entgehen! Wir lassen uns den Moment entgehen, in dem wir Freude, Glück und Vollkommenheit erleben können.

Wir müssen die Gelegenheit suchen und beachten, dass es vielleicht auch einen anderen Faktor gibt, der auf die Vorgänge im Körper Einfluss nimmt.

Vor allen Erkrankungen ist das Immunsystem geschwächt. Wir verlieren unsere Widerstandsfähigkeit nicht vollkommen, aber teilweise, was uns für bestimmte, vorhersehbaren Krankheiten empfänglich macht.

Dies kann man bei der Entstehung von Fußpilz beobachten. Der Pilz befällt den Fuß, was zu Beschwerden führt, aber nur hier Unannehmlichkeiten bereitet.

Dadurch erkrankt noch nicht der ganze Körper, die anderen Körperteile lassen sich nämlich nicht infizieren, denn dort ist das Immunsystem gesund. Das **Feuer** *brennt mit kleineren Flammen im Fuß, was aber auf die anderen Körperteile keine Auswirkung hat.*

Da das **Bewusstsein steuert**, werden wir für eine Krankheit anfällig sein, bei der unser Wissen gering, eventuell mangelhaft ist. Der Körper und der Geist haben etwas nicht erlebt, was uns erschwert oder unmöglich macht, das Bewusstsein zu regulieren.

Wir können uns bemühen, den Krankheiten und Unfällen vorzubeugen, was wohl scheitern wird. Wenn wir die Krankheiten und die Entstehung eines Mangels im Bewusstsein vermeiden wollen, haben wir keine guten Chancen, wir wissen nämlich nicht, was in unserem Leben fehlt, solange wir keine Probleme haben. Uns wird der Mangel bewusst, wenn wir ein beklemmendes, unerklärliches Gefühl haben und es satt haben. Uns wird der Mangel bewusst, wenn wir erfahren, dass wir auch ein besseres und vollkommenes Leben führen können!

Wir können das Bewusstsein nicht verändern!
Es ändert sich selbst!
(Wir sollten es ihm nur ermöglichen!)

Wir können uns anstrengen und unserem Ziel sehr nahe kommen, ein Bewusstsein zu schaffen, das vollkommen und frei von Problemen ist. Dies können wir aber nie erreichen, denn das Bewusstsein funktioniert ganz anders.

Wir sollten uns darauf besinnen, dass wir Widerstand leisten, wenn man uns verändern will. Wir suchen ständig den passenden Zeitpunkt, wann wir anders handeln können, wir uns befreien können! Unser Bewusstsein (Körper und Geist) verhält sich gleich, es will sich befreien und wird den passenden Zeitpunkt dafür finden!

Doch es gibt eine Möglichkeit, das gewünschte Ergebnis zu erzielen. Die Lösung liegt darin, dass unser Bewusstsein die Veränderungen von sich selbst, ohne Eingriff und mit Freude durchläuft.

Der einfachste Weg ist, wenn wir auf unsere wahren, ruhigen Gefühle achten, die von unserem Herzen kommen. Die wahren Gefühle sind derart angenehm, dass sich die zur Heilung notwendigen Veränderungen in unserem Bewusstsein vollziehen können.

Was ist der Grund dafür?

Das Bewusstsein kann sich mit etwas „Erhabenem" identifizieren, das das Schlimme vergessen macht. Das Bewusstsein ist dann vom Guten erfüllt. Es fühlt sich gut!

Die Gliederung des Bewusstseins in drei Ebenen
Das Bewusstsein kann natürlich in viel mehr Ebenen gegliedert werden, aber die folgende Dreigliederung schafft eine ausreichende Grundlage, die nächsten aufkommenden Probleme zu verstehen. Die Differenzierung könnte auch nach guten und schlechten Eigenschaften erfolgen, aber ich schlage vor, dass wir das Bewusstsein unbefangen oder eher neutral betrachten. Das setzt voraus, dass wir beide Seiten verstehen.

An dieser Stelle möchte ich das Bewusstsein nach seinen Entwicklungsstufen vorstellen und sein Funktionsprinzip erklären.

Vergleichen wir das Bewusstsein mit dem Bergsteigen!

Dadurch werde ich die Funktionsweise der einzelnen Bewusstseinsebenen veranschaulichen. So können wir uns auf etwas stützen und werden auch wissen, wohin wir gehen!

Das Unterbewusstsein (Vergangenheit)
Stellen wir uns vor, dass wir mit mehreren Leuten auf einen Berg steigen und auf die Leute hinter uns zurückblicken ... Wir diskutieren mit ihnen nicht mehr über den von uns bereits zurückgelegten Weg.

Unser Wissen im Unterbewussten ist ein verborgener, in *Vergessenheit* geratener Teil, den wir aus unserer Vergangenheit mitnehmen.

Unterteilen wir das Unterbewusste in zwei Teile:
1. Der Teil aus der Vergangenheit, als wir noch Triebwesen waren. Dazu gehört ein Teil des Lebenstriebs, der nichts und niemanden achtet.
2. Die Gesamtheit der in unserem jetzigen Leben begangenen Fehler oder vielmehr deren Endlager!

Es ist ratsam, mit diesem Teil unseres Bewusstseins vorsichtig umzugehen und mit Vorbehalt darauf zu hören, denn hier befinden sich solche Kenntnisse, von deren Wahrheitsgehalt wir uns nur sehr subjektiv überzeugt haben.

Sie wurden typischerweise verdrängt, wenn sie keine guten oder sogar sehr unangenehme Gefühle in uns erweckt haben. Denken wir darüber nach:

Warum liegen diese Kenntnisse so tief in uns, wenn nicht wir sie dorthin verdrängt haben? Warum kommen sie nicht an die Oberfläche, ins Bewusste, wenn sie so gut sind?

Fehler verbergen, verdrängen
Ein Grundprinzip der Psychologie ist, dass unsere Probleme aus unseren verborgenen und verdrängten Eigenheiten entstehen. Das will ich nicht bestreiten, denn es ist wahr! Allerdings hat diese Aussage noch einige Seiten, die wir nicht berücksichtigt haben.

Durch Verdrängung haben wir das Problem prinzipiell gelöst, es existiert nicht mehr für uns. Woraus entsteht aber der hemmende Konflikt?

Wohl aus den Dingen, die wir glauben, verdrängt zu haben, die jedoch zu uns gehören und eine gewisse Lebensfähigkeit aufweisen. Das bedeutet, dass sie uns weiterhin beeinflussen. Die Bemühung, diese Einflüsse zu vermeiden und nicht deren Folgen zu spüren zu bekommen, bedarf ständig unserer Energie. Sie lenken die Aufmerksamkeit auf sich und verzehren unsere Energie, die wir auch dafür hätten verwenden können, unser Leben vollkommen zu machen.

Das Problem besteht also nicht darin, dass wir sie verdrängt, begraben haben, sondern dass wir keine Zeit für etwas anderes übrig haben.

Der Grund liegt **im Gewissen** (in der Kenntnis der Seele) und im Irrglauben, dass wir unser Leben nach den Erwartungen anderer richten. Gewissen heißt, dass alle Geschöpfe über einen uralten, inneren Ethik-Kodex verfügen, in dem die grundlegenden Leitprinzipien enthalten sind, die den sich entwickelnden, manifestierten *Geist* fördern. Dieses Wissen spiegelt sich in den tiefsten Schichten unserer Seele und in den Gefühlen unseres Herzens wider. Das trifft auf uns alle zu, es gibt keine Ausnahmen! Der Unterschied ist, dass nicht alle und nicht jeder gleich aufmerksam den anfänglich sanften Suggestionen zuhören.

Der Wunsch, allen Erwartungen zu entsprechen, obwohl wir ihnen nicht entsprechen wollen, wird uns dazu bewegen, unsere Eigenschaften und Handlungen, die wir für schlecht halten, vor der Öffentlichkeit zu verheimlichen, obwohl wir ein anderes Gefühl haben, das wir aber nicht wahrnehmen wollen.

Wir verbergen unsere Eigenschaften, die wir (oder andere) schlecht finden, damit niemand davon erfährt. Dies führt dazu, dass wir die sich daraus ergebenden Konflikte nicht lösen können, obwohl die Lösung nicht weit entfernt ist. Sie liegt auf der Hand! „Urteile nicht, …"

Beschwören wir unsere neusten Erlebnisse, die noch nicht in Vergessenheit geraten sind, und analysieren wir sie unter dem Aspekt, was daraus zu lernen ist. Unsere Schlussfolgerung soll positiv und real sein, um daraus eine Lehre ziehen zu können. Wir wissen zum Beispiel, was wir falsch gemacht haben, und daraus können wir schließen, wie wir handeln müssen, damit sich unsere Dinge wenden.

Tugenden, Ergebnisse
Jede Medaille hat zwei Seiten, was eine allgemein bekannte Tatsache ist. Weniger bekannt ist, dass nur zählt, welche Fehler wir wieder gutmachen! Hinsichtlich des Ergebnisses ist es unwichtig, wie oft wir Fehler begangen haben. Wichtig ist, wie viele wir korrigiert haben, wie oft wir richtig gehandelt haben.

Das bewusste Bewusstsein (Gegenwart)
Es stellt ein objektives und augenblickliches Wissen dar.
    Hier können wir eventuell die Vergangenheit „verändern".
    Hier verändert sich oder kann sich die Bewertung unserer Vergangenheit verändern (vor allem auf uns allein bezogen).
Wenn wir auf den zurückgelegten Weg blicken, können wir denken, dass wir viele Fehlentscheidungen getroffen haben, dass uns die Kontrolle über unsere Angelegenheiten entglitten ist. Wir müssen aber auch bemerken, dass wir trotz so vieler Hindernisse so weit gekommen sind. Wir **hatten** *viele Misserfolge, die*

schon der Vergangenheit angehören, die aber dazu beigetragen haben, dass wir wissen, was wir tun müssen, damit sich unsere Dinge wenden.

Wir wissen, was wir in der Vergangenheit falsch gemacht haben. Wir haben daraus die Konsequenz gezogen und können uns auf unsere jetzigen Handlungen konzentrieren.

Wenn man aus der Vergangenheit (aus dem Unterbewussten) schöpft, kommt man zum lebendigen Wissen und dadurch verändert sich die eigene Meinung über die Vergangenheit.

Dies bildet die Grundlage für unsere künftigen Pläne.

Das Überbewusstsein (Zukunft)
Auf dem Weg auf die Bergspitze schöpfen wir Kraft, Glauben und Hoffnung, um den Berg besteigen zu können. Das gleicht dem Moment, wenn wir von unten nach den Halterungen suchen, an denen wir uns festhalten und durch die wir vorankommen können.

Dieser Teil unseres Bewusstseins steht Gott am nächsten, denn mehr oder weniger bewusst streben wir alle in diese Richtung. Man kann diesen Weg nur zurücklegen, wenn man sich ein „sinnvolles" Ziel gesetzt hat. Eine Zielsetzung ist sinnvoll, wenn wir sie für sinnvoll halten und sie tief in unserem Herzen als real und nützlich empfinden.

Die Einbildung hilft hier nicht, denn wir haben schon öfter erlebt, dass die Realität in vielen Fällen davon abweicht, was wir gerne hätten! Stützen wir uns auf unsere Erlebnisse, Erfahrungen aus unserer Vergangenheit!

Die Wahl
Um die richtige Wahl zu treffen, brauchen wir alle drei Ebenen unseres Bewusstseins. Wir müssen uns der Vergangenheit bewusst sein und uns auf die daraus resultierenden Erfahrungen stützen!

Wir müssen uns der wahren Gefühle und der realen Möglichkeiten der Gegenwart bewusst sein.

Wir müssen unsere Wünsche spüren (und nicht wissen!), die vorher erwähnten zwei Ratschläge berücksichtigen, um uns der Zukunft zuwenden zu können: einer Zukunft, an der wir Freude haben!

Kranheitsbewusstsein
Ich habe schon viele „Heiler" getroffen, die sich beschwert haben, sich selbst nicht so erfolgreich behandeln zu können wie andere. Sie haben nicht verstanden, woran das liegt!

Die Antwort ist sehr einfach und nachvollziehbar. Ferner kann man dieses Hindernis mit etwas Arbeit beseitigen! Der Schlüssel zur Lösung liegt im Krankheitsbewusstsein!

Der erste Schritt von der Krankheit zur Gesundheit ist, dass man erkennt, krank zu sein. Man muss dies entdecken, sonst hat man keine Chance, sein Leben gesund zu machen oder zuzulassen, dass es selbst gesund wird. Aus dieser Erkenntnis ergeben sich die Probleme. Wir müssen uns vergegenwärtigen, dass der Kranke während unserer Behandlung aus seinen bisherigen Gedanken herausgerissen wird und seine Krankheit vergisst. Er wird aus dem bisherigen Alltag herausgerissen und kann sich vollkommen auf die guten Gefühle konzentrieren, die seine Probleme ganz vergessen machen.

Bei der Selbstheilung nehmen wir keine externe Hilfe in Anspruch. Wir besitzen heilende Kräfte, den Glauben und die Fähigkeit dazu, aber uns ist auch bewusst: Wir sind krank! Auf diese Weise wird es sehr kompliziert sein, die bevorstehenden Aufgaben zu lösen. Es ist schwierig oder sogar unmöglich, Erfahrungen zu vergessen, sodass wir uns nicht mehr an sie erinnern! Wir sind wohl fähig, sie zu vergessen, aber in diesem Fall fehlt uns das Verlangen nach Heilung und dadurch schließt sich der Kreis.

Suchen wir nach der Lösung, wenn wir uns bewusst sind: Wir haben Probleme, wir können jedoch unseren Blick auf den Weg zur Gesundheit richten.

Lenken wir unsere Aufmerksamkeit auf etwas, was unser Leben vollkommen macht! Dann können wir der Krankheit den Rücken kehren und uns in eine andere Richtung begeben. Das Bewusstsein wird der Krankheit anders gegenüberstehen, denn es bleibt nur die Erinnerung, woher wir gekommen sind!

Das Bewusstsein setzt sich zum Hauptziel, gesund zu werden! *(Wenn alle unsere Versuche scheitern, sollten wir um Hilfe bitten. Die Menschen um uns können kaum warten, uns zu helfen!)*

Fazit: In unserem Bewusstsein sind alle Wege und Möglichkeiten vorhanden, die zur Lösung unserer bestehenden Probleme notwendig sind. Wir haben den Schlüssel, der die Türen öffnen kann, durch dessen Spion wir bereits gesehen haben und hinter denen sich die Lösung des Problems angedeutet hat.

Zur Erinnerung: Der erste Schritt auf dem Weg zur Gesundheit, der uns am meisten helfen kann, ist, dass wir erkennen und zugeben, dass wir krank sind!

Der zweite Schritt ist, den Rücken zu wenden und in die entgegengesetzte Richtung zu gehen, wobei uns nur noch das gesetzte Ziel vor Augen schwebt. Es ist nur möglich, wenn unsere Zielsetzungen sinnvoll sind und wir bereits zum Zeitpunkt der Zielsetzung Freude daran finden.

2) Gedanken

Die Manifestationen des Bewusstseins, die auf die Probleme, problematischen Situationen und möglichen Lösungen hindeuten, spiegeln die Dinge wider, die sich im Verstand befinden.

An dieser Stelle möchte ich wieder eine Parallele ziehen: Wir untersuchen die Vorteile und Grenzen des Denkvermögens am Beispiel des Bergsteigens.

Vor dem Bergsteigen, während des Bergsteigens und danach denken wir anders über dieselbe Frage.

Der Handlung geht immer eine Erwägung voran. Dabei kommen möglicherweise alle Argumente und Gegenargumente auf. Diese kreisen in unserem Kopf und kaum ein Mensch ist in der Lage, ruhig zu wählen. Wir zweifeln daran, ob wir uns richtig entschieden haben. Wir machen uns Sorgen, ob wir jetzt richtig handeln. Natürlich werden wir auch dafür eine Reihe von Argumenten anführen. Dann überlegen wir, ob wir richtig gehandelt haben.

Das Denkvermögen kann der größte Segen im Leben der Menschen sein und gleichzeitig zum größten Fluch werden. Es bleibt ein Fluch, bis man lernt, wie man dessen Grenzen durchbrechen kann und nur dessen positive Seite übrig bleibt. Das heißt, wir lernen, mit unserem Denkvermögen richtig umzugehen.

Die Möglichkeit des „Durchbruchs" steckt in den Gefühlen. Haben wir den Mut, auf unsere Gefühle, unsere wahren und ruhigen Gefühle zu hören, damit unsere Gedanken unserem Interesse dienen.

Die Kraft der Gedanken kann sich sehr schnell im Körper widerspiegeln (Speichelbildung, Panik, Freude, gute Laune). Auf Dauer kann sich dieser Zustand festigen: das Gefühl der Freude, das „Gefühl der Sattheit" und natürlich auch die Krankheiten.

Es ist wichtig zu klären: Wir können nur auf eine Weise erreichen, dass wir an nichts denken, nämlich wenn wir an etwas anderes denken!

Nur auf diese Weise können wir das Ausschweifen unserer Gedanken verhindern und nur auf diese Weise können sie unseren Heilungsprozess unterstützen. Die Gedanken verhalten sich genauso und verfügen über dieselben Eigenschaften wie die Materie und Antimaterie. Wenn sie zum erstenmal zusammen- oder aneinanderstoßen, „löschen" sie sich gegenseitig aus und verwandeln sich in reine Kraft.

So muss und kann man die dunklen, oft schädlichen und schlechten Gedanken loswerden. Die negativen, d.h. leeren Gedanken löschen alle guten und konstruktiven Gedanken aus. Dies hat zur Folge, dass wir die Lust verlieren, denn unsere

Scheinwelt wird scheinbar zerstört. (Vielleicht auch in der Wirklichkeit!) Unsere Gedanken werden „zerstört", aber wir bekommen etwas anderes dafür. Klare Gefühle, wahres Wissen, die schon frei von Gefühlen und Disharmonie sind und die nur eine ruhige Sicherheit gewähren. Darauf kann man schon aufbauen.

Es ist unvermeidlich, dass schlechte Gedanken entstehen, wie es auch unvermeidlich ist, dass unsere lange aufbewahrten Früchte verderben. Wenn man diese Frage richtig angeht, kann man eine enorme körperliche und geistige Kraft aus diesen Fehlern schöpfen.

Dafür müssen wir nur so viel tun: Wir müssen einen schönen und freudigen Gedanken beschwören oder schaffen.

Wie können wir aus den schlechten Gedanken Kraft schöpfen?

In diesem Fall verhalten sich die Gedanken wie eine Schutzimpfung. Sie reizen das Bewusstsein, damit dessen Teil, der selbstständig, eigenmächtig wählen und steuern kann, immer dominanter wird.

Die geschaffene Kraft ist so riesig, dass sie dem Körper über die Gesundheit hinaus auch die Fähigkeit verleiht, Freude und Glück erleben zu können.

Setzen wir unsere Gedanken ein, um Probleme aufzuwerfen und mögliche Lösungen zu finden, aber die Wahl überlassen wir unserem Herzen. So helfen uns alle unsere Gedanken, das heilige Ziel zu erreichen, nämlich, dass wir glücklich und gesund werden.

3) Taten

Taten, die wir wirklich getan haben!

Ich habe schon einige Menschen gesehen, die geglaubt haben, etwas zu tun, obwohl sie nur darüber geredet haben, und die Taten blieben immer wieder aus.

Kommen wir wieder zum angeführten Beispiel zurück.

Die Fallen bestehen darin, dass man weiß, was zu tun ist, aber man tut das nicht oder man tut sogar etwas ganz anderes, was seinen Prinzipien widerspricht. Man weiß, was zu tun und anzupacken ist, worauf man sich stützen kann, aber es bleibt nur ein Gedanke. Es kommt nicht zu einer konkreten, physischen Handlung.

Ich habe einmal einen meiner Patienten gefragt: Wie kommst du aus dem Kreis, den ich um dich gezeichnet habe? Danach ist vieles passiert, es wurde eingehend geschildert, was man hier zu tun hat, und es wurden die möglichen Lösungen skizziert. Darauf folgte aber keine Tat! Er ist im Kreis geblieben, wo er war! Das ist die unglücklichste „Handlung"!

Dieses Nachdenken wird sein Bewusstsein und seine Stimmung sehr stark beeinflussen, denn einerseits weiß er, was er zu tun hat. Andererseits ist es ihm bewusst, dass er nichts getan hat, und wenn er gehandelt hätte, hätte sich sein Leben verändert. Dieser Zwiespalt hingegen kann ihn aufreiben und reibt ihn in den meisten Fällen auch auf!

Entweder sollte er entsprechend seinen Kenntnissen handeln oder sollte einfach vergessen, dass er dazu fähig ist. Dann leidet er mindestens nicht so sehr!

Jetzt betrachten wir das aus einem anderen Blickwinkel:

Die Taten, wie alles andere, haben zwei Manifestationen, die eng miteinander verbunden sind und nur zusammen und gleichzeitig erscheinen können.

Der besseren Verständlichkeit halber betrachten wir die Taten des Körpers getrennt von den Taten der Seele, d.h. von den Gedanken, Wünschen und Gefühlen.

Jede Handlung unseres Körpers, einschließlich der Krankheiten und der Wünsche, hängen von der Qualität, den Lücken und der Erfahrung unseres Bewusstseins ab.

Wir können das Bewusstsein „verändern", und gleichzeitig damit oder vielmehr dadurch verändern sich auch alle damit verbundenen Reaktionen des Körpers.

Wir sind nicht fähig, etwas zu verändern!

Trotzdem muss ich anerkennen, dass wir alles verändern können! Wir müssen aber einen interessanten Aspekt berücksichtigen: Gott hat die Welt vollkommen erschaffen! Man kann diese Aussage bestreiten, aber es wäre sinnlos. Wenn wir sie bestreiten, kommen wir der Wahrheit nicht näher.

Überlegen wir: Unser Gott ist vollkommen, deswegen ist es ziemlich unwahrscheinlich, dass er etwas Mangelhaftes, Unvollkommenes schaffen würde. Wenn etwas im Leben vollkommen ist, auch wenn wir es nicht entdecken, kann es nur zum Schlechten verändert werden.

Unsere Dinge haben auch schlechte Seiten, aber diese sind auch vollkommen: vollkommen schlecht. Es ist doch überflüssig, das vollkommen Schlechte zu verändern! Man muss es ablösen! Man muss zulassen, dass die natürlichen Ablösungs- und Ausscheidungsvorgänge zur Geltung kommen.

In diese Aussage müssen wir auch unser Bewusstsein einbeziehen. Wir sind nicht im Stande, es zu verändern, wir verstehen nämlich kaum, wie es funktioniert. Wenn wir es nicht verstehen, können wir es durch unsere Unwissenheit verwirren.

Aber wir brauchen es auch nicht zu verändern!

Es ist nicht notwendig!

Es gibt eine andere Lösung, durch die es nicht zu verwirren ist und man die größte Chance hat, Erfolg zu erzielen.

Setzen wir uns das zu erringende Ziel, lenken wir alle unsere Aufmerksamkeit darauf (z.B. Gesundheit, Freude), und obwohl sich unser Bewusstsein gar nicht verändert, haben wir doch dieses Gefühl.

Bei der Entstehung von Krankheiten spielen die Taten in Gedanken eine genauso wichtige Rolle wie die physischen Taten. Oft bemerken wir gar nicht, wie uns die Ereignisse durch den Verstand laufen lassen und das „Spiel" im Kopf austragen, was genauso funktioniert wie das vorher Erwähnte.

Unsere Aufgabe besteht darin, bei den Zielsetzungen die klarsten Gefühle unseres Herzens zu verfolgen und zu tun, was unser ruhiges Herz sagt. Ganz am Anfang versuchen wir unserem Herzen bei kleineren Aufgaben zu folgen und dementsprechend zu handeln!

4) Aura

Nehmen wir die Heilige Dreifaltigkeit zur Grundlage: Gott Vater – Sohn – Heiliger Geist oder anders formuliert Körper – Seele – Geist. Bei dieser Betrachtungsweise steht die Aura dem Geist am nächsten. Die Aura ist am besten mit einem Dolmetscher zu vergleichen, der über die zur Verdolmetschung notwendige Kenntnis und Energie verfügt. Dieser Dolmetscher fördert die Kommunikation zwischen dem Bewusstsein (Seele) und dem Körper.

Unsere physischen Organe und auch alle manifestierten Dinge, Objekte, Lebensmittel sind einst aus dem Geist, aus einer sehr feinen Materie entstanden. Natürlich haben diese bis heute ihre alten Eigenschaften bewahrt, d.h., sie bestehen nicht nur aus einer „Materie", sondern auch aus etwas anderem. Die Aura kann als ein Phänomen aufgefasst werden, das noch kein Bewusstsein erlangt hat.

Es ist sehr wichtig zu bemerken, dass sich der Körper der Aura anpasst und nicht umgekehrt. Die Aura ist wesentlich leichter, ätherisch und „flexibel", infolgedessen kann sie viel besser auf die Wirkungen reagieren, auch wenn ein Körperteil amputiert wurde, denn ein langer Weg führte zur Entstehung des Unfalls.

Kommen wir zu unserem physischen Körper zurück.

Unsere Organe setzen sich nicht nur aus Fleisch und Blut zusammen, sie besitzen Eigenschaften, über die wir sehr wenig wissen. Der Körper und die Seele sprechen eine ganz andere Sprache. Sie unterscheiden sich voneinander derart, dass man noch ein anderes Organ benötigt. *(Die Aura hat noch eine andere sehr bedeutende Aufgabe, die ich erst später ausführen werde, hier analysiere ich sie ausschließlich hinsichtlich der Krankheiten.)*

Man kann über die Aura behaupten, dass ihre Größe weniger wichtig ist. Dagegen ist ihre Qualität hinsichtlich der Gesundheit und der Krankheit viel bedeutender.

Viele begehen den Fehler, die Krankheitssymptome aufgrund deren Größe auszulegen. Der Erfolg ist nicht unbedingt von der Größe abhängig, es ist nämlich möglich, dass es nicht so funktioniert, wie wir es gerne hätten. Für die großen Dinge kann es charakteristisch werden, dass die Einzelheiten verloren gehen, die Krankheiten hervorrufen können.

Ihre Klarheit und ihr Energiestand sind viel relevanter, die durch Meditation oder vielmehr durch **Lockerheit** zu erreichen sind. Wir können die Lockerheit dadurch heraufbeschwören, dass wir, wie in unserer Kindheit, mit den Achseln „zucken". Wenn wir etwas Negatives erfahren und erleben, zucken wir mit den Achseln und sehen ein, dass sich im Wesentlichen nichts verändert hat. Dieses negative Ereignis hat unsere Lebenssituation, unsere Dinge nicht verändert, d.h., alles ist in Ordnung.

Vieles (Wesentliches) geschieht in unserem Leben, aber das eigentlich Wesentliche (was nicht nur als wichtig erscheint, sondern wirklich von Belang ist) ändert sich gar nicht. Denken Sie über diesen Satz nach, denn er ist sehr wichtig!

Wenn wir mit den Achseln zucken (das Achselzucken meine ich im positiven Sinne, das nicht phlegmatisch ist!), ist unser göttlicher Kanal offen, über den wir immer Energie erhalten können, um unsere Aura vollkommen aufzuladen. Über dieses Thema ist in meinem Werk „**Das große Buch der spirituellen Heilung**" zu lesen.

5) Licht

Es klingt eigenartig, aber diese innere Kraft kann man durch Schöpfung und Gewährenlassen wecken. Wenn wir eine unserer guten Eigenschaften heraufbeschwören und sie vollkommen werden lassen, erleben wir ganz dieses erhabene Gefühl, wir geben uns ihm hin und in uns wird eine neue Kraft geweckt: das Licht.

Dieses Licht ist nichts anderes als das innere Feuer, die aus dem inneren Feuer entstandene Freude, die zum Ausdruck gekommen ist. Durch Schöpfen kann sie gesteigert werden. Besinnen wir uns darauf: Woher, woraus kann man schöpfen? Nur aus einem bereits existierenden, zur Verfügung stehenden Element. Es reicht, lediglich nach dem uns gebührenden Teil zu greifen! Wir müssen nichts anderes damit tun. Wir müssen es nicht wecken, vorbereiten, sondern nur zugreifen und uns freuen!

Ein sehr wichtiges Moment stellt die Freude dar, die Freude ist die Grundlage für alles! Auch für die LIEBE! Ein wesentlicher Punkt ist, die Freude wieder zu entdecken, denn sie fehlt in unserem Leben immer mehr. Sie fehlt in unserem Leben, weil wir sie nicht wahrnehmen! Die Folgen dieses Versäumnisses sind Deprimiertheit und Krankheit.

Die Freude erscheint nicht von selbst in unserem Leben, wir müssen sie erkennen und sie erscheinen lassen!

Sie ist in jedem Element auf der Welt enthalten, auch in den schlechtesten. Damit wir sie erkennen und sie uns erfüllen kann, ist es erforderlich, bewusst zu sein und auf sie zu achten.

Wie können wir aus dem schlimmsten Übel Freude schöpfen?

Wenn wir zutiefst verzweifelt sind, denken wir daran: Es hätte auch schlimmer sein können. Ich weiß, dass dies auf den ersten Blick ein schwacher Trost ist, aber wenn wir verzweifelt und verwirrt sind, haben wir Lust, die Großartigkeit unseres Lebens zu bemerken?

Nein!

In diesem Fall müssen wir **vergleichen**, um einfacher aus den Schwierigkeiten herauszukommen. Wir können unsere Lage mit dem Guten (jetzt oder im gegebenen Moment) nicht vergleichen, also vergleichen wir sie mit dem Schlechten, damit es uns den Ausweg zeigt. Die Ansicht, dass es auch schlimmer *hätte* sein können, stellt bereits einen Ausweg dar!

Das Licht kann man auch als Helligkeit bezeichnen, die Helligkeit, die durch Finsternis, Dummheit, Verzweiflung und Krankheit durchschimmert. Es wohnt jedem Menschen, jedem Geschöpf inne. Es verbirgt sich, denn wir erkennen es erst, wenn wir uns nach der Erkenntnis sehnen. Wie könnte uns dass Licht bewusst werden, wie könnte es uns helfen und unser Wesen beleben, wenn wir uns nicht nach Erkenntnis sehnen würden? Es macht nicht auf sich aufmerksam. Wir spüren es erst, wenn uns die Finsternis stört und wir bemerken, dass es fehlt. Wir fühlen die Leere, wenn uns etwas Unbestimmtes fehlt.

Von seiner Natur her gelangt das Licht überall hin, übt seine belebende Kraft überall aus. Aber der Mensch besitzt Bewusstsein, folglich setzt er alle seine Kräfte ein, um Mauern zu bauen und die Freiheit zu verhindern. Ich weiß, dass man es nicht immer mit Absicht tut, der Kranke will auch nicht in jedem Fall krank sein, aber man erreicht gerade das Gegenteil, wenn man dem Licht „bewusst" den Weg nicht freigibt, sich davor verschließt und sich nicht danach sehnt, bewusst zu werden.

Das Licht, die Hoffnung und der positive Sinn sind der Ausweg aus der Krankheit. Deshalb ist es möglich, dass man auch eine andere Lösung hat, anstatt krank zu sein und zu leiden.

Dieses Licht müssen wir in unser Leben hereinlassen, denn es gibt Hilfe! Der Weg zur Gesundheit muss auch vollkommen werden.

6) Umwelt

Wir können uns bemühen, die Einflüsse der Umwelt und selbst die Umwelt zu verändern, aber man kann das Ergebnis voraussagen: Trotz des großen Kraft- und Energieeinsatzes werden unsere Versuche ständig scheitern und misslingen.

Es ist sehr schwer einzusehen, denn es gehört tief zur menschlichen Natur (und es scheint vielleicht am einfachsten zu sein), anderen die Schuld für unser „Elend" zu geben. Wir können anderen die Schuld zuschieben, aber das bringt uns keinen Schritt unserem Ziel näher, der Harmonie und der Ruhe.

Wir müssen eine andere Lösung finden, die unseren Wunsch in jeder Hinsicht befriedigt, dass sich unsere Umwelt sowohl verändert als auch verändert bleibt.

Ärgert, nervt uns unsere unmittelbare oder mittelbare Umwelt?

Wir müssen etwas tun, damit sich unser Gefühl im bedeutenden Maße verändert, und zwar so, dass wir uns dadurch absichtlich (!) nicht in das Leben von anderen einmischen.

Unsere Taten, unsere Einstellung müssen wir so gestalten, dass wir uns im Moment wohlfühlen. Denn die Außenwelt stört uns nur dann, wenn wir mit unserer Innenwelt auf Kriegsfuß stehen, einen harten und unerbittlichen Kampf führen, um zu entscheiden, was wir wirklich wollen.

Weder unsere Umwelt noch uns selbst können wir verändern, weil die Veränderung gewöhnlich mit einem Kampf einhergeht, dessen Ausgang zweifelhaft ist!

Doch wir haben eine Möglichkeit, dass sich unsere Lebenssituation ändert!

Bei unseren Wahlen müssen wir auch andere, vergessene Faktoren beachten: Handeln wir so wie die reine, „unbewusste" kindliche Seele: Legen wir allerlei Speisen vor sie und lassen wir zu, dass sie diejenigen auswählt, die für sie sympathisch sind. Wir werden sehen, dass sie nur das zu sich nimmt, was nützlich für sie ist.

Gehen wir mit unserer Umwelt auch so um: Suchen wir die Dinge in unserer Umwelt aus, die für uns gut und von Belang sind. Die übrigen lassen wir dort, wo sie sind!

Dies können wir natürlich nur vollkommen durchführen, wenn wir auch den dort belassenen Rest erkennen und ihre Bedeutung und ihren Sinn verstehen. Die Erkenntnis unterscheidet sich enorm von der Anwendung. Das müssen wir uns gut einprägen!

Wir sind nur in der Lage, auf Dinge (restlos) zu verzichten, wenn wir sie erlebt, verstanden und daraus gelernt haben. Unser Wissen und unsere Kenntnisse werden vollkommen, wenn wir mit unserem Herzen unterscheiden können!

Schaffen wir, wecken wir die Lust auf die Erkenntnis, um das Gute vom Schlechten unterscheiden zu können! Enthüllen wir sie und wir bekommen das, was sich auf alle Geschöpfe bezieht und zutrifft.

Wir wissen, dass nicht unsere Umwelt die Schuld daran hat, wenn wir uns schlecht fühlen, und es liegt auch nicht an uns, sondern an unserer Einstellung! Unser Wissen ist nicht vollkommen, wir kennen nicht alle wesentlichen Einzelheiten unseres Lebens und unserer Umwelt.

Der Schlüssel zum Geheimnis liegt in der Erkenntnis!

Zur Erkenntnis ist es notwendig, dass wir uns danach sehnen, (vielleicht, unter Umständen) auf eine Herangehensweise zu stoßen, die außer den bisherigen existiert.

7) Ernährung

Obwohl die Qualität der Nahrung sehr wichtig ist, bestimmt nicht sie das Verhältnis zwischen der Krankheit und der Gesundheit, sondern es ist viel wesentlicher, wie man sich ernährt!

Bevor die Vegetarier mich auf den Scheiterhaufen werfen, möchte ich hinzufügen: Das gesunde und starke Immunsystem setzt voraus, dass das Bewusstsein das Verdauungssystem und die Stoffwechselprozesse richtig steuert. Man nimmt nur die Schwingungen der Lebensmittel auf, die in irgendeiner Hinsicht für einen nützlich sind, die nutzlosen und überflüssigen werden ausgeschieden. Es ist völlig egal, was man isst und verzehrt, denn der von dem Bewusstsein gesteuerte Organismus unterscheidet die nutzlosen und schädlichen und scheidet sie aus.

Zur richtigen Ernährung gehört ebenfalls, dass man solche Nahrung zu sich nimmt, die die stagnierenden Teile stimuliert und anreizt. Dies wirkt genauso wie eine Schutzimpfung!

Man sollte da an die Tierwelt denken, wo die Raubtiere für die natürliche Selektion notwendig sind, oder an die Schutzimpfungen, die den Organismus anregen, selbstständig zwischen Gutem und Schlechtem zu differenzieren.

Aber kommen wir zur Frage zurück, wie man sich ernährt.

Unter „Wie" verstehe ich das Verhältnis zur Nahrung. **Welche Beziehung besteht** zwischen dem **Bewusstsein** und der verzehrten geistigen und physischen Nahrung? Wie das Bewusstsein der geistigen Nahrung gegenübersteht, so wird auch der Körper der physischen Nahrung gegenüberstehen (was bei den Krankheiten und auch bei der Fettleibigkeit oder Magersucht eine wichtige Rolle spielt). Bei der Zusammenstellung unseres geistigen Speiseplans können wir uns bemühen oder sogar alles dafür tun, nur die für uns nützlichen „Nahrungsmittel" auszuwählen, wie z.B. positives Denken, Suche nach der sonnigen Seite des Lebens.

Die Verwirklichung kann leider Probleme bereiten, denn was wir auch tun, wie wir uns auch bemühen, können wir den Zusammenstoß nicht vermeiden, d.h., einige von unseren Gedanken und Erfahrungen werden ganz genau das Gegenteil widerspiegeln. Da denke ich an die Positiv-Denker mit negativen Erfahrungen und Misserfolgen.

Wir sollten objektiv sein, denn wir wissen, dass das Leben der Gesundheit schaden kann!

Wenn wir unsere Gedanken, Gefühle und Möglichkeiten kennen, werden wir den Weg erkennen, den wir gehen müssen. Das heißt, wenn unser Bewusstsein offen ist, steuert es unseren Körper so wie unsere Gedanken. Die gute und schlechte Nahrung stoßen in uns zusammen, wodurch sie in uns zu reiner Energie werden, die die Gesundheit vollkommen fördert.

Zusammenfassend lässt sich sagen, dass die Ernährung allein nicht heilen oder krank machen kann. Beides ist aber möglich, wenn gleichzeitig damit auch andere Faktoren auftreten. Woraus sie auch immer besteht, die mit Freude, richtiger Freude verzehrte Nahrung wird für den Organismus nützlich sein! Im Allgemeinen kann man sagen, wenn wir etwas mit Lust verzehren und wir das so empfinden, kann unser Organismus alle notwendigen Energien darin finden.

Es ist wichtig, was wir essen, aber es ist genauso gravierend, wie wir essen.

8) Veränderung

Ihre eigene Rolle ist im Prozess Krankheit – Heilung ausschlaggebend.
Was versteht man ganz genau darunter?
Die zwei Richtungen dieses Prozesses sind leicht nachvollziehbar:
Je mehr wir uns krank empfinden, desto schneller entwickelt sich die Krankheit. Je mehr wir auf die positiven Veränderungen, kleinen Erfolge achten, um so schneller geschieht der Heilungsprozess.
Alle Bereiche des Lebens verändern sich ständig, ganz unabhängig davon, ob wir das zur Kenntnis nehmen oder nicht. Unser physischer Körper ist der ständigen Veränderung unterworfen, seine Zellen sterben ab und gleichzeitig entstehen neue. Während ein Teil unseres Wesens abstirbt, wird ein anderer Teil neu geboren.
Da haben wir wieder die Möglichkeit, die für uns nützlichen Aspekte der Veränderung auszuwählen, die unser Leben auf dem Weg zur Gesundheit erleichtern.
Wir sind in jedem Moment unseres Lebens Einflüssen ausgesetzt, die frischen Wind bringen können. Bewusst können wir diesen Wind einfangen, damit er uns zum erwünschten Ziel bringt.
Wie können wir es am einfachsten erreichen?
Wir können das mit unserem Herzen fühlen. In uns stecken Kräfte, die uns in unseren Bestrebungen unterstützen, obwohl wir von ihnen keine Kenntnis nehmen. Das gleicht einem Drang, einem kleinen Wunsch, die sich in unserem Kopf drehen. Natürlich steht es uns zu, abzuwarten, bis aus einem kleinen Wunsch eine alles mitreißende elementare Kraft entsteht, aber in diesem Fall ist die Veränderung sehr stark und geht mit vielen Schmerzen einher. Wir können diesen sehr großen Schmerzen vorbeugen, den Veränderungen jedoch nicht! (Es ist ebenfalls von Belang, wie wir den Schmerzen gegenüberstehen, z.B.: Schmerzen können große Kräfte freisetzen, die wir einsetzen können, wieder gesund zu werden.)

9) Akzeptanz

(Tief in meinem Herzen kann ich meine Schwiegermutter am besten akzeptieren, wenn ich mich mit aller Liebe meines Herzens und mit aller Aufmerksamkeit meines Verstandes auf ihre Tochter konzentriere!)
Die Akzeptanz spielt auch bei der Heilung und Krankheit eine wesentliche Rolle.

Warum?

Die auf der Ebene des Bewusstseins entstehende Nicht-Akzeptanz führt zur Depression, auf der physischen Ebene zur Krankheit.

Warum?

Das Bewusstsein ist nicht fähig, die eingehenden Reize zu akzeptieren, und infolgedessen ist es nicht mehr in der Lage, sie zu verarbeiten und zu verstehen. Wenn es eine Situation nicht versteht, falsch auslegt, ist es sehr wahrscheinlich, dass es darauf falsch reagieren wird.

Wenn also der Körper zur Akzeptanz nicht fähig ist, wird er wohl auf die in den Körper geratene Materie falsch reagieren, seien es Nährstoffe oder Erreger. Das heißt, er nimmt die lebensnotwendigen Stoffe nicht auf, während die lebensfremden Stoffe wie die Erreger in den Körper gelangen können.

Ferner steckt eine wunderbare Selbstheilungskraft in uns, über die alle Geschöpfe in einem bestimmten Maße verfügen.

Die Wissensgesellschaft, aber auch uns fast ohne Ausnahme beschäftigt die Frage, wie die Regeneration und die Neubildung der Organe erfolgen. Der göttliche Teil von uns verfügt über diese Selbstheilungskraft, die natürlich auch göttliche Eigenschaften hat. Das bedeutet, dass sie uns nichts aufzwingt, sie hilft uns, wenn wir bewusst oder unbewusst um Hilfe bitten.

Es kann zur Regeneration kommen, aber es ist nicht sicher, dass alle Kräfte eingesetzt werden.

Um unsere Regenerationsfähigkeit und unsere Fähigkeit zur Heilung zu maximieren, haben wir zwei Möglichkeiten, die aber eng verflochten sind und sich gegenseitig bedingen.

Der Schlüssel liegt in der bewussten Akzeptanz. Wenn jemand bereits krank ist, muss er es als ersten Schritt begreifen. Er ist krank, und das heißt nicht mehr oder weniger, als dass er **krank** ist!

Wenn wir die Krankheit hinnehmen können, setzt das voraus, dass wir auch die Gesundheit bzw. die Heilung akzeptieren können.

Die drei Schritte der Akzeptanz:
- Die Krankheit hinnehmen.
- Die Möglichkeit der Heilung akzeptieren.
- Jede äußere und innere Hilfe auf dem Weg zur Gesundheit annehmen.

Um Missverständnisse zu vermeiden, möchte ich die folgende Frage klären: Akzeptanz der Krankheit heißt nicht, dass wir uns damit **abfinden**. Die Hinnahme bedeutet nur, dass wir gerade krank sind! (Nicht mehr oder weniger und das sollten wir ernst nehmen!)

Wir sollten freier und vielseitiger denken! Wir sollten auch beachten: Wenn es Krankheit gibt, gibt es auch Heilung.

Erster Schritt: Es geht vielleicht.

Zum Schluss: Nehmen Sie jede Hilfe an, die wir Ihnen jetzt anbieten, und akzeptieren Sie die Kräfte, die in Ihnen entstehen! Setzen Sie Hoffnung, Gewissheit und Ihren Glauben ein!

10) Seele

Sie ist der **„göttliche"** Funke, der Teil unseres Wesens, der ein uraltes Wissen besitzt. Sie ist sozusagen vollkommen!

Die verschiedenen Religionen und Richtungen interpretieren die Seele unterschiedlich. Im Wesentlichen gibt es keine Differenz, nur die Bezeichnung ist anders.

Es ist vollkommen egal, wie wir diesen Teil unseres Wesens bezeichnen, sein Wesen besteht in seiner Eigenschaft und nur das ist wichtig!

Die Seele entsteht aus dem uralten Schmerz, entwickelt sich im menschlichen Leben, strebt nach Freude!

Wir sind unter Schmerzen geboren: Bevor sich Gott in seiner unendlichen Einsamkeit geteilt hat (Urknall), hat er den vorstellbar größten Schmerz erlebt. Diese Kraft hat ermöglicht, dass er sich teilen konnte. Danach konnte er mithilfe der entstehenden Kraft die Welt erschaffen.

Im auf den Urknall, die Teilung folgenden Moment ist die **Liebe** entstanden. Da hat er die Freude, das grenzenlose Glück empfunden, wonach wir alle streben oder sogar streben müssen.

Die andere Seite des Schmerzes ist das Glück. Alle Geschöpfe streben in diese Richtung, die mehr Vollkommenheit verspricht. Wir können nicht zum alten Gott zurückkehren, wir alle streben nach einem neuen Gott!

Im Laufe unseres Lebens müssen wir danach streben, dass auch **unser** Wesen einmal so vollkommen wird wie der **göttliche** Teil unseres Wesens oder diesem (s. o.) zumindest ähnlich wird.

Viele sagen, wir sollten unser Ego, unser Ich, überwinden und bekämpfen. Nein!

Man muss das Ego belehren, und zwar bewusst, damit es „göttlich" werden kann!

Lesen Sie die folgenden Sätze aufmerksam:

Unsere Entscheidungen, Wahlen führen zur Veränderung, Entwicklung unseres Egos. Wenn wir es verändern wollen, benimmt es sich wie ein trotziges kleines Kind und verweigert die Zusammenarbeit.

Bei der Entstehung von Krankheiten kann man eigentlich auch über diesen Trotz reden, andernfalls könnte die Seele (dank ihrer Macht und Kraft) korrigieren, was wir falsch gemacht haben.

Die Ursache, wegen der sich das Licht und die Heilkraft unserer Seele nicht entfalten können, ist der Schmerz! Dieser Schmerz gleicht einer Mauer, die den freien Fluss der Kräfte verhindert.

Es gibt nicht nur körperlichen, sondern auch seelischen Schmerz, den wir nicht nur empfinden, sondern der wirklich existiert. Dieser Teil von uns verfügt über göttliche Eigenschaften, seltsamerweise verzichten wir jedoch auf dieses Wissen. Unsere Seele kennt schon diesen Begriff, folglich braucht sie ihn nicht mehr zu erfahren, beziehungsweise nicht auf die Art und Weise, wie wir Menschen ihn interpretieren. Es ist nicht notwendig, die seelischen Schmerzen immer wieder zu erleben, aber wir haben im Inneren das Gefühl, wir müssen es tun. Das bewegt auch die kleinen Kinder dazu, sich hinter Muttis Rock zu verstecken. Wir „klugen" Erwachsenen tun auch dasselbe, wir setzen uns ein sinnvolles Ziel und dann flüchten wir uns wieder in die vermeintliche Sicherheit, während wir uns darüber im Klaren sind, dass wir woanders sein sollten.

Der Schmerz entsteht im Teil unseres Wesens, der noch nicht vollkommen im Stande ist, sich zu bewerten und seine realen Gefühle anzuerkennen.

Unsere Seele ist der Teil von uns, aus dem wir jederzeit für unser weiteres Leben Kraft schöpfen können (falls wir dazu Lust haben).

Das „Allwissen" ist in unserer Seele vorhanden, das an sich selbst nur Wert hat, wenn wir aus der Liebe unseres Herzens handeln.

Was ist der Sinn, dass man Kranke heilen kann, was ist der Sinn, dass man Wunder tun kann, was ist der Sinn, dass man Welten schaffen und zerstören kann, wenn man keine Freude und Liebe empfindet?

Dinge, die sinnlos sind,
sind auch von kurzer Dauer!

11) Geist

Er wandelt, verändert sich immer und lernt!

Die Begriffsbestimmungen für den Geist sind oft unterschiedlich, was zur Folge hat, dass man nicht genau weiß, was die Funktion der einzelnen Teile ist. Deswegen erscheint es mir wichtig, diesen Begriff näher zu definieren.

Unser Geist ist der Teil unseres Wesens, der ständig danach strebt, der uns innewohnenden Seele gleich zu werden. Er will gleich werden, aber der sich entwickelnde Geist muss schließlich viel mehr werden als die Seele.

Die einst entstandene, in Vergessenheit geratene Seele hat die Freiheit und den freien Willen erhalten. Unser Teil, der über den freien Willen verfügt, ist der **Geist**. Unser Geist hat ein sehr bedeutendes Wissen (das Gewissen), das er zu seiner Entwicklung einsetzen kann. Es muss einen Grund geben, warum sich unser Gott geteilt hat. Ich möchte an dieser Stelle nur so viel verraten: Sein Zustand war nicht zu vollkommen! Das bedeutet, auch unser Geist muss sich auf das alte, ursprüngliche Wissen stützen. Er muss sich ändern, damit etwas ganz anderes entstehen kann, etwas Neues entsteht, wobei das Neue auf dem Alten beruhen muss, und zwar so, dass aus dem freien Willen nur das beibehalten wird, woraus das Neue entstehen kann.

12) Energie

Sie kann sich in vielen Formen manifestieren, allerdings haben alle etwas gemeinsam: Sie verleihen alle Kraft.

Eine mögliche Definition: Die Energie ist eine Manifestation Gottes, die wir frei nutzen können, um unsere Ziele zu erreichen.

Wie die wahre Freude für jeden Menschen etwas anderes bedeutet, so benötigen jedes Organ, jedes Ziel und jeder Gedanke eine andere Energie.

Es ist ohne Belang, wie sie bezeichnet wird und sich manifestiert, wesentlich ist, dass wir ihre Kraft nutzen können! Wir müssen diese Kräfte kennen lernen, um sie am besten einsetzen zu können!

Was sollen wir denn (allein) mit der Kraft der Gedanken anfangen, wenn wir einen Nagel in die Wand schlagen wollen?

Oder was sollen wir allein mit der physischen Kraft anfangen?

Das Ergebnis ist leicht vorauszusagen!

13) Mitgefühl

Die eigene Rolle in der Heilung besteht darin, dass man die Krankheit ernst nimmt, wobei man auch die „Interessen" der Gesundheit und der Krankheit beachtet.

Man kann blind gegen die Krankheit kämpfen und es ist möglich, sie scheinbar zu bekämpfen, wodurch man der Gesundheit jedoch nicht näher kommen kann.

Ein Beispiel dafür: Wenn man Durchfall hat, kann man die Krämpfe auslösenden Stoffe loswerden und dadurch bekämpfen, was Probleme bereitet hat, man hat jedoch noch nichts dafür getan, die innere Harmonie wieder herzustellen!

Warum spielt das Mitgefühl bei der Heilung eine wichtige Rolle?

Wenn wir kein Mitgefühl (mit uns) haben, werden wir die Wichtigkeit der Heilung nicht fühlen und es ist offensichtlich, dass in diesem Fall unsere inneren Kräfte nicht ausreichen, wieder gesund zu werden.

Wir müssen unsere eigene Wichtigkeit spüren, wir müssen unseren Stellenwert und die Krankheit erleben. Unser Mitgefühl ruft das Gefühl hervor, dass wir uns und unsere Probleme ernst nehmen.

Das Mitgefühl ist von dem Mitleid und der Herablassung weit entfernt! Das Mitgefühl ist ruhig, friedlich und unbefangen, d.h., es zeigt ein objektives Bild von allem!

Wir brauchen es unbedingt, um die Dinge so zu sehen und wahrzunehmen, wie sie sind. Ohne es können wir nicht finden, was wir suchen, sei es Gesundheit oder Erkenntnis oder das einfachste Ziel!

14) Glaube

Es kann sein, dass der Gegenstand unseres Glaubens irgendwo existiert, oder es ist sogar sicher, aber er ist für uns völlig unbekannt, fremd und unfassbar! Solange man glaubt, an etwas glaubt, kann das nicht als fassbare, erfahrbare – erreichte – Wirklichkeit betrachtet werden.

Diese Idee ist für die Heilung auch nicht auf die Art und Weise notwendig, wie das sich die öffentliche Meinung vorstellt. Der Glaube fördert nur den Heilungsprozess, wenn er mit Wissen und gutem Gefühl einhergeht. Sie müssen so (zusammen) arbeiten, wie auch die zwei Beine zusammenarbeiten, um das Ziel zu erreichen.

Der Glaube bezieht sich auf eine Vorstellung, die wir noch nicht erlebt haben, die sich noch nicht vollzogen hat. Wir warten lediglich darauf und glauben daran, dass wir es schaffen! Sein Wesen besteht darin, dass er jetzt nicht vorhanden ist und wir ihn jetzt nicht anfassen können.

Glauben Sie jetzt oder wissen Sie, dass Sie dieses Buch lesen? Die Antwort ist ziemlich eindeutig!

Der Glaube ist gut, denn er lässt das Licht, die Kerze im Dunkel leuchten, der Glaube ist gut, denn er gibt Hoffnung in der dunklen Verzweiflung.

Der Glaube ist schlecht, wenn das Licht der Kerze unseren ewigen, unersättlichen Wunsch nach dem wahren Licht verdrängt.

Der Glaube ist gut, wenn er uns in der größten Not Hoffnung gibt, aber schlecht, wenn wir uns statt unserer Beine auf den Glauben stützen! Wenn wir uns mit unserem Glauben befassen, müssen wir all das berücksichtigen. Er hat sowohl eine positive als auch eine negative Seite. Beides existiert, aber es liegt nur an uns, an unserer Einstellung, auf welche wir uns verlassen! Ich schlage vor, dass wir uns auf die Seite verlassen, die uns befreit!

Nehmen wir ein Beispiel: Wenn man ein Kind zum Arzt bringt und es Medikamente bekommt, denkt es nicht darüber nach, glaubt es nicht, gesund zu werden, in den meisten Fällen erfolgt jedoch die Heilung.

Was ist der Grund dafür?

Die Kinder glauben es nicht, sie wissen es. Sie nehmen es als Selbstverständlichkeit hin, die den Glauben überflüssig macht.

Warum müssen wir Erwachsenen doch glauben, um wieder gesund zu werden?

Wir haben sehr tief diese selbstverständliche Hinnahme verdrängt, die uns die Vollkommenheit der Gesundheit ermöglicht. Im Erwachsenenalter bleibt von der Hinnahme nur noch die selbstverständliche Hinnahme des Schlechten übrig. Ändern wir das, erwecken wir das Wissen. Wir müssen wissen, dass Heilung und Gesundheit möglich sind! Aber nur möglich! Infolgedessen gibt der Glaube nichts (und verweigert er auch nichts), aber die richtige Einstellung ermöglicht, daraus alles zu schöpfen.

Wir wissen es bereits: Wenn wir sagen, wir glauben, bedeutet das auch, dass wir uns alles Konkrete, alles Erfahrbare entgehen lassen. Wir lassen die Zeichen, die errungenen Erfolge außer Acht. Dies bezieht sich selbstverständlich auf das jeweilige Thema, das Problem und die Krankheit.

Wir können unseren Glauben einsetzen, aber in diesem Fall ist er nicht mehr Glauben zu nennen, er wandelt sich in etwas ganz anderes, in eine übergeordnete Kraft um, wobei der Glaube nur als Ausgangspunkt diente. Der Glaube war der Ausgangspunkt, der Samen, aus dem mittlerweile ein Baum entstanden ist, der Glaube ist herangewachsen und wurde zur Gewissheit.

Tun wir auch so, glauben wir, aber bemerken wir gleich auch die Rückmeldungen, die guten Gefühle, die klaren Gedanken, von denen wir dann Gebrauch machen. Nutzen wir sie und handeln danach! Das versäumen wir recht häufig! Wir denken darüber nach, zögern, phantasieren und treten immer noch auf der Stelle.

Ich hatte einen Bekannten, der sich in seinem Glauben so weit „entwickelt" hat, dass er alles andere vergessen hat und für ihn nichts anderes existierte als sein Glaube. Das ist alles sehr schön, aber was zählt: Sein Glaube hat sein ganzes Leben erfüllt und er hatte keine Zeit mehr zu handeln! Er hat gewartet und gewartet, dass statt ihm andere handeln und leben. Er glaubte, Gott helfe, aber sein Glaube hat ihn derart erfüllt, dass er die helfende Hand nicht mehr annehmen konnte!

Der Glaube ist sinnvoll, wenn wir die Chancen finden und nutzen, die er uns im Leben anbietet.

Chance, ein großes Wort! Finden wir die Chance und nutzen wir sie, alles andere liegt nur noch an uns. Beachten Sie das auch bei den Krankheiten!

15) Erholung

Es ist leicht einzusehen und zu verstehen, wie wichtig es ist, richtig Dampf abzulassen, unsere drückenden Sorgen loszuwerden. Es ist relevant und sogar unentbehrlich, richtig abschalten zu können, denn nur in diesem Fall haben wir die Möglichkeit, die Lage unter einem neuen Gesichtspunkt zu betrachten. Da können wir uns von unseren starken Gefühlen befreien, die bisher unsere Taten und Gedanken beeinflusst haben.

Wenn wir unser Augenmerk auf etwas anderes lenken, belasten uns die Dinge, denen wir den Rücken gekehrt haben, nicht mehr. Das heißt, wenn wir uns der Erholung hingeben, werden wir unsere bisherigen Vorurteile los und erfahren wir nur das wahre Wesen der Dinge. In dieser Lage kann man leicht die notwendige Lösung finden, sowohl für die Heilung als auch für das Glück.

Die Erholung und die Faulheit sind zwei Seiten einer Medaille. Wenn wir uns nicht erholen, werden wir früher oder später faul.

Für die Erholung ist charakteristisch, dass wir sie frei wählen. Wir wählen frei, dass wir eine „Arbeit" verrichten, die uns aus der Tretmühle des Alltags befreit.

Gehen wir näher auf die Bedeutung des Begriffes der Faulheit ein. Die Faulheit ist eine Tätigkeit, die voraussetzt, dass sie später (vielleicht) keine Probleme bereitet. Sie bereitet vielleicht keine Probleme. Oder doch?

Man kann nicht behaupten, dass die Faulen nichts machen! Sie machen etwas, aber nur solche Dinge, über die man nicht viel nachdenken muss. So haben sie die geringste Chance, dass sich etwas in ihrem Leben verändert.

AIDS

Physikalische Symptome
Das Initialwort bedeutet „erworbenes Immundefekt-syndrom".
Der Auslöser ist das HIV, ein Virus, das Immunmangel bei Menschen auslöst. Ausnahmsweise erlauben wir uns, dass wir, die rigorose Sprache der Wissenschaft kurz beiseitelegend, etwas poetisch das Folgende formulieren: Dieser winzige Angreifer verfügt über eine teuflische Intelligenz, er beginnt genau das zu zerstören, was der Schlüssel für die spätere Abwehr darstellt. Er infiziert die weißen Blutkörperchen des lymphatischen Systems und anschließend vermehrt er sich hier.
Danach folgt eine mehrjährige Latenzperiode, während das Immunsystem heimtückisch abschwächt wird. Das Virus hat die Kontrolle über den genetischen Bestand der von ihm angesteckten Zellen schon längst übernommen, wenn die ersten unsicheren Symptome auftreten. Schwäche, leichte Ermüdbarkeit, Gewichtsverlust und Nachtschweiß treten als Symptom auf, die von periodischem oder stetigem Fieber begleitet werden. Nasenfluss, Husten, Mundschwämmchen können auch auftreten. Später kommen die geschwollenen Lymphknoten am Hals, in der Achselhöhle und in der Leiste zum Vorschein. Die Persönlichkeit des Kranken ändert sich enorm: Seine Konzentrationsfähigkeit verschlechtert sich, Depression, akute Verworrenheit treten phasenweise auf. Wenn das Immunsystem weiter abgeschwächt wird, wird der Kranke für die wiederkehrenden Krankheiten empfänglich, die ein gesundes Immunsystem leicht bekämpfen würde. Die immer wieder angreifenden Ansteckungen führen letztendlich zum Tod.

Seelische Ebene
(Siehe auch: Immun- und Lymphsystem und die jeweiligen Organe)
Albert hat die Unsicherheit ausgezeichnet formuliert. Bei dieser Krankheit geht es um diese Unsicherheit.
Der Kranke kann sehr sicher in seiner Sache sein, er kann sehr stark sein, er kann sehr entschlossen sein, aber alles ist nur Schein! Er spielt nur diese Rolle, er betrügt oft auch sich selbst. Er versenkt sich sehr darin, er fühlt sich sehr darin ein und langsam glaubt er es selbst und denkt, dass es die Wahrheit sei. Er verliert bei der Entfaltung dieser „Wahnvorstellung" sein natürliches Misstrau-

en. Er wird schwächer, er verliert an Aufmerksamkeit und bemerkt gerade das nicht, was er vermeiden möchte.

Er muss eine Rolle spielen, er ist nämlich mit den Eigenschaften nicht zufrieden, mit denen er sich in seiner Seele konfrontiert hat! Er ist nicht zufrieden, aber er spielt, dass er zufrieden ist, dass er perfekt ist, deshalb soll sein Bewusstsein die Bedürfnisse erfüllen. Da seine Aufmerksamkeit etwas anderes beschäftigt, kann er keinen Einfluss darauf haben, was sein von dem Bewusstsein gesteuertes Immunsystem hereinlässt.

Der Organismus verliert seine Abwehrkraft und wird gegenüber den äußeren, Krankheit erregenden Viren offen. Er verliert seine Abwehrkraft, weil er keine Freude an der Ablehnung gefunden hat (insofern dies für ihn charakteristisch ist). Er akzeptiert oft alles, weil er Angst vor der Ablehnung, dem Alleinsein hat. Er findet im Prinzip „alles akzeptieren" viel mehr Ärger als Freude. Diese seelische Verschiebung schwächt die im seelischen Gleichgewicht sich verbergenden, unsichtbaren Energien, die man auf dem Weg zur Gesundheit einsetzen kann und muss.

Die Krankheit kann jahrelang im latenten Stadium bleiben: Einerseits bricht die Welt nicht über Nacht zusammen, andererseits verheimlicht der Kranke **seine wahren Gefühle** lange. Die Gefühle, die auch seine „Fehler", seine „Schwäche" zeigen.

Wegen des verloren gegangenen Gleichgewichtes des Organismus bzw. der Seele wird auch der Körper verschiedene Giftstoffe bilden. Er versucht dadurch, die ihm innewohnende Unzufriedenheit zu kompensieren. Er verhält sich wie ein zorniger, unzufriedener Mensch, der rast und in seinen zornigen Momenten (nicht mit Absicht) alles um sich herum zerstören will.

Weg zur Gesundheit
Hier sollten wir an eine wichtige Tatsache denken, nämlich dass nicht jeder jede Krankheit, jede Ansteckung „erhält"!

Von den Menschen, die scheinbar über die gleichen Eigenschaften verfügen, erkrankt nicht jeder *(Siehe auch: Infektionskrankheiten)*.

Man soll den Unterschied suchen! Dieser Unterschied liegt in der klug und bewusst eingesetzten Energie. Man soll die Freude an der Abwehr lernen und außerdem ein **vernünftiges Ziel** finden, dass einen derart verstärken kann, dass das Immunsystem entsprechend stark wird.

ALKOHOLISMUS

Wir sollten die Frage klären, was Alkoholismus bedeutet.

Wir sollten dieses zusammengesetzte Wort in zwei Teile gliedern und auf diese Weise können wir seinen Sinn einfacher entschlüsseln.

-ismus
Das ist irgendeine Richtung oder irgendein Prinzip, mit der oder mit dem man versucht, bestimmte Lebenssituationen zu lösen. In diesem Fall bedeutet es, dass man alle auftauchenden Probleme, Konflikte – sowohl die inneren, als auch die äußeren – mit Hilfe von Alkohol lösen will. Man greift zu Alkohol, anstatt einen anderen Weg zu suchen und zu finden.

Alkohol
Wenn ich etwas eingehend verstehen möchte, beginne ich den jeweiligen Begriff zu betrachten und ich lasse zu, dass darüber immer mehr Kenntnisse in mein Wesen einfließen.

Also: Wozu führt der Alkohol, wozu benutzen wir den Alkohol in der physischen Welt, was für eine Wirkung übt er auf den lebenden Organismus aus?

Diesen Stoff benutzt man im Allgemeinen zur Desinfektion, Fettlösung bzw. für die Entfernung von bestimmten Verschmutzungen. Die Dinge funktionieren nach einem bestimmten Prinzip, was wahrscheinlich auch für unseren Körper zutrifft.

Der Alkohol hat eine ähnliche Rolle auch im Leben des Menschen, man greift nämlich zu Alkohol, wenn man irgendeinen „eskalierenden" physisch-seelischen Konflikt aus eigener Kraft nicht lösen kann.

Wir können die folgende Frage auch nicht außer Acht lassen: Warum greift man zu Alkohol?

Ich habe diese Frage schon bei der obigen Auslegung von Alkoholismus fast beantwortet, aber gehen wir jetzt weiter.

Viele, die schon Alkoholiker getroffen haben, haben eine konkrete Meinung über sie und denken sehr verurteilend über sie. Leider hilft diese Einstellung dem Kranken nicht. Wenn wir helfen wollen, müssen wir verstehen, dass man in diesem Zustand gute und schlechte Erlebnisse hat! Wenn es nichts Gutes daran gäbe, hätte man damit schon längst aufgehört. Wenn es nichts Schlechtes daran gäbe, würde man nicht um Hilfe bitten und würde man keine Hilfe annehmen, man würde immer nur wiederholen, dass man es sich abgewöhnen könne – wenn man wolle!

Der Anfang
Diese Sucht entsteht nicht über Nacht, sondern sie ist das Ergebnis eines langwierigen Vorganges. Vielen von uns ist bereits passiert, dass wir unsere Schmerzen in einem gegebenen Fall mit Alkohol gelindert haben oder unsere Freude damit gesteigert haben. Es ist kein Problem. Das Problem fängt erst an, wenn wir den Alkohol statt des Verstehens, der Verarbeitung und der Auflösung wählen.

Zu den seelischen Eigenschaften des Kranken gehört, dass er nicht fähig ist, seine Probleme, seine bedrückenden Gefühle zu zeigen und sie dadurch zu verarbeiten. Da er nicht fähig ist, die in ihm tobenden Kräfte zu äußern, wird er nach einer Weile die ganze Situation satt. Dazu kommt noch die Vorstellung, dass niemand auf ihn, seine Probleme achte, niemand fähig sei, seine schwierigen Kämpfe zu verstehen (Ich möchte bemerken, dass es teilweise stimmt!).

Viel wichtiger ist es aber, dass er nicht einmal auf sich selbst achtet, dass er seine – wahren – Probleme sich selbst nicht eingesteht, wodurch er seine eigenen Schwierigkeiten immer tiefer „verdrängt", immer mehr unterdrückt. Er achtet auf sich selbst, aber auf eine einzige Weise: Er sucht und findet immer das Schlimme, das Verachtenswerte, was seine sowieso nicht gerade gute Stimmung noch mehr verdirbt. Diese Stimmung wird den Wunsch nach dem Ausweg unterdrücken oder eher ihm die Gewissheit nehmen, dass er fähig ist, aus der Situation herauszukommen, seine Probleme zu lösen.

Das Unterdrücken bedarf großer physischer und seelischer Kraft. Dies hat eindeutig zur Folge, dass man die glücklichen Momente seines eigenen Lebens immer weniger berücksichtigen wird – kann. Er kann die Kräfte nicht wahrnehmen, die für ihn Linderung der Schmerzen brächten.

Sein Leben wird immer bitterer, was man mit einer Süßigkeit auflösen muss, und diese Süßigkeit ist der Zuckergehalt des Alkohols.

Es spielt beinahe keine Rolle, ob man allein oder mit einem Partner/einer Partnerin zusammenlebt, er fühlt sich trotzdem isoliert, allein, sogar verlassen.

Nehmen wir einen gewöhnlichen Fall als Beispiel, der in einer Familie geschieht oder gewöhnlich passiert: Wegen irgendeines gemeinten oder wahren Grundes sinkt stark die eigene Empathie. Die Alkoholiker bleiben immer mehr allein, weil sie infolge der „komplizierten" seelischen Vorgänge, die durch die inneren Anspannungen ausgelöst werden, sich immer mehr sicherer werden und es bestätigt fühlen: Sie würden nicht verstanden. Zu dieser Vorstellung finden sie die Taten, die ihre Prinzipien untermauern. Man achtet auf sie nicht bzw. man achtet nicht auf das Problem, das sie am meisten bedrückt. Sie sprechen, aber nicht über die wahren Gründe, sondern über die oberflächlichen Probleme, sie halten nämlich die Menschen in ihrer Umwelt für keine Partner in dieser Situation. Das ist „merkwürdig", es kann „merkwürdig" erscheinen und es geht sogar darum: Sie stellen ihren Partner/ihre Partnerin auf die Probe, ob er/sie auf sie wirklich achtet. (Wenn sie so dazu stehen, finden sie die Gründe, womit sie sich selbst beweisen: es sei Unsinn, zu sprechen…)

Sie sprechen, aber das ist meistens eine Klage. Eine Klage, die dem Jo-Jo ähnelt. Sie klagen über ihre „Probleme", dann ziehen sie sie zurück und halten sie fest, da es ihre Vorstellung belegt: Niemand verstehe sie, niemand könne ihnen helfen!

Es geht da gar nicht darum, dass sie jemanden um Hilfe bitten!

Sie wünschen sich, sie wollen, dass man ihre Probleme löst und man sie bei ihren besonderen Vorstellungen unterstützt!

Der Verzicht verstärkt sich derart, dass das Gleichgewicht der Kräfte in den jeweiligen problematischen Gebieten völlig zerstört wird. Das innere Feuer erlischt, ihnen vergeht die Lust und sie müssen das Brennmaterial (das feurige Wasser) von außen zuführen. Sie verlieren die Hoffnung. Nachdem das Feuer erlischt, wird das Element Wasser überwiegen und sich im Körper anhäufen. Das Wasser häuft sich an, der Kranke will sich keine neuen Kenntnisse aneignen. Er will nichts Neues mehr lernen, er will nicht mehr herauskommen, er hat seinen Glauben verloren. Dies hat die unmittelbare Folge, dass stagnierendes Wasser, Ödeme entstehen.

Ich weiß, dass es sehr unangenehm ist, mit einer solchen Person zusammenzuleben, aber denken wir daran, dass die Grenzen nicht eindeutig sind. Man kann es nicht eindeutig entscheiden – man kann es nur ahnen–, was zuerst war: das Nicht-Verstehen des (Ehe)partners/der (Ehe)partnerin oder die Anhäufung der nicht geäußerten Konflikte! Das ist aber nicht das Wesentliche dabei!

Wir suchen jetzt und wollen das finden, was einem helfen kann, um aus dieser schmerzhaften Falle herauszukommen!

Der Alkoholiker kann nur den Ausweg finden, wenn alle Beteiligten danach streben, ihn zu finden. Wenn eine Partei keine angemessene Bereitschaft zeigt, hat die Bemühung keinen Sinn.

Der Ausweg
Wir können die folgenden Fragen stellen:
- Warum trinkst du?
- Warum hörst du damit nicht auf?
- Was stört, ärgert dich usw.?

Mit diesen und ähnlichen Fragen können wir gerade das Gegenteil erreichen, es sei denn, wir haben das Ziel, uns endgültig die Chance zu nehmen, eine Harmonie zu schaffen!

**Das Trinken hat einen Grund!
Es hat einen guten Grund (für den Betroffenen)!**

Man hat genügend Grund zum Trinken (und dies behaupte ich ernst), weil man nichts Besseres findet! Wenn wir etwas verbieten, wenn wir Gewissensbisse zu erwecken versuchen, erreichen wir keinen Erfolg! Erinnern wir uns: Wir kämpfen gegen nichts, nicht einmal gegen den Alkoholismus! Wir kämpfen um etwas, wir können um unser persönliches Glück kämpfen. Das ist ein Ziel, wofür es sich lohnt zu kämpfen.

Wir können dem Kranken ein Ziel geben, aber es wird nicht sein eigenes Ziel sein und er wird es auch nie als sein eigenes empfinden. Wenn er es nicht für sein eigenes Ziel hält, warum sollte er dafür kämpfen?

Das heißt, dass er (auch) hier ein Ziel, eine Freude bereitende Sache finden muss, die sein Eigenes ist. Es gibt solche! Auch er hat Ziele. Wenn man keine (tief in seiner Seele, in seinem Bewusstsein) hätte, hätte man keinen Grund zum Trinken. Man hat ein Ziel, aber man hat darauf schon „verzichtet" und man hat es so tief verdrängt, dass man glaubt, dass es nicht mehr existiere.

ALLERGIEN

Seelische Ebene
In medizinischer Hinsicht ist das schwache Immunsystem eine der häufigsten Ursachen für die Allergien. Das trifft zwar zu, aber wir müssen uns auch damit beschäftigen, warum sie sich entwickeln und wie man daraus herauskommen kann.

Für die Abschwächung des Immunsystems ist die Müdigkeit verantwortlich. Man wird nach einer längeren Zeit müde, sich immer mit demselben Problem konfrontieren zu müssen, wobei man keine Zeit für die Erholung hat. Man reagiert auf die entstandenen schwierigen Situationen immer schlecht. Es fällt einem auch schwer, wenn man nur eine Antwort geben muss, wenn man irgendwie reagieren muss! Man beobachtet und interpretiert seine Lebenssituationen bzw. die Person, auf die man übertrieben reagiert, nur aus einer einzigen Perspektive. Nach der Abschwächung kommt es zuerst zur Apathie, danach zum Widerstand und zum Schluss zur „Empörung". Das sind eigentlich die allergischen Symptome.

In jedem Fall führt ein nicht verstandener – missverstandener – seelischer Konflikt zu Allergien. Wenn der Konflikt auftaucht, löst er diese falsche, übermäßige Reaktion aus.

Um all dies völlig zu verstehen, müssen einige grundsätzliche Fragen gestellt werden: Wen, was und welche Lebenssituationen kann man nicht ertragen, akzeptieren, so dass man versucht, diese über seine Kräfte hinaus aus seinem Organismus und Leben zu stoßen?

Auf die Entwicklung der Allergie kann man aus den Antworten auf die gestellten Fragen schließen.

Milchallergie

Physische Ebene
Allergie, die durch rohe oder gekochte Milcheiweiße ausgelöst wird. Sie hat besonders in der Kindheit schwere Symptome. Sie betrifft im Allgemeinen den Magen-Darm-Trakt, aber durch Blut können sich auch schwere Hautveränderungen und Migräne entwickeln. Nach Ernährungsphysiologie ist es eindeutig bewiesen, dass die Muttermilch biologisch wertvoller ist als die Kuhmilch.

Seelische Ebene
Die Symptome der Allergie sind in jedem Fall auf das Nicht-Verstehen in der Mutter-Kind-Beziehung zurückzuführen.

Es gibt mehrere Gründe, die zur Milchallergie führen können, aber diese stehen nur scheinbar im Gegensatz zueinander, sie sind in Wirklichkeit im Wesentlichen identisch.

1. Die Eltern leben in einer Ehe und haben ein Kind:
Im Bewusstsein und Unterbewussten des Kindes erscheint dieses Gefühl: Seine Mutter vernachlässige es, was die Liebe betrifft, weil sie alle Zuwendung etwas anderem, dem Vater, der Arbeit usw. schenkt. Das ist aber nicht nur eine Fantasie, sondern es ist wahr, die Mutter hat nämlich Angst davor, dass sie den Vater nicht behalten kann. Diese Aussage ist leicht misszuverstehen! Hier geht es nicht darum, dass sie sich um ihr Kind nicht kümmert, dass sie es nicht liebt!

Das Kind erlebt dieses Verhalten der Mutter, als ob die Zuwendung ihr eher Last, eine obligatorische Aufgabe, eine Pflicht bedeuten würde. Das Kind sehnt sich nach etwas anderem. Es möchte etwas anderes und dies anders bekommen! Es macht sich ein nicht allzu positives Bild von der Mutter: Es liebt sie nicht so, wie sie ist. Dann sucht es die Tätigkeiten, die seine (falsche, aber scheinbar begründete) Vorstellung bestätigen.

Was auch das „Kind" sagt, es liebt seine Mutter. Eine unmittelbare Folge der „dummen" Vorstellungen ist, dass es sie verkennt bzw. auf Grund von nicht vollständigen Kenntnissen weitgehende Konsequenzen zieht. Auf beiden Seiten entwickelt sich Angst: Die Mutter gerät in Verzweiflung, dass ihr Kind sie nicht akzeptiere, und das Kind ist verzweifelt, dass seine Mutter es nicht liebe. Diese Angst auf beiden Seiten verhindert die Entwicklung der Harmonie zwischen ihnen.

Auf diese Angst reagiert man mit Milchallergie!

Das Kind ist gegen die Milch allergisch, mit der seine Mutter es ernährt, es möchte nämlich etwas anderes und dies auf eine andere Weise bekommen. Es wird zuerst auf die Milch reflektiert, später auf alle Milchprodukte.

2. Geschwister kommen zur Welt:
Im Wesentlichen ist es mit dem oben Beschriebenen identisch. Der Unterschied besteht darin, dass das Kind glaubt und Angst hat, dass seine Geschwister die bisherige Liebe erhielten.

3. Die Mutter erzieht ihr Kind allein:
Es ist ganz normal, dass die Mutter versucht, einen Partner zu finden, mit dem sie ihr Leben teilen kann. Bei dieser großen Bemühung vergisst sie, sich um das Kind zu kümmern. Die Mutter fühlt ganz tief in sich, dass sie allein (ohne Kind) einfacher einen Partner finden könnte.

Die empfindliche, offene Kinderseele spürt die Disharmonie zwischen ihm und seiner Mutter und es reagiert mit Allergie darauf bzw. es macht dadurch auf sich und den Konflikt aufmerksam.

Die vorherigen Fälle beziehen sich auf die sich nach der Geburt entwickelte Milchallergie.

Wir sollten eines immer beachten: Wir können über die Verantwortung der Eltern sprechen, aber wir sollten daran denken, dass es von der Einstellung, dem seelischen Zustand des Kindes abhängt, ob sich diese Krankheit entwickelt.

Die Krankheit entsteht, wenn es nicht mehr fähig ist, seine irrige Annahme aufzugeben, d.h., es beharrt auf seinen Standpunkten und „will auch keine Änderung".

4. Angeborene Empfindlichkeit
Wenn die Mutter beispielsweise nicht weiß, ob sie sich auf ihr ungeborenes Kind freuen sollte oder nicht. In diesem Fall wird das Kind mit Milchallergie auf die Welt kommen. In anderer Hinsicht bezieht sich darauf dasselbe, was vorhin beschrieben wurde.

Weg zur Gesundheit
Wir sollen unsere Aufmerksamkeit auf die Eltern lenken, ihnen helfen, die Situation zu verstehen. Die Eltern sollen die eigenen Gefühle klären, sie sollen sich mit Liebe, Verständnis und Akzeptanz an die Kinder wenden. Alles heilt sich von selbst. Die Krankheit kann natürlich wieder auftreten, bis einem dieses Gefühl endgültig bewusst wird.

Mehlempfindlichkeit

Darauf bezieht sich dasselbe wie im Vorangehenden, aber alles hängt mit dem Vater zusammen. Das Kind hat ein Gefühl dem Vater gegenüber, das in ihm innere Anspannung verursacht. Es löst innere Anspannung in ihm aus, weil es ihn liebt! Wenn es ihn nicht lieben würde, würde es die Einstellung des Vaters nicht ärgern.

Weg zur Gesundheit
Sie ist mit dem Vorangehenden identisch.

Pollen, Hausstaub

Man soll in der breiten Umwelt des Kranken das suchen, was die Symptome der Allergien auslöst. Das beruht wie die Vorherigen auf irgendeiner Nicht-Akzeptanz.

Weg zur Gesundheit
Es bezieht sich auf alle Allergien, dass man die innere Anspannung auslösenden Gedanken loswerden muss, damit sie durch positive Bekräftigung ersetzt werden. Wir sollen versuchen, dem Kranken seine aktuellen Eigenschaften bewusstzumachen, damit er allein fähig wird, seine Gefühle zu steuern.

APHTEN – Mundschwämmchen

(*Siehe auch: Geschwür, Mund*)

Das schmerzhafte, entzündete Geschwür entsteht an der Schleimhaut im Mund, wenn man sich von einem seelischen Konflikt weder befreien noch den Konflikt lösen kann. Dieser Konflikt, der als unauflösbar erscheint, hängt mit dem Mund, der Stimmbildung und dem Kauen zusammen. Wie?

Man hat zum Beispiel einen unüberlegten Satz gesagt, den man so erlebt, dass man ihn nicht mehr gutmachen kann. Man möchte ihn gutmachen, aber man tut keinen Schritt dafür. Man wendet sich gegen sich selbst und dies kann man nicht gerecht finden und man lehnt sich dagegen auf.

Das brennende, schmerzhafte Gefühl zeigt, wie brennend die erlebte Situation ist. Man braucht hier an keinen großen und seelisch tiefen Konflikt zu denken! Wir sprechen von einem „winzigen", aber die menschlichen Kontakte bestimmenden Geschehnis, das man sogar außer Acht lassen würde, aber der Körper interpretiert es als eine Aufgabe, die unbedingt zu lösen ist! Es zeigt nämlich die innere Unsicherheit, die nur der Gipfel des Eisberges sein kann, und im Tiefen kann sich ein tatsächlich größeres Mangelgefühl verbergen. Die Lustlosigkeit (Disharmonie des Feuers) fördert die Krankheit, bis man die Freude am Sprechen, an der Kommunikation wieder findet.

ARM

Physische Ebene
Die obere Extremität von dem Schultergelenk bis zu den Fingern kann sich fast in jede Richtung des Raums bewegen. Seine „Bewegungsfreiheit" wird lediglich durch den Rumpf eingeschränkt.

Die große Beweglichkeit wird vor allem durch Gelenkerkrankungen, in erster Linie durch die sogenannten rheumatischen Erkrankungen der Armgelenke, die oft in der Schulterregion auftreten, beeinträchtigt.

Im Alter über 30 Jahre kann es zu Calciumablagerungen in den Sehnen und in der Umgebung der Gelenke kommen.

Im Alter über 40 Jahre entzünden sich die Weichteile in der Schulter, was Schmerzen verursacht und die Beweglichkeit einschränkt. Vergleichbare Veränderungen können auch im Ellbogen und im Handgelenk auftreten.

Die Armbrüche und – verletzungen sind allgemein bekannt. Die Verstauchung betrifft meistens das Schultergelenk.

Die Veränderungen der Blut- und Lymphgefäße bzw. der Nervenbahnen in den Armen können selbstständig oder auch als Folge von allgemeinen Krankheiten auftreten. Wenn die Funktion der Arme beeinträchtigt ist, ist es immer als Folge zu betrachten.

Seelische Ebene
(Siehe auch: Hand, Schulter, Gelenke, Muskeln bzw. die auftretenden Symptome)
Dies bezieht sich auf alles, was man an sich drückt, was man um**arm**t oder ganz im Gegenteil: was man nicht umarmt. Der Kranke ist dadurch gekennzeichnet, das er sich zu seinen Prinzipien nicht bekennt.

Das innere Gleichgewicht ist zerstört, er hat irgendwo diejenigen wichtigen Kenntnisse verloren, die man zu einer ausgelassenen Umarmung braucht. Man kann jemanden nur ehrlich umarmen, wenn man sich über seine Wünsche im Klaren ist und auch darüber, dass er loslassen kann.

Da man die Erfolglosigkeit, die Misserfolge verurteilt, entsteht eine Unsicherheit und daraus resultierend Abstand. Das stellt an sich noch kein Problem dar. Das Problem ist, dass es einen seelisch enorm mitnimmt, und infolgedessen setzt man sich im physischen Leben auch sehr schwer durch. Das bedeutet, dass man die kleinen Unannehmlichkeiten, Schmerzen nicht unterschätzen darf. Im Hintergrund steckt ein verletzter Mensch. Ein verletzter Mensch, der auf Hilfe wartet.

Auf dem **Weg zur Gesundheit** muss man die Wege betrachten, die zu den Symptomen geführt haben. Das tut nichts zur Sache: Man muss endlich seine Fähigkeiten wahrnehmen und schätzen – bei Berücksichtigung des Vorangehenden.

ASTHMA

Physische Ebene

Die Luftröhre und das Bronchialsystem reagieren auf irgendeinen Reiz erhöht, was dazu führt, dass sich die Atemwege plötzlich bedeutend verengen, was Atemnot, Druck im Brustkorb verursacht und mit Erstickung, Husten einhergeht.

Die Krankheit tritt in Attacken auf, von pfeifender Atmung, Schweißausbruch, heftigem Herzschlag, Todesangst begleitet.

Der Kranke verfärbt sich blau, er ist schwer erschöpft und die liegende Position wird für ihn unerträglich.

Behandlung

Die Erkrankung wird mit wirksamen Asthma-Mitteln zur Bronchialerweiterung, antiallergischen und schleimlösenden Mitteln behandelt und die Herzfunktion wird gefördert.

Seelische Ebene

Dieses Symptom deutet immer auf eine Unterdrückung, auf das Gefühl der Unterdrückung hin, auf die die Asthma-Attacke eine Antwort ist.

Man atmet die Luft in die Lungen bzw. das, was der Luft seelisch entspricht, die geistige Energie. Da man im vorliegenden Fall von Krämpfen, einer Einengung spricht, verbergen sich ein seelisches Festhalten, ein verengtes Bewusstsein dahinter. Man hält nämlich an Sachen fest, die man als unangenehm, belastend fühlt. Man erfährt also irgendeine Form der Unterdrückung, die die eigene Weltanschauung, seine Kenntnisse verunsichert.

Die Unterdrückung kann in der Familie, in der Schule oder am Arbeitsplatz vorkommen. Was aber immer typisch ist: Wenn sie an einer Stelle auftritt, tritt sie sinngemäß auch an den anderen zwei Stellen auf.

Im Erwachsenenalter sind vor allem diejenigen betroffen, die bei einem Chef untergeordnet arbeiten und ihre aktuelle Lage so bewerten, dass sie nicht das machen können, wozu sie Lust haben. Ich möchte hier bemerken, dass sie in einer führenden Position (selbst) nicht so sehr zurechtkommen oder zurechtkommen würden und es für sie auch nicht gut wäre. Hingegen können sie allein perfekt arbeiten, und auf diese Weise kann sich auch ihre Kreativität entfalten. Diese „Unterordnung" bezieht sich auf alle Bereiche des Lebens: auf die Ehe, die Familie, die Schule, die Umwelt usw.

In der Kindheit liegen die Gründe für Asthma, die die Attacken auslösen, vor allem in der Familie. Die Konflikte können ganz winzig sein, den Eltern gar nicht auffallen, aber die kindliche Seele ist viel empfindlicher und sie fühlt auch die Gegensätze „im Tiefen". Man soll nicht unbedingt nach weiteren Konflikten suchen, jemanden verantwortlich machen, da es möglich ist, dass ihn das Kind nur falsch interpretiert.

Man bemüht sich durch seine Attacken, die Aufmerksamkeit der Eltern, der Mitschüler, des Chefs auf sich selbst zu lenken, damit die anderen auf einen mehr oder lieber anders achten, einem freien Raum, Freiheit lassen.

Weg zur Gesundheit
- Bei den Gesprächen sollen wir unsere Aufmerksamkeit darauf richten, dass alle Entscheidungen in unseren Händen liegen.
- Man soll anfangs Entscheidungen in kleinen Angelegenheiten, dann in größeren selbstständig treffen.
- Man soll zu seiner Meinung stehen.
- Bei Kindern sollen wir zulassen, dass sie ihren freien Willen durchsetzen können (natürlich nur den, der keine irreversible Folgen hat).
- Man soll seine Gewissheit stärken, dass man ebenso fähig ist, seine gesetzten Ziele zu erreichen.

ATMUNGSSYSTEM

Physische Ebene
Unser Atmungsorgan, die Lunge, besteht aus zwei Lungenflügeln, die sich in der Brusthöhle befinden. Sie haben die Form eines stumpfen Kegels, ihr Gewebe ist schwammig, weich und dehnungsfähig. Die darin verlaufenden Luftwege ähneln enorm einem Baum und dessen Zweigen: Sie verzweigen sich immer weiter in mehrere Tausende gleichrangige Äste. Die in immer engeren Wegen strömende Luft gelangt schließlich in die winzigen Seitenkammern. In den 350 Millionen Lungenbläschen findet der eigentliche Gasaustausch statt. Es ist leicht einzusehen: Hier treffen sich ein Flüssigkeits- und ein Gassystem (durch eine unglaublich dünne Membran getrennt, die aus je einer Zellenschicht besteht). Zur ungestörten Aufnahme von Sauerstoff und Abgabe von Kohlendioxid in der Lunge ist es notwendig, dass der Gasaustausch zwischen den Lungenbläschen

und dem Blut einwandfrei funktioniert. Wenn eines dieser Systeme fehlerhaft funktioniert, entsteht eine Krankheit, die auch die Störung des anderen Systems nach sich zieht, wodurch das erste System auch geschädigt wird usw. Der Teufelskreis der wechselseitigen Prozesse, die sich negativ aufeinander auswirken, kann an zahlreichen Stellen unseres Organismus beobachtet werden.

Das Atmungssystem ist ein komplexes Organsystem, in dem zahlreiche der Sicherheit dienende Apparate für die Qualität der in die Lunge strömenden Luft und für die Selbstreinigung der Atemwege sorgen. Hier befinden sich ebenfalls die Organe des Riechens und der Stimmbildung.

Der Weg der Luft führt von der Nase über den Rachen, die Luftröhre bis zum Bronchialsystem, dem Ort des eigentlichen Gasaustausches.

Seelische Ebene
(Siehe auch: Husten, Seele)
Man kann durch dieses Organ neue Seelenkraft schöpfen bzw. man kann hier die inneren Anspannungen und die verbrauchten Stoffe am einfachsten abgeben. Wie es den physischen Körper mit der zum Leben notwendigen Luft versorgt, so versorgt es auch den Geist mit neuer Kraft, die für dessen Funktion unentbehrlich ist. Da ist es ohne Belang, wie sauber die Luft ist, wir können nämlich nicht immer bestimmen, was für eine Luft wir einatmen. Viel wesentlicher ist, was wir davon einbauen und in die Umwelt abgeben.

Die Lunge symbolisiert die Erneuerung unseres Tatendranges.

Tuberkulose (Lungenschwindsucht)

Man kann kein Selbstvertrauen schöpfen, man fühlt sich minderwertig und geringwertig. Infolgedessen beginnt man auf die Hoffnung auf Erneuerung zu verzichten, und schließlich verzichtet man darauf. Man unterdrückt seine Gefühle und Wünsche.

Auf dem **Weg zur Gesundheit** muss man die letzte Aussage berücksichtigen: Man unterdrückt sie!

Das bedeutet, dass die unterdrückten Gefühle, die man ignoriert, in einem existieren und auf einen Einfluss nehmen. Sie wollen ausbrechen und deswegen entwickelt sich eine Krankheit. Die Unterdrückung nimmt nämlich Kraft in Anspruch und die fehlende Energie löst den unerwünschten Prozess aus.

Man hat die Anerkennung bisher von anderen erwartet, durch die man sein Selbstvertrauen stärken wollte! Jetzt muss man sich mit seinen Dingen befassen, die zu seinen eigenen Freuden, Erfolgserlebnissen beitragen.

Lungenödem (Wasserlunge)

(Siehe auch: Ödem)

Der Kranke kann durch Lustlosigkeit charakterisiert werden, er hat jetzt keine anspornenden Ziele, er kann sich nicht überwinden.

Einst konnte er sich überwinden, neue Kraft schöpfen und danach handeln. Aber er erinnert sich nur noch an die Misserfolgserlebnisse.

Eine grundlegende Voraussetzung für ein Ödem ist, dass die Lebenslust und das unverzichtbare innere Feuer des jeweiligen Gebietes erlöschen. Das Wasser wird infolge des Schutzes überwiegen und schwemmt die angehäuften, hemmenden Faktoren aus.

Das Wasser häuft sich an, denn der Kranke will seine Vorstellungen nicht loswerden. Er hält daran fest, was er bereits kennt, woran er bereits gewöhnt ist. Ich weiß, dass das Wort „festhalten" etwas übertrieben ist, aber wenn er dies nicht tun würde, sollte die Krankheit weggehen!

Auf dem **Weg zur Gesundheit** ist es unerlässlich, dass er sich Ziele setzt, die ihm eine wahre Freude bereiten und sein Leben wieder mit Sinn erfüllen.

Lungenentzündung

Man lehnt sich gegen den „Zwang" der Erneuerung auf! Man hat das Gefühl, dass jemand anderer oder etwas anderes einem die Handlung aufzwingen will! Man fühlt schon, dass man neue Kraft schöpfen muss, aber man erfährt diese Idee als eine äußere Idee und nicht als seine eigene.

Wenn es nicht seine Idee ist, warum sollte man es tun?

Man sollte es verinnerlichen und dann wird man wieder gesund!

AUGE

Physische Ebene

Das Auge ist unser lichtempfindliches Sehorgan mit einem kugelförmigen Körper, das ein Bild aus der Außenwelt aufnimmt und die Information ins Gehirn übermittelt. Es befindet sich in einer faserigen Hülle, seine stabile Form wird durch den Augeninnendruck gewährleistet.

Die Augen werden als der Spiegel der Seele aufgefasst, in denen der Seelenzustand, die Gefühle zu erkennen sind. Die Naturwissenschaft hingegen hält sie für eine ausdruckslose Kugel und vertritt die Ansicht, dass die Gesichtsfalten um die Augen und die Bewegung der Augenlider den Augen ihre Ausdrucksfähigkeit verleihen. Der kalte, eisige, warme oder samtige Blick hängt auch vom Zustand der Pupillen ab, die sich enorm verengen können oder die z.B. durch Ärger, Opium sehr groß werden können.

An der hinteren Innenseite des Auges befindet sich die lichtempfindliche Netzhaut (Retina), die das da erzeugte kleine, verkehrte Bild an den Sehnerv weiterleitet. Der aus den Augen austretende Sehnerv bildet die Sehbahn: Ein Teil der Nervenfasern kreuzen sich und treten in die andere Hirnhälfte über, während die anderen Fasern ins Sehzentrum auf derselben Seite gelangen.

Seelische Ebene

Die Sehstörungen unterscheiden sich darin, was man sieht, was man sehen will und was man sehen möchte.

Linkes Auge

Auf dieser Seite manifestieren sich die Seelenzustände in Bezug darauf, was man sieht bzw. nicht sieht, als physische Veränderungen.

Augenstiche, Augenzucken:

Irgendein Gefühl, irgendeine Emotion beleidigen das Auge, stechen ins Auge, was in einem innere Unruhe, Anspannung auslöst.

Das können Konflikte aller Art sein. Sicher ist, dass sie sehr starke Reaktionen in einem auslösen. Im Allgemeinen verbirgt sich das Problem in der Beziehung, im Verhältnis zum Partner, zur Partnerin, aber es kann auch durch einen weniger irritierenden Einfluss ausgelöst werden, wenn er über eine längere Zeit besteht. Wenn man zum Beispiel seinen Partner / seine Partnerin anders sehen will (auf emotionaler Ebene), wie er / sie tatsächlich ist, und wenn man das Anrempeln, den inneren Vorwurf wählt, anstatt dies zu akzeptieren!

Man will sein Ziel früher erreichen, als seine geistige Entwicklung es einem erlaubt. Man wählt diesen Weg, weil man seine Geduld verloren hat. Man glaubt, dass der Partner nicht mehr fähig sei, das Gute und das Beruhigende zu sehen! Dies trifft – im gegebenen Moment – zu, man sucht nämlich etwas an einer ganz anderen Stelle, denn man hört nicht auf sein Herz, auf seine Gefühle.

Rechtes Auge
Da gilt auch das vorher Beschriebene, aber auf der physischen Ebene, auf die physischen Dinge bezogen!

Kurzsichtigkeit

(Das Bild wird vor der Netzhaut erzeugt.)

Seelische Ebene
Sie bedeutet, dass man sich mit sich selbst beschäftigen soll, in seiner Intimsphäre die Möglichkeiten sehen soll. (Fern kann man derzeit nicht sehen.)

Einem fehlt ein emotionales Ziel (und man hat auch keins), man sieht seine seelische Entwicklung nicht, die so sehr begehrten Gefühle erscheinen einem unerreichbar. Es bereitet einem Probleme, dass man nur in der Nähe, seine unmittelbare Umwelt sehen kann.

Da gibt es jedoch viel mehr, als man bisher gedacht hat!

Die Kurzsichtigkeit entwickelt sich, denn man muss endlich das bemerken, sehen, was man woanders gesucht hat und was man immer noch sucht.

Für den Betroffenen ist der folgende Seelenzustand charakteristisch: Er sehnt sich nicht nach den vorhandenen Dingen (Eigenschaften), sondern nach solchen, die nicht existieren. Solange man sich so verhält, werden sie auch nicht existieren!

Er kann seine Zukunft, Außenwelt auf seinen inneren Eigenschaften aufbauen!

Er ist ein introvertierter Mensch, der sich emotional nur auf seine unmittelbare Umwelt konzentriert. Er wendet sich von der Zukunft ab, ihm fehlt die Hoffnung auf ein schönes Leben, das reich an Gefühlen ist. Er nimmt die Freuden nicht wahr. Er nimmt die angebotene Hilfe der anderen nicht wahr. Er hat Angst, die neuen emotionalen Möglichkeiten wahrzunehmen.

Er möchte seine fehlenden Gefühle in der Zukunft wiedererlangen, doch er bemerkt die Lösungen in seiner unmittelbaren Umwelt nicht. Er will sich von seiner inneren Disharmonie ablenken, indem er seine Aufmerksamkeit auf Dinge lenkt, die sich in einer unerreichbaren Ferne befinden.

Er hat kein konkretes emotionales Ziel, er sieht seine seelische Entwicklung nicht, sie scheint ihm unerreichbar zu sein. Er ignoriert die Außenwelt, er nimmt weder die guten noch die schlechten Dinge wahr. Er fürchtet, seine künftigen Gefühle zu sehen.

Weitsichtigkeit

(Das Bild wird hinter der Netzhaut erzeugt.)

Der Betroffene sieht die fernen Zielsetzungen, seine künftige emotionale Entwicklung, er ist sich darüber im Klaren, was er erreichen will. Für ihn ist der folgende Seelenzustand am meisten charakteristisch: Er „flieht" vor der Gegenwart und versucht stattdessen in der Zukunft zu leben. Er schaut, er sieht nie das, was in der Gegenwart geschieht. Stattdessen sucht, forscht er danach, stützt er sich darauf – mit besonderem Empfinden –, was er nicht sieht!

Diese Verschiebung führt dazu, dass seine Gefühle, Probleme nicht geklärt werden. Dazu trägt auch seine Sorge deutlich bei, was er in sich finden wird. Er glaubt, er weiß sogar, dass die Gefühle in ihm stecken, die in ihm innere Anspannung verursachen. Er hält dies für Schwäche, die zu vermeiden ist. Anstatt sich mit seinem eigenen Leben zu befassen, beschäftigt er sich mit der Zukunft, setzt sich ein fernes Ziel, wobei man hofft, dass sich seine Probleme von selbst lösen. Er schaut nicht in sich hinein, er will sich seine Gefühle nicht bewusstmachen.

Rechtes Auge
Kurzsichtigkeit

Im Wesentlichen stimmt die Bedeutung des rechten Auges mit der des linken überein, wobei sich die Ursachen auf die konkrete physische Welt, auf konkrete physische Dinge zurückführen lassen.

Der Kranke muss sein Leben umfassend analysieren, unter die Lupe nehmen. Er muss statt der Ersatzhandlungen die materiellen Möglichkeiten finden, die man bisher außer Acht gelassen hat, auf die man sich stützen kann. Er muss für sich klären, wie er sich selbst einschätzt, oder vielmehr: wie er sich selbst bewertet. Er befasst sich viel mit den Dingen außerhalb seines Körpers, seiner unmittelbaren Umwelt. All dies bleibt jedoch nur ein Traum, ein Wunsch, worauf die Verzweiflung folgt. Er kann sich schwer oder gar nicht ferne Ziele setzen und sie durchführen. Wie wäre er dazu fähig, wenn er sich nicht einmal über sich selbst im Klaren ist? Diese Art „Behinderung" stellt eine ausgezeichnete Lösung für dieses Problem dar.

Er beschäftigt sich mit allem außer seinen inneren Angelegenheiten. Wenn er sich doch damit befasst, beurteilt er sich sehr negativ. Er soll endlich auf seine positiven Eigenschaften Wert legen. Am meisten interessiert er sich für seine Wertsachen, womit er völlig ausgelastet ist. Natürlich hat er nicht genügend Zeit für die Heilung, für sich selbst (er wird einmal Zeit haben).

Er will im Beruf auch nicht vorankommen, denn er glaubt nicht mehr, dass er seine gesetzten Ziele erreichen könne (wenn er überhaupt Ziele hat).

Er erwartet von anderen, dass sie seine körperlichen, materiellen Schwierigkeiten lösen. Er lässt seine eigene Kraft, Problemlösungsfähigkeit außer Acht.

In beiden Fällen versucht er von der Gegenwart in die Zukunft zu flüchten.

Er hofft, dass er seine „Vogel-Strauß-Politik" fortsetzen kann und sein aktuelles Problem auf einen Schlag gelöst wird (es wird nicht gelöst). Für die Probleme der Gegenwart soll man hier und jetzt eine beruhigende Lösung finden.

Weitsichtigkeit (*Siehe auch: Linkes Auge*)
Man soll sich nicht nur mit anderen, sondern auch mit sich selbst befassen!

Was man in der Gegenwart hat, sei nicht gut, folglich sei es zu vermeiden! – denkt man zumindest. Hingegen plant man seine Zukunft bis ins Detail! Man soll sie planen, wenn man sich um die Gegenwart nicht kümmert! Man konzentriert sich nur auf die ferne Zukunft, nur die Zukunft ist wichtig für einen, man lässt seine Gegenwart, seine unmittelbare Umwelt sterben!

Man konzentriert seine Aufmerksamkeit dermaßen auf die ferne Zukunft, dass seine Umwelt unordentlich, chaotisch wird. Man könnte jedoch darauf aufbauen!

Das rechte Auge deutet auf ähnliche Eigenschaften hin wie das linke Auge, aber in diesem Fall versäumt man, konkrete physische Dinge, materielle Möglichkeiten zu entdecken.

Grauer Star *(Katarakt)*

Physische Ebene
Die arabische Bezeichnung der Krankheit (Katarakt) bedeutet Wasserfall, der darauf hinweist, dass der Kranke das Gefühl hat, dass etwas vor seinem Auge herabfließt.

Das Wesen dieser Krankheit besteht darin, dass die Augenlinse trüb wird.

Die Wucherung des Epithels der Augenlinse kann zum Grauen Star führen oder er kann auch als Komplikation bei Diabetes auftreten. Zahlreiche Hautkrankheiten können einen grauen Star – Ekzem, Schuppenflechte – nach sich ziehen.

Seelische Ebene
Man hat das Gefühl, dass alle gegen einen seien. Man ist mit seinen eigenen Problemen beschäftigt.

Man hat den inneren Wunsch, sich vor den materiellen und geistigen Erfahrungen zu verschließen.

Dies kann auf Faulheit, eine gewisse Apathie, Lebensmüdigkeit zurückgeführt werden. Eines ist aber sicher: Man will sich abkapseln, über die für einen unangenehmen Erfahrungen hinwegsehen. Man errichtet eine Mauer um sich (Star). Man versucht sein Leben durch einen eigenartigen Vorhang zu sehen, zu schauen. Auf diese Weise ändert sich natürlich nichts, zumindest nicht die Tatsachen, die einen stören und Unverständnis in einem auslösen. Die Isolation betrifft alle Lebensbereiche! Nach und nach verstärkt sich das Gefühl in einem: Alle und alles sind gegen einen.

Der Star ist ein wichtiges Warnzeichen: Man soll sich endlich anders betrachten, man soll sein derzeitiges Leben anders betrachten! Man soll endlich die Vorurteile beiseite schieben und die Dinge so sehen und wahrnehmen, wie sie wirklich sind.

Wenn **das linke Auge** betroffen ist: Man verschließt sich vor dem Sehen von emotionalen Dingen, Lebenssituationen. „Man lässt die Rolläden herunter".

Der Kranke sollte entdecken, dass man ihn liebt. Dazu wird er nur fähig sein, wenn er bemerkt, dass er auch liebenswert ist!

Wenn **das rechte Auge** erkrankt ist: Man schaut in sich hinein, wobei die materiellen Dinge eine Rolle spielen. Man soll bemerken, dass man doch schön ist, dass man doch Werte hat, die man bisher nicht beachtet hat.

Grüner Star *(Glaukom)*

Physische Ebene
Der Grüne Star ist eine sehr verbreitete Augenkrankheit, für die ein krankhafter Augeninnendruck charakteristisch ist. Der Augapfel wird hart, schmerzhaft und injiziert, auf dem Augenhintergrund entstehen Blutungen. Der Abfluss von

Kammerwasser in den Augenkammern wird gestört. Seine bösartige Form verursacht in kurzer Zeit Erblindung.

Seelische Ebene
Die seelischen Ursachen sind gleich wie im Vorangehenden, aber die Mauer ist hier plastisch, zeitweise durchlässig. Man flüchtet sich nur vor einigen Lebenssituationen bzw. man will nur einige Sachen über eine längere oder kürzere Zeit anders (durch ein Sieb) sehen. Falls man länger auf seinen Sorgen besteht, kann der Star chronisch werden. Ein Grüner Star schwimmt auf den Augen: Manchmal konfrontiert man sich mit einem Problem, das seine Ziele verdeckt.

Diese seelische Eigenartigkeit kehrt periodisch zurück, deswegen will man nur bestimmte Lebenssituationen nicht wahrnehmen.

Trockenes Auge

Seelische Ebene
Das übertriebene Selbstvertrauen oder, wenn man eine Maske trägt, führt zur Verengung der Tränenabflusswege. Man nimmt ein sehr starres und unflexibles Verhalten an, folglich unterdrückt man seine Gefühle gewaltsam. Man wird nicht gerührt, lässt sich zu anderen nicht herab, es lässt einen kalt, wenn die materiellen Dinge schief gehen. Ich möchte betonen, all dies ist nur Schein. Wenn man sich wirklich so zur Welt verhalten würde, wenn man tatsächlich so hart wäre, würde es nicht zu diesem Problem kommen!

Man wird unfähig, seine verloren gegangenen, fehlenden Dinge zu beweinen, man hat nämlich bereits so vieles beweint! Man ist müde geworden, alles zu beweinen und Schmerzen zu haben! Man hat sich verhärtet, man trägt einen sehr starken Panzer, durch den keine schmerzhaften Gefühle durchdringen können! Diese Verhaltensweise wird sich natürlich rächen, denn wesentliche Dinge werden draußen bleiben, die man nie erfahren wird! (Die positiven Veränderungen seines Lebens verfolgen die Veränderung seiner Einstellung!)

Seine seelische Einstellung führt unmittelbar dazu, dass man die Dinge, die der Vergangenheit angehören, gewaltsam am Leben halten will und man auf seine Vorstellungen nicht verzichten kann. Man denkt, dass man nach den vergangenen Dingen nichts Neues, keine anderen Dinge erleben werde! Man soll jedoch den Dingen ihren freien Lauf lassen!

Wenn man die Dinge gewaltsam bewahren will, führt es über kurz oder lang zur Auflehnung, d.h. zur Entzündung. Wenn man sich auflehnt, verhält sich sein

Auge wie der brennbare Stoff im Feuer und es verliert seine Feuchtigkeit. Die Einengung der Tränenabflusswege wird durch den Abwehrmechanismus verursacht: Er versucht den (infolge der Entzündung) entstandenen Feuchtigkeits- und Informationsverlust zu verhindern!

Da man Schmerzen, Misserfolge erlebt hat, trägt man eine Maske des übertriebenen Selbstvertrauens, man wird nicht gerührt, lässt sich zu den anderen nicht herab. Es lässt einen kalt, wenn die materiellen Dinge schief gehen. Jedoch ist man sich in seinem Inneren, tief in seiner Seele über seine Gefühle im Klaren, deswegen lehnt man sich auf! Wenn man sich über seine derzeitigen Eigenschaften nicht im Klaren wäre, hätte man keinen Grund, sich dagegen aufzulehnen!

Weg zur Gesundheit

Aus diesen Eigenartigkeiten folgt unmittelbar, welche Fähigkeiten man wieder beleben muss.

Man soll tief und langsam einatmen und sich entspannen!

Man soll danach den tief verborgenen Schmerz in sich beleben, der derart sein Leben beeinflusst. Dass man ihn belebt, wird keine Probleme bereiten, denn die Ruhe ist zum Vorschein gekommen. Deswegen kann man sein Leben dieses Mal so betrachten, dass man frei von jedem Gefühl ist. Man ist frei von den übertriebenen Gefühlen und kann die Dinge ruhig betrachten, und zwar von außen!

Die verdrängten Gefühle kommen zur Erscheinung. Lassen wir zu, dass die in Vergessenheit geratenen Dinge in uns einen Prozess auslösen, der unser Herz früher oder später bewegen wird, wodurch wir gerührt werden. Diese Rührung öffnet die Tränenabflusswege und baut die bisherigen Dämme ab.

Tränenfluss

Physische Ebene

Beim Tränenfluss geht es um die vermehrte oder um die Überproduktion der Tränenflüssigkeit. Wenn ein Fremdkörper ins Auge gelangt, reagiert dieses mit vermehrter Tränenbildung, aber die Entzündung der Hornhaut, der Bindehaut oder der Regenbogenhaut (Iris) können auch dazu führen. Darüber hinaus kann Tränenfluss durch ätzende Dämpfe, Gase, starkes Licht oder kalte Luft, Wind ausgelöst werden. Tränen haben eine Schutzfunktion.

Wenn emotionale Impulse den Tränenfluss auslösen, sprechen wir vom Weinen.

Seelische Ebene *(Siehe auch: Allergie)*
Ein sehr konkretes Ding sticht einem ins Auge, beleidigt sein Auge! Man wählt lieber den Verzicht, die Verärgerung, anstatt anders an die Dinge heranzugehen, sie anders wahrzunehmen.

Bewusst oder unbewusst beweint man bestimmte Perioden seines Lebens! Dies tut man, wenn die Zeit dafür noch nicht gekommen ist, d.h., man begräbt lebendig und vorzeitig die schönsten Momente seines Lebens!

Infolge dieser „Begrabung", da man sich die Möglichkeiten nicht zunutze gemacht hat, wird das Feuer in einem fehlen, das Feuer, das seine Aufmerksamkeit auf die neuen Möglichkeiten lenken soll. Man schöpft nicht aus seinen Möglichkeiten und verliert den Sinn seines Lebens. Warum sollte man weiterkämpfen? Wenn man keine sinnvolle Antwort auf diese Frage geben kann, wie könnte man daran glauben, Erfolg zu haben?

Weg zur Gesundheit
Man soll die Freude finden und erleben!

Gerstenkorn *(Hordeolum)*

Physische Ebene
Das Gerstenkorn ist eine Entzündung der Drüsen der Augenlider in Form eines Abszesses. Beim inneren oder äußeren Gerstenkorn entsteht eine eitrige Gewebseinschmelzung in den verschiedenen Drüsen.

Seelische Ebene
Es handelt sich um eine emotionale oder materielle Wahrnehmung, die einem ins Auge sticht (die Bedeutung hängt von seiner Stelle ab). Dieser Einfluss wurde abgekapselt und wird chronisch. Nach einer Weile versucht man dieses unangenehme Erlebnis aus sich zu stoßen. Falls man es nicht schafft, führt dieser Prozess zur Entstehung des Gerstenkorns.

Absterben der Augenmuskeln

Physische Ebene
Die Größe bzw. die Anzahl der Fasern der Augenmuskeln reduzieren sich.

Die Ursachen sind dafür Blutkreislaufstörungen, Versorgungsstörungen oder Nervenverletzungen (wie bei der Entzündung der Augenmuskeln).

Seelische Ebene
Die Augenmuskeln spielen nicht nur bei der Drehung der Augen eine Rolle, sondern auch bei der Fokussierung.

Man wird müde, wenn man ständig nach neuen Dingen, Möglichkeiten sucht. Dies kann erfolgen, weil man bisher nur Misserfolge erfahren hat und die Erfolgserlebnisse einem nicht zuteil wurden. Man versteht es nicht, Tatsache ist jedoch, dass man nie die sich bietenden Gelegenheiten wahrnimmt. (Man nimmt sie wahr, aber man nimmt davon keine Notiz, sie werden einem nicht bewusst, d.h., man kann sie nicht verwerten!)

Da man die dermaßen ersehnten Gefühle nicht erfährt, wird man müde und wegen der lang anhaltenden Erschöpfung gibt man auf, nach dem Sinn seines Lebens zu suchen. Wenn man diesen Wunsch aufgibt, verliert man seine Hoffnung und den Sinn. Die Augenmuskeln verlieren ihren Sinn, die bisher einem immer wieder neue Dinge „gezeigt haben". Es gibt jedoch keine sinnlosen Dinge – höchstens verstehen wir ihren Sinn nicht –, deswegen verschwinden sie langsam, aber einmal ganz sicher!

Entzündung der Augenmuskeln

Physische Ebene
Der kugelförmige Augapfel befindet sich in der Augenhöhle, die sich um seine Achse in jede Richtung drehen kann. Jeder Augapfel wird von sechs Muskeln bewegt. Sie führen die Bewegungen in die verschiedenen Blickrichtungen sehr präzise und genau durch. Wenn einer geschädigt, gelähmt oder entzündet wird, werden die fein eingestellten, koordinierten Augenbewegungen gestört. Wir sollten nämlich wissen, dass sich die Augen nicht unabhängig voneinander bewegen, sondern sie sind dank der koordinierenden Funktion der entsprechenden Nerven im vollkommenen Einklang.

Seelische Ebene
(Siehe auch: Entzündungen).
Man lehnt sich gegen das kosmische Gesetz auf, nach dem man immer wieder nach neuen, sich verändernden Dingen suchen soll. Man reagiert mit Auflehnung auf das grundlegende Gesetz, anstatt seine Freude bereitenden Dinge zu finden, wahrzunehmen.

Man hat eine Vorstellung: Die ganze Welt tanzt nach der eigenen Pfeife. Wenn dies nicht erfüllt wird, lehnt man sich auf, ärgert sich darüber, anstatt dies zu verstehen! Man hat einen sehr wichtigen Fakt vergessen: Es hat einen Grund, dass man etwas nicht findet. Man sehnt sich derart danach, dass alles andere außerhalb seines Blickwinkels bleibt. Alles andere und alle anderen! Doch man begehrt etwas ganz anderes tief in seiner Seele, nämlich dass andere an seiner Freude teilhaben, dass auch andere mit Freude erfüllt werden. Zwar verlangt man danach, aber man vergisst, lässt dies außer Acht (unbewusst), was einen inneren Konflikt auslöst. Die unmittelbare Folge dieses Konfliktes ist die Auflehnung. Man wird sich auflehnen, alle haben nämlich eine Seele und alle haben Gewissen, die unbewusst funktionieren (wenn sie es einem nicht mehr bewusst machen wollen) und unser Leben steuern. Sie lenken einen in eine Richtung, wo man sein wahres Leben, seine wahren Ziele erkennen kann! Der Weg ist die Auflehnung, die Entzündung, die einen zur gewünschten Freiheit führen.

Man ist zu faul, die Schönheiten, die Freude bereitenden Momente wahrzunehmen, für die es sich lohnt zu leben. **(Sie sind in allen existierenden Dingen vorhanden! Man sollte sie mit „anderen" Augen sehen, und man wird sie finden!)**

Man hat Angst vor Veränderung. Man hofft darauf, dass man davonkommen kann, wenn man sich versteckt.

Die Faulheit und die Angst reichen aus, dass sich die Krankheit entwickelt, aber die Entzündung entsteht erst, wenn man dies bereits (irgendwo) erkannt hat!

Hornhaut

Die Hornhaut ist ein durchsichtiges Gewebe mit einer besonders geordneten Struktur.

Aus ihrem Zustand, ihren Erkrankungen kann man darauf schließen, welche Blickpunkte, Prioritäten, Konstanten sein Verhältnis zur Welt bestimmen.

Sehnerv

Physische Ebene
Der Sehnerv tritt am Hinterpol aus dem Auge. Nachdem die zwei Nervenbahnen in die Schädelhöhle eintreten, kreuzen sie sich teilweise. Von da an verläuft die Sehbahn im Gehirn. Die Schädigungen, Entzündungen des Sehnervs führen zu Gesichtsfeldausfällen oder zur vollständigen Erblindung.

Seelische Ebene

Man nimmt die neuen Geschehnisse wahr, aber man fühlt sich müde, eventuell faul, um die entsprechenden Schritte zu unternehmen. Man findet die Ausrede: Da man sie nicht wahrgenommen hat, braucht man auch keine Schritte zu unternehmen. Kurzum: Zwar erfährt man die Reize, aber die Information erreicht seinen Verstand nicht.

Da die Nerven ihre Notwendigkeit nicht spüren, hören sie allmählich auf, die Impulse zu leiten, und sterben ab.

Tunnelblick

Physische Ebene

Der Tunnelblick ist die schwere Einschränkung des Gesichtsfeldes auf 5^0 bis 10^0. Auch wenn man über volle Sehschärfe verfügt, wird die räumliche Orientierung derart erschwert, dass diese Krankheit praktisch einer Erblindung entspricht. Sie kann auf das Absterben der Netzhaut (Retina) zurückgeführt werden.

Seelische Ebene

Man schränkt sein Gesichtsfeld ein, um die einen umgebenden Dinge nicht sehen zu müssen. Dies ist notwendig, weil man die **„Wahrnehmungen"** und die Reaktionen darauf nicht ertragen kann. Doch diese Reaktionen lösen in einem schlechte Gefühle, innere Unruhe aus! Man findet keine beruhigende Lösung dafür, folglich bewältigt man seine Anspannung durch die Einschränkung des Sehens, der Wahrnehmung! Man denkt: Was man nicht sehe, existiere auch nicht!

Diese Krankheit entwickelt sich bei den Menschen, die ein enges Blickfeld haben und nur die für sie (scheinbar) wesentlichen Dinge wahrnehmen.

Sie sind voller Angst, ihr Leben ist voller Grauen. Sie sind alles, nur nicht ausgelassen, flexibel!

Weg zur Gesundheit

Vor allem soll man den inneren Schmerz durch irgendeine positive Erfahrung auflösen! Es gibt solche Erfahrungen, man muss sie suchen, bis man sie findet!

Nachtblindheit

Physische Ebene
Als Nachtblindheit wird die Einschränkung der Sehfähigkeit bei Dämmerlicht bezeichnet. Während die Sehfähigkeit bei Tag einwandfrei ist, ist sie bei Dämmerung wegen des mangelnden Anpassungsvermögens der Augen an die Dunkelheit eingeschränkt. Bei ihrer Entwicklung spielt der Vitamin-A-Mangel eine entscheidende Rolle. Dieses Vitamin ist nämlich unerlässlich für die biochemischen Vorgänge in der Retina, in denen die bei Licht zerfallene Verbindung Sehpurpur im Dunkel oder in der Dämmerung neu gebildet wird.

Seelische Ebene
Für den Kranken ist charakteristisch, dass seine Sehschärfe bei Abenddämmerung deutlich verringert ist.

Die seelische Ursache dafür: Ein „labiler" Seelenzustand, der darauf zurückzuführen ist, dass man die falsche Vorstellung akzeptiert hat, seine Lebenssituationen nicht klären zu können, anstatt die Dinge zu klären und klar zu sehen.

Bis in seinem Inneren Ruhe und Frieden herrschen, wird man alle Impulse der Außenwelt wahrnehmen, seien sie angenehm oder unangenehm. Man kann diese Informationen analysieren, d.h., man erkennt die angenehmen und unangenehmen Dinge. Kurzum: Man ist fähig, zu differenzieren und aufgrund seiner Kenntnisse die richtige Entscheidung zu treffen.

Man wird diese Ruhe verlieren. Man verschließt sich, wird nicht einmal wahrnehmen, was einem helfen könnte, aus diesem Zustand herauszukommen, woran man sich festhalten könnte. Man lässt sich zahlreiche winzige, jedoch wesentliche Momente entgehen. Man kann diese nicht als Anhaltspunkte verwenden, seine Möglichkeiten reduzieren sich, die Dinge zu klären. Der Körper wird diese Herangehensweise, diese Handlung nachahmen, d.h., der Geist akzeptiert die wertvollen Dinge nicht, der Körper wird die für ihn (durch die Augen wahrgenommenen) wichtigen, unentbehrlichen Stoffe nicht verwerten. Da man „das Gewürz des Lebens" mit seinem Verstand nicht akzeptiert, nimmt der Körper die notwendigen Vitamine und Mineralstoffe über die Nahrung nicht auf, die das Auge zu seiner gesunden Funktion braucht.

Bis man die Dinge der Außenwelt klar, transparent, eindeutig erfährt, kann man sie durchsehen, aber wenn das Wesentliche von Nebel umhüllt wird, dämmrig wird, verliert man den Faden. Wenn man den Weg zur Gesundheit sucht, soll man demnach davon ausgehen, dass man ihn auch finden wird.

Weg zur Gesundheit
Man soll die winzigen – scheinbar unwesentlichen – Dinge suchen, gegenüber denen man völlig unbefangen ist. Unbefangen, weil man diese für eine Kleinigkeit hält. Diese sind geeignet, weil sie frei von den Gefühlen sind, an denen man stark festhält.

Makuladegeneration

Es ist unwesentlich, welches Auge betroffen ist. Wenn die Krankheit lange besteht, werden sowieso beide Augen erkranken. Das linke Auge deutet auf das Verhältnis zur emotionalen Welt hin, das rechte Auge auf das Verhältnis zur physischen Welt. Die Verkalkung weist in jedem Fall auf eine Verhärtung, auf eine unflexible Auffassung hin oder, besser gesagt, auf ein starres Weltbild. Ein Weltbild, eine Auffassung, die der Kranke nicht genießt! Wenn er selbst über sein Weltbild nicht empört wäre, sondern es genießen könnte, würde sich seine Krankheit nicht entwickeln. Es ist wichtig zu bemerken, dass die Verkalkung nicht Knall auf Fall entsteht, d.h., der seelische Weg zur Erkrankung war auch lang. Es dauerte mehrere Jahre bis zur Entstehung der ersten Symptome. Das bedeutet, dass der Hauptkonflikt bereits mehrere Jahre existiert haben dürfte, bevor die Krankheitssymptome aufgetreten sind.

Es ist wichtig zu wissen, warum die Krankheit zu dieser Zeit entstanden ist. Es lohnt sich der Frage nachzugehen, warum der Kranke immer noch auf jener Auffassung besteht. Der offensichtliche Grund dafür ist, dass er Freude daran hat, denn er kann den Märtyrer spielen – zumindest in seinen Augen ein Märtyrer sein.

Sonstige Sehstörungen

Physische Ebene
Da können wir über gestörtes Farbensehen reden, kann es um eine *Farbenblindheit* gehen. Die Farbenblinden können bestimmte Farben weniger wahrnehmen, wie z.B. Rot, Grün oder Blau. Bei *partieller Farbenblindheit* sieht man eine der komplementären Farben grau. Die Betroffenen verwechseln die Farben Rot, Gelb, Grün und Braun miteinander sowie Violett mit Blau und Grün mit Weiß.

Die schwerste Form des gestörten Farbensehens ist die *totale Farbenblindheit*, bei der man die Farben gar nicht erkennen kann. Für die total Farbenblinden existieren nur helle und dunkle Töne. Dieses Farbensehen ist mit der Wahrnehmung eines Menschen mit normalem Sehvermögen vergleichbar, der sich ein schwarz-weißes Photo anschaut. Eine andere Form ist die Nachtblindheit, wenn man die Farben bei Dämmerung nicht wahrnehmen kann.

Diese Krankheiten sind meist angeboren. Die erworbene Farbenblindheit kann durch Vergiftungen, schädliche Strahlen oder seltene Krankheiten hervorgerufen werden. In diesem Fall kann das Farbensehen nach einer Weile wieder normal funktionieren.

Seelische Ebene
Dieses Krankheitsbild hängt mit der disharmonischen Funktion der Nebennieren und der Schilddrüse zusammen. *(Siehe auch: Schilddrüse, Nachtblindheit)*

Strabismus *(Schielen)*

Physische Ebene
Beim Strabismus sind die Sichtlinien der Augen nicht parallel, sondern haben einen Winkel zueinander. Es gibt zahlreiche Formen dieser Erkrankung, die vielerlei Ursachen haben können. Davon sind die bekanntesten Auslöser die Lähmungen der Augenmuskeln, die Entzündung der Augenmuskelnerven, Hirnverletzungen, Hirnhautentzündung und Vergiftungen.

Seelische Ebene
Die Krankheit ist eine angeborene, sanfte, ewige Warnung, die auf die Sichtweise des Kranken hinweist. Sie spiegelt die Neigungen wider, aber zeigt genau das Bild, das das Kind von seinen Eltern hat. Das heißt, dass sich das Kind so entwickeln wird, wie die Eltern das „wollen". Ich habe „wollen" in Anführungszeichen gesetzt, dies bedeutet nämlich noch längst nicht, dass sie bewusst, absichtlich das Leben ihres Kindes steuern, beeinflussen wollen. Nicht mit Absicht, jedoch ist zu beobachten, dass sie ihre eigenen Vorstellungen, Gedanken in den Vordergrund stellen und darüber seelisch nicht abstimmen, was sich das Kind wünscht, was dem Kind gut tut.

Sie versuchen ihrem Kind etwas zu geben, was sie für richtig halten, anstatt eine freie Denkweise, Sichtweise zu vermitteln! Sie wollen beispielsweise, dass es Arzt wird, gelbe Erbsen mag usw.

Die Abweichung eines Auges nach innen zur Nase hin (**Esophorie**) deutet darauf hin, das man ein enges Blickfeld hat. Man vermischt leicht seine objektiven und subjektiven Wahrnehmungen und sieht nicht weiter als seine Nase (Man wartet auf einen Partner, der reich, schön und klug ist, der einen liebt.)

Man neigt dazu, dass sich sein Verstand nur auf ein einziges Ding konzentriert. Deswegen bleibt das weite Blickfeld der Freiheit außerhalb des Verstandes. Dies stellt allein noch kein besonderes Problem dar, aber die Möglichkeiten des Betroffenen werden bei den langfristigen Zielsetzungen deutlich eingeschränkt. Er kann seine errichteten Mauern schwerer abbauen. Seine Persönlichkeit wird unflexibel und begrenzt.

Ich betrachte dies nicht als Krankheit oder zumindest ist Strabismus im traditionellen Sinne nicht zu den Krankheiten zu zählen. Unabhängig davon spielt er eine ausschlaggebende Rolle, was nicht unbedingt positiv zu bewerten ist. Wenn man dies auf der Ebene der Seele korrigiert, verbessert, wird sein Leben leichter und vollkommener.

Wenn **das linke Auge nach innen abweicht**, beharrt man unflexibel auf seinen eigenen Emotionen. Man ist emotional eingeschränkt, man kann sich weniger oder gar nicht erneuern, sich neue Ziele setzen, sich darauf konzentrieren oder sie verwirklichen. Wir können nur das verwirklichen, erreichen, was uns bewusst ist. Wenn wir es nicht einmal sehen, uns vorstellen können, wie könnten wir es verwirklichen?

Wenn **das rechte Auge nach innen abweicht**, beharrt man unflexibel auf seinen eigenen Interessen, die mit der materiellen Welt eng zusammenhängen. Ansonsten ist die Bedeutung mit der des linken Augen identisch.

Die Abweichung eines Auges nach außen zur Schläfe hin (**Exophorie**) weist darauf hin, dass man auf alles achtet, nur darauf nicht, was man vor der Nase hat. Man trennt die Arbeit und die Familie, das Geld und das Gefühl voneinander. Vergleichen wir dies mit den vorher beschriebenen Symptomen (Esophorie): Es handelt sich darum, dass man derart frei ist, dass man nicht einmal auf sich selbst achtet! Man erwartet die Hilfe, die Freude und das Glück von der Außenwelt.

Das bedeutet, dass man die Lösung seiner Probleme in einem breiten Blickfeld sucht, anstatt seine eigenen Werte und seine Bedeutung zu entdecken. Währenddessen lässt man sich die Momente der Freude entgehen, lässt man seine eigenen Werte außer Acht.

Abweichung des Auges nach unten (Hypophorie)
„Man geht mit gesenktem Blick."
Wenn **das linke Auge** betroffen ist, schämt man sich für die emotionalen Dinge, die man gesehen hat oder meint gesehen zu haben! Diese „Schamhaftigkeit", dieses Verschließen wird dazu führen, dass man versucht, die Dinge der Außen-

welt zu ignorieren. Dies kann man nur erreichen, wenn man den Blick senkt. So nimmt man die Dinge, die Reize nicht wahr, die für einen nützlich wären!

Wenn das rechte Auge betroffen ist, schämt man sich für seine finanziellen Ausgaben. Dieses Verschließen wird einen am Vorangehen hindern.

Abweichung des Auges nach oben (Hyperphorie)
Etwas hat einen schockiert, deswegen versucht man seinen Blick konsequent abzulenken, wobei man hofft, dass die Himmlischen einem helfen werden! Dass man seinen Blick ablenkt, ist die Folge davon, dass man ein Urteil gefällt hat. Man hat ein Urteil über diejenigen gefällt, die man gesehen hat. Mit diesem Urteil ist eng verbunden, dass man sich unbewusst höher einschätzt als die anderen.

Anstatt auf der Erde zu bleiben, will man sich flüchten. Deshalb wählt man etwas, was von seiner Gegenwart entfernt ist!

Augenringe

Der Betroffene hat Dinge erfahren, die sein Auge beleidigt haben, mit denen er sich jedoch abgefunden hat (die er aber nicht akzeptiert!), die ihn bedrücken, ermüden. Er verliert seine innere Ruhe, Freude und seinen Tatendrang.

Hinter den Augenringen verbirgt sich ein ermüdeter, lustloser Mensch. Die Augenringe weisen darauf hin, dass man unangenehme Dinge sieht, mit denen man sich jedoch abgefunden hat.

Bindehaut

Physische Ebene
Die Bindehaut ist eine durchsichtige Schleimhaut, die die innere Fläche der Augenlider und den vorderen Teil des Augapfels überzieht. Sie wird durch Fremdstoffe, Erreger gereizt: Sie ist gerötet, mehr Tränenflüssigkeit wird produziert, was mit Ödem, mit seröser, eventuell eitriger oder blutiger Sekretbildung einhergehen kann.

Die Therapie hängt vom Auslöser der Krankheit ab.

Seelische Ebene
(*Siehe auch: Allergie, Entzündung, Auge*)

AUGENLID

Das Augenlid schützt unser Auge und unser Selbst- und Weltbild.

Damit verschleiern und schützen wir unsere Anschauungen bzw. damit klären wir unsere Sichtweise, kehren wir all das sauber, worauf wir unseren Blick werfen.

Die Symptome verweisen darauf hin, welche natürlichen Schutzmechanismen auf welche Art und Weise unterbrochen wurden.

(Siehe auch die jeweiligen Symptome)

AUTISMUS

Physische Ebene
Die Fähigkeit der immer mehr introvertierten, immer mehr verschlossenen Persönlichkeit, Kontakte zu knüpfen und Freude erleben zu können, verschlechtert sich enorm. Man verschließt sich vor der Außenwelt, man hat immer wenigere Interessenbereiche. Man verfolgt anfangs die Ereignisse in der Welt, aber wird von dem Minderwertigkeitsgefühl, der Unzufriedenheit mit sich selbst überwältigt und die Welt schließt sich für einen. Man beschäftigt sich ausschließlich mit seiner eigenen, geschlossenen Welt.

Das Verhalten des Autisten ist bizarr, unverständlich, zumindest kann es als zerstreut bezeichnet werden, was für einige Lebensphasen von Künstlern, Erfindern allgemein bekannt und charakteristisch ist. Das Kontaktknüpfen bereitet für die Autisten eine unglaublich große Schwierigkeit, da diese Personen oft auch an **Neurose**, **Depression** leiden, und ihre **Interessenbereiche** können durch Verfolgungswahn, eventuell Narkomanie oder Alkoholismus **weiter eingeengt werden**.

Der Kranke bleibt allein, er isoliert sich langsam, aber sicher. Seine Melancholie kann währenddessen durch Ausbrüche, Aggression „abwechslungsreicher" werden.

Seelische Ebene
Der Autismus lässt sich auf eine seelische Verletzung vor der Geburt zurückführen.

Die sich entwickelnde Seele des Kindes spürt in der Gebärmutter die Welt um sich, zumindest das, was es davon braucht (wie unglaublich es auch sein mag). Es spürt die seelischen Vorgänge seiner Eltern, die Liebe, die eventuelle Disharmonie. Die erfahrenen Gefühle üben eine bedeutende Wirkung auf seine geistige Entwicklung aus und können Verletzungen auslösen. Die Verletzungen lösen Angst, die Angst löst Zurückziehen im Kindesalter aus. Das trifft natürlich nur zu, wenn das Bewusstsein des Kindes verletzlicher, empfindlicher ist.

Jeder Mensch reagiert anders auf denselben Reiz. Es gibt Menschen, bei denen ein Reiz Angst auslöst, bei anderen Freude oder Zorn usw.

Wegen der seelischen Schmerzen zieht sich das Bewusstsein des Kindes zurück, wodurch es vor den äußeren Einflussfaktoren geschützt wird. Es verschließt sich in seinem eigenen Bewusstsein von allem. Das führt auch dazu, dass es sich von den eventuell positiven Einflüssen fernhält. Es entsteht ein eigenartiges Bild von der Welt, woraus es fast alles und alle ausschließt. Es achtet nicht mehr auf andere, nur auf sich selbst. Es konzentriert sich fast nur auf seine eigene Welt. Da es einseitige Informationen über die Welt einholt, wird es sehr labil, es verliert schnell das empfindliche Gleichgewicht, es rastet einfach aus! Es bekommt immer einen Wutanfall, wenn man versucht, es aus dem für es angenehmen Zustand herauszureißen.

Das ist die beste Ersatzhandlung!

Statt an die Außenwelt wendet sich der Autist an die eigene Welt!

Weg zur Gesundheit

Da man mit seinem eigenen Bewusstsein, dessen Heilkraft im klassischen Sinne des Wortes nicht (so sehr) rechnen kann, können anfangs nur die Eltern und der Heilende helfen. Es kann irgendeine Hilfe sein, aber eins soll man beachten: Sie soll sehr zärtlich sein und das Kind sollte sich in irgendeiner Form auch daran beteiligen. Diese Teilnahme ist das Interesse!

Man soll Interesse wecken! Es ist derzeit auch vorhanden, aber es ist in den Hintergrund gedrängt worden. Es ist dort vorhanden, weil man sonst keine Wutanfälle hätte.

Wir sollen den Fakt berücksichtigen, dass die Eltern an der Entwicklung der Krankheit aktiv auch teilgenommen haben (Diese Aussage darf auf keinen Fall falsch interpretiert werden!). Sie müssen sich aktiv an der Heilung beteiligen! Die Hilfe von „außen" (außer zum Arzt zu gehen usw.) spielt eine wichtige Rolle, weil das Kind der Außenwelt gegenüber noch keine Vorurteile hegt.

Man soll den „Ton" finden, den das Kind sehr gern annimmt. Es verfügt wie jedes Kind über die Eigenschaft, dass es alles annimmt, was ihm ein angenehmes Gefühl verursacht.

Dieses Gefühl ist die Liebe!

Die Liebe überzeugt das Kind! Und zwar so, dass man ihm nichts aufzwingt! Das ist mit der Zähmung eines Wildtieres vergleichbar: Wir geben ihm alles und lassen zu, dass es davon nimmt, wenn es braucht, wenn es sich stark genug fühlt. Geben wir also auch dem Kind alles und lassen wir zu, dass es von selbst darauf kommt: Die Welt, die wir ihm zeigen, ist sicher.

Die Heilung erfolgt wie beim Bettnässen *(siehe auch Bettnässen/Enuresis)*. Man soll eine Wirkung auf das Kind in einem Zustand ausüben, wenn die Mauer, die sein Bewusstsein von der Außenwelt trennt, am dünnsten ist: einige Minuten nach dem Einschlafen.

AUTOIMMUNKRANKHEITEN

Physische Ebene
Die Immunität ist der effektivste Abwehrmechanismus des Organismus.

Der Mensch ist geschützt (unempfindlich) gegen die Erreger und deren Giftstoffe. Die Immunität ist teilweise angeboren, teilweise wird sie im Laufe des Lebens erworben. Diese Aufgabe erfüllt das lymphatische System bzw. dessen Zellen. Dieses Schutzsystem erkennt auch das fremde Organ (bei Transplantation), wenn es dieses als körperfremde Substanz aus dem Körper des Empfängers ausstoßen will.

Das Immunsystem **erkennt**, aber es **unterscheidet** auch, da der Organismus normalerweise *keine* Antikörper gegen seine **eigenen** Komponenten produziert, sondern er erträgt sie.

Wenn aber dieses erkennende und differenzierende System aus irgendeinem Grund nicht mehr richtig funktioniert, erträgt es die körpereigenen Substanzen nicht mehr und es entwickelt sich eine Autoimmunkrankheit, d.h., dass **den Organismus angreifende, selbstzerstörerische** Phänomene auftreten.

Der Abwehrmechanismus hält den eigenen Organismus für einen Feind und interpretiert dessen Substanzen als Angreifer. Das Immunsystem reagiert darauf so, dass es seine eigenen Gewebe, Zellen gnadenlos angreift.

Es sind viele Krankheitsbilder von Autoimmunkrankheiten bekannt, deren Bedeutung in jedem Fall mit dem Vorangehenden übereinstimmt. Deshalb nennen wir diesen Vorgang auch **autoagressive** Krankheiten.

Seelische Ebene
In diesem Fall sind die physikalischen Symptome den seelischen Symptomen sehr ähnlich (sie sind sogar dieselben), da das Bewusstsein den Körper steuert. Es kann diese Arbeit nur auf Grund der Informationen verrichten, die nach seinen **Kenntnissen** die besten und optimalsten sind. Wir mögen oft denken, dass es die Entscheidung auf Grund der Informationen trifft, die ihm fehlen. Man soll sich daran erinnern, wie oft man sich bemüht hat, sich auf die Eigenschaften zu stützen, die fehlten, z. B. Geld, Möglichkeit, Fähigkeit. Aber dies ist anders!

Wegen seiner Mängel werden bei seinen „Entschei-dungen" bedeutende Momente nicht berücksichtigt, deshalb steigt das Risiko in einem bedeutenden Maße. Die Wahrscheinlichkeit eines Fehlers erhöht sich.

Wir wollen diejenigen Dinge suchen, vor denen sich der Organismus und das steuernde Bewusstsein nicht gegen andere schützt. Gehen wir jetzt darauf ein, worin die Ersatzhandlung besteht.

Die Ersatzhandlung ist in diesem Fall: Man sucht – und findet – die Ursache des Problems, des Geheimnisses in sich selbst, anstatt den „wahren Feind" zu finden. Es ist eine interessante seelische Eigenschaft, warum man stetig nach einem Feind suchen muss, weil man nichts anderes findet! Das bedeutet, man entdeckt den Wert in sich selbst nicht.

Der Schlüssel der Krankheit liegt in den Wahnvor-stellungen! *(Dieser Begriff ist mit den seelischen Krankheiten im klassischen Sinne nicht zu verwechseln!)* Man weiß ganz genau, dass seine Vorstellungen gescheitert sind, d.h., man sollte gegen die Menschen und Prinzipien kämpfen, aber man hat das Gefühl, dass man keine andere Wahl habe! Der Kampf entscheidet aber die Frage nicht so eindeutig. Man muss die Waffen nicht gegen die anderen, sondern gegen sich selbst einsetzen.

Das ist wie die Waffe in einem Krimi: Wenn sie eine Rolle erhalten hat, soll sie auch losgehen.

Der Kranke zieht falsche Schlussfolgerungen bezüglich seiner Werte, Unwerte. Dabei kann auch eine Rolle spielen, dass man die – positive – Reaktion der Außenwelt außer Acht lässt. Infolge des einseitigen „Hörens" ist es nicht zu vermeiden, dass man sie missversteht und ablehnt. Man steigert seine ablehnenden Mechanismen bis zum Alleinsein. Die einseitigen Kenntnisse führen gerade zur

Auflösung des seelisch-physikalischen Gleichgewichtes und zu den schädlichen und krankhaften Veränderungen des Bewusstseins.

Gehen wir ein bisschen in die ferne Vergangenheit zurück und erlauben wir uns „Annahmen". Denken wir daran, dass der Allmächtige oder das große Ordnungsprinzip (eigentlich ist es egal, wie wir ihn, es nennen) die Welt und all die Sachen darin perfekt geschaffen hat. Das ist keine Annahme, das ist so! Daraus folgt eindeutig, dass all unsere Eigenschaften und die ganze geschaffene Welt perfekt sind. Alles befindet sich an seiner Stelle. Ich gebe zu, dass wir sehr selten fähig sind, dies objektiv zu deuten und richtig einzusetzen. So kann man sagen, dass unsere typischen Eigenschaften ein Ganzes bilden. Damit wir das auch spüren, braucht man eine andere Einstellung. Es ist **sinnlos**, etwas zu ändern, da sich das perfekte Ding nur in eine einzige Richtung ändern kann.

Da taucht die Frage auf: Sollen wir uns unserem schlechten Schicksal hingeben, es ertragen?

Sie wissen: Ertragen bedeutet, dass sich der Mensch in einer Falle befindet, oder zumindest hat man dieses Gefühl! Natürlich ist dies der Sinn der Sache, da man auf Grund seiner Gefühle handelt.

Auch bei den Autoimmunkrankheiten soll man außer der Frage nach dem Warum auch die Frage nach dem Wie stellen. Es ist wesentlich einfacher, die Möglichkeiten der Heilung zu erkennen, wenn wir auch die Lösungen suchen.

Warum entwickelt sich die Autoimmunkrankheit?

Beim ersten Lesen mag die Antwort völlig „bescheuert" klingen: Warum sollte sie sich nicht entwickeln?

Warum würde sie sich nicht entwickeln, wenn wir nichts dafür tun, dass sich unsere Dinge wenden, wenn wir nur dafür kämpfen, dass etwas nicht passiert, oder wir uns nur darum bemühen, dass wir etwas vermeiden? Hingegen vergessen wir völlig, dass wir etwas erreichen!

Warum würde es anders geschehen, wenn der Kranke die Dinge nicht oder durch eine schlechte Herangehensweise verstehen will, wenn wir hier überhaupt noch von Verstehen sprechen können. Es könnte überwiegend darum gehen, dass man sich abfindet und unterwirft. Es ist unvermeidbar, dass dies früher oder später durch den Ausbruch, durch den Geist der Auflehnung ersetzt wird. Das ist wie das Tier in der Falle: Es greift vor Pein sich selbst an, der Grund des Problems liegt aber in der Eigenschaft der Falle. Der Mensch, der mit Autoimmunkrankheiten zu kämpfen hat, handelt ähnlich.

Wir können auf die Reize der Außenwelt nur dann angemessen reagieren, wenn wir alle – aber wenigstens die wichtigsten – Teile davon kennen. Z. B., wenn wir einen Menschen auf der Straße gehen sehen und wir die Schlussfolgerung ziehen, dass er uns niederschlagen wird, dass er uns angreifen wird, obwohl kein Zeichen darauf hinweist.

Weg zur Gesundheit
Der Schlüssel der Krankheit liegt in der Erkenntnis.
　Man erkennt, dass es in den Kämpfen, den Kriegen nur Verlierer gibt. Nur diejenigen können gewinnen, die sich davon fernhalten.
　So muss man dieses Problem angehen!
　Wir kämpfen, weil wir keine bessere Lösung gefunden haben, um das Ziel zu erreichen. Das bedeutet aber auch, dass es das gibt.
　Wir müssen in uns selbst die Ruhe, die Eigenschaft finden, die uns Kraft verleiht. Wenn die Freude uns erfüllt, sind wir glücklich, wollen wir gar nicht kämpfen
　Der Kranke muss sich also seine Taten und natürlich seine Gedanken bewusstmachen, um entscheiden zu können, was für ihn selbst richtig und falsch ist.

ÄNGSTE

Physische Ebene
Angst ist eine übermäßige und subjektive Reaktion auf einen äußeren Reiz. Infolgedessen entwickelt sich eine Verhaltensform, die **verhindert**, den **die Angst auslösenden Reiz zu überwinden.**
　Das Verhalten kann sich vielfältig manifestieren: in Laufen, Flucht, Notlage, Angriff, Aggression oder auch in Ohnmacht, Sprachlosigkeit. Ihre Konsequenzen sind Erschöpfung, Schlafstörung und Alpträume.
　Bei Angst nimmt man die eigenen Lösungsmöglichkeiten oder die von der Umwelt angebotenen nicht wahr, man erwägt sie nicht. (Bei Ängsten kann der Auslöser festgestellt werden. Wenn er nicht zu bestimmen ist, spricht die Psychologie von **Angststörung**, **aber in diesem Fall ist es auch typisch, dass man nicht fähig ist, zweckmäßig zu handeln**).
　Eine nicht zweckmäßige Handlung ist beispielsweise das Verhalten der Menschen, wenn Brand in einem Kino ausbricht. (Wenn der Brandmelder Alarm schlägt, könnte die aufspringende Menge in einigen Minuten den brennenden Raum verlassen, wenn sie in geordneten Reihen, einzeln durch den Notausgang

gehen würde. Da die Menge die zweckmäßige Lösung außer Acht lässt, geht sie ungeordnet zum Ausgang und staut sich davor. Die Menge stirbt im brennenden Gebäude, obwohl sie es einzeln einfach und schnell hätte verlassen können.)

Die Angst tritt nicht nur gelegentlich auf, sondern sie kann ein fester Bestandteil des Lebens, des Ich-Bildes des Individuums werden.

Seelische Ebene
Hinsichtlich der Ängste ist es ohne Belang, ob sie konkret sind oder nicht, denn nur die Erfahrung, die gezogenen Konsequenzen des Bewusstseins sind ausschlaggebend. Die aufgrund der Konsequenzen festgelegten Verhaltensformen, Einstellungen sind von Bedeutung. Es ist wichtig zu bemerken, dass wir die Konsequenzen immer aus den negativen Erfahrungen der Vergangenheit ziehen. Natürlich können wir die damaligen Ereignisse nur aus einer Sicht beurteilen. Das heißt, dass wir jedes Ding als schlecht, als Misserfolg erleben und es ist für uns vollkommen „unbedeutend", ob wir auch etwas Positives erfahren haben. Denn die Dinge haben ja auch eine positive Seite.

Diese Einstellung, Herangehensweise spiegelt gut die aktuelle seelische Einstellung, die Veränderung des Wertsystems, die Verschiebung wider.

Wenn wir Angst vor etwas haben, wird sie früher oder später weiter steigen und Furcht auslösen. Das stellt bereits an sich ein Problem dar. Sie wird aber noch größer, wenn wir unsere „Albernheit" einsehen.

Einerseits wird der Konflikt dadurch ausgelöst, dass wir uns ständig damit konfrontieren! Wohin wir auch gehen, worauf wir auch unsere Aufmerksamkeit lenken, der Gegenstand unserer Angst bleibt erhalten und versetzt uns in Furcht. Andererseits wissen wir, wo der Ausweg ist, aber in der Praxis unternehmen wir keinen Schritt. Wir kommen zur Erkenntnis: Wir „müssten", wir „sollten", aber wir handeln nicht.

Wir kämpfen gegen die Angst, was eine ausgezeichnete Ersatzhandlung ist, aber es hört nicht auf, wir glauben sogar immer mehr daran, dass unsere Ängste begründet seien! Sie sind wirklich begründet, denn wir segeln infolge der gesunkenen Handlungskraft nur mit halben Wind, um unser Ziel zu erreichen, was leicht zum Misserfolg führen kann. Ebenfalls stimmt: Wir sind nicht überzeugt, dass wir es erreichen können. Dieser Irrglaube folgt aus dem vorher Beschriebenen.

Angst hat wirklich einen guten Grund (man findet gute, überzeugende Gründe, die man als Wirklichkeit auffasst), aber das bringt uns einem ruhigen, friedlichen und kreativen Leben nicht näher! Wenn das, was man sich einredet, Wirklichkeit wäre, würde man darunter nicht leiden. Wenn man unter dieser Situation leidet, dann muss man die Lösung, die Lösungsmöglichkeiten kennen.

Die wichtigste Ursache für die Ängste ist, dass man infolge der Hektik, des „Zeitmangels" nicht richtig wahrnehmen kann und infolgedessen über ein Halbwissen verfügt und die Konsequenzen daraus zieht. Man denkt, in seinen Lebenssituationen etwas entdeckt, verstanden zu haben, und versucht den nächsten Abschnitt seines Lebens auf diesen unsicheren Grund zu bauen. Diese Kenntnisse verfügen im Allgemeinen über keinen „positiven" Inhalt, sie schreiben lieber vor, was man nicht darf, wie man nicht darf. Die „Lehren" haben immer ein negatives Vorzeichen, und können deswegen keine wahren Lehren sein!

Die Lehre ist immer etwas! Wie kann man, wie muss man etwas doch erreichen? Bei diesen Feststellungen müssen wir berücksichtigen, dass wir darauf aufbauen bzw. daraus folgern, was man tun kann.

Das Wesentliche dabei: Man macht in einer Lebenssituation Erfahrungen, die sich aufgrund seiner Emotionen negativ auswirken werden. Sie ist Wirklichkeit, sie ist unter den jeweiligen Verhältnissen wahr und wirklich passiert! Dann zieht man daraus die Schlussfolgerung, ohne das jeweilige Thema unter allen möglichen Gesichtspunkten betrachtet zu haben. Das Bild, das man gemacht hat, erregt Angst, täuscht, man hat nämlich wesentliche Faktoren außer Acht gelassen. Man hat den Auslöser des schlechten Seelenzustandes und noch einen weiteren wichtigen Faktor außer Acht gelassen, nämlich, was man daraus lernen kann!

Ohne diese Faktoren nimmt man es für bare Münze, für evident: Von jetzt an wird alles so geschehen und es kann auch nicht anders sein. Man kann es sich nicht anders vorstellen!

Die Angst bedeutet eine „gute" Ersatzhandlung, weil die jeweilige Person von der Last des Lernens, der Handlung und der Selbstständigkeit befreit wird! Und auch von der Last der Entscheidungen! Natürlich bereiten dem Kranken die vermiedenen Dinge auf diese Weise viel mehr Schmerzen, aber er kann sich von seiner „Wahrheit" überzeugen.

Es wird zu **Angststörungen** und zur Resignation kommen, weil man das Gefühl hat, dass die Außenwelt, die Geschehnisse das eigene Leben stark beeinflussen und man selbst darauf keinen Einfluss nehmen kann. Ihm fehlen unfassbare, undefinierbare Dinge. Das ist damit vergleichbar, wenn jemand Hunger hat, aber nicht genau weiß, worauf man Hunger hat.

Bei den Angststörungen geht es gerade um diesen Hunger! Etwas sehr Gehaltreiches, Belebendes fehlt in seinem Leben.

Wegen seines Mangelgefühls empfindet man innere Leere und man hat das Gefühl, dass die ganze Welt gegen einen ist, dass die ganze Welt einen bedrängt. Diese innere Leere ist eigenartig, es muss nämlich etwas geben, das verhindert, dass das Licht, die Ruhe und die Freude diese Leere füllen. Es gibt darin etwas, was nichts anderes ist als die nicht geäußerte innere Anspannung und der nicht geäußerte Zorn und Ärger. Man muss diese Gefühle akzeptieren und in diesem Fall entsteht daraus eine sehr starke Wut. Die Wut stellt ein Mittel dar, das einem helfen kann, aus der bedrängten Lage zu kommen, wenn man seine Kraft in gemäßigter Form nutzt. (Auch das in die Enge getriebene Tier wird aggressiv und will ausbrechen.)

Die bewusst gesteuerte Wut ist mit dem Dampf zu vergleichen, der allmählich aus dem Schnellkochtopf abgelassen wird. Denken wir daran, mit welcher Kraft – mit welchem Wutanfall – der eingeschlossene Dampf ausbricht!

Bei den Dingen, über die wir über ein vollkommenes Wissen verfügen, entsteht ganz natürlich das Gefühl von Freiheit. Wir lernen unsere Verhältnisse kennen, wir werden frei, was unmittelbar die Angst von uns fernhält.

Wir können diese Frage auch von einer anderen Seite angehen:

Können wir davor Angst haben, was wir nicht kennen?

Nein! Nur das kann Angst auslösen, nur davor können wir uns grauen, was wir bereits *einigermaßen* kennen.

Die Angststörung ist damit vergleichbar, wenn wir in ein verfallenes Haus hineingehen und wir die vielen kleinen Signale unserer Intuition übersehen, begräbt es uns unter sich. Die Gefahr wird uns einigermaßen bewusst, aber wir lassen dieses Gefühl nicht aufkommen. Es erweckt den Verdacht in uns und drückt dem Ganzen seinen Stempel auf. Wir **könnten** rausgehen, auf unsere Intuition hören, aber wir tun nichts, weil wir hoffen, dass es doch nicht passieren wird. Die Passivität, die Regression und das Zurückziehen treten in den Vordergrund und bestimmen das Verhaltensschema. Wir versuchen den Schmerz zu vermeiden, aber wir stoßen nur darauf, was unsere „berechtigten" Sorgen zu untermauern scheint (der Kreis schließt sich). Wir können den Weg zur Befreiung finden, wir können rauskommen und wir können das Ganze kennen lernen! Wir können, die verfallenen Wände renovieren. Aber dazu brauchen wir Wissen, ein vollkommenes Wissen, um uns entscheiden zu können.

Was das Wesentliche betrifft, kann man sich vor allem grauen. Die Ängste haben denselben Grund, der in uns verwurzelt ist: Wir haben keinen Mut, den Gegenstand unseres Grauens kennen zu lernen. Wir wollen ihm entfliehen, aber es ergreift und überwältigt uns immer wieder.

Panik: Sie ist eng mit der Angst verbunden. Sie treten oft gleichzeitig auf (mehr dazu im Kapitel Panikattacke).

Der Ausweg
Scheinbar sind diese Ängste zu bewältigen, allerdings führen unsere Versuche in der Praxis nicht immer oder nur sehr selten zum Ergebnis. Man kann gesund werden, rauskommen, aber man muss die Heilung auf eine andere Weise angehen.

Wenn wir etwas nicht besitzen – davon handelt ja auch „das Märchen" –, wenn etwas in unserem Leben fehlt, kann man das durch das Fehlende nicht ersetzen! Bei den Ängsten geht es ganz genau um das Fehlende! In unserem Leben, Bewusstsein fehlen das Wissen und die Kenntnisse, das, worüber wir uns freuen, woran wir Freude erleben können!

Wir können das Fehlende nur durch das ersetzen, was wir **haben**!

Wir haben den Wunsch, wieder gesund zu werden! Der Wunsch ist problematisch, denn er bezieht sich auf etwas nicht Vorhandenes! Wir können uns nämlich nur nach Dingen sehnen, die uns konkret fehlen. Wir beginnen uns nach der Heilung zu sehnen, wenn es uns mehr belastet und bedrückt, in unserer aktuellen Lage zu bleiben, als daraus herauszukommen, und wenn wir bereits die Fähigkeit und die Kraft haben, dies zu verwirklichen. In meinem Buch „**Geschichten für die Seele**" habe ich geschrieben: „In unserem Herzen werden nur Wünsche erweckt, für deren Verwirklichung wir die Kraft haben!"

Jeder Mensch besitzt etwas Gutes, jeder Mensch verfügt über Wissen, Kenntnisse und Erlebnisse, die einsetzbar sind! Wir müssen diesen Wind einfangen, der unsere Segel bauscht!

Wir begehen große Fehler, wenn wir die Ängste überwinden wollen. Wir wollen die Angst überwinden, wir wollen uns selbst überwinden. Das ist aber eine sinnlose und unlösbare Aufgabe! Im Krieg erleiden auch die Sieger bedeutende Verluste! Wir können über uns selbst siegen, das Problem ist, dass wir damit gleichzeitig auch verlieren! Meiner Meinung nach ist es sehr unglücklich, eine Schwierigkeit auf diese Art und Weise meistern zu wollen! Wir sollten keinen Krieg führen, nicht einmal gegen uns selbst! Suchen wir einen anderen Weg, einen Weg, wo sich unsere bedrückende Dinge „von selbst" verändern!

Unser Leben, unsere Dinge unterliegen einem ständigen Wandel. Wir haben die Aufgabe, dass wir sie frei entwickeln, gedeihen lassen!

Wir können es (vollkommen) nur auf eine Weise erreichen: Wir legen unser Augenmerk auf etwas ganz anderes! Unsere guten Eigenschaften spielen eine wesentliche Rolle dabei. Wenn wir uns darauf konzentrieren, alle Vorurteile loszuwerden und locker zu werden, schaffen wir einen ausgezeichneten Nährboden für die Veränderung!

Denken wir eine Weile frei darüber nach! Beschwören Sie ein Ding herauf, das Sie in Angst versetzt oder versetzt hat. Sie fühlen sich ebenso schlecht, als ob dieses Ereignis wirklich passiert wäre.

Was geht vor sich? Was ist der Grund dafür?

Wenn wir ein Ereignis heraufbeschwören, woran wir eine schlechte Erinnerung haben, kämpfen wir dagegen und erniedrigen wir uns zum Gegenstand unserer Angst. Wir werden ihm gleich und wir werden unfähig, die Lösung zu finden.

Die Veränderung der Denkweise führt nicht zur Lösung, sie kann nicht dazu führen!

Glücklicherweise kann es nicht gelingen! Wir können und müssen Mut daraus schöpfen, dass wir doch fähig waren, jene bedrängte Lage zu überleben!

Falls uns die Kontrolle über die Ängste und Angststörungen sowie über unser Leben entgleitet, wenden wir uns unbedingt an den entsprechenden Facharzt!

Mehr zu den Ängsten und deren Auflösung können Sie in meinem Buch „**Aus der Falle der Krankheit zur Gesundheit**" lesen.

BANDSCHEIBENVORFALL
(Bandscheibenprolaps)

Physische Ebene
Die Bandscheiben sind die wichtigste Verbindung zwischen Wirbeln, die aus Faserknorpel bestehen. Sie haben zwei Teile: den äußeren Faserring und den inneren Gallertkern. In dieser widerstandsfähigen Struktur beginnen mit fortschreitendem Alter Degenerations- und Abbauprozesse. Der die Bandscheibe umgebende Ring wird abgeschwächt, deformiert und kann schon infolge eines kleinen Traumas durchreißen und der weichere Gallertkern tritt als Bandscheibenvorfall in den Wirbelkanal vor. Es kommt schon zu blitzartigen, brennenden Schmerzen, wenn der vortretende Teil der Bandscheibe und die Nervenwurzel des Rückenmarks ganz fein in Berührung kommen.

Da sich die meisten Bandscheibenvorfälle im Bereich der unteren Lendenwirbel ereignen, sind heftige Schmerzen für dieses Krankheitsbild charakteristisch, die von der Taille in die Gliedmaßen ausstrahlen, die durch ein Niesen oder eine Bewegung unerträglich werden können. Dieses Krankheitsbild heißt *Ischialgie* (Ischias).

Wenn diese Beschwerden leichter sind, aber als stumpfe Schmerzen in der Taille über mehrere Jahre bestehen, sprechen wir von *Hexenschuss* (Lumbago).

Diese Erkrankung gehört zu den **Kreuzbein- und Hüftschmerzen**, die eine der verbreitetesten Beschwerden des Menschen sind. Bei der Behandlung kommen starke Schmerzmittel und entzündungshemmende Medikamente in Frage. Bettruhe kann verordnet werden, wenn sich der Kranke auf einer harten Fläche liegend erholen kann. Da diese Erkrankung sehr hartnäckig ist oder leicht wieder auftreten kann, bietet oft die operative Behandlung eine Lösung: Die vorgetretenen, deformierten Teile der Bandscheibe sollen entfernt werden.

Seelische Ebene
(Siehe auch: Eingeweidebruch/Hernie)
Der Bandscheibenvorfall ist mit dem Druck im Wasser vergleichbar: Je tiefer wir sind, desto größer wird der Druck. Der Auftrieb ist auf dem Grund des Wassers am größten, so steht auch hier die größte Kraft zur Verfügung, um die Probleme zu lösen. Wenn wir den Körper, den Yoga im Osten und die Chakren betrachten, befinden sich diejenigen Kräfte im unteren Teil der Wirbelsäule, die uns helfen, unsere brennenden Probleme zu lösen, wenn wir sie einsetzen. Wir müssen auch die andere Seite berücksichtigen, nämlich dass wir uns auf diese stützen sollten.

Für den Kranken ist eine übermäßige Unflexibilität typisch, in manchen Fällen ist er auch hausbacken. Da er die Freuden, die Ruhe gewähren, nicht gefunden hat, fehlen die Entspannung, das Loslassen in seinem Leben im vollen Maße. Diese Unflexibilität, die Hektik können ein Ausmaß erreichen, dass er kaum noch Zeit hat zu baden. Er duscht schnell und rennt weiter, die nächste Aufgabe zu lösen. Er duscht auf die Schnelle, um möglichst schnell zur Lösung seiner brennenden Probleme zurückzukehren. Das sind natürlich keine Lösungen, sondern vielmehr Anhäufungen.

Die Lasten, die „nicht abzulegen sind", belasten ihn dermaßen, dass er deutliche Kräfte, Energien einsetzen muss, um sie ertragen zu können. Diese Mobilisierung nimmt ihm alle weiteren Bewegungen, d.h., ihm bleiben nur noch Unflexibilität, Härte, übertriebene Aufrichtigkeit und das Beharren auf den Prinzipien übrig.

BASEDOW'SCHE KRANKHEIT

Physische Ebene
Diese Krankheit entwickelt sich wegen der erhöhten Hormonausschüttung der Schilddrüse. Wegen des erhöhten Hormonpegels werden die Verbrennungsvorgänge beschleunigt, der Stoffwechsel erhöht sich und infolgedessen steigt auch die Körpertemperatur. Weitere Symptome sind Reizbarkeit, Nervosität, Händezittern, Gewichtsverlust, heftiger Herzschlag, warme und feuchte Haut. Die Augäpfel treten typisch hervor.

Obwohl sich der Appetit des Kranken erhöht und er auch mehr isst, beginnt er abzunehmen. In der Schilddrüse entwickeln sich Knoten, das Organ schwillt auffallend an.

In der Therapie kann man Jodpräparate einsetzen, aber in schweren Fällen soll die Schilddrüse partiell oder völlig entfernt werden.

Seelische Ebene
Wie ich schon am Anfang des Buches geschrieben habe, haben die Hormone einen engen Zusammenhang mit dem inneren Feuer.

Es hat einen Grund, dass diese Hormone erhöht ausgeschüttet werden. Der Grund dafür liegt im Bewusstsein. Für den Organismus bedeutet das Feuer auch eine Umwandlung, auch die Umwandlung der Stoffe, die schädlich sind.

(Die Stoffwechselvorgänge werden im jeweiligen Kapitel beschrieben.)

Was das Auge sieht, was die Hand berührt, zum Mund führt, was der Zahn zerkaut, soll alles der Rachen schlucken, aber die Schilddrüse vor dem Kehlkopf soll prüfen, ob das verzehrte Nahrungsmittel gut oder eher zu vermeiden ist.

Das Auge tritt hervor! Was für seelische Symptome löst dieses seltsame Phänomen aus?

Die Antwort ist sehr einfach. Wenn wir mit einer neuen Sache konfrontiert sind, die bei uns starke Gefühle auslöst, sowohl im positiven als auch im negativen Sinne, machen wir große Augen. Dasselbe passiert auch beim Kranken. Bis jetzt hat sich schon eine Menge (an unverarbeiteten) Informationen angehäuft, und wenn irgendeine neue Sache vor den Augen auftaucht, macht man große Augen. Es gibt eine neue Aufgabe, obwohl man nicht einmal die vorherige lösen konnte. Dieses Phänomen festigt sich und man sieht und sucht ständig (voller Angst), wann es zum nächsten „Schicksalsschlag" kommt.

Die gespannten, nervösen Zustände entwickeln sich, weil der Kranke mit der angestauten *Wut* nichts anfangen kann, so wendet man sich gegen sich selbst. Man kann mit seiner Wut, die man zum Ausdruck bringen sollte, nichts anfangen, weil man dazu Mut brauchte, aber man nutzt die Kräfte dazu zum Unterdrücken. Das heißt, wenn man einem Reiz ausgesetzt wird, den man loswerden, zeigen möchte, schluckt man eher und findet sich mit seiner Lage ab. Man möchte die bedrückenden Gefühle aussprechen, aber man hat Angst davor, dass man sich dadurch von den geliebten Personen noch mehr entfernt. Die innere Unruhe steigt weiter, weil man wegen der inneren (noch nicht verarbeiteten) Probleme nicht mehr auf seine Umwelt achten kann, was die anderen so interpretieren, dass man auf sie nicht mehr achtet. Die Umwelt tut alles dafür, seine Aufmerksamkeit zu wecken, was aber die genannten Symptome noch mehr verschlechtert.

Seine Hände werden zittern, man wird immer weniger sicher sein, ob man nach etwas greifen muss oder eher die Finger davonlassen soll, was es auch sein mag. Man wird inkonsequent handeln.

Seine Körpertemperatur steigt, weil man sich stetig gegen die entstandene Lebenssituation auflehnt, obwohl man sich über seine eigenartige Lage im Klaren ist. Wir dürfen aber die positiven Werte des Fiebers auch nicht vergessen. Der Organismus will kompensieren, will die verlorene Harmonie wiederherstellen, so steigert er die Körpertemperatur und dadurch will man die vorherige Umgestaltung der „Giftstoffe" verwirklichen.

Albert erwähnt die Jodpräparate als mögliche Mittel und das ist kein Zufall. Wenn wir die Vorgeschichte kennen, können wir den Zusammenhang zwischen der Desinfektionswirkung von Jod, der Wut und der nicht zum Ausdruck gebrachten Wut ganz einfach verstehen. Das Jod hat eine wichtige Funktion, man muss sich nämlich am Anfang auf irgendeine Weise von der im Inneren stecken gebliebenen Wut befreien. Diese Methode weist natürlich auch Mängel auf, man hat nämlich Jod, Desinfektionsmittel auch bisher mit der Nahrung aufgenommen, aber man konnte damit nichts anfangen.

BAUCHFELLENTZÜNDUNG *(Peritonitis)*

Physische Ebene
Das Bauchfell ist das größte seröse Epithelgewebe des menschlichen Körpers.
  Das Bauchfell kleidet als seröse, glänzende Haut den Bauchraum aus und es umgibt einige Organe in der Bauchhöhle und im Becken. So können die inneren Organe unbehindert aneinandergleiten, da sich eine kristallklare, sterile Flüssigkeit in geringer Menge in den Platten des Bauchfells befindet.
  Die Ursache für eine Entzündung kann sein, dass Erreger in die sonst sterile Bauchhöhle gelangen, z. B. Perforationen oder Absterben im Magen-Darm-Trakt führen zu einem schweren, lebensbedrohlichen Zustand. Peritonitis hat einen schnellen Verlauf, ohne ärztliche Hilfe kann sie innerhalb von wenigen Stunden zum Tod führen.
  Nachdem sich der Allgemeinzustand verschlechtert hat, tritt eine schwere Entkräftung auf: Neben Fieber, Brechreiz und Erbrechen kommt es zu sehr starken Schmerzen im Bauch. Im weiteren Verlauf bläht sich der Bauch auf und die Darmfunktion kommt durch die Darmlähmung zum Erliegen. Die Bauchdecke wird „bretthart".
  Der Kranke ist käseweiß, schwitzt und es kommt allmählich zum Schockzustand, Bewusstseinsverlust, der mit Koma enden kann. Schließlich führt der Zusammenbruch der Atmung und des Kreislaufs zum Tod.

Behandlung
Der Kranke muss sich sofort einer Operation unterziehen!
  Antibiotika, eine medikamentöse Therapie zur Unterstützung des Kreislaufs und der Atmung (Infusion usw.) sind notwendig. In der Regel muss operiert werden. Neben der Behandlung mit starken Antibiotika sind auch Opiate als Schmerzmittel unabdingbar, um dem Kranken Ruhe zu bieten, er leidet nämlich unter heftigen Schmerzen und hat Todesangst.

Seelische Ebene
Die Peritonitis hängt mit einer Form der Liebe zusammen, die die zur Verdauung, Verarbeitung und Verwertung notwendige flexible Sicherheit gewährt.
  Es ist leicht nachvollziehbar, dass man Stille und Ruhe zur optimalen Verdauung und zum optimalen Stoffwechsel benötigt. Das Bauchfell trägt dazu bei, das Fell schützt den Raum, wo „gearbeitet wird".

Die Krankheit wird durch einen inneren Trotz und durch Unzufriedenheit ausgelöst. Der Kranke hat keine Lust mehr auf die Ruhe, denn er hat dass Gefühl, dass jemand oder etwas sie ihm aufgezwungen hat.

Zunächst gehen wir auf die Vorgeschichte der Entzündung ein *(siehe auch: Entzündungen)*.

Man hat sich lange im Zustand der Gesundheit befunden, aber seine Werte haben sich verändert und man begann, seine Erfolge außer Acht zu lassen. Man hält die Zeit der Erholung und des Energietankens für vergeudet und eine nutzlose Faulheit. Der Grund dafür ist, dass man seine Energie für das Verstehen, die Verrichtung von „nutzlosen" Dingen vergeudet, und parallel dazu hat man keine oder nur sehr wenig Zeit für die wirklich wichtigen.

Man ist sich – unbewusst – über all das im Klaren und es gärt langsam in einem. Diese wenigen Kenntnisse, diese winzigen Wünsche werden immer stärker und bedrückender, was die Unzufriedenheit schürt. Die Unzufriedenheit führt zur Ungeduld und die Ungeduld zur Starrheit und Härte. In diesem versteiften Seelenzustand wird man ziemlich unempfindlich gegen die Gefühle, die Ruhe gewähren, d.h., man kann sie immer weniger erleben. Unabhängig davon hat man jedoch den Wunsch, der sogar immer stärker wird. Je mehr die Gefühle in einem „toben", desto größer ist die Chance, dass eine Entzündung entsteht, dass man sich auflehnt.

Wenn man den **Weg zur Gesundheit** finden will, muss man „sich Zeit nehmen". Das heißt, dass man wieder entdecken muss, dass die für sein Leben, Wissen und seine Erfahrungen verwendete Zeit **einen Sinn** hat.

BAUCHSPEICHELDRÜSE

Physische Ebene
Die Bauchspeicheldrüse ist neben der Leber das andere große Drüsenorgan in der Bauchhöhle. Sie liegt quer an der hinteren Wand der Bauchhöhle auf Höhe der oberen Lendenwirbel. Sie ist ein spannenlanges, längliches Gebilde mit Ausstülpungen auf ihrer Fläche, das am zutreffendsten mit der Zunge eines Hundes zu vergleichen ist.

Sie ist gleichzeitig exokrine und endokrine Drüse. Einerseits ist ihr Aufbau der Speicheldrüse ähnlich: Sie bildet Verdauungssekrete – den sogenannten „Bauchspeichel" – und gibt sie in den Darm ab (wo auch die Galle in den Darm mündet).

Andererseits enthält sie eine Menge von traubenförmig angeordneten Inselzellen, die das Hormon Insulin ins Blut abgeben.

Das Insulin ist ein Eiweiß, eine Hormonverbindung. Es senkt den Blutzuckerspiegel, d.h., die Zellen nehmen mehr Kohlenhydrate aus dem Blut auf, so steigt auch ihr Zuckerverbrauch.

Damit der Zuckerstoffwechsel (Aufnahme und Mobilisierung) vollkommen reguliert wird, schüttet die Bauchspeicheldrüse auch ein anderes Hormon aus, das eine gegensätzliche Wirkung hat: Es erhöht den Blutzuckerspiegel und die Speicherung von Zucker. Das letztere Hormon heißt Glucagon.

Unter den zahlreichen Krankheitsbildern der Bauchspeicheldrüse kommen Entzündungen, gut- und bösartige Tumoren ebenfalls vor. Die akute Entzündung des Organs ist nicht selten. Manchmal ist es schwierig, die Ursache zu erkennen. Sie kann durch Alkoholkonsum, Viren hervorgerufen werden, die Erkrankung trifft den Kranken blitzartig. Die Erkrankung äußert sich durch einen akuten Bauch, den der Patient gürtelförmig um seinen Oberbauch verspürt. Sie löst beim Kranken Schock und Todesangst aus. Dieser Prozess kann tragisch enden. Die schwerste Form der Erkrankung, das akute Absterben der Bauchspeicheldrüse, kann innerhalb von einigen Stunden tödlich verlaufen.

Seelische Ebene
(Siehe auch: Diabetes Mellitus/Zuckerkrankheit)
Man muss grundsätzlich zwei verschiedene Arten von „Nahrung" verdauen: Einerseits die gute Nahrung, wie die Süßigkeiten, die Lieben, andererseits die schlechte Nahrung, die bitter ist. Man braucht Lust, damit die folgenden Tätigkeiten sinnvoll werden: Verdauung, Verarbeitung, Verständnis und Konsequenzen ziehen.

Wir haben Lebenssituationen, die wir nur verdauen oder zu denen wir die richtige Einstellung finden können, wenn wir über eine entsprechende Wut, Entschlossenheit verfügen. Für die Verdauung und Ausscheidung dieser Dinge ist die Leber verantwortlich.

Es gibt auch Sachverhalte, die überaus viel Liebe, Verständnis und Mitgefühl benötigen. Die Bauchspeicheldrüse spiegelt diesen Teil, diese Eigenschaft wider.

Dieses Organ bestimmt unser Verhältnis zur Liebe und Freude. Es hilft, unsere Nahrung zu verarbeiten, die mit der Liebe und den guten Gefühlen verbunden sind.

Wenn wir ehrlich sind, müssen wir eingestehen, dass es uns oft schwerfällt, die richtige Einstellung zur Liebe zu finden. In manchen Fällen können wir nicht verstehen, warum wir nicht geliebt werden. In anderen Fällen können wir nicht verstehen, warum andere uns ihre Liebe aufzwingen wollen? Warum will man uns seine Fürsorge aufzwingen?

Diese Reize, Gedanken, Ärgernisse verursachen in uns innere Anspannung, und in diesem Fall wird auch die gesunde Bauchspeicheldrüse beeinträchtigt *(siehe auch: Entzündungen).*

Die Bauchspeicheldrüse produziert einen Teil unserer Kräfte, die das – ideale – Feuer schüren. Dies kann verwirklicht werden, wenn wir verstehen, dass die Welt nicht gegen uns ist, wenn uns klar wird, dass man uns nichts aufzwingen will. Da werden Kräfte freigesetzt, die sich auf unsere ganze Lebensführung und auf unser Freiheitsgefühl auswirken.

BETTNÄSSEN *(Einnässen, Enuresis)*

Physische Ebene
Beim Einnässen fehlt die willkürliche Regelung des Harnabgangs. Es kann nur in der Nacht oder auch tagsüber vorkommen. Ersteres gilt gewöhnlich im Lebensalter über 6 Jahre, das Letztere im Lebensalter über 3 Jahre als krankhaft. Der Harnabgang kann mit einem plötzlichen, starken Harndrang einhergehen, sodass der Kranke den Harn nicht halten kann, was auch unter anderen Umständen passieren kann (z. B. beim Lachen, bei starker Angst). Wenn das Einnässen in der Nacht auftritt, soll es als Hauptsymptom der Neurose im Kindesalter betrachtet werden.

Seelische Ebene
Bettnässen kommt vor allem bei Kindern unter dem Alter von sieben Jahren als eine Funktionsstörung vor, das sehr häufig versteckte – nicht bekannte, nicht erkannte, nicht zugegebene – Ängste signalisiert, die auf diese indirekte Weise zum Vorschein kommen. So bemüht man sich, auf die Probleme (Ängste) unter der Oberfläche aufmerksam zu machen.

Ursachen
In diesem Alter sind die Kinder noch sehr empfänglich für die geistigen, nicht ausgesprochenen Dinge und sie hängen emotional sehr stark von ihren Eltern ab (was ganz normal ist). *(Siehe auch: Kinderkrankheiten)*

Die Kinder fühlen infolge der Nähe der Gebärmutter und ihrer Empfindlichkeit auch diejenigen Probleme, über die man kein Wort fallen lässt – die die Eltern verschwiegen haben. Dank der „Labilität" versteht das Kind die Familienatmosphäre und dadurch wird sein seelisches Gleichgewicht gestört. Es glaubt, dass man es nicht liebe! *(Es ist egal, ob man es liebt oder nicht, denn es hat schon eine konkrete Vorstellung darüber).* Es reagiert ganz selbstverständlich empfindlich, überempfindlich auf jede Disharmonie, die um es und in ihm selbst entsteht. Es fühlt die – zumindest für sich selbst – widersprüchlichen Dinge und die Spannung zwischen den Eltern, es erfährt unbewusst die aufwühlenden Gefühle der Streitigkeiten. Dies trifft besonders zu, wenn der Vater übertriebene Wünsche, Erwartungen in Bezug auf die Fähigkeiten des Kindes hat! Dieses Gefühl, dieses Wissen, diese Gewissheit werden noch mehr gesteigert, wenn man darüber nicht spricht, wenn man sie verschweigt. Das Kind fühlt eine Spannung, ein Problem, die Unruhe im Inneren auslösen. Da sie nicht zum Ausdruck kommen, werden sie ihre Wirkung (Bettnässen) beim Schlafen, in dem nicht wachen, entspannten Zustand ausüben.

Warum kommt es im Tiefschlaf zu diesem unerwünschten Ereignis?

Der Tiefschlaf erfolgt in der Phase der Erholung, wenn man in einen entspannten Zustand gelangt. Die bis dahin herrschende innere Anspannung wird abgebaut. Der unwillkürliche Harnabgang steht mit dieser Erschlaffung im engen Zusammenhang. Es ist eine natürliche Reaktion, die bei jedem Geschöpf zu beobachten ist: Es versucht sich von den Pflichten und den inneren Anspannungen zu befreien. Es versucht sich von den Lasten der Erwartungen zu befreien. Es nimmt nicht immer eine konkrete Gestalt an, aber das Kind fühlt es so! Die Befreiung hat auch eine andere Form, aber deren Voraussetzung ist, dass das Problem bewusst wird. Aber hier geht es überhaupt nicht darum!

Das Kind reagiert auf die Probleme unter der Oberfläche noch empfindlicher, wenn es eine Krise in seinem Leben gibt, die es nicht verarbeiten kann. Das Kind wird dementsprechend auf diesem unbewussten Erlebnis aufbauen und es wird alles dementsprechend beurteilen.

Es reagiert oft so auf die Konflikte zwischen den Eltern, aber was viel wichtiger ist: Es verhält sich so zu seinen Eltern. Das bedeutet, dass das Kind das Gefühl hat, dass seine Eltern es nicht lieben würden. Dieses Gefühl wird besonders dadurch gesteigert, wenn sich der (versteckte oder offene) Konflikt zwischen den Eltern ausweitet.

Die Unruhe in der Seele der Kinder verhindert, dass sie die positiven Erfahrungen ihres Lebens begreifen. Sie ziehen einfach die Schlussfolgerung (unbewusst), dass man sie nicht liebe. Wenn man ihnen diese Frage stellen würde, könnten sie sie mit großer Wahrscheinlichkeit nicht beantworten. Sie „möchten" mit dem Bettnässen auf sich selbst und ihre Probleme aufmerksam machen.

Weg zur Gesundheit
Nur die Eltern können dieses Hindernis effektiv abbauen, nachdem sie ihre Gefühle für ihre Kinder klären. Sie sollen die Probleme am Arbeitsplatz und in der Familie voneinander trennen. Die nervenaufreibenden Anspannungen kann man mit dem „Erzählen" viel einfacher lösen, als wenn man sich streitet.

Am Abend, wenn das Kind schon eingeschlafen ist (5-10 Minuten nach dem Einschlafen), setzen Sie sich an sein Bett und strahlen Sie die Liebe aus, die Sie für das Kind fühlen. (Sie sollten dabei spüren: Ich strahle all die Liebe meines Herzens aus, du musst wissen, was ich für dich empfinde.)

Alle Symptome verschwinden in einigen Wochen, einschließlich der immer wiederkehrenden Hysterien.

BLASE *(Harnblase)*

Physische Ebene
Bei Entzündung der Harnblase (die allgemein bekannte „Erkältung") kommt es zum häufigen Harndrang. Daneben treten Schmerzen und Brennen beim Wasserlassen schon bei geringen Harnmengen auf, was manchmal mit Blasenkrämpfen einhergehen kann. Der Urin ist dunkel, zu hell oder getrübt. Die Schmerzen im Unterleib können von Fieberfrost, Fieber, Übelkeit und Entkräftung begleitet werden.

Wenn Blut dem Urin beigemengt ist, weist das eindeutig auf wandernde Nierensteine oder Steine, die sich in der Blase befinden, sowie auf Krebserkrankungen hin.

Wenn ein Hindernis oberhalb der Harnblase besteht (Harnleiter) oder unterhalb (Harnröhre), kommt es zu einer Harnverhaltung (Ischurie).

Die **Ursachen** dafür sind: Steine, Tumore, Prostatavergrößerung.

Der Verschluss führt zum Harnstau. Der kontinuierlich entstehende Harn drückt die Blase extrem und wenn er nicht entleert werden kann, kommt es zum Riss der Harnblasenwand. Der Urin entleert sich in die Bauchhöhle, was zu einer akuten Vergiftung mit unüberschaubaren Folgen führt.

Seelische Ebene
(Siehe auch: Steine, Entzündungen, Tumore, Nieren)
Die Erkrankung entsteht wegen der falschen Einstellung zur vorübergehenden Speicherung von „belastenden" Substanzen auf beiden Ebenen, die auf Entleerung warten. Eine Eigenartigkeit der Lebensprozesse ist, dass der Organismus von den angestauten Substanzen nicht sofort – ungewollt – befreit wird, sondern nach einer bestimmten Zeit. Der Grund dafür ist, dass wir nicht die ganze Zeit damit verbringen, dass wir unsere überflüssigen Dinge loswerden.

Andererseits müssen wir uns dem Rhythmus anpassen, sodass wir eine bestimmte Menge an angestauten Problemen abwarten und nur danach mit der Selektion und Entleerung beginnen, wenn wir es für wesentlich halten. Man muss die selektierten Kenntnisse – Substanzen – zurückhalten, damit man begreift: Wir sind frei, wir können uns befreien!

Der für die Krankheit typische häufige Harndrang zeigt, dass man seine Geduld verloren hat. Etwas hat einen derart bedrückt und in einem eine solche innere Unruhe ausgelöst, dass man keine Zeit mehr hat, dies zurückzuhalten und das Loswerden hinauszuziehen. Zur Ruhe braucht man Seelenkraft, denn man muss sehr schwierige und komplizierte Situationen verarbeiten und verstehen.

Das Wissen, das man loswird, stößt auf Hindernisse. Es kann zur Auflehnung kommen.

In der Blase entsteht eine Entzündung, weil der Kranke das Gefühl hat, dass er sich nicht befreien kann, dass er seine drückenden, brennenden Probleme nicht loslassen kann. Der Kranke lehnt sich auf: Warum soll gerade er sich damit befassen, warum passieren gerade ihm diese Ereignisse?

Der Entzündung geht immer die Unterkühlung dieses Bereichs voran. Das bedeutet: Es kann nur zur Auflehnung kommen, wenn er gegen etwas kämpfen kann. Wir können gegen Dinge kämpfen, die eine bedeutende Wirkung auf uns ausüben und uns die Kraft nehmen. Wir lehnen uns auf, wenn wir einerseits die Unterdrückung übertrieben finden, andererseits wenn wir ein erreichbares Ziel finden.

Weg zur Gesundheit
Man muss wieder entdecken, wie viel Gutes, Erfreuliches und Nützliches man aus seinen verstandenen Dingen gelernt hat! Man muss erkennen: Es ist die natürlichste Sache der Welt, die innere Anspannung rauszulassen. Man soll sich getrauen, über seine Probleme zu reden. Man kann nur auf diese Art und Weise, durch diesen Tausch erreichen, dass eine Leere entsteht. Eine Leere, die wir gegen positive Erfahrungen umtauschen können.

BLINDDARM

Physische Ebene
Der Blinddarm befindet sich in der rechten Darmbeingrube, an der Grenze des Dünn- und Dickdarmes, gleich nach der Einmündung des Dünndarmes. Er ist eigentlich ein Abschnitt des Anfangsteils des Dickdarmes, eine Art Nebenlinie, Sackgasse, deren unterer Teil im blind endenden, bleistiftdicken, 6 bis 8 cm langen Appendix fortgesetzt wird. Der Appendix wird auch Wurmfortsatz genannt. Er wurde nach seiner Form benannt. Wir sollten wissen, dass das, was in der Laiensprache als „Blinddarm", Blinddarmentzündung bezeichnet wird, in Wirklichkeit nicht die Entzündung des oben beschriebenen Blinddarmes ist, sondern die Entzündung seines Fortsatzes, dieses engen, blinden Kanals.

Der Grund dafür ist die Verstopfung, der Verschluss des Blinddarmes. Dieses Organ mit Lymphgewebe kommt außer bei den Menschen nur bei den Menschenartigen vor.

Seine Entzündung ist ein lebensbedrohlicher, blitzschnell ablaufender Prozess, der einige Stunden nach der Entstehung, nach dem Auftreten der ersten Symptome zur Katastrophe führen kann. Der enge Wurmfortsatz wird also verschlossen und es kommt zur Stagnation, Infektion und zum Ödem darin, wobei sich der Druck erhöht.

Die ersten spektakulären Symptome des „Blinddarmanfalls" sind die plötzlich auftretenden Schmerzen um den Nabel und anschließend im rechten Unterleib. Er wird von Übelkeit, Fieberfrost, erhöhter Temperatur begleitet. Im Tiefen wandelt sich die Entzündung bald in eine eitrig eskalierende Entzündung um, wonach der Wanddurchbruch des Wurmfortsatzes – ohne Behandlung – zur Bauchfellentzündung und kurz danach zum Tod führt.

Er muss chirurgisch behandelt werden: Der entzündete Fortsatz wird entfernt, aber der Blinddarm bleibt an seiner Stelle. Da diese Krankheit derart gefährlich ist, trifft die folgende Formulierung zu: Nicht die Blinddarmentzündung, sondern bereits deren Verdacht soll operiert werden.

Seelische Ebene
Der seelische Hintergrund dieser Krankheit ist sehr komplex. Der Kranke hat nämlich etwas aufgenommen, er hat daraus lernen wollen, was er gar nicht gebraucht hat.

Ein blinder Beutel, Sack ist dieses Gebilde, das **nirgendwohin führt**, obwohl sich gewöhnlich nicht dieser Teil, sondern sein Fortsatz, der Wurmfortsatz entzündet.

Wenn dies mit der Bedeutung der Därme verglichen wird, können wir feststellen, dass der Kranke ein verdautes oder zumindest zugeführtes Ding „speichern" will, das man gar nicht braucht.

Wir haben Dinge, die wir für eine kurze Zeit speichern müssen, um daraus Kenntnisse, Wissen zu schöpfen.

Es kommt zur Entzündung, wenn er sich gegen sich selbst auflehnt und seine Reserven ausstoßen will.

BLUT

Seelische Ebene
(Siehe auch: Milz, Leber, Leukämie/Blutkrebs, Gelbsucht)
Das Blut transportiert die zum Leben notwendige Kraft und das zum Leben notwendige Wissen. Im Blut befinden sich diejenigen lebenswichtigen Elemente, durch die die geistige Nahrung zu den Zellen des Körpers gelangt.

Wenn der Kranke Blutprobleme hat, wird das empfindliche Gleichgewicht zwischen der gesunden Versorgung und den verbrauchten Kräften gestört. Die Zellen erhalten keine neuen Grundstoffe und die Abbauprodukte werden auch nicht angemessen abtransportiert.

Hämatom (Bluterguss)

Physische Ebene
Das unter die Haut oder zwischen die Hautschichten ausgetretene Blut bildet eine geschichtete, gut abgrenzbare Ansammlung, die eine typische Färbung aufweist. Stumpfe Krafteinwirkungen können überall am Körper zum Bluterguss führen. Eine berüchtigte Form der Hämatome ist das blaue Auge (Veilchen), seine medizinische Bezeichnung ist „Brillenhämatom", bei dem es zu einem Bluterguss kommt, dessen Form an eine Brille erinnert. Es kann auch ein drohendes Anzeichen für Schädelbasisbrüche sein.

Die blaulila oder schwärzlichen Blutergüsse lösen sich langsam auf. Während des Abbaus der Blutfarbstoffe wird der betroffene Bereich zuerst blau, grün und anschließend gelb, der schließlich gemeinsam mit der Schwellung verschwindet.

Seelische Ebene

Dem Bluterguss geht eine andere – eventuell äußere – Einwirkung voraus. Untersuchen wir seine Bedeutung zunächst aus dieser Sicht. Die Auseinandersetzungen, Interessenkonflikte, die nicht entsprechend zum Ausdruck kommen, nicht bewusst werden, bleiben im Hintergrund und üben ihre zerstörerische Kraft von da aus, wenn wir nicht aufgrund dessen handeln *(Siehe auch: Bewusstsein)*. Das bedeutet einfacher formuliert: Es entwickelt sich eine Neigung, die die Wahrscheinlichkeit der Unfälle erhöht.

Wenn es zu diesem Ereignis kommt, kann der Bluterguss auch als Warnzeichen aufgefasst werden! Er weist darauf hin, dass der Kranke im jeweiligen Bereich nicht bereit oder vorübergehend unfähig ist, sich zu erneuern.

Die Veränderung der Kontinuität der Gefäßwände deutet darauf hin, dass die entsprechende Verbindung mit dem jeweiligen Gebiet abgebrochen ist, d.h., dieses Ereignis entspricht einem Bruch in seinem Schicksal. Es ist dadurch gekennzeichnet *(siehe auch dort)*, dass man dieses Ereignis als Misserfolg verbucht, das man nie wieder gutmachen kann. z.B. bei Blutabnahme: Die Idee der Gesundheit ist verloren gegangen.

Das ausgetretene Blut – die verlorene Freude – gerinnt, was darauf aufmerksam macht, dass man auf etwas Wichtiges in seinem Leben verzichtet hat. Wenn sich die ausgetretenen Blutfarbstoffe zersetzen, erscheinen sie in verschiedenen Farben. Ähnlich malt der Kranke im Verlauf der Zeit die Geschehnisse aus. Er schmückt sie aus und versucht sie zu begründen, Ausreden zu finden, warum diese Ereignisse ihm passiert sind.

In diesem Fall ist es nicht notwendig, den **Weg zur Gesundheit** zu erklären. Diese nicht besonders schweren Einwirkungen verlieren früher oder später an Bedeutung und heilen von allein.

Blutung

Physische Ebene

Das Blut ist ein flüssiges Gewebe, das zum Gerinnen fähige Zellen im Blutserum enthält. Es versorgt unsere Organe, Gewebe, Zellen: Es versorgt sie mit Nährstoffen und Sauerstoff und transportiert Kohlendioxid und Stoffwechselendprodukte ab. Es kann seine Aufgabe mithilfe der darauf spezialisierten Blutzellen nur innerhalb der Gefäße erfüllen.

Wenn das Blut aus der Blutbahn austritt, sprechen wir von Blutung. Unsere Gefäße können sich im beliebigen Bereich des Herz- und Kreislaufsystems öffnen. Sie können infolge von äußeren Einwirkungen, hohem (Blut)Druck reißen, infolge von Entzündungen oder in der Umgebung von Ödemen platzen, unsere lebenswichtige Körperflüssigkeit kann auch schleichend durch die kranken, abgeschwächten Gefäßwände durchsickern.

Das zwischen den Geweben ausgetretene Blut beansprucht Raum und die Blutergüsse können die Gewebe zerstören *(siehe auch Schlaganfall),* und ihr Druck beeinträchtigt den Kreislauf.

Die Gesamtmenge des Blutes hängt bei Menschen vom Gewicht und noch viel mehr von der Körperfläche ab. Ein Erwachsener, der 70 kg wiegt, hat ungefähr 5 Liter Blut. Das Blut verdankt einer eisenhaltigen, organischen Verbindung mit Großmolekülen seine rote Farbe. Das ist das Hämoglobin, das Sauerstoff aufnehmen und transportieren kann.

Blutdruck

Physische Ebene

Das zirkulierende Blut füllt die Blutbahn vollständig aus und übt einen bestimmten Druck während seiner pulsierenden, kontinuierlichen Strömung auf die Gefäßwand aus. Der „normale" Wert des Blutdrucks ist ein umstrittener Begriff und er beruht auf einem statistisch festgelegten Durchschnittswert.

Im Allgemeinen wird unter Bluthochdruck verstanden, wenn sich der Druck auf die Arterienwände des großen Kreislaufs krankhaft und dauerhaft erhöht. Der Bluthochdruck kann lediglich bei 5% der Fälle auf die konkreten, bekannten Ursachen zurückgeführt werden. Der Blutdruck steigt infolge von physischer Belastung, Rauchen, Stress und Angst. Wenn die Elastizität der großen Blutgefäße sinkt, kann sich der Blutdruck ebenfalls erhöhen. Bluthochdruck kann auch durch die Störung im Hormonhaushalt, durch Herz- und Nierenerkrankungen verursacht werden. Doch in 95% der Fälle ist er nicht auf konkrete Ursachen zurückzuführen.

Wenn wir mehrmals einen Wert von 140/90 mmHg oder einen höheren Wert in einer ruhigen, friedlichen Umgebung, in Ruhe oder nach Erholung messen und dieser Wert auch später mehrmals gemessen wird, können wir von Bluthochdruck sprechen.

In einem solchen Zustand kann sich der Betroffene wohlfühlen und mehrere Jahre beschwerdefrei bleiben. Früher oder später treten aber die Symptome auf, wie Nackenschmerzen morgens, Verschlafenheit, dumpfes Kopfgefühl sowie zahlreiche weitere individuelle Symptome und Beschwerden. Bei plötzlich erhöhtem Blutdruck kommt es zu Übelkeit, Sehstörungen, Erbrechen und Verwirrtheit. Im Laufe der Jahre wird die Netzhaut geschädigt, kann die Niere schrumpfen und absterben, die Überlastung des Herzens führt zu Veränderungen des Herzmuskels und Hirnschäden. Die Gefäße platzen hier (und auch an anderen Stellen), dessen verhängnisvolle Konsequenz der Schlaganfall ist.

Es gibt unzählige auf verschiedene Weise wirkende Bluthochdruckmittel, die wir an dieser Stelle nicht beschreiben wollen. Wir können jedoch erwähnen, dass die Denkweise der früheren Ärztegenerationen auch in der heutigen Wissenschaft akzeptiert und angewendet wird: Man muss davon nehmen, wovon man viel hat!

Und der Aderlass ist tatsächlich ein Leben rettender Eingriff bei Bluthochdruck – bei einem Anfall.

Seelische Ebene
Man kann eine (wirklich) gute Leistung unter einem bestimmten Druck bringen. Natürlich spreche ich hier von einem Druck weder im positiven noch im negativen Sinne, nur von einem Druck, der einem Triebkraft verleiht. Wenn sie der „normalen" Druckveränderung ausgesetzt wird, wird sie sich auch auf den Blutdruck auswirken.

Auslöser
- Er ist auf **Herzerkrankungen** zurückzuführen, wenn sich der erhöhte Druck aus der Liebe, Zuwendung ergibt. Das heißt, man nimmt sich alles (übermäßig) zu Herzen, wodurch man sein Mitleid ausdrückt. Man bedauert etwas gewöhnlich, wenn man emotional direkt betroffen ist, befangen ist, wenn man unfähig ist, Hilfe zu gewähren und anzunehmen.
- Er entsteht infolge von **Nierenerkrankungen**, wenn die zusätzliche Anspannung, der zusätzliche Druck aus Nicht-Verstehen resultiert. Der größte Feind des Verständnisses ist die Befangenheit, die emotionale Bindung. Wenn sie präsent sind, können wir nur eine einzige Folgerung ziehen: Was man nicht tun darf, wie man es nicht tun darf. Doch das Verständnis setzt voraus, dass wir etwas im positiven Sinne verstehen.
- Er wird durch die Störung im **Hormonhaushalt** verursacht, wenn die Harmonie des inneren Feuers beeinträchtigt wird. Man kann nicht entscheiden, was richtig ist, was angebracht ist. Man weiß nicht, wofür man kämpfen soll, wogegen man kämpfen soll.
- Den Bluthochdruck, der durch Angst hervorgerufen wird, müssen wir von zwei Seiten betrachten. Erstens muss die Erhöhung des Adrenalinspiegels

erwähnt werden: Um seine Leistungsfähigkeit zu steigern, erhöht man den Druck. Zweitens ist auf den krampfartigen Druck der Angst hinzuweisen, der die Gefäßwände verengt.
- **Gefäßverengung:** Albert hat mit mir über die Gefäßverengung nicht gesprochen. Wenn ich mich nicht irre, habe ich einst noch in der Grundschule etwas über die Strömung von Flüssigkeiten, über deren Eigenschaften in verschiedenen geschlossenen Systemen gelernt. Denken wir an einen abgedrückten Bewässerungsschlauch. Wenn eine Verengung im Schlauch entsteht, verändert sich die Strömung der Flüssigkeit, erhöht sich der Druck und reduziert sich die transportierte Menge. Wir können auch da über dasselbe Phänomen reden.

Die geschilderten Auslöser werden früher oder später gleichzeitig auftreten.
Wie wir wissen: Ein Unglück kommt selten allein. Ganz wie beim Domino-Effekt: Wenn ein Stein umgeworfen wird, kann er auch leicht die anderen umwerfen.
Gehen wir der Frage nach: Warum führen diese „Ursachen" zur dauerhaften Druckveränderung? Wie in den anderen Teilen des Buches versuche ich auch an dieser Stelle verständlich zu machen: Dies ist auch eine Erscheinungsform einer Ersatzhandlung. Es handelt sich darum, dass wir statt des Bekannten etwas ganz anderes wählen, wenn wir (blind) auf einen einfacheren Weg hoffen. Wir haben es durch ein Ding ersetzt, das wir tief in unserer Seele, in unserem Bewusstsein für falsch halten, das wir vermeiden wollen.
Dies wird uns nicht unbedingt bewusst werden. Da stellt sich jedoch die Frage: Was wird uns schmerzhafter sein, wenn wir nicht wissen, was unser Problem ist, oder wenn wir uns über die Wahrheit, Realität im Klaren sind, jedoch etwas ganz anders tun?
Über die Krankheiten lässt sich sagen (dies trifft für jede ohne Ausnahme zu), dass etwas als Krankheit gilt, wenn uns die Kontrolle über die Steuerung, Hoffnung und Wissen „endgültig" entglitten ist. Solange wir hoffen, glauben usw., geht es nur um einen vorübergehenden Zustand, in dem die Symptome noch nicht chronisch geworden sind. Das heißt, solange wir von einer vorübergehenden Anspannung sprechen, die uns bewusst ist, die wir lösen wollen, um gleichzeitig in etwas anderes einzutreten, entwickelt sich keine Krankheit.
Wir sprechen von dem Zustand, wo der Bluthochdruck bereits entstanden, chronisch geworden ist, d.h., die vorher erwähnten Faktoren haben sich ebenfalls gefestigt. **Der Kranke hat sich mit dem unveränderlichen Schicksal**

seines Lebens abgefunden, jedoch führt er einen großen Kampf (gegen sich selbst) in seiner Seele.

In diesem Fall ist also die Ersatzhandlung dieser Kampf. Dies ist mit einem Schnellkochtopf vergleichbar, in dem gerade nichts gekocht wird. Dementsprechend streben wir auch in unserem Leben danach, dass wir etwas, etwas Kluges, etwas, was uns glücklich macht „zubereiten". Dazu brauchen wir einen angemessenen Druck und diesen Druck müssen wir bewusst regulieren. Wir können entweder den Dampf ablassen (uns entspannen) oder wir entfernen uns vom Feuer (wir lassen hinter uns, was in uns Anspannung auslöst) und wir beschäftigen uns mit etwas anderem, etwas Entspannendem, bis wir uns beruhigen.

Blutarmut

Seelische Ebene
Man nimmt seine Fähigkeiten, Freuden und die daraus resultierenden Möglichkeiten nicht entsprechend wahr.

Man hat das Gefühl, dass „das Gewürz" in seinem Leben fehlt, folglich wird man zurückhaltend und kann depressiv werden.

Die Anzahl der roten Blutkörperchen sinkt (somit auch der Eisengehalt), wodurch sich der Transport von Sauerstoff verschlechtert, sodass das Blut die Zellen immer weniger mit den zum gesunden Leben notwendigen Stoffen versorgen kann. Das trifft auch umgekehrt zu: Das Bewusstsein des Kranken wird die positiven Prozesse in seinem Organismus nicht wahrnehmen.

Bluterkrankheit *(Hämophilie)* – Blutgerinnung

Physische Ebene
Die Blutgerinnung ist eine Kettenreaktion. An diesem Prozess sind sehr viele Verbindungen beteiligt, die in Wechselwirkung stehen. Es kommt zur Blutgerinnung, wenn das Blut aus den Gefäßen in die Außenwelt austritt. Das Resultat ist: Das flüssige Blut wird gallertartig, wobei es ein Eiweißnetz bildet.

Normalerweise bluten unsere Wunden nur einige Minuten. Wenn sich die Blutgerinnungsfähigkeit verschlechtert, d.h. die Zeit der Blutung und der Gerinnung sich verlängert, sprechen wir von Bluterkrankheit. Die Symptome der Blutgerinnungsprobleme sind Hämaturie, Nasenbluten, Haut- und Magenblutungen. Da die Blutung nicht stillbar ist – oder nur nach Stunden aufhört –, kann der Kranke auch verbluten, wenn ihm ein Zahn gezogen wird. Wenn man an

Vitamin-C-Mangel, schweren Infektionskrankheiten leidet, tritt Bluterkrankheit auf, aber sie kann auch mit Leukämie und Blutarmut verbunden entstehen.

Die krankhaft lange Gerinnung kann durch Medikamente beschleunigt werden, die die Gerinnung fördern. Der hohe Blutverlust kann durch die Transfusion von blutgruppen-kompatiblem Blut ausgeglichen werden.

Seelische Ebene

Die Blutplättchen spielen bei Verletzungen der Gefäße eine wichtige Rolle, indem sie sie verschließen und die Verblutung verhindern.

Bei Bluterkrankheit sinken die Zahl der Blutplättchen und der Kalzium-Spiegel.

Seelisch können wir die folgenden Eigenartigkeiten beobachten: Bei Verletzungen kann man sich nur schwer oder gar nicht beruhigen, man fühlt sich weiterhin beleidigt und versöhnt sich schwer.

Man wählt das Märtyrertum, den „schweren Blutverlust", anstatt sich zu beruhigen, zu besänftigen, was in diesem Fall im wörtlichen Sinne zu verstehen ist!

Man spielt den Märtyrer vor anderen. Was aber noch wesentlicher ist: Man spielt diese Rolle auch für sich selbst, während man tief in seinem Inneren weiß, spürt, dass man den falschen Weg geht. Man möchte sich verändern, aber die Umstände erlauben es nicht.

Im Laufe der Zeit wurde man unfähig, den schlechten, schmerzhaften Erlebnissen den Rücken zuzukehren. Man grübelt immer wieder darüber und reißt dadurch immer wieder alte Wunden auf. Man hat seine Fähigkeit verloren oder, besser gesagt, vergessen, um sich eine Mauer als Schutz (wenn auch vorübergehend) zu errichten. Man errichtet keine Mauern mehr, denn man hat bereits schlechte Erfahrungen: Was man bereits errichtet hat, überwältigt einen und man ist nicht mehr fähig, sich dieser Wirkung zu entziehen.

Weg zur Gesundheit

Man muss (wieder) den auch jetzt existierenden goldenen Mittelweg finden, wo man Mauern errichtet oder die nicht mehr notwendigen abbaut, und währenddessen findet man den richtigen Mittelweg.

Beim Suchen und Finden des richtigen Weges spielt die „äußere" Hilfe eine gravierende Rolle. Die Hilfe besteht vor allem darin, dass einem geholfen wird, seine – immer schon vorhandene – Wahrnehmung der Freiheit, des freien Denkens und der Freude zu entwickeln.

BLUTHOCHDRUCK *(Arterielle Hypertonie)*

Physische Ebene
Der Bluthochdruck bezieht sich auf die Druckwerte des arteriellen Gefäßsystems des großen Blutkreislaufes, die den Normalwert übersteigen. Die Normalwerte stehen immer zur Debatte, sie werden notwendigerweise willkürlich festgelegt. Wir können jedoch sagen, dass die „Obergrenze des normalen Blutdrucks" bei 140/85 mmHg liegt.

Bei hohem Blutdruck spielen die genetischen Faktoren, das Nervensystem, der Hormonhaushalt eine Rolle und auch der erhöhten Salzzufuhr wird eine große – jedoch bis heute unbestrittene – Bedeutung beigemessen. Die Risikofaktoren Fettleibigkeit, Alkoholkonsum und Rauchen beeinflussen den bereits bestehenden Bluthochdruck eindeutig negativ.

Seelische Ebene
Damit man wirklich eine Leistung bringen kann, braucht man einen bestimmten Druck, und zwar einen solchen, der einen zur Handlung bewegt.

Dieser Druck ist die zu lösende Aufgabe!

Im Laufe unseres ganzen Lebens werden wir mit Situationen konfrontiert, erfahren wir Konflikte, die wir lösen müssen, um gestärkt weitergehen zu können.

Wenn man seine Aufgabe „rechtzeitig" verrichtet, ist alles in Ordnung und man fühlt, erfährt Freude darüber. Wenn man sie aber nicht mit Freude verrichtet, führt man sie immer unvollkommener durch, man verliert immer mehr die Lust und vernachlässigt die zu lösenden Aufgaben.

Letzten Endes führen die Angst, die Angststörungen zum Bluthochdruck, die sich aus dem „Druck" der nicht verrichteten Aufgaben ergeben!

In diesem Fall sind die seelischen Faktoren der Krankheit wieder in zwei Gruppen einzuteilen, obwohl sie nur scheinbar zwei Gruppen bilden, denn es geht darum, wie sie sich manifestieren.

Welche zwei Gruppen sind hier nun gemeint?

Der Bluthochdruck kann durch die eingeengten Blutgefäße entstehen. In diesem Fall verhindern verschiedene Angststörungen einen, sich zu bewegen, zu handeln. Um welche Angststörungen es geht, können wir erfahren, wenn wir die Bedeutung der einzelnen Körperteile kennen.

Eine andere Ursache für diese Krankheit ist die Überfunktion des Herzens, die aus den Gefühlen entsteht, die der Kranke voreilig und unüberlegt geäußert hat.

BRECHREIZ, ERBRECHEN

Physische Ebene
Ein Reflexmechanismus des zentralen Nervensystems, der zur Entleerung des Mageninhaltes durch den Mund führt. Das Brechzentrum liegt im Gehirn, aber es kann durch zahlreiche Reize ausgelöst werden: durch Krankheiten des Magen-Darm-Traktes, optische, visuelle und Geruchsreize sowie durch emotionale Faktoren.

Es hat eine Schutzfunktion: Es hilft, das Essen bei übermäßiger Nahrungszufuhr und die gesundheitsschädlichen Stoffe und Gifte usw. aus dem Magen zu entfernen. Vor dem Erbrechen treten typische Symptome (ein Symptomkomplex) auf: Übelkeit oder Brechreiz, die mit Erblassen, Schwitzen und Magendruck einhergehen.

Seelische Ebene
Die Dinge, die man gekaut, geschluckt und aufgenommen hat, will und kann man aber nicht verdauen und verarbeiten. Man wählt einen scheinbar einfacheren Weg, anstatt die Dinge zu verstehen, zu verarbeiten und die Lehren daraus zu ziehen. Nachdem man den größten Teil der Nahrung zugeführt hat, realisiert man, dass man sie doch nicht braucht. Man will schnell diese Nahrung und Erfahrung loswerden, denn sie haben negative Gefühle in einem geweckt, einen schockiert, aufgeregt, dass man solch eine falsche Entscheidung getroffen hat. Man ist gespannt, was Empörung und Krämpfe in einem hervorruft, um die die innere Anspannung auslösenden Stoffe möglichst schnell loszuwerden.

Der Unterschied zu den Symptomen eines Durchfalls ist, dass man hier die Nahrung (sowohl die geistige als auch die physische) annimmt und schluckt, dann überlegt man es sich jedoch anders und versucht sie möglichst schnell auszustoßen.

Im Laufe unseres Lebens bekommen wir oft Kritiken oder sind wir solchen Reizen ausgesetzt, die zum Widerstand und zur Empörung führen. Wir können unter den verschiedenen Lösungen wählen, es kommt nur auf uns an, wie wir uns zu unserer Welt verhalten. Wir können uns sowieso nur auf die Art und Weise zur Außenwelt verhalten, wie wir auch auf uns selbst reagieren. Das trifft auch für den Brechreiz und das Erbrechen zu. Wie wir oft sagen: Mir hat sich der Magen umgedreht. Das ist wortwörtlich so! Man hat solche Erfahrungen gemacht, die seine bisherige Vorstellung über die Welt völlig verändert haben.

BRONCHITIS

Physikalische Symptome
Lungenerkrankung, bei der sich die Schleimhäute in den Bronchien entzünden. Eine Erkrankung der Atemwege, die durch eine Infektion – oder durch eine gewöhnliche Erkältung oder durch die Einatmung von ätzenden Gasen hervorgerufen wird.

Die **Hauptsymptome** sind Fieber, Fieberfrost, eventuell nur erhöhte Temperatur, Brustschmerzen, Husten, Aushusten und Luftnot.

Bronchitis kann auch bei Asthma und Allergien auftreten. In schweren Fällen kann das Sekret die kleineren Bronchien völlig verstopfen, was mit schweren Erstickungsanfällen einhergeht.

Behandlung Die kausale Behandlung erfolgt mit Antibiotika, die symptomatische mit Schleimlösern, hustenreizstillenden und fiebersenkenden Mitteln, Verdampfung und Bettruhe.

Seelische Ebene
(Siehe auch: Lungen, Luftröhre)
Man lehnt sich gegen die Energien auf, die man einatmet bzw. aus denen man Kraft schöpfen will. Das Wissen irritiert einen, dass man etwas verändern sollte, aber man hat keinen Mut dazu.

Entstehung der Bronchitis
- Die Lust zur Erneuerung erlischt, man findet kein entsprechendes Ziel, für das man kämpfen könnte. Das Immunsystem der Atmungsorgane (und nur diese) wird geschwächt, die Regenerations- und Reinigungsfähigkeit verschlechtern sich.
- Man vegetiert, verzichtet auf seine Kräfte, Fähigkeiten und realen Wünsche. Die Krankheit entwickelt sich langsam. Der Kranke arbeitet noch weiter und „rennt" immer noch irgendwohin. Er rennt, weil er im Wesentlichen nichts unternimmt. Er unternimmt nichts Erwähnenswertes, Entscheidendes!

Die folgenden Ursachen führen zur Erkrankung:
Es fällt einem schwer, etwas zu erwägen und eine Wahl zu treffen! Es fällt einem schwer, auf einen grünen Zweig zu kommen, denn man hat die Lust irgendwo verloren, sich anspornen zu können. Man will, dass eher jemand anderer

statt einem die Entscheidung trifft (was einen irritieren wird). Um die richtige Wahl zu treffen, ist ein sicherer Halt notwendig und sogar unerlässlich.

Diesen sicheren Halt stellt sein Wissen dar, das auf realen, erlebten Erfahrungen beruht! Wenn man nicht wählen kann, können wir sicher sein, dass man seine Fähigkeiten nicht entsprechend schätzt. Man überschätzt, aber lieber unterschätzt seine Eigenschaften. Dies hat natürlich zur Folge, dass man den „wenigen wertvolleren" übermäßige Bedeutung zumisst.

Man zögert lange, bis man die entscheidenden Schritte unternimmt! Man wägt ab, anstatt seinem Herzen zu folgen und die überdachten Schritte zu unternehmen. Man zögert hinaus, die Faulheit wurde nämlich Teil seines Alltags. Man „wählt" die Faulheit (man erkennt es nicht und sucht Ausreden), weil man glaubt und hofft, dass man um die selbstständige Handlung herumkommen kann. Man hofft, dass alles von selbst geregelt wird, währenddessen fühlt man sich jedoch sehr schlecht.

Man schöpft keine Seelenkraft, um sein Leben zu verändern. Was aber noch wesentlicher ist, dass man auch nicht zulässt, dass es sich verändert! Man wählt den krampfhaften Willen statt des Loslassens und des Lassens. Damit sich unser Leben „von allein" verändert, müssen wir uns sehr aktiv daran beteiligen! Wir müssen eine Atmosphäre schaffen, damit die Hindernisse aus dem Weg der Veränderungen unseres Lebens geräumt werden!

Als Fazit kann man sagen: Die Kontrolle über sein Schicksal ist einem entglitten, dies hat zu einer sofortigen Amnesie geführt, sodass man seine Fähigkeiten vergessen hat, die man bisher eingesetzt hat. Man hat etwas Wichtiges verloren, das die Lust in einem weckt, etwas Neues zu finden. Man wird sich auflehnen, um dies zu erreichen, um etwas dafür tun zu können!

Auf dem **Weg zur Gesundheit** muss man die kleinen Erfolge wahrnehmen und schätzen, die sein Selbstvertrauen und seinen Glauben stärken. Um welche Erfolge es geht, weiß man ganz genau! Man muss die Dinge zugrunde legen, auf die man verzichtet hat, an die man nicht glaubt, die aber in greifbarer Nähe und erreichbar sind.

Man muss sie erleben und die dadurch freigesetzte Energie lässt ein neues, harmonisches Feuer entstehen.

BRUST

Physische Ebene
Die weibliche Brust symbolisiert die Weiblichkeit, die Mutterschaft und die Geschlechtlichkeit. Wissenschaftlich kann sie als paarige Drüse, Rundung auf dem Brustkorb, auf den beiden Seiten des Brustbeins definiert werden. Sie dient dem Stillen des Neugeborenen.

Weibliche Brüste haben die unterschiedlichsten Formen und Größen und sind operativ gut korrigierbar. Bei bösartigen Veränderungen muss die Brust entfernt werden. Die dadurch verursachte seelische Katastrophe zeigt, was für eine wichtige Rolle dieses Organ in unserem Leben spielt.

Die bösartige Veränderung der Brüste ist eine der häufigsten Krebserkrankungen im Westen, während sie im Osten unbekannt ist. Eine weitere häufige Erkrankung ist die Brustwarzenentzündung, bei der eiterbildende Bakterien ins Brustgewebe gelangen.

Die weibliche Brust erfüllt ihre Rolle als absonderndes Organ während der Schwangerschaft infolge der Veränderungen im Nervensystem und im Hormonhaushalt. Die Ernährung, das Stillen, schafft eine innerliche Beziehung zwischen der Mutter und dem Säugling. Es ist bekannt, dass die Muttermilch, die steril ist und Enzyme und Immunstoffe enthält, qualitativ durch keine andere Nahrung im Säuglingsalter ersetzt werden kann.

Seelische Ebene *(Siehe auch: Tumore)*
Da spreche ich natürlich nicht nur über die weibliche, sondern auch über die männliche Brust, in ihrer Bedeutung gibt es nämlich keinen Unterschied. Sie können bei beiden Geschlechtern gleich gedeutet werden, obwohl sie bei den Frauen eine wichtigere Rolle spielen.

Die wichtigsten mit den Brüsten verbundenen seelischen Eigenschaften: Ernährung, Zuwendung, Umarmen und Engagement für Ziele.

Linke Brust
Sie symbolisiert die Ernährung mit Emotionen, Gefühlen.

Man kümmert sich warmherzig um die Menschen um sich herum, beschäftigt sich mit ihren Problemen und sorgt seinen Fähigkeiten entsprechend für sie. Besinnen wir uns auf die Tatsache – es kann nicht genug betont werden –, dass man emotional auch für sich selbst sorgen muss.

Es kommt zu einer Krankheit oder zu einem Warnzeichen, wenn das Gleichgewicht gestört wird, d.h., wenn man für sich nicht sorgt bzw. es nicht so tut, wie es ideal wäre. Darunter verstehe ich, dass man nicht nach seinem Herzen handelt, dass man nicht nach seinen reinsten Gefühlen für sich, für andere sorgt.

Rechte Brust
Sie bezieht sich eher auf die physische Ebene, ist eher damit verbunden.

Im Vorangehenden habe ich die Deutung „lediglich" von der geistigen Seite her versucht, wobei eine Auslegung auf der physischen Ebene (in der manifestierten Welt) auch von Belang ist. „Im Gegensatz" zur linken Brust zeigt die rechte Brust den Menschen mehr von der materiellen Seite.

Ein Beispiel dafür ist das Stillen bzw. die tatsächliche materielle Unterstützung (das Geld).

Dazu gehört auch, wenn man für sich selbst sorgen muss. Man möchte beispielsweise eine schöne Kleidung, die man sich auch leisten kann, man kauft sie aber nicht.

Ferner kann auch zur Störung des Gleichgewichts führen, wenn man die Sorge für andere übertreibt oder wenn man die Erfüllung der eigenen Wünsche zu sehr in den Vordergrund rückt.

Nehmen wir eine Krankheit als Beispiel.

Schuppenflechte erscheint unter der Brust, wenn man die Menschen um sich herum ernähren sollte. Die Veränderungen an der rechten Brust deuten auf die physische Ernährung hin (kochen, Geld leihen usw.).

Wenn man sich nur nicht gern um andere kümmert, besteht kein Problem und entwickelt sich keine Krankheit, denn man achtet genug auf sich selbst und infolgedessen verhält man sich auch selbstlos der Außenwelt gegenüber (obwohl man es nicht gern anerkennt).

Das Problem beginnt sich zu manifestieren, wenn man der Außenwelt zeigt, dass man nicht gern für andere sorgt. Das ist aber nur Theater. Man spielt, denn im Inneren wohnt ein verletzter Mensch, der sich vor den wiederholten Misserfolgen fürchtet. Deswegen will man das Problem ausklammern, man will darüber nicht nachdenken, obwohl man sich danach sehnt, sich um seine geliebten Personen kümmern zu können. In diesem Fall erkrankt man. Man spürt tief in seiner Seele, dass man sich kümmern sollte, aber man kann sich nicht überwinden. Man ist unfähig, sich selbst gegenüberzustehen, weil dies einem (seiner Meinung nach) Schmerzen bereiten würde. Die Schmerzen ergeben sich aus dem Gefühl der Wehrlosigkeit, der „Nacktheit". Man muss zuerst für sich selbst sorgen. Man muss da anfangen und erst danach kann man sich anderen zuwenden.

Zusammenfassend lässt sich sagen, dass die Krankheiten, Störungen der Brust entstehen, weil das empfindliche Gleichgewicht zwischen der Sorge für andere und für uns selbst gestört wird.

BRUSTFELL

Physische Ebene
Der Unterschied zwischen den maximalen Volumen des Aus- und Einatmens ist groß. Die Lunge passt sich dank ihres schwammigen Gewebes leicht an und füllt den zur Verfügung stehenden Raum, die Brusthöhle, aus. Dazu ist es notwendig, dass sich die äußere Oberfläche der Lunge und die innere Oberfläche des Bruskorbs reibungslos aneinander verschieben können. Dies gewährleistet das Brustfell, das aus zwei glänzenden Blättern besteht, das eine überzieht die Lungen, das andere kleidet die Brusthöhle von innen aus. Die zwei Blätter gleiten aneinander, zwischen ihnen befindet sich eine dünne, kristallklare Flüssigkeitsschicht, die die reibungslose Verschiebung der Blätter sichert.

Ein tatsächlicher Hohlraum zwischen den Brustfellen entsteht nur, wenn Serum infolge einer Entzündung gebildet wird, wenn Blut oder Eiter da eindringt bzw. Luft infolge der Verletzungen der Lunge oder der Brustkorbwand hineingelangt.

Bei fortgeschrittenen Entzündungen können die zwei Blätter des Brustfells an einigen Stellen mehr oder weniger aneinander kleben.

Das Hauptsymptom der Brustfellentzündung ist ein heftiger, stechender Schmerz, der durch Husten, Niesen und Bücken verstärkt wird. Wenn Flüssigkeit in diesem Raum angesammelt wird – z.B. bei Entzündung oder Tumoren auf der Oberfläche der Brustfelle – oder Blut darin eindringt (Brustwassersucht und Blutbrust), wird dadurch die Lunge von außen zusammengedrückt und es kommt zu einer schweren Luftnot und zum Ersticken. Die Therapie besteht in diesem Fall aus der Punktion des Bruskorbs, wobei die abnormale Flüssigkeitsansammlung abgeleitet wird.

Seelische Ebene
(Siehe auch: Entzündung, Atmungssystem)
Die Atmung soll wie auch die körperlich-seelische Erneuerung natürlich und kontinuierlich funktionieren. Das Brustfell trägt dazu bei, dass dieser Prozess ruhig und reibungslos läuft. Das heißt, wir müssen uns den Gesetzen der Natur anpassen. Im Klartext: Wir müssen uns *bewusst* ohne jegliche äußere Einflüsse verändern, Luft nehmen, sodass wir dies nicht als Zwang empfinden, wobei wir die aus dem Inneren stammende Freiheit spüren.

BULIMIE/ANOREXIE

(Siehe auch: Esssucht, Dysmorphophobie/Körperschemastörung)

Nach der traditionellen Auffassung sind Anorexie und Bulimie seelisch auf irgendein Schuldgefühl in der Weiblichkeit zurückzuführen, das an den Essgewohnheiten, der Ernährung zum Vorschein kommt.

Hier geht es nicht darum, dass eine Frau die Weiblichkeit nicht akzeptieren will. Sie will es sogar sehr! Sie ist eine sehr gute Frau, sie will gute Mutter werden.

Aber...

Sie hat ganz einfach keine Ahnung, wovon sie sich als gute Frau, gute Mutter fühlen könnte.

Jedoch ist es wichtig zu wissen, dass der Mensch sich nichts Schlimmes wünscht. Nie und unter keinen Umständen, und das ist der wichtigste Fakt! Der Mensch will für sich selbst etwas Gutes!

Man bestraft sich selbst nicht wegen einer nicht begangenen Sünde oder wegen eines Versäumnisses, sondern man hofft, dass alles, was man tut, gut wird oder etwas Positives in der Zukunft bringt.

Es soll nochmal betont werden, dass man nicht als Strafe auf die Speisen verzichtet. Man hofft, wenn man nicht isst, das bringt etwas Gutes. Dabei gibt es aber etwas sehr Wichtiges: Wenn uns etwas wirklich Positives vor den Augen schwebt, dann glättet sich unser Gesicht. Wenn wir fühlen, dass wir etwas Gutes tun, dann fühlen wir die Vollkommenheit oder deren Möglichkeit. Unsere Gedanken, Taten werden dadurch sicher, dass wir für etwas Gutes kämpfen. All dies fehlt aber ganz im Verhalten des Kranken. Das bedeutet also, dass man auch selbst weiß, dass man etwas Schlimmes tut, währenddessen man sich bemüht, das Gegenteil zu beweisen.

Wenn man Anorexie hat, enthält man sich die Nahrung vor.
Warum?
Weil man sich selbst glauben machen will, dass es für einen gut sein werde!
Wenn es tatsächlich das Gute wäre, könnte man sich beruhigen und dann auf seine normalen Essgewohnheiten zurückkommen.

Wenn man **Bulimie** hat, kann man sich selbst keinen Bissen entziehen, aber wenn man das Essen in sich hineingestopft hat, wenn man seine „Wünsche erfüllt hat", kommt man im nächsten Moment darauf, dass man es nicht braucht. Dies bringt den Wunsch mit sich, alles loszuwerden, und man kotzt all das aus, was man mit großer Freude verzehrt hat.

All dies ergibt sich daraus, dass man nicht wissen kann und vielleicht jetzt auch nicht wissen will, was man wirklich will. Deshalb will man alles wie ein kleines Kind in sich hineinstopfen. Wenn wir einen besser kennen lernen, müssen wir darauf kommen, dass man sich wirklich so verhält – in Bezug auf sich selbst und seine Wünsche –, wie ein kleines Kind. Man stampft auf und man will alles…, aber wenn man es bekommt, wirft man es weg.

Man braucht in Wirklichkeit zu lernen, die Richtigkeit seiner Wünsche zu entdecken und zu erleben. So wird man ruhiger und es fällt einem überhaupt nicht ein, zu schusseln und alles in sich hineinzustopfen. Erst recht nicht so, dass man danach darunter leidet, wonach man sich gesehnt hat.

Alles basiert auf der folgenden These: Der Mensch lebt nicht nur vom Brot allein. Wenn wir darüber sprechen, dass sich die Essgewohnheiten ändern, dann kann es nur erfolgen, wenn sich auch die „seelische Ernährung" *(all die geistige Nahrung, womit man sein Leben ernährt, aber hungrig blieb)* schon vorher verändert hat, was das Verhältnis zur physischen Ernährung grundlegend bestimmt. Deshalb hat es auch keinen Sinn, über die Ernährung nur an sich zu sprechen. Die physische Ernährung hängt davon ab, was man seelisch zu sich genommen hat. Wenn man das Gefühl hat, dass der Magen voll ist (es ist egal, ob man hungrig ist), wird man keine physikalische Nahrung zu sich nehmen, man hat nämlich schon etwas, was man verdauen muss. Zumindest fühlt man es so, wenn man Vorstellungen, Ideen verarbeiten will, die nicht zu verdauen sind.

Der menschliche Körper ist wunderbar!
Man passt sich ausgezeichnet an die veränderten Umstände an. Wenn man das Gefühl hat, dass man nicht genügend Fürsorge, Ernährung erhält, stellt man die

nicht genutzten Gebiete ein und beginnt zu sparen. So bleibt die Menstruation aus …

Weitere Ergänzungen zur Bedeutung sind bei den jeweiligen Symptomen (Menstruationsprobleme usw.). zu finden.

CANDIDA

Die Bedeutung von Candida-Pilz wurde – in der letzten Zeit – „ein bisschen" übermystifiziert. Es besteht kein Zweifel, dass der Pilz im Organismus vorhanden ist und das Immunsystem ihn hervorragend (durch die Darmflora) kontrolliert. Wie viele andere Dinge der Natur brauchen wir auch diesen Pilz.

Nicht der Pilz verursacht Probleme, sondern das Immunsystem, das nicht fähig ist, ihn richtig zu kontrollieren.

Wir wollen dagegen kämpfen, obwohl wir ihn brauchen und ansonsten in einer gesunden Symbiose mit der ganzen Umwelt leben sollen/sollten. Unter anderem aus dem Grund, dass er unser Immunsystem wach hält, damit es fähig wird, den Organismus vor den wirklichen, schädlichen Wirkungen zu schützen.

Es ist aber noch nicht sicher, dass sich der Candida-Pilz verbreitet, wenn unser Immunsystem schwach wird. Damit der Candida-Pilz in ein Übergewicht kommt, ist das Zusammenspiel von anderen Faktoren notwendig.

Das Immunsystem ist also nicht nur belastet, sondern irgendein Fakt fördert die Vermehrung des Pilzes. Was kann das sein? Es ist auf jeden Fall eine Tätigkeit, die das Feuer, die Feurigkeit erstickt.

Das kann Stress oder irgendeine Lebensphase oder Lebenssituation sein, wenn der Sinn des Lebens grundlegend in Frage gestellt wird. Probleme in einer Partnerbeziehung, in der Sexualität usw.. Es zählt nur, dass es um ein wahres und tiefliegendes, trauriges Problem geht.

Die Quelle des einen Problems ist die Lustlosigkeit und deren Folge ist der sich vermehrende Pilz. Die Quelle der sonstigen Probleme ist die Entleerung der toxischen Stoffe des Pilzstoffwechsels, was für einen bereits abgeschwächten Organismus eine große Herausforderung bedeutet.

Auf der Ebene der Seele bedeutet es, dass es nicht ausreicht, dass man sich in einen hoffnungslosen Konflikt einwickelt. Diese Situation geht auch mit Selbstbeschuldigung und Wut einher, wovon man sich befreien will. Mit mehr oder weniger Erfolg!

Man darf aber auf die abwechslungsreichsten Symptome nicht hereinfallen. Diese Symptome können noch sehr vieles bedeuten. Die Erkrankung an Candida-Pilz muss durch Laboruntersuchungen bestätigt werden! Man darf sich diesen Luxus nicht leisten, dass man eine Krankheit behandeln lässt, die nicht existiert.

Davon abhängig, wo die Symptome auftreten, lässt sich die jeweilige Lebenssituation gut eingrenzen und deuten, wo das Feuer erloschen ist und die Selbstbeschuldigung überwiegt, denn dann befällt der Pilz die Haut.

Zur Entwicklung von Mundschwämmchen trägt bei, dass man unsicher ist, ob es wirklich gut ist, was man sagt, was man schluckt.

An den Geschlechtsorganen löst der Pilz Symptome aus, wenn man wegen eines Problems die Lust in seiner Partnerbeziehung verliert. Es ist wichtig zu bemerken, dass es nicht notwendig ist, dass man sich über die Ursache des Problems im Klaren ist. Es genügt, wenn man es ahnt, wenn man es fühlt.

In den inneren Organen löst er Symptome aus, wenn der Kranke – vor allem – mit sich selbst Probleme hat. Während man lustlos ist, verbringt man die Zeit damit, dass man die Berechtigung der Lustlosigkeit beweist. Und man hat keine Zeit und Kraft dafür, die Freude und das Feuer zurückzugewinnen.

Was kann man für seine Heilung tun?

Man muss die Freude, das Feuer finden. Nur der Kranke weiß, was er unter den gegebenen Umständen als Freude und Ansporn erleben kann.

Man muss die für sich selbst ideale Entgiftungsmethode finden. Man muss die Darmflora und das Immunsystem mit heilwirksamen natürlichen Mitteln stärken.

CHLAMYDIEN

Man darf nicht hereinfallen!

Es ist nicht zufällig, dass wir uns infizieren! Dafür müssen wir auch offen sein, oder der Zustand unseres Immunsystems führt dazu, dass es die Erreger nicht erkennt bzw. es hat keine Kraft oder Kapazität, dagegen zu kämpfen.
1. Das Immunsystem erkennt das Problem nicht oder, anders formuliert: Es befindet sich in einem krampfhaften Zustand.
2. Das Immunsystem könnte das Problem erkennen, aber ihm steht die Kapazität nicht in ausreichender Menge und Qualität zur Verfügung, wenn sie durch etwas ganz anderes, woanders gebunden ist.

Besinnen wir uns darauf: Der Körper folgt den seelischen Vorgängen. (Natürlich stehen sie auch in einer Wechselwirkung.)

CROHN-KRANKHEIT *(Morbus Crohn)*

Es ist uns allen schon passiert, dass unser Organismus die schädlichen Stoffe bei einer Virus- oder Bakterieninfektion loswerden wollte, was zum Durchfall führte. Gleicherweise will sich unsere Seele von allem befreien, was sie nicht passend findet. Da erscheint mir wichtig, auf die Entzündungsprozesse im Organismus hinzuweisen. Eine Entzündung entsteht, wenn es zu einer Auflehnung kommt, aber auf die Art und Weise, dass sich keine Lösung, keine Beruhigung daraus ergibt oder ergeben kann.

Die Krankheit entsteht vor allem im Kindes- oder Jugendalter. Das heißt, dass die seelischen Wurzeln der Krankheit auch da zu finden sind. Sie ist oft so tief verdrängt, dass man sie als „Normalität empfindet". Z. B.: Infolge einer tiefen seelischen Verletzung redet man sich ein, die Schuld daran zu haben. Man findet es derart selbstverständlich, dass einem nicht einmal einfällt, es in Frage zu stellen, deswegen muss der Körper darauf hindeuten.

Bei der Krankheit zeigt die Länge des entzündeten, verdickten und träge gewordenen Darmabschnittes, wie groß und schwer das seelische Problem, die Auflehnung und die Resorptionsstörung sind.

Der perfekt erschaffene Organismus versucht die Wunden immer zu heilen. Wie funktioniert das normalerweise? Er versucht die Wunden zu heilen, indem er eine neue Hautschicht über der Wunde bildet. Da handelt es sich um so tiefe Wunden, um eine so große Nähe, dass er leicht über das Ziel hinausschießen kann und er sogar die verschiedenen Gewebe verwachsen lassen kann. Das heißt, dass die seelischen Ursachen kaum voneinander zu trennen sind. Es entsteht ein gravierendes Problem, eine deutliche Verflechtung, sodass sich der grundlegende Konflikt kaum mehr entwirren lässt. Man sollte ihn vielleicht auch nicht entwirren! Man muss sich vielmehr auf die Lösung konzentrieren oder die seelischen Ursachen erleben, die die Befreiung und die Heilung in sich bergen.

Eine tiefe, bis in die Wurzeln reichende Verletzung und Selbstbeschuldigung sind entstanden, die man nur ertragen kann, wenn man sich (die Darmwand) verhärtet. Sogar will man sich vor den weiteren Wunden dadurch schützen, dass man sich immer mehr verhärtet, aber dadurch verhärtet, verdickt sich auch der betroffene Bereich, d.h. die Darmwand, so erreicht man gerade das Gegenteil. Folglich: Je mehr Kraft man investiert, sein Problem zu ertragen, desto schwerer werden die Symptome und die Entzündungen.

DARMKRANKHEITEN

Physische Ebene
Der Darm ist ein schlauchartiges Höhlensystem, das sich räumlich innerhalb des Körpers befindet, aber für unseren Organismus ist er ein Außenbereich. Das ist ein Kanalsystem, das mit der Außenwelt in Verbindung steht, in dem die Stoffe aus der Außenwelt aktiv und passiv transportiert werden. Er wird vom wirklichen Geweberaum unseres Körpers durch eine typische Schranke, durch die mit einem gleitenden Sekret überzogene Schleimhaut getrennt. Während der Schleim die Bewegung der gelieferten Stoffe in den Därmen fördert, bildet die Epithelschicht eine Grenze, die „niemand und nichts" durchlässt. Sie bildet die perfekte Trennung zwischen der äußeren und inneren Welt.

Wenn diese Wand gesund ist, können die Grenze nur spezielle Stoffe in einer oder in anderer Richtung passieren (wenn man einen „Reisepass" hat und der von den Epithelzellen auch „kontrolliert wird"). Wenn diese Bewegung in Richtung des Inneren erfolgt, nennt man dieses Phänomen Absorption, wenn nach außen, nennt man es Sekretion.

Weniger poetisch formuliert: Der Transport von Stoffen kann ausschließlich durch die Zellen von einer Seite auf die andere Seite der Epithelschicht erfolgen. Die Epithelzellen liegen nämlich dicht beieinander, so sind die sogenannten Interzellularräume völlig geschlossen.

Die aktive Resorption erfolgt über die handschuhfingerartigen Erhebungen der Epithelfläche. Das sind Darmzotten, die die Resorptionsfläche erheblich vergrößern: Auf einer Epithelfläche von 1 mm² befinden sich hundert Millionen Darmzotten.

Die Drüsen der Dünndarmwand und die Bauchspeicheldrüse *(siehe auch dort)* **produzieren die Enzyme**, die die Nahrung abbauen. Bei der Verdauung entstehen einfachere Verbindungen, die die Darmschleimhaut bereits absorbieren kann. Diese Vorgänge laufen nur im oberen Dünndarm ab. Davon weiter entfernt befindet sich schon der Dickdarm. Hier leben zahlreiche Bakterien mit dem Körper in friedlicher und nützlicher Symbiose. Sie zerlegen einen Teil des nicht mehr verdaulichen Darminhaltes noch weiter und währenddessen produzieren sie Vitamin B.

Seelische Ebene
Die inneren Angelegenheiten!

Resorption, Verarbeitung, Integrieren von Dingen (Erfahrungen) in den Organismus sowie die Entleerung des Überflusses ist überwiegend eine eigene Angelegenheit: Was man in sein Leben integriert und wie man das tut.

Die Bedeutung der einzelnen Darmstrecken können wegen des Buchumfangs nicht detailliert beschrieben werden, aber ich hoffe, dass dies als Einführung reicht.

Dünndarm: Wir brauchen eine Lebensauffassung, die uns hilft, die Erfahrungen, die Nahrungen zu verarbeiten, aus der wir die notwendige Lebenskraft schöpfen. Diese Prinzipien bestimmen unser Verhältnis zur Nahrung. Die Funktionsstörung des Dünndarms weist darauf hin, dass unsere Einstellung gestört wurde.

Dickdarm: Da wird die „feine" Arbeit verrichtet. Hier werden die Kleinigkeiten, die Details, die Einzelheiten abgebaut, die unser Leben bunter und vollkommen machen. Es kommt zur Stagnation *(siehe auch: Stuhlverstopfung)*, wenn wir uns mit den Details nicht gern beschäftigen.

Blinddarm: Er stellt eine Sackgasse dar. Es kommt vor, dass wir auch etwas zur Verdauung beiseitelegen, von dessen Vergeblichkeit wir schon überzeugt sind. Wir sind uns über die Tatsache im Klaren, dass wir es nicht „speichern" sollten, aber trotzdem legen wir es beiseite. Wenn uns die Vergeblichkeit klar wird, wenn wir beginnen, uns dagegen aufzulehnen, entsteht die Entzündung. *(Siehe auch: Blinddarmentzündung)*

Mastdarm: Das ist das Ende. *(siehe auch: Hämorrhoide)*. Man soll die Sachen doch irgendwo speichern, die dann entleert werden. Man darf den Müll nicht so einfach wegwerfen!

Darmwind (Flatulenz)

Physische Ebene

Der Darmwind ist im Wesentlichen eine Gasmischung: Mehr als 60% sind davon die geschluckte Luft und ca. 20% stammt aus der Blutbahn. Der Rest entsteht während der bakteriellen Fermentation des Darminhaltes.

Die Hauptkomponenten des Darmwindes sind Kohlendioxid, Methan, Ammoniak, Stickstoff, Sauerstoff, Schwefelwasserstoff und Merkaptan.

Bei ungenügender Verdauung, bei Erhöhung des Abbaus, der Fermentation erhöht sich die Menge der Gase, ihr Verhältnis ändert sich, und es wird von der Aufblähung des Bauchs und einem Völlegefühl begleitet. Bestimmte aufblähende Speisen können einen ähnlichen Zustand verursachen, wie zum Beispiel Bohnen, Erbsen, Linsen, Kohle, Zwiebel.

Die Entzündungen der Därme gehen auch mit übermäßiger Gasbildung und häufigem Darmwind einher, was auch für die Leber- und Gallenblasenkrankheiten sowie die nervösen Zustände typisch ist.

Seelische Ebene

Darmwind ist ein natürliches Phänomen, das mit Verdauung und Abbauprozessen verbunden ist. Wir wissen alle: Wenn wir ein seelisches Phänomen verarbeiten, einen Reiz beurteilen, werden wir darin einen Teil finden, der vergänglich ist. Darunter verstehe ich, dass unsere Dinge nicht eindeutig gut oder schlecht sind, sondern dass sie sowohl gute als auch schlechte Komponenten haben.

Wir sollen näher betrachten, wie und warum das Gas entsteht.
1) Zur Verbrennung, Verdauung der verzehrten Nahrung braucht man Sauerstoff (darüber wurde am Anfang des Buches geschrieben). Wir sollen uns daran erinnern, was wir in der Grundschule gelernt haben: Der verbrennende Stoff, die Wärme, die Luft sind unerlässlich. Das Lebensmittel ist der zu verbrennende Stoff. Der natürliche Wärmehaushalt sichert die Wärme, die die angemessene Verbrennung fördert. Wenn sie im Gleichgewicht sind, bedeutet der Darmwind kein Problem. Wenn wir mit etwas Neuem anfangen, atmen wir in jedem Fall tief ein. Das heißt, dass wir nicht nur die Verbrennung fördern, sondern wir uns „seelisch" auf die Lösung der Aufgabe vorbereiten, indem wir Luft holen.
2) Die gasförmigen Stoffe aus der Blutbahn dienen der einfachen Reinigung des Blutes. Ihre andere Funktion ist aber auch wichtig! Die umliegenden

Organe können in einem bestimmten Maße die Funktion der anderen übernehmen und sie sozusagen ersetzen. Das Blut bringt die Lebenskraft, die wir durch die Lungen einatmen.
3) Die Fermentation ist wie beim Brotbacken der Sauerteig, der die Verdauung, den Abbau fördert. Er verhält sich so wie ein Katalysator.

Wir sind uns dessen immer bewusst, wir wissen immer, dass wir unsere Sachen verdauen sollen (das bezieht sich nicht nur auf die physische Ebene). Das bedeutet, dass der Wunsch in uns ist, der als Katalysator funktioniert.

Bis jetzt habe ich die normalen Vorgänge geschildert, untersuchen wir jetzt auch den Fall, wenn die Gase schon Probleme bereiten.

Im Wesentlichen kann man hier nichts Besonderes erwähnen. Es geht darum, dass der Kranke als Folge seiner „Schwäche" die Gase zurückhält. Die reine Luft gehört zum Leben. Der Kranke spürt es nicht und er nutzt sie nur teilweise. Daraus folgt, dass man sie durch die Gase in den Därmen ersetzen soll.

DEPRESSION

Physische Ebene
Gedrückte Stimmung von einer leichten Traurigkeit bis zum starken Schuldgefühl und Gefühl der Hoffnungslosigkeit sind typisch. Die Fähigkeit, Freude empfinden zu können, schwindet oder geht verloren, Angststörungen, Reizbarkeit und Sorge treten auf.

Konzentrationsstörungen und Lustlosigkeit beherrschen den Kranken. Man verliert das Interesse an den Dingen der Welt und auch an der Sexualität.

Die Passivität wandelt sich manchmal in schwere Erregungszustände um, gelegentlich kommt es zu Wahnvorstellungen.

Kopfschmerzen, Schlafstörung, Appetitverlust und Gewichtsverlust sind ebenfalls charakteristisch. Bei Depressionen ist die Neigung zum Selbstmord nicht selten.

Seelische Ebene
Schauen wir uns die Verhältnisse an, die beim Kranken diesen Seelenzustand „ausgelöst" haben. Die Anführungszeichen sind hier sehr wichtig, man kann nämlich keine konkrete Ursache nennen, da man alles als Problem und Auslöser

in diesem Zustand betrachten wird! Gehen wir eher der Frage nach, versuchen wir die Ursache zu finden, was er verpasst hat. Die verpassten, versäumten Dinge entstehen nämlich als Folge von Mängeln, auch wenn man sich an begangenen Fehlern die Schuld gibt. Die Ursache steckt darin!

Nicht etwas, sondern der Mangel an etwas führt zum **depressiven** Zustand. Allerdings, wenn man schon sehr tief ist, wird man es nicht finden. Wenn man es finden könnte, wären die Leiden auch vorbei. Stattdessen sucht man lieber – und findet man im Allgemeinen auch – einen Sündenbock und macht ihn für seine Leiden verantwortlich. Er sucht und findet den Fehler bei anderen, denn er glaubt, man dürfe sich nicht irren. Irren sei ein Luxus, das man sich nicht leisten könne und mit allen möglichen Mitteln vermeiden müsse.

Man überdimensioniert die Bedeutung von Fehlern, in seinem Verstand bleibt nichts anderes als das Erlebnis von Misserfolg. Man wir unfähig, seine Teile aufzuspüren, die die aufkommenden Probleme hervorragend lösen könnten. Im Klartext: Man verdrängt seine Erfolgserlebnisse so tief, dass man nicht mehr in der Lage ist, sie wahrzunehmen und zu genießen. (Man will sie auch nicht finden, denn man sollte in diesem Fall diesen „bequemen" Zustand aufgeben!)

Für die Depression ist die folgende Verhaltensform besonders charakteristisch: Suche nach Ursachen, nach einem Sündenbock und dessen genaue Angabe. Das bedeutet, dass man (als Beruhigung und Ausflucht) Argumente sucht und findet, warum man so weiterlebt, anstatt den Ausweg und das Glück zu suchen!

Man kann über eine chronische oder vorübergehende Depression reden, die Hauptsache ändert sich jedoch nicht: Bei beidem muss man denselben Weg zurücklegen!

Der Unterschied zwischen der chronischen und der vorübergehenden Depression – fast alle bewältigen sie in kürzerer oder längerer Zeit – besteht darin, dass der chronisch Kranke sein Leben nicht mehr im Griff hat und steuern kann und die Kontrolle darüber ganz verliert!

Man macht die Verhältnisse verantwortlich und hat eine schwere Selbstbeschuldigung, was seine Fähigkeit mindert, einen anderen Aspekt seines Lebens zu entdecken. Dass man andere verantwortlich macht, kann (möglicherweise) in einer schweren Periode helfen. Es ist auch möglich, dass die Konsequenzen noch schwerer werden könnten, wenn man sich anders benehmen würde! Man muss sich so benehmen, sonst würde man sich gegen sich selbst wenden. Wir dürfen jedoch nicht vergessen, dass es auch eine bessere Lösung gibt! Wenn man andere verantwortlich macht, ist das immer eine Ersatzhandlung, denn in diesem Fall haben wir keinen Grund, unser Schicksal selbst in die Hand zu nehmen und aufzuwachsen! Das stimmt, aber es muss für die Heilung hinderlich sein!

Wir können für die Entstehung einer Krankheit andere oder uns verantwortlich machen, aber wir können unsere Lage nur verändern, wenn wir das Problem unter einem anderen Gesichtspunkt betrachten. Für die Entstehung der Krankheit ist die seelische Einstellung „verantwortlich", wenn man hier überhaupt von Verantwortung sprechen kann oder wenn es überhaupt einen Sinn hat, davon zu sprechen!

Untersuchen wir kurz den Weg, der zur Depression geführt hat.
Warum hat man eine traurige Stimmung?
Man schafft keine gute Stimmung!
Warum schafft man keine gute Stimmung?
Man hat das Gefühl, es nicht zu verdienen!
Warum denkt man, es nicht zu verdienen?
Man hat seine eigenen Werte nicht gesucht und gefunden.
Warum hat man seine Werte nicht gefunden?
Man hat die Werte **anderer** gesucht!

Alle Geschöpfe stützen sich darauf, was sie haben. Wenn man ein „vollkommenes" Leben daraus schaffen will, was man nicht hat, kann man nur ein depressives, verbittertes Leben schaffen.

Eine typische Eigenschaft ist – noch vor der Krankheit –, dass man sehr starke Wünsche und Sehnsüchte hat!

Man hat sehr viele Wünsche, aber statt ihrer Verwirklichung erwartet man, dass andere ihre Träume erfüllen! (man selbst gibt sich mit der „bloßen" Sehnsucht, mit dem bloßen Verlangen zufrieden!) Erinnern wir uns daran, dass wir uns nur über unsere erreichten, verwirklichten Ziele, unsere Arbeit freuen können! Das bezieht sich jetzt nicht auf die Geschenke, sie sind ganz anders! Da spreche ich von der eigenen Fähigkeit, arbeiten, schaffen und handeln zu können!

Die Neigung zur Manie wird sich aus dem einfachen Grund entwickeln, dass man spürt und weiß, was man tun muss! In Bezug auf seine Krankheit bzw. Heilung kann man jedoch keine Fortschritte machen. Man kann den richtigen Weg nicht einschlagen, denn man hat sehr feste und emotional gefärbte Vorstellungen darüber. Diese Gefühle flüstern uns ins Ohr: Du sollst, du kannst nichts verändern, alles ist gut so, usw.!

Weg zur Gesundheit
Einem an einer tiefen Depression leidenden Kranken kann man nicht helfen, bis er einen entsprechenden Facharzt aufsucht, der über die notwendige Therapie entscheidet.
Sehr wichtige Informationen:
Man muss den Kranken in den Heilungsprozess einbeziehen! Ihm geht so vieles durch den Kopf, so vieles kommt ihm in den Sinn, dass er nichts mehr aufnehmen kann! Also, wir sollten ihm keine „guten" Ratschläge erteilen oder sogar gar keine! Wenn es irgendwo bereits vieles gibt (in diesem Fall Sorgen, Probleme), darf man nur wegnehmen, und zwar so, dass man das grundlegende Prinzip berücksichtigt: Wir dürfen ihm wider seinen Willen nichts wegnehmen! Dies kann man nur erreichen, wenn er selbst etwas loswerden will!

Was er auch sagt, er will wieder gesund werden! Wenn er sich nicht nach Heilung und Glück sehnen würde, würde er nicht zu Ihnen gehen oder sich vollkommen passiv Ihnen gegenüber verhalten. Er will gesund werden, er will den Ausweg aus der Grube finden, aber wir sollen verstehen: Er hat auch daran etwas Gutes, was ihm Sicherheit und eine Art Freude bietet! Wenn er sich dabei nur schlecht fühlen würde, würde er sein Möglichstes tun, um wieder gesund zu werden!

Wir sollten ihm Fragen stellen!
Und zwar so, dass unsere Fragen Zweifel in ihm aufkommen lassen!
Er muss darüber im Zweifel sein und die Vorstellung langsam aufgeben, dass er so unglücklich ist!
Man könnte beispielsweise fragen: Ist dein Leben wirklich so schlimm? usw.
Es ist enorm wichtig, dass er aktiv an seinem (augenblicklichen) Leben teilnimmt, darauf achtet und bemerkt, dass er die Freude erfahren kann!
Wir können den Heilungsprozess auf eine sehr einfache Weise erleichtern, indem wir ihn seine Zukunft als Gegenwart wahrnehmen lassen.
Er sollte sich nur mit der erträumten, schöneren Zukunft beschäftigen. Unser Ziel ist in diesem Moment, dass er die bittere Vergangenheit vergisst!

DIABETES MELLITUS *(Zuckerkrankheit)*

Physische Ebene
Symptome eines beginnendes Diabetes sind meistens Schwäche, Ermüdbarkeit und Durst. Weitere Symptome sind häufiger Harndrang und große Harnmen-

ge, in Einzelfällen übermäßiger Hunger und trotz übermäßiger Ernährung Gewichtsverlust.

Juckreiz am ganzen Körper oder häufig an den Genitalien, wiederkehrendes unscharfes Sehen, nach einer Weile Schädigung peripherer Nerven, die sich vor allem an den unteren Gliedmaßen als Gefühlsstörungen, Gefühlsausfälle auftreten, sind ebenfalls typisch.

Seelische Ebene
Im Vornherein müssen wir klären, welche körperlichen Prozesse diese Krankheit hervorrufen. Die Ursache liegt eigentlich darin, dass die Bauchspeicheldrüse nicht mehr harmonisch funktioniert, aber warum?

Die Krankheit steht mit der Liebe im Zusammenhang. Dies besteht darin, dass das Bewusstsein und der Organismus nicht das Ding finden können, das das Leben versüßen könnte. Aus irgendeinem Grund vergisst man sich selbst.

Gehen wir näher auf die auslösenden Faktoren ein.

Der Ursache für die Entstehung des Diabetes ist die Freude!

Man ist nicht in der Lage, die freudigen Momente in seinem Leben „richtig" zu interpretieren, z. B., man freut sich nicht über ein gutes Gefühl, und etwas bereitet Freunde, was normalerweise Kummer auslösen würde. Das heißt, dass sich die Fähigkeit verschlechtert, Freude erleben zu können, was sich dann auch im Körper vollzieht.

Laut einer glaubwürdigen Erklärung leidet der Zuckerkranke unter dem Mangel an Liebe. Das stimmt aber nicht. Zumindest in dieser Form ist es sicher, dass das nicht stimmt. Er bekommt und gibt auch viel Liebe, doch er kann es nicht mit Freude erleben, infolgedessen hält er sie für nichts oder selbstverständlich und er erfährt sie nicht.

Im Kindesalter
Konflikt zwischen den Eltern und dem Kind. Die Kinder haben auch einen freien Willen, was bedeutet, dass sie selbst solche Dinge tun möchten, die Freude bereiten.

Diese Kinder schaffen die freudigen Momente nicht für sich selbst, sondern sie bekommen sie von anderen! Bei der Entstehung der Krankheit wird es immer typischer, sie bekommen immer mehr Liebe (Süßigkeit), was auf der Ebene der Seele eine Art Faulheit hervorruft. Die Faulheit im Bewusstsein wirkt sich auf die Funktion der Bauchspeicheldrüse aus (macht faul), also kann sie immer schwerer den Zucker (Süßigkeit) verarbeiten.

Im Erwachsenenalter
Es gibt zwei mögliche Ursachen, die zur Entstehung der Krankheit führen können. Sie hängen sehr eng zusammen, haben dieselbe Wurzel!
Diese Ursachen bestehen im Verhältnis zu den Kindern.
Entweder man hat Kinder, aber man hat das Gefühl, dass sie die ihnen geschenkte Fürsorge, Zuwendung nicht schätzen. Man hat das Gefühl, dass man die Kinder mehr liebe als umgekehrt.
Oder man hat keine Kinder und deswegen denkt man, dass die Freude in seinem Leben fehle!
Natürlich sind sein Glaube und die Wirklichkeit nicht immer in Einklang. Meistens existieren diese Probleme nur in seinem Verstand, Bewusstsein und Herzen.
Auf dem Weg zur Gesundheit kann man die eigene Freude nicht entbehren. Man muss wieder erlernen, Freude erleben zu können. Man muss sich der Freude ganz hingeben, wie die Kinder das tun. Das wird nicht einfach sein, denn man hat das tiefe Gefühl, dass man wertlos und der Freude nicht wert ist und dass man es nicht verdient, sich mit sich selbst zu beschäftigen.

DURCHFALL

Physische Ebene
Der Durchfall äußert sich in der Regel durch einen mehrmaligen, dünnflüssigen Stuhl, er geht mit einem erhöhten Flüssigkeitsverlust einher und wird von gesteigerter Darmtätigkeit begleitet.
Der Durchfall kann durch Entzündungen, Allergien und Nervosität verursacht werden.
Der Stuhl kann wässrig, dünnflüssig, breiig sein, kann im Darm zu gären und zu faulen beginnen, dem Stuhl können Schleim, Eiter und Blut beigemengt sein.

Behandlung
Beim Durchfall handelt es sich meistens um ein Symptom einer Erkrankung, die behandelt wird (z.B. Nahrungsmittelvergiftung, Entzündung der Darmwand, Infektionen).
Zur Therapie gehören auch Flüssigkeitsausgleich, Fasten, Diät usw.

Seelische Ebene

In erster Linie werden hier die vorübergehenden Durchfälle behandelt, aber das Folgende kann natürlich auch auf die chronischen Fälle bezogen werden.

Grund für die Entzündung ist, dass man eher rebelliert und tobt, anstatt etwas Sinnvolles und Nützliches für sich zu tun! Es erscheint einem oft einfacher, zu toben, denn man hält es für weniger riskant, obwohl man in diesem Fall keine Chance zur Veränderung hat. Das Toben ist etwas Gutes, aber allein das Toben macht nicht viel Sinn, wenn darauf keine Beruhigung und Handlung folgt. Der Sinn des Tobens besteht darin, dass man die überflüssige innere Anspannung loswird und man einen wichtigen Schritt zur Befreiung, Ruhe und zum Verständnis machen kann.

Im Allgemeinen lehnt man sich gegen ein (geistiges oder physisches) Ding auf, das man verdauen, das man einsetzen sollte, um sein Leben zu verbessern, aber man tut das nicht. Man weiß, was man tun muss, wählt jedoch etwas anderes. Man weiß, dass es nicht sinnvoll ist, sich aufzuregen, aufzulehnen, aber in diesem Seelenzustand kann man nichts anderes tun! Die richtige Einstellung: Jetzt geht es nicht, aber später! Die Tatsache, dass man aus seinen Misserfolgen auch eine Lehre ziehen kann, wird einem nicht bewusst. Man setzt sein Wissen nicht ein, man integriert es nicht, obwohl es notwendig wäre. Man lehnt sich genau deswegen auf. Man will sich (nicht unbedingt bewusst) von den Reizen befreien, denn man ist nicht bereit, sich zu besänftigen, zu beruhigen. Obwohl man das einem innewohnende Wissen auf diese Weise finden würde.

Es ist eine „normale" Reaktion, dass wir wütend werden, wenn wir mit einem Ding konfrontiert werden, das wir nicht gerecht finden. Wenn diese Wut nicht rausgelassen wird (d.h., wir streben nicht bewusst nach dem Verständnis und nach dem Rauslassen, nachdem wir neue Kraft schöpfen), versucht der Organismus möglichst schnell die „fremden" Einflüsse loszuwerden.

Ein weiterer wichtiger Aspekt ist, dass man die „verzehrte Nahrung" teilweise bereits verdaut, verinnerlicht und eingebaut hat. Da nur die störenden, reizenden Erlebnissen und Erfahrungen auf der Oberfläche seines Bewusstseins bleiben, verzichtet man auch auf die nützlichen. Das bedeutet, dass man den Verlust auch nicht durch die resorbierten „Stoffe" ersetzen kann.

Die **Allergie** unterscheidet sich von den Vorangehenden nur darin, dass sich die eigene Auffassung über die zu verdauenden Dinge gefestigt hat. Seine Vorstellungen über die Welt und die Dinge darin festigen sich. Man findet sich damit ab, dass sich nichts ändere, alles schlecht sei und sich daran nichts ändern lasse. Es ist tatsächlich unmöglich, aber wenn man sich auf etwas anderes konzentriert, ändern sich seine Verhältnisse, Situationen. Man kann mit seinen Gefühlen nicht umgehen, mit den einen umgebenden, auf einen einwirkenden Menschen nicht in Einklang kommen, trotzdem muss man die Energien ausgleichen, seine halb verdauten, halb verarbeiteten und halb verstandenen Dinge loswerden. Da man keine Kontrolle darüber hat, führt es zur Angststörung *(siehe auch dort)*.

Der wichtigste Gesichtspunkt ist dabei das **Loswerden der Angst**, was man am schnellsten durch einen Durchfall „erreichen kann".

Weg zur Gesundheit
Man muss die innere Anspannung abbauen und die Dinge loswerden, die die innere Unruhe verursachen!

Das ist nie eine einfache Aufgabe, sondern eine besonders schwierige oder, ich würde auch sagen, eine unlösbare Aufgabe.

Was ist denn in dieser Situation zu tun? Sollten wir uns damit abfinden? Wie könnten wir es akzeptieren und damit leben?

Das sollten wir auf keinen Fall tun!

Der Durchfall bedeutet eigentlich einen gesteigerten und krampfhaften Wunsch, etwas loszuwerden, was die unmittelbare Folge einer inneren Auflehnung ist.

Wir können etwas – vollkommen – akzeptieren, uns von der Last eines Problems befreien, wenn etwas ganz anderes unser Leben erfüllt. In diesem Fall gibt es nämlich keinen Platz mehr für andere Reize.

Wenn wir mit guten Gefühlen, Ruhe oder sogar mit Glück erfüllt sind, folgt daraus, dass wir die negativen Erlebnisse vermieden haben.

DYSLEXIE

Physische Ebene
Eine Lesestörung, die auf eine Schädigung des zentralen Nervensystems zurückzuführen ist.

Räumliche Orientierungsstörung und Orientierungsstörung am eigenen Körper: Man kann entweder seine Augenbewegungen nicht kontrollieren oder die eine Seite des Raumes nicht erkennen.

Bei einer linksseitigen räumlichen Orientierungsstörung fängt das Kind das Lesen der Zeilen nicht am linken Rand der Zeile an, sondern rechts davon. So bringt es den Sinn des Gelesenen durcheinander, obwohl es die Bedeutung der Wörter und der Wortverbindungen kennt.

Seelische Ebene
Ein Stress im Kindesalter kann diese Krankheit hervorrufen, die das Bild des Kindes von der Welt stark beeinflusst oder beeinflusst hat. Infolge von seelischen Schmerzen verstärken sich seine Ängste vor der Außenwelt, deswegen beurteilt es die Lehren aufgrund seiner empfundenen Beleidigungen (seines verengten Gesichtsfeldes).

Seine Gefühle, Emotionen sind stark beeinträchtigt (determiniert), d. h., es hat seine Flexibilität gegenüber den Dingen der Welt und sich selbst verloren. Eine innere Unruhe hat sich in ihm entwickelt und ist in ihm **geblieben**, es kann (ist unfähig) seine Gefühle mit seinen Erfahrungen nicht vereinbaren.

Das Wesen der Krankheit besteht darin, dass man nicht im Stande ist, von der Außenwelt und seiner eigenen Welt selbstständig zu lernen, was einen befreien könnte. Seine Konzentrationsfähigkeit wird (in vielen Bereichen) schwächer. Das bedeutet aber noch nicht, dass es sich um ein leistungsschwaches Kind handelt. Was es nämlich im Bereich des Schreibens und des Lesens verliert, kann es auf einem anderen Gebiet nachholen.

Weg zur Gesundheit
Die zwei wichtigsten Aufgaben sind:
1) Stressabbau, dessen unerlässliche Voraussetzung und effektivste Methode ist, wenn man die Freude am Schreiben und an der Selbstdarstellung entdeckt.
2) Konzentrationsübungen, die die erlittene innere Anspannung vergessen machen.

EINSTICHE, BISSE

Wenn wir eine Aufgabe annehmen, die auch für unsere Seele wichtig ist, dann unterstützen uns unsere Seele und unser Unterbewusstsein mit voller Kraft, sie lösen zu können, auch wenn wir – unbewusst – vom „richtigen" Weg abkommen, obwohl unsere Seele uns in diesem Fall schon auf eine andere Weise hilft. Sie versucht uns auf den richtigen Weg zurückzubringen oder, anders gesagt, versucht sie uns bewusstzumachen, was wir eigentlich brauchen. *(Was brauchen wir? Etwas, was uns im Augenblick das größte Erfolgserlebnis und Selbstvertrauen gewährt.)* Sie versucht solche Situationen zu schaffen, die uns zum Handeln bewegen.

Anders formuliert sticht sie uns oder im schwereren Fall beißt sie uns, um uns zu aktivieren und auf den richtigen Weg zurückzubringen. (Unter einem schwereren Fall verstehe ich, dass man sich derart verschlossen hat, dass nur noch stärkere Signale die eigene Bewusstseinsschwelle übertreten können.)

Unsere Seele, unser Bewusstsein versuchen ständig mit uns zu kommunizieren. Wenn sie auf taube Ohren stoßen oder wenn wir verständnislos staunen, versucht sie eine Sprache oder einen Kommunikationsweg zu finden, die oder den wir auch verstehen können – in unserem aktuellen Seelenzustand.

„Kneif mich mal, ich glaube, ich träume" ... Bei solchen Ereignissen passiert ganz genau das. Wir müssen erwachen und uns Gewissheit darüber verschaffen, ob wir den richtigen Weg gehen.

EIERSTOCK

Physische Ebene
Der Eierstock ist ein mandelförmiges, paarweise angelegtes Organ, das seine vollständige Größe im Teenageralter erreicht. Die Eierstockrinde enthält Follikel mit verschiedem Reifestatus, die nichts anders sind als von Follikelepithel umgebenen Eizellen. Der erbsengroße reife Follikel springt und die darin befindliche Eizelle wird in den Eileiter ausgestoßen.

Der Eierstock dient also der Produktion von Eizellen und weiblichen Geschlechtshormonen, wobei die Hormonausschüttung von dem Nervensystem reguliert wird.

Seelische Ebene
Der Eierstock ist ein Teil des Körpers, wo das „Rohmaterial" entsteht, das für das Schaffen von neuem Leben unerlässlich ist. Das ist eine sehr saloppe Formulierung, aber es ist sehr schwierig, dieses Wunder in einem einzigen Satz zusammenzufassen. Die Symptome der Erkrankung zeigen, dass die Kranke den neuen „Dingen" im entstandenen Seelenzustand weniger oder gar nicht Raum geben kann. Diese Aussage bezieht sich auf alle Bereiche des Lebens: Sie kann

sich vorübergehend für die – neuen – Kenntnisse nicht öffnen, die ihr Freude bereiten würden.

Die Eierstockentzündung, die Erkältung in diesem Bereich ist ein häufiges Problem, das das alltägliche Leben eindeutig beeinflusst.

Die Erkältung und die Entzündung sind eng verbundene Symptome. Die Ursache für die Erkältung ist, dass sich die Lebensfreude im jeweiligen Bereich verringert, d.h. die „Aufmerksamkeiten" sie nerven, in ihr innere Unruhe verursachen, mit denen andere ihr Freude bereiten wollen. Dies führt zum Konflikt und infolgedessen vergeht ihr die Lust am Ganzen! Der Eierstock bzw. ihre Umgebung erhält viel weniger „Wärme", die Kranke widmet diesem Bereich ihres Lebens wesentlich weniger Aufmerksamkeit. Die zurückgegangene Freude kann Erkältung hervorrufen, die Erkältung des jeweiligen Organs. Die schlechte Laune, die Lustlosigkeit gehören nicht zu den natürlichen, idealen Zuständen des Menschen! Sie wird sich früher oder später gegen diesen unnatürlichen Zustand auflehnen!

Der Unzufriedenheit und dem Trotz kommt eine große Bedeutung bei der Entzündung – bei den Auflehnungen – dieses Organs zu. Die Kranke hat es satt, dass immer sie alles ertragen soll, immer sie sich demütigen und nachgeben soll. Sie ist sich über den richtigen Weg im Klaren, den sie gehen sollte. Das ist der Grund dafür, dass sie sich gegen das „Aufgezwungene" auflehnt.

Der Eierstock ist der Ausgangspunkt des Schaffens. Da hier eine Disharmonie herrscht, befindet sie sich nur selten – oder gar nicht – in einem Zustand, in dem sie die Kraft hat, sich um andere zu kümmern.

Auf dem **Weg zur Gesundheit** muss sie auf den sinnlosen Wunsch verzichten, ständig den Erwartungen von anderen entsprechen zu wollen.

Sie soll diesen Wunsch aufgeben, denn er ist sinnlos und nicht zu erfüllen!

Der Hauptkonflikt besteht darin, dass sie anderen gerecht werden will. Wir können glauben, dass sie wieder gesund wird, wenn sie dies aufgibt und anders handelt. Einerseits ist es jedoch unmöglich und nicht zu verwirklichen, andererseits ist es sinnlos! Ich weiß, dass dies die Kranke vor eine völlig unlösbare Aufgabe stellen würde! Es ist unmöglich, auf diesen Wunsch zu verzichten!

Hingegen kann er ersetzt werden.

Er kann durch eine lockere Einstellung ersetzt werden. Den Freude bereitenden Erwartungen, die sie an sich selbst stellt, kann sie ohne besondere Schwierigkeiten entsprechen.

Der vorhin beschriebene Wunsch, allen Erwartungen zu entsprechen, wird wieder harmonisch und fördert die Heilung, wenn sie dies auch an sich selbst anwendet.

Sie soll sich auch für wichtig halten, sie soll so wichtig sein wie ihre Umwelt. In diesem Fall wird sie mit Freude gefüllt und sie wird fähig sein, ihrem Leben ruhig gegenüberzustehen. Diese Ruhe schafft die Möglichkeit für die Heilung.

EILEITER

Der Eileiter symbolisiert den Weg, über den man die Freude erreichen kann.

Beschwerden entwickeln sich hier, wenn die Kranke aus einem inneren Grund der ihr innewohnenden Freude nicht freien Lauf lässt, die sie verdienen würde. Sie möchte die Dinge schaffen, sie zur Welt bringen, die in ihrem Leben entstanden sind. Das wird jedoch nicht mehr erfolgen, denn sie errichtet Hürden, sie hat Hemmungen. Sie hatte viele Misserfolge und unangenehme Erfahrungen. Man hat auf sie nicht geachtet, sie ausgelacht, ihre Dinge ignoriert, für die sie geschwärmt und die sie für phantasievoll gehalten hat. Sie unterschätzt sich und dies hat zur Folge, dass sie sich auf die Anerkennung, Achtung von anderen stützen muss. Da sie auf die Meinung von anderen einen zu großen Wert gelegt hat, hat sie ihre eigenen Ergebnisse nicht wahrgenommen. Sie will sich weniger anderen Menschen gegenüber öffnen, was die Verengung des Eileiters nach sich zieht.

In ihrem aktuellen Leben herrschen Angst, unverarbeitete und nicht verstandene Kenntnisse vor, die noch mehr Angst in ihr auslösen. Diese Angst wird sich auch im physischen Körper manifestieren.

Ihre Ängste ergeben sich daraus, dass sie eine neue Idee, Vorstellung oder ein Kind zur Welt bringen wollte, aber ihr Partner hat sie ausgelacht und nicht ernst genommen. Das Auslachen meine ich nicht im wörtlichen, sondern im übertragenen Sinne. Zum Nicht-Verstehen kann die ganze Welt, können alle in ihrer Umwelt gehören oder gehören sogar alle dazu.

Wenn man einer Wirkung ständig ausgesetzt ist, kann es leicht zur Entzündung führen. Die Angst mündet in eine Entzündung, wenn sich die Kranke darüber im Klaren ist, dass sie Recht hat, wenn sie ihre Prinzipien für richtig hält, aber sie nicht zum Ausdruck bringt. Sie denkt darüber viel nach, sie spielt das eventuelle Gespräch in ihren Gedanken, aber sie führt es schließlich nicht durch!

Das Gespräch, das vielmehr ein Monolog und eine Klage ist, lässt „natürlich" einen schlechten Geschmack bei ihr zurück. Es muss einen schlechten Geschmack zurücklassen, ansonsten würde sie alles für die Verwirklichung tun.

Was das Wesentliche betrifft: Sie rät sich selbst von der Handlung ab. Sie beweist sich selbst, dass es so sein soll!

Auf dem **Weg zur Gesundheit** muss sie wieder ihre Werte finden! Man kann nicht immer von den anderen erwarten, gelobt zu werden. Man nimmt es sowieso nicht wahr, wenn man sich dafür nicht würdig hält.

Sie muss die Freiheit mithilfe von kleinen, winzigen Dingen entdecken. Sie muss sich der Ausgelassenheit für einige Momente hingeben. Sie kann ein angenehmes, warmes Bad nehmen oder auch in der Sonne liegen! Was es auch sein mag, die Hauptsache ist, dass sie sich nur darauf konzentriert.

EINGEWEIDEBRUCH *(Hernie)*

Physische Ebene

Der Eingeweidebruch ist der Austritt von Eingeweiden durch eine Lücke in der Bauchwand. Im Allgemeinen und am häufigsten geht es darum, dass die aus der Bauchhöhle austretenden Organe ihren Platz verlassen. In diesem Fall treten Eingeweide aus der Bauchhöhle durch eine schwache Stelle der Bauchwand hervor, während sie eine Vorwölbung, einen Bruchsack bilden. Der Ort des Austretens heißt Bruchpforte. Unter Umständen kann der Bruch dadurch zurückgeschoben werden. Wenn es nicht geht und der Bruch in der Bruchpforte einklemmt, stirbt der Inhalt des Bruchsackes infolgedessen ab. Wenn die Därme hervortreten, kommt es zum Darmverschluss.

Beim **Nabelbruch** tritt der Inhalt der Bauchhöhle durch die Nabelöffnung hervor.

Der **Leistenbruch** ist die häufigste Bruchform, der Bruchsack tritt meist über dem Leistenband in Erscheinung.

Beim **Hodenbruch** wandert der Bruchsack, der meist Darmteile enthält, weiter nach unten und gelangt in den Hodensack.

Bei der Hernie der Wirbelsäule geht es im Wesentlichen um einen **Bandscheibenvorfall**: Der Faserring stirbt ab, wird abgeschwächt, während der vortretende Gallertkern die jeweilige Nervenwurzel drücken wird *(siehe auch: Bandscheibenvorfall)*.

Seelische Ebene
Man versucht eine Leistung über seine Kräfte hinaus zu bringen. Dieser brennende Wunsch ergibt sich aus seiner Angst. Man hat Angst, weniger als 150 Prozent zu leisten. Man glaubt, vollkommen und glücklich zu werden, wenn man alles löse. Niemand und nichts kann so perfekt sein wie das, was man verwirklicht. Das ist natürlich nur eine trügerische Illusion, was auch seine Krankheit zeigt. Infolge der übertriebenen Handlungsbereitschaft versäumt man, um Hilfe zu bitten, um seine gesetzten Ziele zu verwirklichen.

Wir können auch den konkreten Grund für seinen Misserfolg ermitteln:

Nabelbruch
Bei Kindern: Das Kind musste sich sehr anstrengen, auf die Welt kommen zu können. Es gab oder es gibt einen Konflikt in der Mutter-Kind-Beziehung. Das Kind zieht die Schlussfolgerung aus dieser Disharmonie: Man lässt den Dingen nicht ihren natürlichen Lauf. Es hat das Gefühl, dass man es sich sehr wünscht, dass es auf die Welt kommt. Das bedeutet noch längst nicht die Abneigung der Mutter gegen ihr Kind! Es kann auch leicht zum Missverständnis kommen, wenn die Geburt künstlich eingeleitet wird. Die unmittelbare Folge davon ist, dass das Kind lieber in der Gebärmutter bleiben würde, die ihm derzeit Sicherheit gewährt.

Der im Erwachsenenalter entstehende Bruch hat denselben Grund. Man bindet sich auch in diesem Alter an seine Eltern, anstatt selbstständig zu werden. Die andere Seite der Medaille: Die Eltern versuchen ihr Kind an sich zu binden.

Hodenbruch
Man versucht sein Minderwertigkeitsgefühl durch eine intensivere sexuelle Tätigkeit zu kompensieren. Scheinbar ohne Erfolg, in seinem Organismus entwickelt sich nämlich ein Bruch.

Man soll einen anderen Weg suchen, um sein Selbstvertrauen wiederzugewinnen.

Bandscheibenvorfall
Man kämpft unter Anspannung aller Kräfte dafür, dass die Umwelt einen als Menschen, als eine charakterfeste Persönlichkeit achtet.

Allerdings ohne Erfolg. Bis man sich selbst als eine aufrechte, charakterfeste Persönlichkeit akzeptiert, muss man immer mehr Last tragen, was einem „an die Substanz geht".

Leistenbruch

Die Leiste hängt unter allen Umständen mit dem Erleben der Freude, der wollüstigen Freude zusammen. Der hier entstandene Bruch weist darauf hin, dass man den vorher beschriebenen Wunsch über seine Kräfte hinaus erfüllen will.

Es kommt zu einem Bruch bei Frauen, wenn sie die Freude „übertreiben", bei Männern, wenn sie über ihre Kräfte hinaus etwas übergeben wollen.

EITERUNGEN

Physische Ebene

Der Eiter ist eine dünn- oder dickflüssige, schmutzig graue oder gelbliche, stinkende Flüssigkeit, die aus zerfallenden Gewebeteilen, zerfallenen und lebenden Bakterien und aus weißen Blutkörperchen besteht. Er sammelt sich oft in Hohlräumen, Abszessen an und lässt sich durch die Fistelöffnung entleeren. Wenn er in die Blutbahn gelangt, kann es zur Blutvergiftung, zur Pyämie (einer besonderen Form der Blutvergiftung) und zum Tod führen.

Behandlung

Die Eiterung kann medikamentös (mit Antibiotika) behandelt werden oder chirurgisch, indem der Abszess geöffnet und der Eiter entleert wird.

Beim schweren Fall sammelt sich der Eiter nicht in einem gut abgrenzbaren Bereich an, sondern er breitet sich diffus im Gewebe aus.

Die Eiterung wird von eiterbildenden Bakterien verursacht und Eiterbildungen können überall im Körper entstehen (Gehirn, Mandeln usw.) und sich ansammeln.

Seelische Ebene

(Siehe auch: Zyste)

Der Eiter ist sozusagen ein perfektes Ding, der bei der Abwehrreaktion des Organismus entsteht. In unserem Körper wird eine Schlacht geführt, der Eiter setzt sich aus den gefallenen gegeneinander kämpfenden Parteien zusammen. Er kann als Schlachtfeld aufgefasst werden, auf dem nur noch die zurückgebliebenen „Toten" liegen. Dieser zerfallene Teil muss abgekapselt werden, er darf in den gesunden Teil des Körpers nicht eindringen.

Die übermäßige Abwehrreaktion wird Probleme und eine Krankheit verursachen! Das gleicht einer Schwierigkeiten bereitenden Situation, wo wir tief in unserer Seele wissen und fühlen, dass wir sie loswerden müssen. Wir brauchen sie nicht, aber wir behalten sie, was einen guten Grund dafür darstellt, den Kampf fortzusetzen! Es kommt zu einem Stellungskrieg, wir kämpfen gegen etwas, was gar nicht existiert. Natürlich werden die bisher aufgeführten „Truppen" des sinnlosen und aussichtslosen Kampfes müde! Sie werden den sinnlosen Kampf satt haben und sich früher oder später gegen ihren Wirt wenden, wie auch ein wütendes Tier. Sie treten auf der Stelle, sie ziehen sich nicht zurück und ihr Tatendrang steigt! Es ist ohne Belang, wogegen er sich richtet! In zahlreichen Fällen richten wir uns auch gegen uns selbst, wenn wir beispielsweise vor Wut kochen, aber keinen entsprechenden Feind finden. Das bereitet uns Pein und infolgedessen zerfleischen wir uns selbst. Unsere Zellen übernehmen diese überflüssige Selbstzerfleischung.

Das ist der Situation ähnlich, wenn wir etwas überstanden haben, aber es nicht glauben und den Schattenkrieg weiterführen.

Statt der freien Denkweise und Gefühle wählen wir das, was bereits sicher ist. Der Gegner ist in uns, wo sollte er denn sein? Wir beharren darauf und verteidigen es mit Klauen und Zähnen.

ENDOMETRIOSE

Zahlreiche Theorien wurden über die Ursache für diese Krankheit aufgestellt, aber man hat keine fassbare, unwiderlegbare Ursache gefunden.

Da geht es um eine tiefe „Wunde" oder „Verletzung" in Bezug auf die Weiblichkeit, Mutterschaft, die unerreichbar tief verdrängt worden ist. Dies verursacht Unfruchtbarkeit.

Es kommt zur Unfruchtbarkeit, denn es gibt dort bereits etwas, was diese Stelle einnimmt.

Die seelische Eigenschaft hängt mit dem Feuer, mit der Feurigkeit zusammen.

Die Frau fühlt sich nicht als Frau.

Das bedeutet nicht, dass sie sich tief in ihrer Seele nicht als Frau fühlt oder es nicht hofft! Es handelt sich darum, dass sie so lange die Zeichen sucht, bis es ihr gelingt, zu beweisen, dass sie doch keine ist, was nicht stimmt. Durch das Beweisen, dass sie keine Frau ist, verursacht sie sich Leiden und dies macht die Empfängnis unmöglich.

Physische Ebene
Unregelmäßige Regelblutung und Zwischenblutungen können auftreten. So versucht sie – unbewusst – die Annäherung des Mannes zu verhindern, was zwei mögliche „Gründe" hat:
1. Sie fühlt sich hässlich. Sie denkt, sie könne den Männern nicht gefallen. Davon überzeugt sie sich aber nie und sie hört nie die Worte, die sie sonst glauben kann. Sie glaubt dem Mann, aber wenn es mit ihren Emotionen nicht in Einklang steht, weist sie ihn zurück. Allerdings kann oder will sie sich nicht schön, wertvoll sehen, folglich kann sie auch nicht glauben, dass der Mann sie wertvoll und schön findet.
2. Sie will den Mann von sich fern halten, denn er hat sich oder einige seiner Ziele der Frau aufgezwungen ... und hat sie nicht geachtet.

Den Mann, dem die Schuld zugeschoben wird, muss man in der Periode vor der Entstehung der Krankheit suchen. Jedoch ist es wichtig, das richtige Verhältnis in der Gegenwart wiederherzustellen. Hier und jetzt muss man das sichere und freudige Wissen erwerben, dass sie eine Frau ist!
Wenn die Krankheit mit Schmerzen einhergeht, müssen wir uns die Tatsache bewusstmachen, dass die Gefühle, die gegensätzlichen Gefühle doch nicht so tief verdrängt wurden. Es geht jedoch um ein gegenwärtiges Problem. Andernfalls könnte es keinen Konflikt und Sturm auslösen.

ENTZÜNDUNGEN

Physische Ebene
Die Entzündung ist eine Antwort des Gewebes, eine Reaktion auf die eingedrungenen Erreger oder andere (physisch-chemische) Einwirkungen.
Sie hat die Lokalisierung und den Schutz zum Zweck.
Ihre klinischen Symptome sind Schwellung, Röte, Rötung, Wärme (lokales oder allgemeines Wärmephänomen!), Schmerzen und Funktionsstörungen.

Seelische Ebene
In diesem Kapitel möchte ich die Entzündung im Allgemeinen darstellen, die genauen Bedeutungen sind bei den konkreten Krankheiten ausführlicher beschrieben.

Die Entzündung als physisches Symptom kann in unterschiedlichen Formen auftreten, sie entsteht als Konsequenz von Auflehnungen und seelischen Unruhen. Was ihr Wesen anbelangt, sind sie gleich.

Die Entzündungssymptome entstehen im Körper, wenn man eine offenbar unangenehme und zu lösende Situation auch vor sich selbst verbergen will.

Man wagt nicht, sich offen aufzulehnen, seine Unzufriedenheit offen zu äußern. Man sieht ihnen nicht ins Auge, bringt sie folglich auch nicht bewusst zum Ausdruck, strebt nicht nach der Lösung des Konfliktes. Lieber bemüht man sich mit all seinen Kräften, sie zu verbergen und zu verdrängen.

Die Seele, die göttliche Seele, versucht aber die menschliche Seite der Seele der Vollkommenheit, der Harmonie näher zu bringen. Als wir in diese Welt hineingeboren wurden und uns verkörperten, waren wir mit diesem Bestreben noch vollkommen einverstanden. Das bedeutet, dass unsere Seele uns zu warnen versucht, aber wir verstehen die Sprache der Seele nicht oder wir achten nicht darauf. Deswegen muss sie eine Sprache finden, auf die wir hören.

Der Körper, die physischen Schmerzen, die Krankheit sind das, worauf wir (endlich) achten.

Da unsere Seele, unser Bewusstsein, sich nicht auflehnt und nicht ausbricht, muss sie auf eine andere Weise zum Vorschein kommen, zum Beispiel in Form einer Krankheit. Wenn sie endlich zum Vorschein kommt, haben wir die Gelegenheit, auszubrechen. Infolgedessen fallen die Mauern, die uns von der Heilung fernhalten, und die Lebenskraft, das heilende Licht kann frei in unser Leben einfließen.

Die Entzündung lässt nach, wenn wir unsere Schmerzen zum Ausdruck gebracht haben und sie durch frisches Wissen und Freude ersetzen, zum Beispiel durch Flüssigkeiten!

Bei den Entzündungskrankheiten kommt den Flüssigkeiten eine besondere Bedeutung zu. Das betrifft nicht nur die Übermittlung von frischen Informationen, sondern auch die physische Ebene. Es kommt nämlich oft zu Fieber, das zum Flüssigkeitsverlust und zur Austrocknung führt. Die Harmonie des Organismus wird zerstört, das Gleichgewicht der Elemente wird zerstört, die man möglichst schnell wieder in Einklang bringen soll.

Neben der ärztlichen Behandlung muss sich der Kranke an seiner Heilung aktiv beteiligen, sodass man sich mit seinen Konflikte auslösenden Situationen konfrontiert und durch seine Denkweise seinen natürlichen Lebenswillen und positive Wünsche belebt.

Man denkt über sein Leben nach und zieht auch dessen positive Seite in Betracht (denn es gibt solche), ferner klagt man zumindest über sich selbst, seine Not und Probleme.

Der Kranke muss sich ein zu erreichendes Ziel setzen, wofür es sich lohnt zu kämpfen.

EPILEPSIE

Physische Ebene

Epilepsie ist ein Sammelname für Krankheitsbilder, die mit wiederkehrenden **Krampf**anfällen einhergehen. Die Ursache für den Anfall ist die vorübergehende **Funktionsstörung** des Gehirns, bei der es zu vermehrten elektrischen **Entladungen** der Nervenzellen kommt. Manchmal gehen dem Anfall Vorzeichen voran, wie Kopfschmerzen, Deprimiertheit, die Veränderung des Verhaltens.

Der Bewusstseinsverlust erfolgt zu einem nicht voraussagbaren Zeitpunkt, während die Muskeln plötzlich versteifen. Die Atmung bleibt aus, der Kranke fällt zu Boden, Muskelzuckungen treten am ganzen Körper auf, die mit Zungenbiss und mit einem unkontrollierten Urin- und Stuhlabgang einhergehen können. Der Anfall läuft in einigen Minuten ab. Der Kranke kommt wieder zur Besinnung, aber sein Bewusstsein bleibt mehrere Stunden nebelhaft und er kann sich an den Anfall nicht erinnern.

Ein epileptischer Anfall kann durch Schlafmangel, Alkoholkonsum oder Alkoholentzug und durch emotionellen Stress ausgelöst werden. Im Hintergrund der Krankheit können frühere Schädelverletzungen, Tumoren, Gefäßerkrankungen und Entzündungen stehen. Es kommt häufig vor, dass sich jedoch trotz der zahlreichen Untersuchungen keine Ursache nachweisen lässt.

Seelische Ebene

Das derzeitige eigene Bewusstsein, die derzeitige Persönlichkeit, zieht sich zeitweise infolge einer unangenehmen Wirkung in den Hintergrund zurück und verzichtet auf die Steuerung des Körpers. Die Krankheit lässt sich auf einen seelischen Bruch zurückführen, der durch ein altes, schlechtes Erlebnis hervorrufen wurde. Diesen Bruch hat man immer noch nicht geheilt. Da dies nicht erfolgt ist, ist der Auslöser ständig präsent und kann sich zu jeder Zeit aktivieren.

Wir müssen die Beschreibung der Krankheit in zwei Teile gliedern, wir müssen zwischen einer angeborenen und einer erworbenen Epilepsie unterscheiden.

Obwohl sie voneinander nicht scharf zu trennen sind, gibt es doch einige Differenzen!

Angeborene Epilepsie
Hier muss man die familiären Hintergründe berücksichtigen, die die Genetiker Vererbung nennen. In der Esoterik werden sie als Karma bezeichnet: Gleiches zieht Gleiches an.

Untersuchen wir dieses Problem von den geistigen Seiten her, denn diese sind von großer Tragweite.

Die Eltern
Die Eltern sind sich über ihre Gefühle, ihre eigene Identität nicht im Klaren und daraus folgend ist die Atmosphäre in der Familie sehr spannungsgeladen. Es ist schwer festzustellen, wer welche Rolle einnimmt. Es ist schwer zu erkennen, um welche Dinge man kämpft, für welche Dinge man schwärmen sollte. Sie klären ihre Gefühle nicht, deshalb ist ihr Leben sehr kompliziert, was durch die Krankheit ihres Kindes noch komplizierter wird.

Zur Entstehung der Krankheit ist es auch notwendig, dass das Kind über eine schwächere Problemlösungsfähigkeit verfügt. Diese resultiert daraus, dass dem Kind nicht genügend Zuwendung zukommt, die seine Persönlichkeitsentwicklung fördert und unterstützt. Dass das Kind die notwendige Zuwendung nicht erhält, folgt unmittelbar aus den vorher beschriebenen chaotischen Verhältnissen. Daraus kann noch etwas resultieren: In vielen Fällen lassen sie den freien Willen außer Acht und zwingen dem Kind ihren Willen auf.

Eine Aufgabe der Eltern ist, sich selbst, ihr eigenes Ich zu erkennen und zu akzeptieren. Die Krankheit des Kindes ist eine ausgezeichnete Gelegenheit, dieses Problem zu lösen. Natürlich nur dann, wenn sie die Atmosphäre in der Familie auch aus einem anderen Blickwinkel untersuchen.

In diesem Spiel kann das kranke Kind den Wunsch seiner Eltern nach Erkenntnis wecken, woraus unmittelbar die Erkenntnis resultieren kann.

Das Kind
Das sich entwickelnde Bewusstsein muss Erfahrungen sammeln, bis es der Seele gleich wird und die Entwicklungsstufe erreicht, wo es endgültig mit der Unendlichkeit Gottes eins werden kann. Deswegen wird oder muss es eine Umgebung wählen, wo es seine fehlenden Dinge wiederentdecken kann. Bei dieser Krankheit handelt es sich darum, dass das Kind dieser Lernphase ausweichen

will. Lieber flüchtet es sich in eine sicherer geglaubte Welt, anstatt sich mit seinen Konflikten zu konfrontieren.

In diesem Fall „wählt" es die Eltern, mit denen es in möglichst kurzer Zeit und am besten lernen kann, sich selbst kennen zu lernen.

Seine während seines Lebens in der Familie entstandene Krankheit ist die Triebkraft, durch die es die Vollkommenheit erreichen kann! Es muss die Welt anders sehen! Es kann sich diese andersartige Sehweise nur aneignen, wenn es die Informationen wahrnimmt und einsetzt, über die es bisher behauptet hat, dass sie nicht existieren.

Erworbene Epilepsie
Während unseres menschlichen Daseins haben wir immer die Gelegenheit, die Verhältnisse, das Schicksal und unsere Eltern verantwortlich zu machen.

Eine unerlässliche Voraussetzung für die Heilung ist, dass man einen sicheren Halt findet. Man muss die sicheren Anhaltspunkte finden, auf die man sich in seinen schweren, unsicheren Momenten stützen kann.

ESSSUCHT

Physische Ebene
Esssucht äußert sich durch Essattacken, während der man periodisch und unkontrolliert große Mengen an Lebensmitteln zu sich nimmt, meistens heimlich.

Für dieses „krankhafte" Verhalten ist charakteristisch, dass es oft mit einer „Entleerung" einhergeht, d. h. mit selbst herbeigeführtem Erbrechen, mit Einnahme von Abführmitteln. Die beschriebenen Verhaltensformen werden von Schuldgefühlen und Depression begleitet.

Die häufigsten Konsequenzen für die inneren Organe: (akute) Magenerweiterungen, Entzündungen der Bauchspeicheldrüse.

Seelische Ebene
Verletztheit, gesteigerte emotionale Verletzlichkeit und Angst davor sind typisch. Man empfindet ein übertriebenes Verständnis für die ganze Welt. Man will alles und alle verstehen, wobei man auf seine eigenen Gefühle nicht achtet. Was man empfindet, ist ganz anders als das, was man tut.

Man leidet unter einer erhöhten inneren Anspannung!

Das sind die Eigenschaften, die am meisten für die Esssüchtigen typisch sind. Diese Verhaltensform entwickelt sich auf folgende Weise:

Man versäumt, seine guten, menschlichen Eigenschaften zu entdecken und wahrzunehmen, die sehr viel Verständnis und Mitgefühl widerspiegeln.

Man erwartet vergeblich die Anerkennung von anderen, man könnte sich selbst anerkennen oder muss sich sogar selbst anerkennen.

Da die guten Erfahrungen fehlen, treten die Gefühle in den Vordergrund, die die inneren Werte zu widerlegen scheinen. Danach wird man für diese Gefühle gut fundierte Argumente basteln! Man kann alle seine „schlechten" Eigenschaften begründen, man untermauert, warum man wertlos ist und warum man sich nicht verändern kann.

Aus dem Mangel an Wertgefühl ergeben sich unmittelbar die Schwächung, dann Verletzung, Verletzlichkeit. (Sie können darüber mehr bei den Stoffwechselprozessen lesen.)

Die inneren schlechten Erfahrungen haben zur Folge, dass man sich von sich abwendet. Das heißt, sein Verständnis richtet sich auf andere, wodurch man die ersehnte Freude nicht haben und den ersehnten Erfolg nicht erzielen wird.

Innere Unruhe wird daraus entstehen und sich ernähren, dass ein Zwiespalt in einem ausgelöst wird. Zum einen will man Leistung bringen, zum anderen hat man Angst vor der Leistung, man hat nämlich schon viele schlechte Erfahrungen.

Zusammenfassend lässt sich sagen, dass man sich leer fühlt. Es fehlt die Nahrung, durch die man sein Leben aufbauen könnte.

Man sucht verzweifelt das, was seinen Hunger stillen könnte. Man meint, dies in der physischen Nahrung entdeckt zu haben, bis man seinen Wunsch befriedigt hat.

Nach der Befriedigung dieses Wunsches erkennt man: Das ist auch nicht das, was man sich gewünscht hat! Daraus folgt der Zwang zur Entleerung, denn man hat nicht das zu sich genommen, was man wollte.

Die Ursache für die Entzündung ist, dass man sich gegen das Gefühl, die Lebenssituation auflehnt, die entstanden ist.

Weg zur Gesundheit

Das Verständnis ist unerlässlich wichtig, und zwar, dass man sich selbst versteht! Man muss anerkennen, der Tatsache ins Auge sehen, dass man viel wertvoller ist, über viel mehr gute Eigenschaften verfügt, als man bisher dachte.

Man kann den Weg vereinfachen, indem man seine Werte in den kleinen, scheinbar unbedeutenden Dingen entdeckt.

So schlägt man zwei Fliegen mit einer Klappe:
1) Man wird voll und ganz von den bisher Probleme bereitenden Lebenssituationen abgelenkt. Man kann seine Aufmerksamkeit auf die Dinge lenken, die Werte, ewige menschliche Werte, darstellen. Diese Werte existieren, sind gegenwärtig! Andernfalls würden sie nicht derartige seelische Schmerzen hervorrufen! Dieses Wissen füllt das eigene Leben aus und mittlerweile wird auch die andere Seite erfüllt: Man weiß, dass man Schwierigkeiten hat, aber man ist davon nicht mehr beeinflusst. Man wird von etwas ganz anderem beeinflusst sein.
2) Man wird fähig sein, Kraft zu schöpfen, und diese Kraft erfolgreich einsetzen. Seine Krankheit ist entstanden, weil man keine Kraft hatte – zumindest hat man sie nicht wahrgenommen –, sich die Veränderung zu erlauben.

FEHLGEBURT

Es ist eine **besonders** undankbare Aufgabe, über diesen schrecklichen Verlust etwas zu sagen, ich muss trotzdem darüber reden.

Wenn wir ein Samenkorn aussäen, wird es – falls es zur entsprechenden Zeit am entsprechenden Ort ist – Wurzeln schlagen und gedeihen. Doch wenn dieses Samenkorn aus irgendeinem Grund keine Wurzeln schlägt oder seine Entwicklung stecken bleibt, sollte man darüber nachdenken, wo und warum er stecken geblieben ist.

War dieses Samenkorn lebensunfähig? Will der Vater dieses Kind in Wirklichkeit nicht? Verfügt der Vater über eine körperliche/seelische Krankheit, die das Aussäen des starken/lebensfähigen Samens verhindert?

Oder war der Zeitpunkt nicht angemessen? Sind die Eltern voller Anspannungen und Sorgen? Finden sie ihre Lebensverhältnisse unsicher?

Waren die Verhältnisse für den Samen nicht ideal? Könnte der körperliche (die latente Krankheit) oder seelische Zustand der Mutter eine Rolle dabei gespielt haben? Haben sie sich das Kind nur auf der Ebene der Worte gewünscht, wobei die Sorgen viel stärker waren?

Diese Ursachen führen vielleicht nicht zum unerwünschten Ereignis, doch „es ist durchaus möglich", dass der körperliche/seelische Zustand der Eltern als Katalysator dabei funktioniert.

Ich könnte es auch konkreter formulieren, doch es wäre sehr leichtsinnig von mir! Deswegen stelle ich lieber Fragen, damit die Eltern die Antworten finden, die ihnen innere Ruhe und Erfüllung bieten und deren unmittelbare Folge das gewünschte Kind ist.

FETTSUCHT *(Adipositas)*

Physische Ebene
Die Krankheit äußert sich durch das über das normale Maß hinausgehende Fettgewebe.

Nicht nur eine übermäßige Kalorienzufuhr, sondern genetische Faktoren, hormonell bedingte Ursachen und Stoffwechselstörungen können zur Fettsucht führen.

Bei übergewichtigen Personen treten häufiger mehrere Krankheiten auf, wie hoher Blutdruck, Zuckerkrankheit, Herzkranzgefäßerkrankungen, Gelenk- und psychische Erkrankungen und noch viele andere Krankheiten.

Die Sterblichkeitsraten steigen parallel mit Zunahme des Gewichtes.

Seelische Ebene
Übergewichtige häufen an, was die Liebe, Zuwendung und geistige Nahrung anbelangt. Wir sind von der Wahrheit sehr weit entfernt, wenn wir das Übergewicht ausschließlich dem Liebeshunger beimessen, in diesem Fall würde man nämlich die Süßigkeiten bevorzugen. Die Süßigkeit ist das irdische Äquivalent der Liebe.

Der Mensch lebt nicht vom Brot allein, was nicht nur im übertragenen, sondern auch im wörtlichen Sinne zutrifft.

Man kämpft mit sich, denn man fühlt in seinem Inneren, dass es nicht richtig ist, was man tut. Aber ich gehe noch weiter: Man kennt auch den richtigen Weg, was an sich noch keinen Konflikt darstellen würde. Man weiß, fühlt, was man dafür tun **sollte**, um das derart ersehnte Glück zu erlangen.

Statt geistiger Nahrung nimmt man Essen, physische Nahrung, zu sich, die Nahrung, die man aus klaren Gefühlen schöpfen könnte, die vollkommen machen.

Wir besorgen die Nahrung von zwei Seiten oder, wenn Sie wollen, von zwei Welten. Die **physische Nahrung** ist das, was wir gewöhnlich Nährstoff oder

Lebensmittel nennen. Sie ernährt in erster Linie den physischen Körper, aber wir müssen immer daran denken, dass alle physischen Dinge auch einen geistigen Aspekt haben. Dementsprechend nehmen wir auch geistige Nahrung zu uns, wenn wir etwas verzehren. Denken wir eine Weile frei darüber nach und besinnen wir uns: Welche undefinierbaren, guten Gefühle kann die verzehrte Nahrung in uns auslösen, die über deren physische Eigenschaft hinausgehen?

Die **geistige Nahrung** entspricht dem, was wir aus unseren Gedanken, Wünschen, Zielen oder am meisten aus unseren Gefühlen schöpfen und mit dem wir unseren Geist „nähren".

(Dieses Thema behandle ich eingehend und umfassend in einem meiner nächsten Bücher.)

FRIGIDITÄT

Physische Ebene
Frigidität bedeutet sexuelle Lustlosigkeit: Die Betroffenen haben nach niemandem und unter keinen Umständen ein sexuelles Verlangen, auch wenn sie in einer „harmonischen" Partnerschaft leben oder für jemanden Zuneigung empfinden. Da der Genuss fehlt, kommt es zur Abneigung gegen die Sexualität und dieser Zustand führt zum Minderwertigkeitsgefühl und zur Depression. (Wenn sie nur während der Schwangerschaft oder der Stillzeit auftritt, ist sie eine normale und nur vorübergehende Erscheinung.)

Die Ursachen sind oft auf die Kindheit oder die Erziehung sowie auf die mangelnden sexuellen Kenntnisse zurückzuführen. Darüber hinaus spielt die Neurose eine Rolle dabei, dass man die sexuelle Erregung nicht erreichen und keine sexuelle Freude erleben kann.

Seelische Ebene
An dieser Stelle müssen wir etwas Grundsätzliches klären. Man kann die Frigidität deuten, wenn die Kranken eine Vorstellung über das zu erreichende Ziel haben, das ihnen Freude bereitet. *Wenn sie keine Ahnung davon haben, dass die sexuelle Freude in ihrem Leben fehlt, wie würde es ihnen Probleme bereiten und wie könnten sie den Ausweg finden?*

Wenn sie bereits eine Vorstellung darüber haben, kann der Wunsch in ihnen geweckt werden, die Freude wiederzuerlangen. Das heißt, dass sie bereits positive Erfahrungen haben oder sie haben einst positive Erfahrungen gemacht. Jetzt wollen wir den Prozess untersuchen, wie sie die Freude **verlieren** und **wiedererlangen** können.

Den Ängsten gehen immer eine Reihe von Misserfolgen und negativen Erlebnissen voran.

Was führt zu Ängsten und dazu, dass man sich verschließt?

Die Grobheit und Unaufmerksamkeit des Partners können auch bewirken, dass man das Interesse an Sexualität verliert. In diesem Fall muss man jedoch der Frage nachgehen: Warum hat man nicht gesagt, was man sich wünscht? Man sagt nichts, weil man es bereits gesagt hat, auch wenn man es nicht zum richtigen Zeitpunkt formuliert hat! Dementsprechend zieht man die Folgerung: Auf diese Weise gibt es keine Lösung! So sucht man nicht weiter nach der Lösung.

Infolgedessen wird das ideale Verhältnis zur Geschlechtsidentität gestört, was Gewissensbisse, die Verdrängung eines Wunsches sowie Angst zur Folge haben kann. Oder was am typischsten ist: Alle treten gleichzeitig auf!

Langsam entwickelt sich eine falsche, verurteilende Vorstellung über die Sexualität. Dieses Verhaltensschema besteht so lange, dass man mittlerweile völlig auf die eigenen Interessen verzichtet. Da man sich doch für jemanden einsetzen muss – aber nicht für sich selbst –, achtet man nur auf die Interessen des Partners. Man will allen Erwartungen gerecht werden. Man hält es für wichtig und vergisst mittlerweile völlig, dass man auch Interessen hat.

Der Weg zur Gesundheit führt über den steinigen Weg der Ehrlichkeit. Man muss ehrlich eingestehen, dass man auch diese Form der Freude erleben möchte.

Man hat sowieso schon auf alle Freuden verzichtet, nicht nur auf die Freuden der Sexualität, sondern auf alle des Lebens.

Da man in Bezug auf die sexuellen Freuden befangen ist, glaubt man nicht mehr an die Erfolge, man muss einen neuen Weg einschlagen.

Man muss zuerst andere Freuden erleben, die einem das Gefühl von Freiheit gewähren. So kann man die Lockerheit einfacher wieder erleben.

FUSS

Physische Ebene
Der Fuß ist der unterste Abschnitt des Beines unterhalb des Knies. Er erstreckt sich bis zum Knöchelgelenk, das den Fuß und den Unterschenkel verbindet. Der Fuß hat prinzipiell einen ähnlichen Aufbau wie die Hand.

Wenn der menschliche Fuß mit dem Fuß der Tiere, vor allem mit dem der physisch-anatomisch „verwandten" Herrentiere verglichen wird, kann man sagen, dass er hinsichtlich seiner Struktur und Funktion ein einzigartiges Wunder ist. In der Tierwelt gibt es nichts, was damit vergleichbar wäre.

Jemand, der in den Ingenieurwissenschaften nicht bewandert ist, kennt auch das statische Gesetz, nach dem ein Ständer mit zwei Beinen kippt, während er mit vier Beinen wackeln kann. Die einzige stabile Unterstützung hat drei Punkte auf dieser Welt. Unser Fuß stützt sich wirklich auf die drei Säulen der Sohle. Die erste Säule ist das Fersenbein, von hier bis zum Köpfchen des vierten und fünften Mittelfußknochens erstrecken sich zwei Bögen, die die zweite und dritte Säule bilden. Zwischen den zwei Bögen befindet sich das Quergewölbe. Die durch die Knochen gebildeten Fußgewölbe werden durch Bänder so stark aufrechterhalten, dass ein gesunder Fuß durch das Körpergewicht **nicht deformiert werden kann**. Sie **dämpfen** durch ihre **Flexibilität** die **Stöße** und die Nerven- und Blutbahnen, die Muskeln der Sohle verlaufen geschützt unter dem Gewölbe.

Der Mensch benutzt seine Beine beim Gehen, Laufen und Springen und er kann sehr **große Entfernungen** zu Fuß **zurücklegen**, ohne sich besonders anzustrengen. Das liegt daran, dass man seine **Schritte verlängern** kann, wodurch man große Entfernungen bei einem geringen Energieeinsatz zurücklegen kann, aber es **kaum bemerkt**.

Der Fuß mit den Ober- und Unterschenkeln ermöglicht eine unglaubliche Ausgangsgeschwindigkeit. Die Übertragung der riesigen Kräfte ermöglichen die schlanken Muskeln, und die Dynamik der Bewegungen verbindet sich mit einer harmonischen Schönheit.

Seelische Ebene
Die gesunden Füße deuten auf die Freiheit der Bewegung hin, während die kranken auf deren **Einschränkung** oder ganz im Gegenteil auf eine **Überreaktion** hinweisen! Es ist ein „interessanter" Zufall, dass sich die zwei gegensätzlichen Tätigkeiten nicht ausschließen. Die Wirklichkeit bestätigt dies auch!

Die Eingeschränktheit und der übertriebene Tatendrang hängen eng zusammen. Da entwickelt sich nur eine Krankheit, wenn beides gleichzeitig vorhanden ist! Und sie treten immer gleichzeitig auf! Bei den Erkrankungen der Füße wird die Harmonie des Vorangehens gestört. Man tut Dinge, die man nicht tun sollte, und versäumt solche, die notwendig sind. Diese Tätigkeit resultiert daraus, dass das Gleichgewicht der Selbsteinschätzung gestört wurde. Bevor es zu Veränderungen der Organe kommt, wird immer das Gleichgewicht der Stoffwechselprozesse gestört *(siehe auch: Stoffwechsel)*.

Die Probleme symbolisieren und spiegeln wider, wie man sich seinen Zielen annähert. Sie zeigen, wie man vorankommt, wie viel Energie, Kraft man in seine Taten investiert und welche konkreten Freuden, Erfahrungen man daraus schöpft.

Dass wir nach den Entscheidungen handeln und uns auf den Weg machen, ist ein mindestens so wichtiger Teil unseres Lebens wie die Wahl.

Der Kranke, der unter den verschiedenen Erkrankungen der Füße leidet, gleicht einem meiner Patienten, den ich einmal darum gebeten habe, zu zeigen, wie er aus dem Kreis kommen kann, den ich um ihn gezeichnet habe! Er hat zahlreiche Lösungsmöglichkeiten aufgeführt, er hat sich von deren Richtigkeit überzeugt, aber zum Schluss ist er im Kreis geblieben.

Er war sich im Klaren darüber, was er tun **sollte**. Gerade dies führt zu allen seinen Beschwerden, die mit den Füßen zusammenhängen.

Warum?

Er treibt Raubbau mit seiner Gesundheit und riskiert dadurch seine Bewegungsfreiheit.

Einerseits investiert er Energie darin, seine Möglichkeiten aufzuspüren, die seine Ziele lösbar und erreichbar machen.

Andererseits muss er große Energie darin investieren, sich selbst zurückzuhalten!

Diese zwei – völlig gegensätzlichen – Handlungen oder vielmehr das Nicht-Handeln verzehren alle Bewegungsenergie der Füße.

Ich möchte jetzt diese Bewegungsenergie erklären, damit die Deutung viel verständlicher wird.

Die Misserfolgserlebnisse führen dazu, dass man seine eigene Bewegung, seine Annäherung ans Ziel völlig einschränkt – anders könnte es auch nicht sein, denn man versucht es nur halbherzig. Man sitzt immer mehr (verzweifelt) und beobachtet ohnmächtig, wie die Welt, das so ersehnte glückliche Leben, an einem vorbeigeht!

Verkalkungen entstehen, wenn man sich stetig gebunden fühlt und sich diese Einschränkungen festigen.

Es kommt zu **Schmerzen**, wenn man sich mit all dem konfrontiert, was man nicht wagt zu tun, obwohl es einem das Herz fast zerreißt. Einem tut weh, dass einem etwas fehlt, denn man weiß, hofft, dass man es erreichen *könnte*. Man könnte es erreichen und alle Voraussetzungen sind dafür gegeben.

FUSSPILZ

Physische Ebene
Eine hartnäckige, langwierige Hautkrankheit, die schwer auf Behandlungen reagiert. Wenn sie sich doch bessert oder heilt, kann sie nach einer kurzen beschwerdefreien Periode wieder auftreten.

Das erste Symptom ist Juckreiz, danach tritt Rötung zwischen den Zehen auf, die von einem stechenden und brennenden Gefühl begleitet werden. Später können Risse in den Zwischenzchenräumen entstehen, es kommt zur Schuppung, die abgestorbenen Zellen der Epidermis werden abgestoßen. Danach verschlechtern sich die Symptome durch die Bildung von nässenden Bläschen auf der Haut der Sohlen.

Der Fußpilz kann auch unter die Nägel eindringen, die sich verdicken, verformt und krallenartig werden und währenddessen ihren Glanz verlieren und sich schmutzig gelb färben. All diese Phänomene werden mit schlechtem, stinkendem Geruch beglcitet.

Wir wickeln unsere Füße in mehrere Schichten ein. Sie leben in einer „ewigen" Dunkelheit und oft in einer klammen Umgebung, ohne von Licht und Luft berührt zu werden. Obwohl wir es tun können, befreien wir sie auch nicht: Wir haben vergessen, barfuß zu laufen. Wenn man eine Neigung dazu hat, werden seine Füße von einem hartnäckigen Pilz befallen.

Diese dunkle, feuchte Umgebung bietet einen idealen Nährboden für die Pilze, die die menschliche Haut befallen. Die Dermatologie setzt dagegen sehr effiziente Präparate ein. Der Arzt hat zum Ziel (wie auch bei anderen Erregern), die Pilze zu beseitigen. Zwar stellt die lokale Behandlung fast kein Risiko dar, doch haben die oralen Antipilzmittel schwere Nebenwirkungen wie Leber- und Nierenschaden. Ein weiteres, an sich nicht immer wirksames Mittel gegen die Pilze: Luft und Sonne.

Seelische Ebene
Die Pilze können diejenigen Körperteile befallen, wo der gesunde Wärmehaushalt des Organismus gestört wird, d.h. das innere Feuer erlischt! Warum erlischt das Feuer? Auf der physischen Ebene wird es durch die Verschlechterung des Blutkreislaufs, auf der seelischen Ebene durch die Lustlosigkeit verursacht.

Sinnen wir darüber nach, wo Pilze vorkommen und über welche Eigenschaften ihr Lebensraum verfügt.

Was für einen Lebensraum haben sie gerne, was begünstigt ihr Leben?

Sie fühlen sich in einer dunklen, feuchten, dunstigen Umgebung wohl. Wenn diese Bedingungen nicht erfüllt werden, können sie nicht lange leben.

Kommen wir zu den Pilzerkrankungen der Füße zurück, die viel Gemeinsames mit dem Vorangehenden haben.

Ersatzhandlung
Man wird von den Handlungen dadurch noch nicht befreit, dass seine Handlungslust auf seine eigenen, wirklich wesentlichen Dinge und sein Tatendrang erloschen sind. Man muss handeln. Wenn man nicht für sich selbst handelt, soll man anderen helfen, für andere etwas tun! Wenn man keine sinnvollen, wesentlichen Dinge unternimmt, dann muss man sich mit unwesentlichen, überflüssigen Dingen beschäftigen, an denen man keine Freude findet. Da stellt sich die Frage: Warum sollte man Energie in solche Dinge investieren, warum sollte man das Feuer der Füße neu beleben?

Wenn das Feuer des jeweiligen Bereichs erlischt, werden die anderen Elemente überwiegen, was einen hervorragenden Nährboden für die Pilze schafft.

Wie kommt es eigentlich zu einer Pilzerkrankung?

Es wird eine feuchte, klamme Umgebung geschaffen. Beim Kranken bedeutet das, dass er keine Lust hat, neue Dinge durchzuführen, und dass er die Umsetzung seiner gefallenen Entscheidungen ständig hinauszögert. Das nimmt ihm immer mehr die Lust und er wird immer mehr labil.

Die Luft riecht sehr stark und stechend, was dafür steht, dass er zur Erneuerung nicht fähig ist (er macht keine Schritte), die entstandene Lage bedrückt ihn (er ist sich darüber im Klaren, dass er Schritte machen soll).

Die Erde als Element kommt in den Exostosen (Knochenauswüchsen), in den verschiedenen Veränderungen zum Vorschein. Sie weisen darauf hin, dass der Kranke infolge seiner Unsicherheit viele Dinge unternimmt, die unbegründet und sinnlos sind. Man macht voreilige, unbegründete Schritte: Dies ist oft falsch.

Aufgrund der vorigen Informationen kann der Kranke negativ bewertet und verurteilt werden, was aber sehr weit von der Wahrheit entfernt ist!

Er hat nämlich zahlreiche gute Schritte gemacht, viel Gutes für andere getan, bis „die Sohle durchgelaufen war". Er hatte keine Zeit für sich selbst und hat seine Dinge nicht wahrgenommen, an denen er Freude hat.

Er hat Dinge getan, die ihm Freude bereitet haben. Er hat sie in seine Hand genommen und dann so weit wie möglich weggeworfen. Er könnte das Gefühl gehabt haben, dass das normal sei, dass er es nicht verdiene und dies keinen Wert habe usw.

GALLENBESCHWERDEN

Physische Ebene
Die Entzündungen der Gallenblase, die Verengungen und Krebserkrankungen der Gallenwege verursachen im rechten Oberbauch Beschwerden, die Krankheit geht mit Schmerzen, Brechreiz, Entzündung und Fieber einher. Das klassische Symptom des Verschlusses der Gallenwege infolge eines Gallensteins oder Tumors ist immer die Gelbsucht.

Seelische Ebene
Wenn man die Funktion und Rolle der Galle kennt, kann man den ganzen seelischen Hintergrund einfacher verstehen.

Die Galle enthält Enzyme, die der Verdauung der verzehrten Nahrung dienen.

Die Galle ist eine sehr bittere Flüssigkeit und die Bitterkeit ist hier von großer Bedeutung.

Was nennen wir gewöhnlich auf der seelischen Ebene bitter?

Diejenigen Dinge, die für uns einen schlechten Inhalt haben, der zu vermeiden ist. Wir können aber ein vollkommenes Leben, eine perfekte Verdauung und ein perfektes Verständnis haben, wenn wir beide „Seiten" berücksichtigen.

Was bedeutet die Verdauung hinsichtlich der Verarbeitung? *Um unsere seelischen Dinge verdauen zu können, brauchen wir eine gesunde Wut, Entschlossenheit, die uns Kraft verleiht, um die Reize zu verdauen, die wir Tag für Tag erleben. Und die Wut zehrt von der Bitterkeit.*

Der an Gallenbeschwerden leidende Mensch ärgert sich, aber er unterdrückt (speichert) seine galligen Bemerkungen, die Folge davon ist der Gallenstein.

Wenn er Galliges bemerkt oder nur die Bitterkeit in allem entdecken kann, hat er eine Gallenüberproduktion. Mit diesen Wahrnehmungen wird er eine außerordentliche Sache tun! Man denkt immer wieder an sie, um sich selbst ein abschreckendes Beispiel zu geben. „Ich habe doch gesagt ..."

Auf der medizinischen, physischen Ebene speichert die Galle die zur Verdauung unerlässlichen Stoffe. Dieses Sekret zersetzt die aufgenommene Nahrung in ihre Bestandteile.

Auf der Ebene des Geistes befinden sich die Energien in der Galle, die Kraft verleihen, um die geistige Nahrung verdauen zu können.

GALLENSTEINE

Physische Ebene
Anfallartige, besonders schwere, krampfartige Schmerzen treten unter dem rechten Rippenbogen auf. Die Schmerzen strahlen oft ins rechte Schulterblatt aus. *(Siehe auch: Steinerkrankungen)*

Seelische Ebene
Man wurde auf jemanden zornig, genauer gesagt, man hat eine Mauer errichtet, um sich gegen ihn seelisch abzugrenzen! Man hat eine Mauer errichtet, die man unter keinen Umständen abbauen oder überschreiten will. Man gibt sich dem Glauben hin, dass diese Vorstellung gut und vollkommen sei, aber wie das Beispiel – die Krankheit – zeigt, ist die Situation ganz anders.

Besinnen wir uns darauf, dass die Galle bei der Verdauung eine wesentliche Rolle spielt. Wenn die Galle betroffen ist, folgt unmittelbar daraus, dass man etwas nicht verdauen will! Man ist nicht bereit, Energie in die Verdauung und in die da entstehenden Kenntnisse zu investieren. Dass man es nicht will, ist nur möglich, wenn man sich darüber völlig im Klaren ist, was man nicht will.

Man investiert alle seine Energie in die Bemühung, sich nicht konfrontieren zu müssen, die Konfrontation zu vermeiden. Das beansprucht alle seine Energie und man hat keine Energie mehr für etwas anderes. Sein Stoffwechsel verschlechtert sich *(siehe auch: Stoffwechsel)*, einige Stoffe verwertet man, obwohl man sie nicht braucht und andere notwendigen Stoffe scheidet man aus seinem Organismus aus!

> Auf der Ebene der Seele erfolgen gleiche –
> dieselben – Ereignisse!

Es ist scheinbar eigenartig, dass Frauen wesentlich häufiger von Gallensteinen betroffen sind. Die Ursache dafür wird offenkundig, wenn wir die grundlegenden seelischen Unterschiede zwischen Frauen und Männern unter die Lupe nehmen.

Die Männer können (grundlegend, typischerweise) die angestaute Anspannung leichter loswerden.

Hingegen sind die Frauen wesentlich geduldiger und versuchen viel mehr, die Konflikte zu vermeiden. Dank ihrer Geduld können sie die Konflikte einfacher lösen. (Nur wenn sie unbefangen sind.) Diese geduldige, fürsorgliche Einstellung hat auch eine Schattenseite: Frauen haben weniger Zeit, sich mit sich selbst und mit ihren eigenen Problemen zu befassen. Folglich fressen sie viel mehr Wut in sich hinein und bringen sie nicht zum Ausdruck.

Im Laufe ihres Lebens gewinnt ihre Anpassung an Probleme und Menschen immer mehr Boden, was das Risiko für die Entstehung von Gallensteinen deutlich erhöht.

GALLENÜBERPRODUKTION

Es kann zu einer Gallenüberproduktion kommen, wenn die Galle nicht auf natürliche Weise abfließen kann. Das Bewusstsein bekommt nämlich die Rückmeldung, dass nicht genügend Verdauungssekrete im oberen Dünndarm zur Verfügung stehen. Deswegen wird die Produktion nicht eingestellt, sondern weiter erhöht, um die notwendige Menge auszuscheiden, obwohl es nicht darum geht, dass wenig Sekret zur Verfügung steht. Es handelt sich nur darum, dass es nicht dorthin gelangt, wo es benötigt wird und das Signal an das Gehirn gesendet wird, dass noch mehr Galle produziert werden muss. Es wird so lange produziert, bis das Gehirn die notwendige Rückmeldung bekommt. So kann es dazu kommen, dass zu viel Galle produziert wird, mit der man etwas anfangen muss.

Was sind die möglichen Ursachen dafür?
1. Beim Abfluss der Galle besteht ein Hindernis, denn die Gallenwege sind verengt.

Warum? Welche seelische Eigenschaft führt zur Verengung oder zum Verschluss der Gallenwege? Was hindert einen daran, seine Verdauungssekrete, Bitterkeit loszuwerden?

In jedem Fall geht es um einen ängstlichen, krampfartigen und introvertierten Seelenzustand, in dem man sich wegen einer unbegründeten Selbstbeschuldigung derart verzehrt, dass man die angestaute Bitterkeit und Verdauungssekrete nicht loswerden kann.

2. Wenn der Dünndarm mit dem überschüssigen Sekret nichts anfangen kann, versucht er es in verschiedene Richtungen loszuwerden, entweder nach oben in den Dickdarm, was einen schleimigen Durchfall verursacht, oder nach unten, was zum Erbrechen des Kranken führt. Dessen Auslöser ist im Allgemeinen die anhaltende, gewohnte, stetige innere Unruhe, die sich plötzlich erhöht und gleich einem Tzunami vieles mit sich reißt. Das Wichtigste dabei ist, dass dieser Überschuss auch bisher bestand und ein ganz kleiner Reiz das Ganze in Bewegung setzt.

In diesem Fall geht es darum, dass man seine „Schmerzen" loswird, dass man sich davon befreit, aber gleich danach empfindet man Reue und hat Schuldgefühle, mit denen man – bewusst – nichts anfangen kann, aber man muss seine schlechten Gefühle doch loswerden.

GEBÄRMUTTER

Physische Ebene
Die Gebärmutter ist ein Organ mit muskulöser Wand, das einer auf dem Kopf stehenden Birne ähnelt und sich in der Mitte des kleinen Beckens befindet. Ihre Innenauskleidung ist eine Schleimhaut, die im monatlichen Zyklus von 28 Tagen auf- und abgebaut wird.

Ihre Entzündungs- und Tumorkrankheiten sind bekannt. Von den Letzteren sind vor allem Gebärmutterhalskrebs und die Krebserkrankungen des Muttermundes gefürchtet.

Seelische Ebene
(Siehe auch bei den jeweiligen Organen)
Dieses wunderbare Organ verfügt über eine viel komplexere Bedeutung als seine physischen Eigenschaften. Das Mysterium der Geburt umfasst nicht nur die

Empfängnis und die Geburt, obwohl sie vielleicht eines der größten Wunder der Welt sind. Man erfährt die Freude an der Schöpfung, am Schaffen neuer Dinge.

Solange sich eine Frau ihrer Weiblichkeit völlig bewusst ist, funktioniert dieses Organ einwandfrei.

Wunde am Muttermund

Wie kommt es dazu, dass die Schleimhaut des Muttermundes abgeschwächt wird, eine Wunde daran entsteht, ohne zu verheilen?

Die Frau *empfindet* das „Eindringen" als aggressiv, **gewaltsam**, sie empfindet die ihr geschenkten Freuden nicht als eigen. Das trifft natürlich auf beiden Ebenen zu und beides tritt gleichzeitig auf.

Die eine Ursache dafür ist, dass sie ständig physikalisch-geistigen Einflüssen ausgesetzt ist. Darunter verstehe ich nicht unbedingt einen konkreten physikalischen Einfluss, die Wunde entsteht nämlich nicht wegen des Geschlechtsverkehrs. Wenn sie das „Liebemachen" leidvoll und schmerzhaft empfindet, erscheint (davor und gleichzeitig damit) die Angst vor dem Eindringen des Geistigen. Das bedeutet ganz genau Folgendes: Unabhängig davon, ob es wirklich zum Eindringen kommt, läuft dieser Prozess im Verstand, in den Gedanken ebenfalls ab. Der Körper erlebt dies als Tatsache und reagiert dementsprechend darauf. Im Klartext: Es ist völlig unwichtig, ob das Eindringen auf der physischen Ebene tatsächlich erfolgt oder nicht, der Verstand schafft ein negatives Erlebnis.

Die andere Ursache dafür ist, dass das Immunsystem des Organismus nicht so effektiv funktionieren kann, dass er den Fehler beseitigen kann.

Warum funktioniert der Abwehrmechanismus nicht einwandfrei in diesem Bereich?

Kurzum: Er ist ermüdet, er ist müde geworden und es gibt nichts, woraus er Kraft schöpfen kann.

Warum ist das so?

Ihr Bewusstsein kann sich mit nichts anderem befassen als mit dem „Leid", mit der Gewalt, die ihr zugefügt, angetan worden sind. Ihre Gedanken kreisen um Erinnerungen und die Angst vor der Zukunft. Sie hat keine Zeit, Lust mehr, nach Dingen zu suchen, die Freude in ihr wecken könnten. Das Feuer der Freude erlischt in ihr, was die unmittelbare Folge hat, dass der Organismus und die Widerstandsfähigkeit des Bewusstseins infolge des nicht verarbeiteten Verlustes in diesem Bereich abgeschwächt bzw. reduziert wird.

GEFÄSSERKRANKUNGEN

Physische Ebene
Zu den zahlreichen Erkrankungen der Gefäße gehören die Erweiterung, die Verengung, die Zerreißung und der vollständige und partielle Verschluss der Gefäße. Sie haben immer gemeinsam, dass sie den Kreislauf beeinträchtigen.
  Die Strömung des Blutes weicht vom Normalen ab, es wird schneller, langsamer, staut sich und kann auch in der Blutbahn gerinnen. So kann das Blut keine seiner zahlreichen Aufgaben erfüllen. Wenn das Gefäßsystem einwandfrei funktioniert, kann auch das für die Blutzirkulation verantwortliche Herz Krankheiten hervorrufen, wenn es seine Funktion nicht vollkommen erfüllt.

Seelische Ebene *(Siehe auch: Kreislauf, Blut und Blutdruck)*
Unser Leben hat einen natürlichen Fluss, den wir mit den Flüssen in der Natur vergleichen können. Wenn das empfindliche Gleichgewicht des Flusses beeinträchtigt wird, wird der freie Informationsaustausch beeinträchtigt oder eher zerstört.

Vasokonstriktion (Gefäßverengungen)
Die Verengung entsteht im Bein, wenn man sich Sorgen macht, Angst hat, ob man die richtigen Schritte unternimmt. Das Bein bewegt sich nach vorne, es will aus dem Fortschritt ausbrechen und anhalten *(siehe auch: Bein)*.
  Es kommt im Herzen zur Verengung, wenn man anderen und sich die Liebe verweigert. Es ist am typischsten, dass man sich bewusst zu verschließen versucht, weil man unsicher ist.
  Vasodilatation (Gefäßerweiterung): Im jeweiligen Bereich hat man das Loslassen übertrieben, man ist sehr locker geworden. Dazu gehört auch die andere Seite der Medaille: Man ist der Steifheit müde geworden!
  Gefäßverschluss: Man kapselt sich vor bestimmten sein Leben fördernden Menschen oder Prinzipien ab.

Arteriosklerose *(Arterienverkalkung)*

(Siehe auch: Blut, Gefäßerkrankungen, Arteriosklerose/Arterienverkalkung)
Neben den physiologischen Faktoren (Cholesterin, ungesättigte Fettsäuren, falsche, stressige Lebensführung, Veränderungen im Hormonhaushalt) erhö-

hen auch die seelischen das Risiko für Arterienverkalkung. Wir können diese seelischen Faktoren leichter verstehen, wenn wir uns zuerst eingehend mit den physischen Symptomen und Faktoren befassen.

Infolge einer gut feststellbaren seelischen Härte werden auch die Gefäßwände hart. Der Verlust der Elastizität bringt eine Fettablagerung mit sich (die auf gleiche Weise Probleme bereitet wie das Fett im Abfluss eines Spülbeckens). Und die Ablagerung führt unmittelbar zur Arterienverkalkung.

Die Schulmedizin differenziert bereits zwischen gutem und schlechtem Cholesterin, wie sie auch den guten Stress vom schlechten unterscheidet. Obwohl es nicht sicher ist, dass der Stress oder das Cholesterin schlecht sind, sondern wie der Organismus darauf reagiert oder damit umgeht. Beides ist notwendig! Doch das Maß und das Verhältnis dazu sind am wichtigsten! Da der Organismus das Cholesterin selbst produziert, muss es ein wichtiger Baustein sein. Aber warum stellt der Organismus etwas Schlechtes her? Was ist defekt geworden?

Bei Arterienverkalkung werden das Aufbauen und der Schutz gestört.

Der Kranke will etwas aufbauen, aber er weiß nicht, wo und wovor er sich schützen muss oder musste. Um Missverständnisse zu vermeiden: Man braucht die Wände, aber es ist wichtig zu wissen, wo sie stehen müssen.

Das Fett spielt eine wichtige Rolle, denn es ist ein Energiespeicher des Organismus. (Das Cholesterin ist auch ein Fett und gleichzeitig eine wichtige Komponente des Blutes. Es ist unentbehrlich für die Zellen und ebenfalls eine wichtige (oder Haupt-) Komponente der Zellwand.

Als Fazit des seelischen Hintergrundes für die Arterienverkalkung lässt sich feststellen, dass der Kranke seine Reserven dafür verwendet, Wände als Schutz zu bauen, um seinen Lebensraum zu schützen. (Die Stelle der Verkalkung hilft bei der Auslegung, in welchem Lebensbereich man gezwungen ist, sich erhöht und überflüssig zu schützen.)

An der jeweiligen Stelle wird die Strömung, die Selbstreinigungsfähigkeit und der Blutdruck der Umgebung durch die Verengung (oder Erweiterung) verändert. *(Siehe auch: Blutdruck)*

GEHIRN

Physische Ebene

Das Zentralnervensystem ist ein Gebilde in der Schädelhöhle. Es wird durch die Schädelknochen sowie eine Umhüllung aus mehreren Schichten geschützt. Zwischen den Platten der Gehirnhaut zirkuliert die Gehirn-Rückenmarks-Flüssigkeit, die tief in den Geflechten der Gehirnkammern produziert wird. Das Großhirn besteht aus zwei Halbkugeln und ihre Oberflächenschicht zeichnet sich durch Windungen und Furchen aus. Die Wissenschaft hat die Gehirnzentren großenteils auf dieser komplizierten Reliefkarte bereits identifiziert, mit denen unsere verschiedenen Tätigkeiten verbunden werden können. Es hat sich gleichzeitig herausgestellt, dass diese Zentren nicht eindeutig festgelegt sind, bei einem großen Gehirnschaden sind nämlich auch andere Bereiche des Gehirns fähig, die jeweiligen Funktionen zu übernehmen.

Die Großhirnrinde und die darunter liegende weiße Substanz mit Leitungsbahnen bilden ein sehr komplexes System. Es besteht aus mehreren Milliarden Nervenzellen und Nervenverbindungen, die den möglichen Weg der Nervenimpulse darstellen. Die Zahl der Nervenverbindungen ist astronomisch groß.

Das Großhirn, Zwischenhirn, Kleinhirn und der Hirnstamm sowie das Rückenmark bilden zusammen das Zentralnervensystem.

Seelische Ebene

Unser Gehirn ist ein Nervenzentrum, wo sich die verschiedenen Bahnen treffen. Hier werden alle gesammelten Kenntnisse verarbeitet. Das Bewusstsein informiert den Körper durch die Gehirnzellen. Unser Bewusstsein verbindet sich sowohl auf der physischen als auch auf der geistigen Ebene mit dem Gehirn.

Das Gehirn funktioniert wie ein Funkgerät: Es empfängt und kodiert die Zeichen für den Körper und Geist. Da die Letzteren keine „gemeinsame" Sprache sprechen, übersetzt das Gehirn die Wahrnehmungen. Denken wir daran, wie selten es vorkommt, dass wir die Stimme der Geisteswelt hören oder wahrnehmen, was natürlich auch umgekehrt wahr ist. Damit der Kontakt, der wahre Kontakt, entsteht, ist ein besonderer Bewusstseinszustand notwendig.

Wir brauchen ebenso einen besonderen – bewussten – Zustand, damit wir wahrnehmen, verstehen, was im Gehirn vor sich geht.

Es ist eigentlich ein wahrnehmendes, umwandelndes Organ (mit aufsteigenden und absteigenden Bahnen), das das physische Dasein aufgrund der Eigenschaften, Gedanken, Gefühle des Bewusstseins umwandelt.

Kurzum: Der Körper wird so wie das Bewusstsein. Jede auftauchende Disharmonie, Krankheit gehen vom Bewusstsein aus, sie haben hier ihre Wurzeln, also soll auch die Heilung hier anfangen.

Um all dies besser verstehen zu können, betrachten wir die seelischen Eigenschaften des Gehirns, denn jedem Bereich kann je eine Bedeutung zugeordnet werden. Deren Stellenwert werden wir erst nachvollziehen können, wenn wir uns selbst (oder andere) beobachten, um darauf zu kommen, welcher von unseren Teilen „entwickelt" werden soll. Von dem Zustand der Chakren, den plötzlich auftretenden oder andauernden Schmerzen des jeweiligen Bereichs ist der seelische Zustand zu erschließen, dem wir bis jetzt keine Bedeutung beigemessen haben, aber er hatte (hat) irgendein „Problem".

Ich spreche vor allem von den Symptomen und Disharmonien, die noch keine konkreten, fassbaren Veränderungen verursacht haben. Es ist eine schwierige Aufgabe, diese wahrzunehmen, wenn wir uns selbst untersuchen. Es ist nämlich unmöglich, unsere Taten an sich (ohne jede Widerspiegelung) zu interpretieren: Es gibt nichts, womit man vergleichen kann. Bei der Wahrnehmung, Erfahrung ist der Vergleich jedoch unerlässlich. Nur in diesem Fall können wir die wirkliche Natur der Dinge erkennen.

Wir können die winzigen Mängel, die Disharmonien wahrnehmen, aber nicht unbedingt in uns selbst. Dann lohnt es sich, um Hilfe zu bitten, damit ein „Außenstehender" die Vorgänge in uns wahrnimmt.

Stirnregion
Ihre Bedeutung ist mit dem **Willen,** mit dem Ausdruck des Willens verbunden. Sie steht eng mit den verschiedenen Manifestationen des Willens bzw. mit dessen Nicht-Manifestationen im Zusammenhang, z. B. ein dumpfer Schmerz kann in diesem Bereich auftreten, wenn sich das Bewusstsein des Menschen etwas einengt und man nicht fähig ist, sich selbst Ziele zu setzen oder diese zu verwirklichen.

Wenn man sich gegen die Freude bereitenden Situationen verschließt, ist das eigene Leben durch Abstumpfung und Dekonzentration gekennzeichnet.

Die Energie dieser Bereiche hilft vor allem bei den Zielsetzungen und deren Verwirklichung.

Die Zielsetzung und die zu ihrer Verwirklichung notwendige Energie sind wichtig, weil sie uns Halt geben. Dieser Halt ist so notwendig wie das Seil für die Bergsteiger. Dadurch wird der Weg zum Ziel viel einfacher, stabiler, auch bei Schwierigkeiten.

Das Gegenteil kann auch vorkommen, wenn das Gehirn statt der eingeengten Sichtweise die erhöhte Tätigkeit, die Träumerei, den gesteigerten Willen in den Vordergrund rückt. Es kommt oft vor, dass man sich krampfhaft bemüht, die gesetzten Ziele zu erreichen, und man lässt es gewollt oder ungewollt außer Acht, dass andere auch Interessen haben. Infolgedessen zwingt man seinen eigenen Willen den anderen auf.

In beiden Fällen kommt es vor, dass die Chakren sich deformieren, man aus dem Gleichgewicht gerät und eine Krankheit entsteht.

Beim Gehirn bzw. beim Kopf muss man eine „eigenartige" Eigenschaft in Betracht ziehen: Wie in den Augen bzw. im Fotoapparat ein umgekehrtes Bild erscheint, so spiegelt es auch die Eigenartigkeiten umgekehrt wider, die außen erscheinen. Das bedeutet, all das, was in den Chakren auf der rechten Seite auftritt, erscheint im Gehirn auf der linken Seite, z. B., wenn die seelische (linke) Seite der Chakren eingeengt wird, kommt sie im Körper auf der rechten Seite zur Erscheinung.

Stirn (rechte Seite)
Auf dieser Seite kommen die Gefühle zum Vorschein.

Der Kranke will irgendein Gefühl, irgendeine Emotion erreichen und irgendetwas vermeiden. Was aber das Typischste ist: Man ist sich über seine Gefühle nicht im Klaren, ein Konflikt ist in seiner Gefühlswelt entstanden.

Wenn man also in diesem Bereich Disharmonie empfindet, sind die gesetzten Ziele – seelisch gesehen – unklar, unsicher, man stößt auf dem Weg zum Ziel auf starke Mauern und Hemmnisse.

Stirn (linke Seite)
Sie bezieht sich auf die physischen Dinge und auf das – unsichere – Verhältnis dazu. Alles andere ist mit der Bedeutung der rechten Seite identisch.

Hinterkopf
Man hat das Gefühl, dass jemand seine Denkweise bestimmen will, oder von einer anderen Seite betrachtet: Man will die möglichen Kritiken nicht hinnehmen.

Man konfrontiert sich nicht, man blickt nicht zurück, um sein bisheriges Leben unter die Lupe zu nehmen. Man wagt nicht, „sich zu konfrontieren", doch die Gedanken und der Wille von anderen üben eindeutig eine Wirkung auf sein Leben aus.

Man konfrontiert sich nicht mit den zu lösenden Aufgaben, die oft in der eigenen Vergangenheit zu suchen sind.

Hinterkopf (linke Seite)
Die Einwirkung, der Konflikt haben einen physischen Ursprung, das bedeutet, dass sie mit dem konkreten, physischen Dasein zu charakterisieren sind. Die Konflikte stammen aus der materiellen Welt. Sie sind nicht zu lösen, nicht zu verarbeiten oder eben umgekehrt: Man hat sie nicht richtig interpretiert, also missverstanden.

Hinterkopf (rechte Seite)
Bei der Nicht-Verarbeitung, dem Nicht-Verstehen sind die Gefühle im Fokus.

Dies würde allein noch kein besonderes Problem, Symptom verursachen. Auch wenn man die Wirklichkeit tief verdrängt, ist sie einem bewusst.

Man spürt die Wirklichkeit, aber man wählt „bewusst" ein anderes Lösungs- und Verhältnisschema.

Scheitel
Aus den hier auftretenden Störungen kann man auf die Disharmonie zwischen dem Vertrauen, das sich aus der Erfahrung der Trennung und Selbstständigkeit ergibt, und der Zuwendung schließen. Der Scheitel symbolisiert eine deutliche innere Kraft der Selbstständigkeit, die mit der Gewissheit des sicheren Haltes verbunden ist.

Wenn man die Bitte um Hilfe versäumt oder die Hilfe nicht annimmt, weil man sich verschlossen hat, verbergen sich dahinter eine Art Unglaube, erlebter Schmerz. Man kann nämlich nicht glauben, dass es Hilfe für einen gibt. Man zeigt seine materiellen und seelischen Probleme nicht, man spricht sie nicht aus, man gesteht sie nicht einmal sich selbst ein!

Scheitel (linke Seite)
Sein Verhältnis zur Hilfe ist verletzt worden, aber der Zwiespalt besteht weiterhin! Man möchte um Hilfe bitten, aber man tut es nicht, man möchte es vermeiden, aber man nimmt die Hilfe an usw.

Sein Verhältnis zur fassbaren, materiellen Hilfe ist in einer Phase, wo man weder um etwas bitten noch die helfenden Hände annehmen kann. Man könnte den hierher führenden Weg auch viel ausführlicher interpretieren, meiner Ansicht nach ist es aber an dieser Stellen nicht von Belang.

Scheitel (rechte Seite)
Man bittet um keine Hilfe, um seine emotionalen Konflikte zu lösen, und man bekommt auch keine Hilfe.

Man ist emotional stark beeinflusst. In Bezug auf seine Gefühle, seine seelischen Konflikte – die einen bedeutenden Einfluss auf einen ausüben –, leckt man seine Wunden vor Schmerzen, was einem so viel Kraft wegnimmt, dass man keine Energie, keine Lust übrig hat, irgendetwas anderes zu unternehmen. Diese Einstellung ist für einen sehr unangenehm!

Schläfe
Die **linke** Seite weist auf das Nicht-Verstehen der weltlichen, materiellen Dinge hin, womit ebenfalls eng verbunden ist, dass man intensiv über die mögliche Lösung des Problems nachdenkt. Man grübelt darüber so intensiv wie die Nadel eines Plattenspielers, die stecken geblieben ist! Man beschäftigt sich nur mit einem einzigen Ding oder Gedanken, nichts anderes kann sonst in sein Bewusstsein gelangen.

Die Beschwerde auf der **rechten** Seite zeigt das Unverständnis der emotionalen Reize. Seine Sorgen, Hemmnisse quälen, bedrücken einen und drücken allen seinen emotionalen Äußerungen und Nicht-Äußerungen den Stempel auf.

Die weiteren Bedeutungen sind mit den vorherigen identisch.

Weg zur Gesundheit
Hinsichtlich der Heilung ist es sehr wichtig, dass wir den Kranken fragen und ihm aufmerksam zuhören bzw. der Kranke soll (sich selbst) die folgenden Fragen stellen:

Wie stehe ich zur Annahme der Hilfe?
Nehme ich die helfenden Hände an?
Helfe ich (uneigennützig) anderen?

Diese Fragen haben das folgende Ziel: Es sollten Zweifel entstehen, ob die Dinge wirklich so sind, wie man sie bisher interpretiert hat.

Gibt es eventuell auch eine andere Lösung?
Am wichtigsten ist, dass man aus der bisherigen (schlechten) Einstellung herauskommt! Sie muss schlecht sein, sonst würde es zu keiner seelischen und physischen Disharmonie führen!

Hypophyse (Hirnanhangsdrüse)

Physische Ebene

Sie hat eine Steuerungsfunktion, sie steuert den Hormonhaushalt des Organismus. Sie erfüllt ihre Funktion zusammen mit der Zirbeldrüse in einem engen Einklang.

Sie wird auch Hirnanhang genannt, ist eine endokrine Drüse mit der Größe einer kleinen Kirsche oder Bohne, die auf der Hirnbasis in der Knochenvertiefung „Türkensattel" zu finden ist. (Die Ärzte hatten früher die merkwürdige Vorstellung, dass diese Drüse die im Gehirn funktionierenden Geister „filtert" und die schlechten Gedanken als Nasenschleim abfließen. Die Meinung, dass der Nasenfluss das Gehirn reinigt, war auch noch im 18. Jahrhundert verbreitet. Darauf kann der Schnupftabakzug als Sucht oder Gewohnheit zurückgeführt werden und auch, dass wir beim Niesen mit „Gesundheit!" den anderen etwas Gutes wünschen.)

Im Vorderlappen des Hirnanhangs sind eigenartige Drüsenzellen zu finden, die das Wachstumshormon, das Schilddrüsen- und Nebennierenrindenhormon produzieren, die die Ausschüttung des weiblichen Geschlechtshormons, des Östrogens, fördern. Die Drüse reguliert darüber hinaus auch die Entwicklung der Eizelle oder des Spermiums. Ferner entsteht hier das Gelbkörper anregende Hormon, das die weiblichen und männlichen Geschlechtshormone freisetzt. Hier wird ebenfalls das Hormon produziert und ausgeschüttet, das die Entwicklung der Brust und die Milchabsonderung steuert. Hier entsteht auch das Hormon, das sich auf die Zellen mit Farbstoff, auf die Pigmentzellen, auswirkt. Schließlich ist der Vorderlappen für die Synthese der mit den Opiumderivaten verwandten Endorphinen verantwortlich. Die hier entstehenden Verbindungen können wegen ihrer Wirkung auf die Gehirnzellen als Freudemoleküle bezeichnet werden.

Der Hinterlappen des Hirnanhangs besteht aus Nervengewebe. Er ist der Speicher von Hormonen, die nicht hier, sondern im Hypothalamus produziert werden. Außerdem setzt dieses Gebiet das Oxytozin frei, das für das Zusammenziehen der Gebärmutter bei der Geburt verantwortlich ist, und hier werden ebenfalls die Verbindungen gebildet, die den Blutdruck steigern und auf die Nieren wirkend das Urinieren regulieren.

Die unglaublich komplizierte Funktion macht die Hypophyse zum Dirigenten der anderen endokrinen Drüsen. Der Hormonpegel wird durch die negative Rückkopplung geregelt, die auf folgende Weise funktioniert: Wenn der Pegel des jeweiligen Hormons steigt, gelangt diese Information als Rückmeldung in die Hypophyse, dann gibt sie einen diesem Prozess entgegenwirkenden Befehl, d.h., sie senkt den Pegel dieses Hormons. So wird auch der Pegel des Zielhormons sinken. Wenn das Zuletztgenannte unter den normalen Wert sinkt, wird ein gegensätzlicher Befehl erteilt. Nachdem die Hypophyse dies registriert, steigert sie die Ausschüttung des anregenden Hormons.

Diese feine Schwankung hat also einen physiologischen Charakter und dauert lebenslang.

Seelische Ebene
(Siehe auch bei den jeweiligen Organen)
Aus dem Vorangehenden geht hervor, dass diese Krankheit mit den Hormonen, d.h. mit dem Feuer, eng verbunden ist. Dieser Bereich verfügt über die Eigenschaften, die die Versorgung des jeweiligen Organs ermöglichen.

Wenn in unserem Kopf, in unserem bewussten Teil das Gefühl der Freude nicht entsteht, sind unsere erreichten Ziele uns nicht bewusst, werden diese Organe (z. B. Schilddrüse, Nebenniere) nicht ausreichend versorgt. Wenn sie nicht ausreichend versorgt werden, wie können wir dann erwarten, dass sie optimal funktionieren?

Wenn man die Freude nicht erlebt, wenn man sie nicht erfährt, ist es immer mit dem Organ verbunden, dessen Funktion gestört wurde.

Auf dem Weg zur Gesundheit soll man in Betracht ziehen: Das Problem erscheint nicht nur hier! So muss man auch die damit verbundenen Probleme in Erwägung ziehen, wenn man die entsprechenden Verhaltens- und Handlungsformen sucht.

Hirnhautentzündung *(Meningitis)*

Physische Ebene
Das ganze Zentralnervensystem ist von einem eigenartigen System umgeben, das aus drei Hüllen besteht. Zwischen ihnen zirkuliert ständig Blut bzw. Hirnwasser. Wenn sich dieses Gebiet des Nervensystems ansteckt, soll es sofort behandelt werden, weil es einen lebensgefährlichen Zustand bedeutet.

Ihre Symptome treten plötzlich auf, es kommt zu Fieberfrost, Kopfschmerzen. Darauf folgen Blutdrucksenkung, Schock und Kreislaufzusammenbruch. Wenn sie durch eine Bakterie hervorgerufen wird, dringt sie auch in den Blutkreislauf ein. In diesem Fall können wir auch von einer Art Blutvergiftung sprechen. Daraus folgt, dass die Behandlung eine sehr komplexe und schwierige Aufgabe darstellt und dabei alle Methoden der intensiven Krankenversorgung in Anspruch genommen werden sollen.

Seelische Symptome
Die Gehirnhaut **schützt** dieses komplizierte Nervenzentrum gegen alle äußeren Einflüsse. Wenn wir diesen Teil im weiteren Sinne auf die menschliche Umwelt beziehen, steht das Gehirn für das Individuum (Bewusstsein), während die Gehirnhaut für die im engeren Sinn interpretierte Familie, für die direkte Umwelt sowie für die aus deren Verhältnis resultierende Identität betrachtet werden kann.

Das Bewusstsein des Menschen bzw. das Individuum werden durch komplexe Ich-Schutzmechanismen vor den unerwünschten Einflüssen geschützt. Diese Mechanismen verfügen über beide Eigenschaften: Es gibt einen guten und auch einen hemmenden Teil. Das Ich wird von der Familie umgeben, vor den „schädlichen" Faktoren geschützt. Wenn sich irgendein Gegensatz in dieser Umwelt entwickelt, wird das scheinbare Sicherheitsgefühl erschüttert. (Daraus kann sich die Krankheit später entwickeln.) Für diesen Gegensatz ist typisch, dass der Konflikt nicht unbedingt ans Licht kommt, d.h., er kommt nicht ins allgemeine Bewusstsein, aber er übt seine Wirkung unabhängig davon aus.

Der Kranke fühlt sich schlecht in der Situation, er lehnt sich auf, er möchte aus den bedrückenden Konflikten ausbrechen. Die Entzündung symbolisiert den Wunsch, auszubrechen.

Weg zur Gesundheit
Zuerst könnten wir sagen: Man soll mit der Auflehnung aufhören, man soll mit der vergeblichen Anstrengung und dem übertriebenen Wunsch, allen Erwartungen gerecht zu werden, aufhören! Es ist so eine schöne und einfache Aufgabe, aber es ist unmöglich, sie zu verwirklichen!

Die Entzündung wird nachlassen und aufhören, wenn man die das Brennen fördernden Stoffe, Energien, seelischen Kräfte auf einen anderen Bereich umleitet!

Wenn wir unsere Kräfte umleiten, ziehen wir uns aus dem kranken Gebiet automatisch zurück, aber viel wichtiger ist es, dass wir in eine konkrete, gut festlegbare Richtung gehen.

Wie sieht es in der Praxis aus?

Bei Entzündung, Auflehnung taucht immer eine bestimmte – seelische – Unzufriedenheit auf. Man soll Lebenssituationen finden, die bis jetzt auch vorhanden waren, auf die man aber verzichtet, die man vermieden und nicht erlebt hat.

Hirninfarkt *(Ischämischer Schlaganfall)*

Physische Ebene
Wenn es im Gehirn zur Kreislaufstörung kommt und dadurch eine Versorgungsstörung entsteht, stirbt die Hirnsubstanz um die betroffene Region ab und wird durch auflösende Enzyme weich. Es entstehen Höhlen mit einer weichen Substanz, die die Größe von einer Erbse bis zur Faust haben können. Der breiartige Stoff kann nun als leblos bezeichnet werden.

Seelische Ebene
Es geht um einen wertvollen Menschen, der auf seine Werte wegen eines langen, von Schmerzen begleiteten Weges verzichtet. Er verzichtet darauf in dem Maße, dass er glaubt, dass er diese Fähigkeit überhaupt nicht besitze.

Die Gefäße verengen sich, da man durch Ängste, Sorgen gequält wird. Man hat diesen Weg gewählt, um die weiteren Konflikte zu vermeiden, weil der Druck schon zu groß ist. Der Druck ist zu groß, weil man der kleinen Wut, die man leicht loslassen könnte, keinen freien Weg gibt.

Arteriosklerose (Arterienverkalkung) entsteht, wenn diese falschen Prinzipien die Denkweise bestimmen. Es kann etwas „Winziges" sein, aber es ist für den Kranken von besonderer Bedeutung. Es kann Angst und Sorge sein, wobei es unwichtig ist, wovor der Kranke Angst hat. Die Hauptsache ist, dass er auf seinen Problemen beharrt, sich verhält wie ein Fluss, der das Geröll immer auf einem bestimmten Platz ablagert. Natürlich nur auf dem Platz, wo die Strömung nachlässt, wo es einen Schatten spendenden, geschützten, versteckten Platz gibt. Man bemüht sich, seine Probleme vor sich selbst und auch vor der Außenwelt zu verbergen. *(Siehe auch: Arteriosklerose/Arterienverkalkung)*

Das **Gerinnsel** ist wie ein Stein, ein steiniger Weg! In seiner Lebensführung wird es normal sein, dass man stetig auf Hindernisse stößt. Man stellt sich selbst diese Hindernisse in den Weg, damit man sich „nicht anderem stellen muss", weil man sich schon sehr an sein Unglück gewöhnt hat. Der Glaube, die Gewissheit werden sehr stark in einem: Man glaubt, ein unglücklicher Mensch zu sein, dem nichts gelingt. Gleichzeitig ist aber auch eine andere Gewissheit vorhanden, sonst würde sein Unglück kein Leid verursachen: Man weiß, dass man glücklich sein kann!

Wo liegt denn das Problem? Der Konflikt besteht darin, dass man die Teile seines Lebens, seines Individuums nicht kennt, die seine bessere Seite belegen würden, und man nicht wagt, sie anzuerkennen.

Hirninfarkt kann auch infolge eines **Schlaganfalls** entstehen – insofern der Kranke ihn überlebt. Die Bedingungen werden nämlich in der Region des Schlaganfalls geschaffen, die zum Absterben der Gehirnzellen führen. *(Siehe auch: Schlaganfall)*

Das Problem, gegen das man seit Jahren kämpft, ist gut einzugrenzen *(Siehe auch: Gehirn)*. Das bedeutet, dass es nicht freiwillig wächst, sich verbreitet, aber das Risiko besteht weiterhin, wenn sich die Wertverminderung auf andere Bereiche in seinem Leben ausdehnt. Doch diese Gefahr ist groß, ein Unglück kommt selten allein!

Wenn man etwas nicht benutzt – oder für etwas anderes benutzt –, braucht man es nicht, folglich wird es überflüssig. Es gibt keine sinnlosen, nutzlosen Dinge in dieser Welt. Wenn doch, dann erlöschen sie in kurzer Zeit!

Die nutzlosen, leblosen Dinge zerfallen von Natur aus. Das Leben des Kranken wird auf dieselbe Weise auch langsam zerfallen: Seine Fähigkeiten geraten in Vergessenheit, er verliert bestimmte Fähigkeiten: Sehen, Hören, Gehen usw.

Ich halte das Folgende für wichtig: Das Gehirn ist fähig – mit der Zeit – die abgestorbenen Teile zu ersetzen, es ist fähig, Teil- oder volle Aufgaben zu übernehmen. Es bemüht sich, die unbrauchbaren Teile zu ersetzen, um weiter perfekt funktionieren zu können. Unser Gehirn (Organismus) funktioniert auch so wie das LEBEN: Es bahnt sich einen Weg, es würde sich einen Weg bahnen! Wir müssen die Möglichkeit dazu sichern.

Weg zur Gesundheit
Trainieren!

Das Gehirntraining ist eine Möglichkeit, obwohl es unmöglich ist, die abgestorbenen Teile zu bewegen. Die gesunden Teile kann man jedoch mit entsprechenden, Glück bereitenden Tätigkeiten stärken, unterstützen. Wie wir wissen, können die ringsherum liegenden Regionen die ausgefallenen Teile mehr oder weniger ersetzen, wenn wir Zeit für sie lassen. Dies ist unser Ziel!

Transitorische Ischämische Attacke *(„Gefäßkrämpfe")*

Physische Ebene
Durch das menschliche Gehirn fließen 800 ml Blut pro Minute, was zeigt, dass der Energiebedarf der mehrere Milliarden Nervenzellen ziemlich groß ist. Die vorübergehende Verengung einer der Schlagadern im Gehirn führt zum Sauerstoffmangel im dahinter versorgten Gebiet. Der „Gefäßkrampf" ist eine be-

kannte Bezeichnung, die wohl auf die infolge der Kreislaufstörung auftretenden krampfartigen Schmerzen hinweist, wobei die Gehirngefäße weniger zum aktiven Zusammenziehen fähig sind. Hingegen können Embolien, Gefäßverengungen erschreckende – aber zum Glück vorübergehende – Symptome verursachen. Die Anzeichen der vorübergehenden Blutversorgungsstörung, die in Form von Anfällen auftritt sind: Schwindel, Störungen beim Gehen und Sprechen, Doppeltsehen Gefühllosigkeit und Schwäche.

Seelische Ebene
Der Krampf bedeutet eigentlich ein Hindernis.
 Was verbirgt sich seelisch dahinter?
 Die Krankheit hat zwei Ursachen: Die eine weist darauf hin, was der Kranke mit bedeutenden Anstrengungen verwirklicht. Die andere deutet darauf hin, was der Kranke wegen langen Nachdenkens und Zögerns zu verwirklichen versäumt.
 Das Wesentliche dabei ist, dass man in seinem Leben irgendwann die Lockerheit, die Ruhe in seinen Handlungen verloren und diese mit einem krampfhaften Willen vertauscht hat. Nur dieser Wille schwebt einem vor den Augen, wenn man in Not und Tod alle anderen Faktoren außer Acht lässt. Die Ursachen für dieses Beharren können vielerlei sein: Wir neigen nämlich dazu, an so vielen Dingen krampfhaft festzuhalten! Wir müssen aber über den Gegenstand dieses Festhaltens wissen, dass es weh tut! Was kann in uns Schmerzen auslösen? Z.B. eine bedrückende Erinnerung oder die Angst vor dem Verlust eines schönen, Freude versprechenden Zieles oder eine Sorge.
 Aus dem krankhaften Willen, dem Festhalten folgt unmittelbar, dass man sich mit nichts anderem beschäftigen kann und sich sein Geist wie eine steckengebliebene Schallplatte verhält: Er wiederholt immer dasselbe!

Der Krampf der Gefäße entsteht aus diesem Grund: Ein Zwiespalt entsteht, denn man möchte seine Probleme lösen, aber gleichzeitig taucht auch das Gegengefühl auf, dass man Angst davor hat, was darauf folgt.

Weg zur Gesundheit
Mit den Krämpfen ist auch die andere Seite eng verbunden: Man ist sich über den richtigen Weg, das richtige Verhalten im Klaren!
 Wenn sich die wahre Ursache der Krämpfe herausstellt, wenn es einem bewusst wird, was das Problem auslöst, ist es einfach, einen anderen Weg zu wählen. Hier hat man auch diese Aufgabe!

Gefäßverengung im Gehirn *(Vasokonstriktion im Gehirn)*

Physische Ebene
Wie intelligent der Gehirnkreislauf funktioniert, wurde bereits bei der Krankheit Schlaganfall beschrieben.

Mit Fortschreiten des Alters wird das Gefäßsystem des „zivilisierten" Menschen besonders häufig geschädigt. Die bekannteste Form ist die Arteriosklerose (Arterienverkalkung). Die krankhaften Veränderungen der Arterienwände verengen diese. Es ist unwesentlich, wo diese Veränderung auftritt, sie wird zu schweren Kreislaufstörungen führen. Auf einem Gebiet, das einen derart großen Energiebedarf hat wie das Gehirn, spielt dies eine besonders große Rolle und hat schwerwiegende Folgen.

Wir sollten wissen, dass die Gehirngefäße – im Gegensatz zur verbreiteten Meinung– über keinen bedingten Reflex verfügen, so können sie sich aktiv nicht zusammenziehen, sondern nur auf Befehl. Obwohl die Erkrankung der Blutbahnen oft mit krampfartigen Kopfschmerzen einhergeht, ist dieser Schmerz kein „Gefäßkrampf", sondern die Folge der schlechten Blutversorgung. Auf dem Gebiet hinter der Verengung kommt es nämlich zum Sauerstoffmangel und zur Stoffwechselstörung.

Seelische Ebene
Die Symptome sind im Wesentlichen mit den Verengungen auf den sonstigen Gebieten identisch *(siehe auch: Vasokonstriktion/Gefäßverengungen)*!

Die Verengungen entwickeln sich in jedem Fall aus irgendeiner Angst, irgendwelchen Angstzuständen *(siehe auch dort)*. Wegen des Gefühls der Verschlossenheit, des Angstzustandes glaubt man, dass die Welt sehr enge Grenzen habe. Sein Leben wurde eingegrenzt, weil man „aus irgendeinem Grund" schon bewiesen hat, dass man anders nicht leben kann. Einerseits akzeptiert man diese Tatsache, andererseits kämpft man dagegen. Man benutzt seine Energie dazu, Abstand zu halten, seinen Lebensraum einzuschränken. Diese Eingrenzung überschattet seine Denkweise und Problemlösungsfähigkeit. Das bedeutet, dass man schon weiß, dass diese Abwehr und dieses Zurückhalten richtig, gesetzmäßig sind. Anstatt nach neuen Dingen zu suchen, passt man sich an. Man schränkt sein Denken und seine Kreativität bewusst ein.

Das größte Risiko für die Gefäßverengung im Gehirn besteht, wenn sich auch ein Teil des Bewusstseins einengt. Diese Bereiche, die im Bewusstsein auch verengt sind, sind kalt, blutarm oder stagnieren auf der physischen Ebene.

Weg zu Heilung
Die Freude am Denken, am freien Denken erzielen und erfahren! Die Freude erfahren, die befreit!

Gehirnentzündung *(Enzephalitis)*

Physische Ebene
Sie ist eine Infektionskrankheit, die überwiegend durch Viren oder Bakterien hervorgerufen wird, die aber auch durch Giftstoffe, wie z. B. Alkohol, Kohlenmonoxid, verursacht werden kann. Diese Krankheit beginnt plötzlich und hat einen schnellen Verlauf. Außer Fieber, Erbrechen und einem ziemlich schlechten Befinden wird der Nacken steif, der Bewusstseinszustand verschlechtert sich schnell, wonach es zu Stumpfsinn und Koma kommt, Paralyse und Krämpfe auftreten.

Bei der Behandlung ist es wichtig, den Hirndruck zu senken und die Krampfanfälle zu beseitigen. Der Ausgang dieser Krankheit ist immer unsicher.

Seelische Ebene
Die Entzündungen entwickeln sich, wenn man gegenüber einer Sache Widerstand, Auflehnung zeigt *(Siehe auch: Entzündungen)*. Man lehnt sich gegen die entstandene Lebenssituation, die Notwendigkeit eines Konfliktes auf. Der „Kampf" ist aber durch einen Zwiespalt gekennzeichnet: Auf der einen Seite lehnt man sich auf (man strebt danach, es zu bekämpfen), auf der anderen Seite findet man sich mit der Lage ab. Die Entzündung entsteht aus diesen Gegensätzen. Die entscheidende Ursache für diese Krankheit besteht in der Denkweise.

Man ist nicht fähig, irgendein Ziel, irgendeinen Gedanken oder irgendeine Lebenssituation richtig zu interpretieren und daraus zu lernen.

Schlaganfall *(Apoplexia Cerebri)*

Physische Ebene
Unser Gehirn besteht aus Nervengewebe. Es hat große und besondere Stoffwechselbedürfnisse und dementsprechend wird es von einem besonderen Gefäßsystem versorgt. Im Hals steigen vier riesige Schlagadern auf – zwei vorne, zwei hinten –, die in der Mitte der Hirnbasis einen Arterienring bilden. Er weist ein besonderes Verzweigungssystem auf: Wenn eine der vier Arterien verschlossen wird, können die anderen drei jede Region des Gehirns immer noch aus-

reichend mit Blut versorgen. Durch das menschliche Gehirn fließt mehr als ein dreiviertel Liter Blut pro Minute.

Eine Katastrophe dieses gut versorgten und sicher geplanten Systems ist der Schlaganfall.

Die kranken (oder gesunden) Arterien platzen aus irgendeinem Grund und das ins Gehirn austretende Blut zerstört die Hirnsubstanz. Diese akute, heftige Erkrankung des Gehirns ist durch einen ziemlich schnellen und spektakulären Anfang charakterisiert. Der vor kurzem noch wache, orientierte, gelenkige Mensch kann plötzlich zu einem gelähmt liegenden Kranken mit einem verwirrten Bewusstsein werden. Sein Kreislauf und seine Atmung können innerhalb von Minuten zusammenbrechen.

Die Behandlung des Schlaganfalls ist komplex, sie bedarf einer intensiven Versorgung.

Seelische Ebene
Der Schlaganfall kann sich entwickeln, wenn der Betroffene über die folgenden Eigenschaften verfügt:
- Er denkt zu viel, grübelt über seine Probleme.
- Er trifft meistens falsche Entscheidungen.
- Er wird der Versuche müde, für seine Lebenssituationen eine **vollkommene** Lösung zu finden.

Die nicht gelösten inneren Anspannungen häufen sich im Gehirn und Bewusstsein an und werden die Widerstandsfähigkeit der Arterien immer mehr beeinträchtigen. Wenn sie nachlassen, entwickelt sich die Krankheit.

Weg zur Gesundheit
Der Kranke muss danach streben, seine Denkweise in die richtige Richtung zu lenken. Er muss bewusst auf die guten, nützlichen Kenntnisse über die Dinge Wert legen und er muss danach streben, alles herauszufiltern, was er braucht.

GELBSUCHT

Physische Ebene

Bei den Menschen und den Raubtieren ist das Bilirubin der wichtigste Gallenfarbstoff. Wenn sich der Bilirubinspiegel krankhaft erhöht, kommt es zur Gelbsucht, wenn der angehäufte Gallenfarbstoff die Gewebe gelb färbt.

Zuerst tritt die Gelbfärbung in den Augen auf: Die Bindehaut wird gelb. Wenn die Erkrankung schwerer wird, breitet sich die Färbung ziemlich schnell aus: Der Farbstoff lagert sich in der Haut ab, deshalb sieht der Kranke merkwürdig aus, er wird vom Kopf bis Fuß löwenzahngelb, sogar seine inneren Organe werden gelb gefärbt.

Die Gelbsucht ist ein Symptom, eine Konsequenz.

Die Ursachen dafür sind der Verschluss der Gallenwege (z.B. durch Steine oder Tumoren) oder schwere Leberschäden, Leberzirrhose, wenn die Leberzellen durch Gifte oder Viren massenhaft absterben. Durch chronische Alkoholsucht wird auch ein vergleichbarer Leberschaden hervorgerufen, der oft mit Gelbsucht einhergeht.

Letztendlich kann auch der massenhafte und plötzliche Zerfall der roten Blutkörperchen Gelbsucht auslösen. In diesem Fall gelangt eine große Menge des roten Blutfarbstoffs in den Blutkreislauf, woraus während des Abbauprozesses Gallenfarbstoff entsteht, den die Leber aus dem Blutserum nicht mehr ausscheiden kann. Folglich verändert sich das Aussehen des Kranken dramatisch. Er wechselt seine Farbe. Die Botschaft ist das Gelb.

Seelische Ebene

Der Hauptkonflikt des Kranken besteht darin, dass er sein Leben farblos und öde empfindet, deswegen versucht er schnell, nervös Farbe in sein Leben zu bringen. *(Siehe auch: Galle, Steinerkrankungen, Alkohol, Verdauung)*

Warum fühlt und erfährt er sein Leben farblos?

Weil er woanders, bei anderen etwas ganz anderes sieht.

In seinem Leben sind irgendwo die Freude bereitenden Momente verloren gegangen. Genauer gesagt, sie existieren noch, aber sie sind für ihn nicht zu erfahren. Dieser Fall könnte mit einem Esel verglichen werden, vor dem eine Rübe an einem Stock gebunden hängt: Er kann sich der Rübe nähern, aber er kann sie nicht erreichen und fressen.

Beim Kranken ist es auch gleich, mit der Ausnahme, dass es da um ein bewusstes Wesen geht. Deshalb wird auch seine Machtlosigkeit seinen „Neid" steigern. Der Neid ist hier nicht im wortwörtlichen Sinne zu verstehen! Das bedeutet, dass er sich nicht darüber ärgern wird, dass die anderen etwas haben, sondern darüber, warum er es nicht hat! Er will niemandem etwas Schlechtes antun, etwas wegnehmen, er möchte sich selbst etwas geben! Das ist ein großer Unterschied!

Die Galle kann nicht auf natürliche Weise abfließen, d.h., er wird seine Wut auch nicht durch Verzeihung los, sondern er legt sie irgendwo beiseite.
    Es ist sehr typisch für ihn, dass er sich vor den Lösungen und im Allgemeinen vor allem verschließt.
    Er verschließt sich, denn er hält sich für unwürdig und geringwertig. Das könnte auch nicht anders passieren, er hat nämlich sehr lange seine Freude verloren, die aus der Verdauung und Verarbeitung resultiert.
    Auf dem **Weg zur Gesundheit** ist sein größter Gegner die Zeit. Seine Lebenslust wird nämlich durch die angestaute Hoffnungslosigkeit, Lustlosigkeit stark beeinträchtigt.

GELENKE

Physische Ebene
Die Krankheitsbilder der Gelenke umfassen Entzündungen, Abbauprozesse und Absterben in den Gelenken.
    Die vielseitigen, zahlreichen Krankheitsbilder, die die Gelenke betreffen, haben jedoch etwas gemeinsam, nämlich dass es immer zur **Knorpelveränderung**, zum **Knorpelabbau** kommt, wenn **Exostosen** (Knochenauswüchse) am Rande der Gelenke entstehen. Dies führt zu einer immer schwereren Funktionsstörung, was mit Schmerzen einhergeht. Die zahlreichen und vielseitigen Bewegungen der Gelenke werden eingeschränkt und eingeengt. Im Endstadium der chronischen rheumatischen Erkrankungen verbinden sich die einst getrennten Teile, und die das Gelenk bildenden Knochen verwachsen endgültig.
    Allerdings ist diese Entwicklung nicht gesetzmäßig.
    Die ersten Symptome (oder begleitende Symptome) der Gelenkerkrankungen können allgemeine Deprimiertheit, Müdigkeit, Appetitlosigkeit sein, und am

Anfang können auch erhöhte Temperatur oder manchmal Fieber auftreten. Die Umgebung der Gelenke schwillt an, die Haut wird rot oberhalb des Gelenks.

Bei Bewegung, beim Laufen und manchmal sogar in Ruhe entstehen Schmerzen im betroffenen Gelenk. Die andauernde Einschränkung der Beweglichkeit führt zum Muskelschwund.

Seelische Ebene
(Siehe auch: Gelenkbänder, Skelettsystem)
Die Aufgabe der Gelenke besteht darin, dem Menschen Beweglichkeit und Flexibilität zu verleihen, um in jeder Lebenslage entsprechend reagieren zu können, fähig zu sein, auszuweichen, sich zu verbeugen und sich gelegentlich herunterzubeugen. Wir wissen, dass die Flexibilität eine unentbehrliche Eigenschaft darstellt, um den Weg zur Lösung zu finden. Sinnen wir darüber nach, ob eine Aufgabe auch zu lösen ist, wenn wir uns nur darauf konzentrieren und wenn wir jedes negative Zeichen, jede angebotene Hilfe und mögliche Gelegenheit außer Acht lassen? Wir können dies berücksichtigen oder ignorieren und trotzdem unsere Ziele erreichen, was unsere Wünsche zweifelhaft und verdächtig erscheinen lässt. Wie oft ist es bereits vorgekommen, dass wir das ersehnte Ziel erreicht haben und am Ziel uns doch mit beiden Händen die Tränen aus dem Gesicht gewischt haben?

Die Gelenkerkrankungen entstehen, wenn man das empfindliche Gleichgewicht zwischen „Härte" und „Flexibilität" verliert. Beim Verlieren spielt das Verstehen eine ausschlaggebende Rolle, (worüber wir in diesem Fall nicht reden können), man ist sich über sein reales Problem nicht im Klaren und auch über sein Problem und über dessen Ursache nicht. Das Nicht-Verstehen und die Nicht-Verarbeitung verursachen auf der Ebene der Seele eine Disharmonie, die auch das Gleichgewicht der Stoffe im Körper zerstört. Dies führt zwingend dazu, dass man die Lust verliert oder vielmehr darauf verzichtet und sich mit der Lage **abfindet**.

Wenn man die Lust verliert, werden die Gelenke steif.

Die Rolle der Nieren *(Siehe auch: Nieren)*
Die harmonische Funktion der Nieren hängt von den im Körper vorhandenen Salzen und Mineralstoffen ab. Der Prozess der Ausscheidung beeinflusst den Zustand der Gelenke stark. Die Voraussetzung für ihre gesunde Funktion ist, dass man die Dinge versteht und klärt.

Gelenkbeschwerden Aus dem Vorigen ergibt sich, dass man der Dinge, der Lebenssituationen überdrüssig wird, in denen man immer alles „zu lösen" hat, denen man sich zu beugen und die man zu dulden hat. Dies hat zur Konsequenz, dass man lebensmüde wird. In unserem Verstand, Bewusstsein tauchen nämlich die Misserfolge, die negativen Erlebnisse auf, und man ist sich nur dieser bewusst. Man zieht sich zurück, wird steif und will nichts mehr tun.

Mit einem Menschen mit Gelenkbeschwerden kann man nicht über alles reden – er ist nicht redselig, zieht sich eher zurück, ist häufig apathisch. Seine Gelenke werden das irgendwann auch widerspiegeln.

Ich möchte jedoch betonen: Dieser Mensch fühlt sich in diesem Zustand nicht wohl, er erträgt ihn sogar sehr schlecht, deshalb sollten wir mit ihm einsichtsvoll und geduldig umgehen.

Entstehung der Verkalkung
Die regelmäßigen Misserfolgserlebnisse haben zur Folge, dass man „sich verletzt fühlt", sich von den Reizen und dem Einfluss der Außenwelt zurückzieht. In diesem zurückgezogenen Zustand bekommt man „nur" eine einzige Art von Reiz, ohne sagen zu müssen, was nicht allzu vielversprechend ist. Wie bei der Inzucht kommt es unvermeidlich zur Entartung. Die Gedanken werden unflexibel, bei der Lösung von Problemen wird ein Schema angewendet. Man wird **apathisch**er, was auch die Gelenke widerspiegeln werden. Man beharrt steif und fest auf seinen Prinzipien, und es ist unwesentlich, ob sie richtig oder falsch sind. Meistens sind sie falsch, die Dinge, die die Flexibilität der Natur nicht widerspiegeln, erweisen sich nämlich als nicht allzu glücklich.

Man verliert die Fähigkeit, flexibel denken und Probleme lösen zu können. Es bleibt nichts anderes übrig, als die Probleme mit den restlichen Mitteln zu lösen, was noch weit von der Vollkommenheit entfernt ist, wie bereits angedeutet wurde.

Gelenkschmerzen
Man hat Schmerzen, denen seelische Schmerzen vorangehen. Man hat Schmerzen, weil man nicht verstanden wird, weil man sich missversteht. Und man ist sich darüber im Klaren, aber man hat keinen Mut, anders zu denken oder zu handeln.

GELENKBÄNDER

Physische Ebene
Das Gelenk ist eine bewegliche Verbindung zwischen den Knochen. Die sich gegenüberstehenden Knochenteile (außerhalb der Gelenkkapsel) werden durch unglaublich starke faserige Bänder, die Gelenkbänder, verbunden. So gleiten die Knorpeloberflächen immer aneinander in den Gelenken und die zwei Knochenenden bleiben immer unbeweglich zueinander.

Die Bänder verfügen über eine große Reißfestigkeit, und da sie meistens an der Drehachse des Gelenks oder an deren Nähe entspringen, halten sie sich in jeder Stellung und bei jeder Bewegung des Gelenks straff.

Die Bänder können manchmal nur infolge eines schweren Traumas verletzt werden. (In manchen Fällen entsteht ein Bänderriss bei einer Belastung über 500 kg.)

Wenn die Bänder überdehnt sind, wird die oben beschriebene Stabilität aufgelöst und die Knorpeloberflächen entfernen sich voneinander. In diesem Fall spricht man von einer Verstauchung.

Seelische Ebene *(Siehe auch: Sehnenscheide, Gelenke usw.)*
Die Bänder halten die Gelenke eng, doch flexibel und beweglich zusammen, was dem Skelettsystem ermöglicht, die größte Beweglichkeit erreichen und sich am effektivsten bewegen zu können. Wenn die Harmonie dieser straffen, gut berechneten Haltung, Flexibilität beeinträchtigt wird, wird auch das Gleichgewicht des Körpers gestört.

Natürlich braucht man eine enorm große Kraft, eine enorm starke seelische Haltung dazu, sich mutig niederzuknien, sich freiwillig niederzuknien und auszuweichen, wobei man weiß, dass man jederzeit aufstehen kann.

Der Zustand der Bänder zeigt, inwieweit wir uns dieser Fähigkeit bewusst sind.

Wir können uns freiwillig vor den Härten des Lebens verbeugen, wenn wir unsere Aufgaben annehmen können. Da tragen wir mutig die Probleme und Übel von anderen und wir können unsere Haltung weiterhin bewahren. Wir weichen den Konflikten aus, wie sich Bäume im Wind beugen. Wenn der Wind nicht mehr weht, richten sich die Bäume wieder auf. Wir sollten auch eine ähnliche Einstellung haben. Allerdings ist weder die übermäßige Flexibilität noch die übermäßige Härte von Vorteil!

Eine unerlässliche Voraussetzung für die **Heilung** ist die Wiederherstellung des Selbstvertrauens. Wann neigen wir eigentlich zu Übertreibungen? Wenn wir davor Angst haben, dass wir eine Probe nicht bestehen!

Unser Leben ist voll von kleineren und größeren Herausforderungen, bei denen wir unsere wahren Kräfte entdecken können.

Wir müssen unserem Herzen folgen, das uns immer verrät, wenn wir ausweichen sollen oder wenn wir uns ganz im Gegenteil halten sollen. Wenn wir unserem Herzen folgend handeln, werden wir dafür gleich belohnt und wir können die Freude erfahren. Die Freude gewährt uns gleich Kraft, seelische Kraft, die besonders wichtig ist, um unsere Haltung wiederzugewinnen!

GENETISCHE KRANKHEITEN

Bei diesen Krankheiten beschränke ich mich nur auf eine allgemeine Beschreibung. Sie umfassen derart vielfältige Krankheitsbilder, dass es unmöglich wäre, alle eingehend zu beschreiben.

Da muss jedoch festgestellt werden, dass die genetischen Faktoren nicht hundertprozentig für die Entstehung von Krankheiten verantwortlich gemacht werden können. Allerdings machen sie einen dafür anfällig oder können einen dafür anfällig machen. Wenn es um eine genetische Krankheit geht, können wir sie nur deuten, wenn wir auch die Umwelteinflüsse analysieren – vor allem die Rolle der Eltern.

GESCHLECHTSORGANE

Physische Ebene
Das physische Dasein ist begrenzt, so muss man für Nachwuchs sorgen. Deswegen sind Geschlecht, Geschlechtlichkeit und Fortpflanzung im Menschen eng verbunden. Mann und Frau sind ein Paar, Partner, die sich gegenseitig ergänzen. Auf der anatomischen Ebene bedeutet das ein komplexes System von Kanälen, Höhlen und Zellen produzierenden Drüsen.

Der Mann gibt, übergibt.

Die Frau empfängt, lässt zu. Sie macht aber noch mehr als das: In ihrem

Körper erfolgt nicht nur die Befruchtung, sondern auch die Ernährung und der Schutz der heranreifenden Frucht, die sie zum Schluss auch zur Welt bringt.

Seelische Ebene
(Siehe auch bei den jeweiligen Krankheiten.)
Wenn die Partner sich nicht ergänzen können, müssen sie etwas anderes suchen, was meist nichts anderes ist als der innere Kampf, Selbstbeschuldigung und Zurückziehen! Da könnte ich unendlich viele Verhaltensmuster schildern. Das Wesentliche ändert sich allerdings nicht: Das vorhin Erwähnte schafft „böses" Blut. Auf dem jeweiligen Gebiet werden das Immunsystem schwächer und die Regenerationsfähigkeit beeinträchtigt.

Wir wollen jetzt die konkreten Probleme unter die Lupe nehmen.
Die grundlegende Rolle des **Mann**es ist, dass er Freude gibt. Dies lässt sich auch verallgemeinern: die Gabe, *die selbstlose Gabe, Hingabe, neue Gedanken und Taten.*
Bei Verständnissen kann das Gleichgewicht leicht gestört werden. Der Mann glaubt, dass es nicht wertvoll genug sei, was er gebe, dass er es nicht richtig gebe usw. Daraus zieht er den voreiligen Schluss, dass seine Handlung keinen Sinn habe. Deswegen wird er sein Geschlechtsorgan nicht mit Freude, Lust, genug Feuer versehen. Infolgedessen erkrankt der jeweilige Bereich leichter.
Die grundlegende Rolle der **Frau** ist, dass sie die Freude annimmt und vervollkommnet, indem sie sie belebt: *empfangen, beleben und liebkosen.*
Ich will nicht in die Details gehen, denn einerseits bezieht sich dasselbe auf die Frau wie auf den Mann und andererseits wird dies bei den konkreten Krankheiten eingehend behandelt.

GESCHWÜRE

Physische Ebene
Geschwüre sind ein tiefliegender Substanzdefekt der Haut oder der Schleimhaut der inneren Organe, der mit Entzündung, Eiterung und im schweren Fall mit Blutungen einhergeht.
Beim **Magengeschwür** wird die geschwächte Schleimhaut <u>verdaut</u>. Die Beschwerden und Symptome treten im mittleren Bereich des Oberbauchs auf,

manchmal in Form von anfallartigen, brennenden Schmerzen, eines beißenden Gefühls, die oft von Brechreiz, Erbrechen und im schweren Fall von Bluterbrechen und Teerstuhl begleitet werden.

Bei der Therapie kommen seit langem säurebindende Arzneimittel, die Funktion, die Verdauung des Magens regulierende Substanzen und den Magen beruhigende Mittel zum Einsatz.

Es ist oft begründet, das Geschwür durch Operation zu entfernen.

Das Geschwür kann wieder auftreten oder bösartig entarten.

Geschwüre entstehen oft im **Zwölffingerdarm** und in der **Speiseröhre**. Auf der Körperoberfläche bilden sie sich wegen der schlechten Blutversorgung, sie begleiten meistens die **Krampfadern** und **Thrombose** *(siehe auch dort)* der unteren Gliedmaßen.

Am Rücken, am Gesäß und an den Zehen treten infolge einer Gehirnverletzung (Schlaganfall usw.) bei bewegungslos, ohnmächtig liegenden Kranken Ulzera und Brände auf.

Im abgestorbenen Gewebe kommt es zu Entzündungen, zur Eiterung, die zur Blutvergiftung führen können.

Seelische Ebene *(Siehe auch in den jeweiligen Kapiteln.)*
Im seelischen Hintergrund des Geschwürs steht ein langwieriger Prozess, der den jeweiligen Bereich irritiert, denn man kann das Problem weder loswerden noch lösen. Das würde allein noch keine Krankheit auslösen, aber es gibt noch etwas Wesentliches dabei: Man weiß, dass man die Lösung nicht finden kann, trotzdem tut man alles, um das beruhigende Ergebnis zu erzielen.

Wir sollten uns über die Tatsache nicht wundern, dass man es nicht schafft! Wie könnte man es schaffen, wenn man sich nicht über seine Grenzen im Klaren ist, über die Grenzen, die man selbst geschaffen hat.

Infolge der inneren Verunsicherung beurteilt man die Außenwelt ebenfalls aufgrund dieser Erfahrungen. Eine solche Klassifizierung führt zur falschen Wahrnehmung von Reizen, und der Kranke kämpft mit verstärkter Reaktion und mit gesteigerter Verzweiflung dagegen. Infolgedessen werden die Bereiche, in denen Kämpfe geführt werden, in diesem sinnlosen Krieg geschwächt und sie verlieren vollständig ihre Widerstands- und Regenerationsfähigkeit. Sie verlieren sie, weil der Kranke nämlich einen bedeutenden Teil der Energien in den vergeblichen, hoffnungslosen Krieg investiert hat. Das Gleichgewicht zwischen Feuer und Wasser wird zerstört, folglich wird das Gleichgewicht der Harmonie von allen existierenden Energien zerstört.

So können sich die neuen Zellen nur noch die Trümmer zum Vorbild nehmen, diese Ruinen dienen als Muster für sie. Es ist schwer vorstellbar, dass sie auf Trümmern etwas Gesundes aufbauen können!

GESICHT

Seelische Ebene
Man kann von dem Gesicht bzw. von den Veränderungen am Gesicht auf das Verhältnis einer Person zur Welt schließen: wie sich ihr inneres Ich zu ihren Sachen verhält, was für ein Bild in ihr von der Welt entsteht und wie sie sich in dieser Welt fühlt und was für Verhaltensmuster sie entwickelt hat.

Das Gesicht zeigt die seelische Einstellung, die man der Außenwelt zeigt, also hier entstehen Veränderungen, wenn das Gleichgewicht zwischen den zwei Welten gestört wird.

Dementsprechend kann ich nicht von konkreten Krankheiten sprechen, nur von Symptomen.

Es entstehen Pickel, wenn man die Auflehnung statt des Verstehens wählt. Es entstehen Entzündungsherde, wenn eine Gegenreaktion infolge eines äußeren Reizes ausgelöst wird und der Kranke dies nicht zum Ausdruck bringen kann, z. B., eine nahestehende Person verletzt einen, aber man hat aus irgendeinem Grund keinen Mut, es sich zu verbitten.

Kieferhöhlenentzündung

Physische Ebene
Die Kieferhöhle ist eigentlich eine riesige paarig angelegte Nasennebenhöhle, die sich in den Oberkieferknochen einstülpt. Bei ihrer Entzündung entstehen dumpfer Schmerz und ein spannendes Gefühl im Gesicht.

Der Schmerz kann in die Schneide- und Eckzähne ausstrahlen. Im Allgemeinen entsteht eine Entzündung gleichzeitig auch in den anderen Nasennebenhöhlen. In einem schweren Fall kann dem Nasensekret Eiter und Blut beigemengt sein, was mit erhöhter Temperatur, Fieber einhergeht.

Von den luftgefüllten Nebenhöhlen der von einer Schleimhaut ausgekleideten Nasenhöhle sind die zwei Stirnhöhlen und die zwei Kieferhöhlen am größten. Unterhalb dieser befindet sich im Tiefen ein kompliziertes Knochensystem, das bereits an das Gehirn angrenzt und dessen Höhle ebenfalls mit der der Nasenhöhle in Verbindung steht. Sie spielen eine Rolle bei der **Stimmbildung**, sie erfüllen die Funktion eines Resonators.

Unter gesunden Umständen funktioniert die Belüftung der Nebenhöhlen normal. Steigt aber die Menge des Nasensekrets, kann es in den Kammern zu einer Entzündung kommen.

Die häufigste Entzündung ist die Kieferhöhlenentzündung, die auch durch einen **Zahn** bedingt sein kann. Die feinen Belüftungsritzen verschließen sich, seröses Sekret, eventuell Eiter, häuft sich an. Dies kann mit einem Behälter verglichen werden, der einmal voll wird und überläuft. Das fühlt auch der Kranke, wenn er seinen Kopf plötzlich nach hinten bewegt. Bei seröser Entzündung erscheinen Polypen in der Kieferhöhle und in chronischen Fällen entwickeln sich fast immer Polypen.

Symptome sind dumpfe Kopfschmerzen, Nasenverstopfung, erhöhte Nasensekretbildung. Die Nasenatmung wird eingeschränkt oder funktioniert nicht mehr. Die Schmerzen sind bei akuten Entzündungen am größten oder wenn auch die anderen Nebenhöhlen betroffen sind. **Bei chronischen Entzündungen** treten hingegen häufig keine Schmerzen auf. Es wird Nasensekret in großer Menge gebildet. Bei der eitrigen Entzündung eines Zahnes stinkt es besonders. Hingegen kommt es nur im schweren Fall zum Fieber.

Stirnhöhlenentzündung ist durch Schmerzen um die Stirn und Augen gekennzeichnet, die sich beim Bücken verstärken. Sie ist verbunden mit der Schwellung des oberen Augenlides.

Der erste Schritt bei der Heilung ist, den Sekretabfluss zu sichern, was meistens mit Nasentropfen gelingt. In schwereren Fällen müssen eine Nebenhöhlenspülung durchgeführt und Antibiotika verabreicht werden.

Da die Knochen immer betroffen sind, gehören die sich hier ausbreitenden Erkrankungen zu den gefährlichen Komplikationen dieser Krankheitsbilder. Die Entzündung kann die Augenhöhle befallen oder sie kann sich vom Stirnknochen bis zur Schädelhöhle ausbreiten, wodurch Gehirnhautentzündung ausgelöst werden kann. Gutartige Knochentumoren mit einer massiven oder schwammartigen Struktur entwickeln sich oft in der Stirnhöhle. Ein bösartiger Tumor ist der Epithelzellkrebs, der operiert werden und mit Strahlen behandelt werden soll.

Seelische Ebene
Die Ursache für die Krankheit ist, dass man sich gegen seine eigene Einstellung auflehnt, die seine Reaktion auf die Außenwelt bestimmt.

Wir wollen auf diese Frage näher eingehen, um die Krankheit besser verstehen zu können.

Das Gesicht ist die Körperfläche, die wir überwiegend unverhüllt der Außenwelt zeigen. Das Gesicht drückt die seelische Eigenschaft aus, die man bewusst oder unbewusst der Außenwelt zeigen, kommunizieren muss.

Die Höhle, wo wir die Dinge aufbewahren, kann als ein Platz angesehen werden, wo sich unsere Einstellungen zur Außenwelt entwickeln. Diese Höhle bedeutet in jeder Hinsicht Schutz! Schutz dagegen, dass die „Person" nicht direkt den äußeren Einflüssen ausgesetzt wird. Sie gewährt Schutz, Sicherheit für ihren „Eigentümer", damit man sich an der richtigen Stelle auf die Antwort vorbereiten kann.

Zur Entwicklung der Krankheit führt indirekt die Auflösung der Beziehung zur Außenwelt (unter Berücksichtigung der vorhin beschriebenen Gesichtspunkte).

Der Seelenzustand des Kranken spiegelt das Folgende wider: Er fühlt, dass seine Welt bedeutende Erwartungen an ihn stellt und diese Erwartungen stimmen mit seinen eigenen Vorstellungen nicht überein.

Der Kranke hat auch bedeutende Erwartungen an die Welt, z. B., dass man ihn liebt, schätzt und sowohl materiell als auch emotional anerkennt. Man hat Erwartungen, aber man spricht darüber nicht. Man spricht nicht über seine Wünsche, Gefühle, obwohl man darüber gern sprechen möchte!

Diese Erwartungen sind überhaupt nicht unbegründet, aber man soll dabei eine sehr wichtige Tatsache berücksichtigen: *Es ist albern, etwas von einem anderen zu erwarten, was wir nicht einmal uns gewähren!* Hier geht es also darum, dass der Kranke darauf achtet, was man nicht bekommen hat, und man lässt alles außer Acht, was man für sich selbst tun kann.

Die Entzündung entwickelt sich, wenn man sich nicht stark genug fühlt, die an einen gestellten Erwartungen außer Acht zu lassen. Es ist normal, dass man die Kraft in sich nicht fühlt, man muss sich nämlich auf etwas ganz anderes konzentrieren, fokussieren. Man muss sein eigenes Glück, seine eigene Freude finden, um die einem geschenkte Aufmerksamkeit und die Anerkennung wahrnehmen zu können.

Bei der Kieferhöhlenentzündung sprechen wir über eine Auflehnung, aber dabei gibt es noch etwas Wichtiges: Man äußert seine Gegengefühle nicht, man zerfleischt sich vor Wut, Zorn und Schmerzen.

Der Organismus versucht dieser Entzündung entgegenzuwirken, versucht das Feuer zu löschen. Er tut alles, den Fokus, den Brandherd zu beseitigen, zu löschen. Dies führt zur – erhöhten – Sekretbildung im jeweiligen Bereich. Allerdings wird sich dieses Sekret verdichten, wenn man seinen Gefühlen, Emotionen keinen freien Lauf lässt. Das sich verdichtende Sekret spiegelt das Hindernis in der Seele wider. Die Sekretverdichtung fördert auch die zunehmende Entzündung.

Man kann durch die Nase immer schwieriger atmen, weil man immer weniger fähig ist, sich ruhig zu regenerieren.

Weg zur Gesundheit
Wir können gegen die Entzündungen kämpfen, aber in diesem Fall sollen wir auch den folgenden Fakt berücksichtigen: Die Entzündung hat einen Grund, d.h. einen Sinn: Die Heilung, die Selbstheilung wird gefördert. (Die übertriebene, unkontrollierbare Entzündung ist natürlich schlecht!)

Dabei muss man eine Lösung finden, durch die die Entzündung (kontrolliert) anhält, aber parallel zur physikalischen Heilung auch die seelische Heilung beginnt.

Der Kranke soll den Weg einschlagen, der ihn zu einem ruhigen, friedlichen Zustand führt. Dies kann man am einfachsten erreichen, indem man sich bequem hinsetzt und darüber nachdenkt, über welche guten und wirklich guten, wertvollen Eigenschaften man verfügt, die man zur Heilung nutzen kann. Die Heilung kann gefördert werden, indem die Unzufriedenheit die Zufriedenheit ersetzt. Sie wird ersetzt, indem man sich auf Dinge (im vollen Maße) konzentriert, die voll von klaren, guten Gefühlen sind.

Und man kann sich diesen guten Gefühlen hingeben.

Eine weitere Aufgabe: Man muss endlich aussprechen, was man sich wünscht, und man muss erleben, dass es gut und erfreulich ist!

Gesichtschmerzen *(Trigeminusneuralgie)*

Physische Ebene
Sie ist die schmerzhafte Entzündung des Trigeminus (des fünften Hirnnervs), die durch Berührung, Bewegung, Luftzug, Essen usw. – scheinbar harmlose Faktoren – ausgelöst bzw. verstärkt wird.

Sie tritt plötzlich in Form von blitzartigen, stichartigen Schmerzattacken auf. Wegen des stechenden, pulsierenden Schmerzes ist der Kranke blass, er schwitzt Er deckt den Gesichtsteil mit der Hand und versucht ihn zu stabilisieren, damit die Wahrscheinlichkeit reduziert wird, dass eine neue Attacke durch Sprechen auslöst wird. Beim Fortschritt der Krankheit kommen die schmerzhaften Perioden häufiger vor, die Perioden ohne Beschwerden und Symptome dauern immer kürzer und kommen immer seltener vor, und die blitzartigen Schmerzen werden durch stumpfe oder brennende Schmerzen noch mehr verschlimmert.

Seelische Ebene
Die unterschiedlichen, äußeren Reize führen dazu, dass man nicht entscheiden kann, **welches** von seinen „Gesichtern" und **was für ein** Gesicht man der Außenwelt zeigen muss. Man kann nicht entscheiden, was man zeigen muss, was man tun soll, weil eine sehr starke, in manchen Fällen verheimlichte Angst in einem entstanden ist. Wenn man schon in der Lage ist, zu entscheiden, was das Richtige **wäre**, tut man das nicht. Stattdessen sucht und findet man Ausreden, warum man das nicht machen darf. Das würde allein die Krankheit noch nicht auslösen! Daraus ergibt sich ein bedeutender Konflikt, weil man sich über den Ausweg, die Lösung im Klaren ist. Der Konflikt entwickelt sich daraus, dass man es weiß. Man weiß, dass man fähig ist, dies zu tun, und tut das doch nicht! Aus diesem „Durcheinander", aus den Vorurteilen entwickelt sich die Angst. Man hat Angst, da die eigenen Kenntnisse über die Welt, über sich selbst sehr oberflächlich, voreilig, missverständlich sind. In seinen Kenntnissen, seinem Wissen beschränkt man sich auf diejenigen, die im Allgemeinen mit Misserfolgen verbunden sind, während man seine Werte außer Acht lässt. Infolge der Zweifel gerät man in einen Zustand, in dem man alles unsicher, unfassbar und unverständlich erlebt.

Aus dieser Unentschiedenheit entwickelt sich natürlich später ein fester Konflikt im Inneren oder er hat sich bereits entwickelt! Die unmittelbare Folge davon ist, dass man seine Werte bezweifelt und seine schlimmen Eigenschaften (die typischerweise nur man selbst für schlimm hält) vergrößert.

Aus diesen Kämpfen im Inneren entwickelt sich das (manchmal unfassbare) Minderwertigkeitsgefühl, das man nicht mehr steuern kann und über das einem die Kontrolle entgleitet. Man kann auf seine „eigenen Worte" nicht mehr hören, deshalb sucht man die Meinung anderer (muss man suchen), obwohl man Angst davor hat, von ihnen verurteilt zu werden!

Man hat Angst vor den ausgesprochenen und nicht ausgesprochenen Meinungen anderer. Man achtet ständig darauf, wie die anderen seine Taten, seine Persönlichkeit beurteilen. Man drängt seine guten Eigenschaften in den Hintergrund, lässt sie nicht zum Vorschein kommen und bemüht sich, die schlimmen zu verbergen, zu unterdrücken.

Der Zusammenstoß dieser Zwiespältigkeiten ruft das Zittern der Gesichtsmuskeln hervor, die die Nerven von den Reizen, den Informationen abhängig steuern. (Erinnern wir uns daran, dass man die Reize falsch interpretiert!)

Der Zwiespalt besteht darin, dass man weiß, dass das, was man tut, denkt, irgendwie richtig und gut ist. Andererseits gibt es eine andere Bestätigung! Man verliert in diesen zwei gegensätzlichen Gefühlen die innere Harmonie und man kann sie nur sehr schwierig wieder erreichen, weil dieser Zwiespalt erhalten bleibt.

Es kommt zur Entzündung, wenn es einem tief in seiner Seele bewusst wird, dass man nicht fähig ist, alle Erwartungen zu erfüllen, **selbst nicht seine eigenen Erwartungen!** Man zeigt das für die Außenwelt noch nicht, man kämpft nur mit sich selbst (vergeblich).

Aber einmal bricht alles aus! Man lehnt sich dagegen auf, dass man immer auf die Wünsche von anderen achtet, sein Leben danach richtet und dementsprechend handelt. Man ist noch nicht so weit, sein Gesicht nach seinen Vorstellungen zu zeigen, jedoch ist man schon mit seiner aktuellen Lage unzufrieden.

Später, während der Heilung hört man mit diesem Kampf auf und gibt sich dem Frieden hin.

Weg zur Gesundheit
Man muss sein Selbstvertrauen und den Glauben an sich selbst stärken. Dies kann man natürlich nicht so erreichen wie ein „normaler Mensch". Man hat sehr konkrete, unerschütterliche Vorstellungen über sich selbst, da dürfen wir einen mit unserer eigenen Meinung nicht noch mehr belasten! Er wird es sowieso nicht verstehen, begreifen können. Er kann sich mit unseren Vorstellungen nicht identifizieren. Man hat es nämlich satt, was man über sich selbst erfahren hat.

Der erste Schritt: Wir müssen Zweifel aufkommen lassen. Wir müssen das auf die Art und Weise tun, dass man diese Zweifel selbst empfindet und wir sie nicht (indirekt) wecken!

Fragen wir!

Ist dein Leben wirklich so unglücklich, wie du das bis jetzt gedacht hast? Wir sollen einen dazu bringen, darüber nachzudenken, ob er die schönen Momente seines Lebens verpasst hat, die er erfahren hat, aus denen er aber nichts geschöpft hat...

Man soll sich in sich selbst mit allem Guten konfrontieren, was man hat, aber bisher nicht wahrgenommen hat.

Das ist ein langwieriger Prozess, aber es lohnt sich, die verlorene Selbstachtung wieder zu erlangen.

GICHT

Physische Ebene
Gicht ist eine bereits sehr lange bekannte Stoffwechselerkrankung, die durch die krankhafte Anhäufung von Harnsäure im Körper verursacht wird. Infolgedessen kommt es zu Ablagerungen von Harnsäurekristallen, die als Fremdkörper eine Entzündung im Gewebe auslösen. So entstehen die Gichtknoten.

Die Krankheit beginnt akut und entwickelt sich an einer Stelle. Am meisten ist das Großzehengrundgelenk betroffen, aber sie kann auch in den Weichteilen unterhalb des Knies, im Knöchel und seltener im Ellbogen oder in den Schultern auftreten. Es ist typisch, dass es plötzlich in der Nacht zu einem Anfall kommt, der mit sehr heftigen Schmerzen und hohem Fieber einhergeht. Danach kann der Kranke über Monate, Jahre hin symptom- und beschwerdefrei bleiben. Nach einer bestimmten Zeit können sich schwere Funktionsstörungen und Deformationen in den Gelenken entwickeln.

Neben der Verabreichung von entzündungshemmenden Medikamenten und Nebennierenrinden-Hormonen spielt das als starker Giftstoff bekannte Colchicum eine zentrale Rolle, dessen Wirkstoff die Samen der Herbstzeitlose enthalten.

Seelische Ebene
(Siehe auch: Nieren, Steinerkrankungen, Gelenke)
Der Kranke, der unter Gicht leidet, leidet auch unter psychischen Störungen. Er versteht nicht, warum dies gerade ihm passiert, warum die ganze Welt gerade gegen ihn ist!

Das häufige, ununterbrochene Grübeln wird zum Haarausfall führen.

In der Frühphase wird man zum Übergewicht neigen, denn die entsprechende seelische Nahrung fehlt. *(Siehe auch: Körpergewicht)*

Man hat Wirbelsäulen- und Gelenkschmerzen, denn man kann nicht entscheiden, an welche Prinzipien, Gedanken man sich halten soll.

Seine Gelenke und Gedanken sind steif.

Ödeme entstehen in den Gelenken, weil man seine Lebenslust verliert. Man verliert die Freude an „Konfliktlosigkeit", die sich aus der Flexibilität, Gelenkigkeit ergibt.

Der Kranke, der unter Gicht leidet, kann durch die folgenden seelischen Eigenschaften charakterisiert werden:

Seine Emotionen ändern sich schnell. Er kann im Handumdrehen sich in sich kehren, verzweifeln und diese Stimmung auf seine Umwelt projizieren. Diese schnellen Veränderungen resultieren aus der inneren Unsicherheit, aus dem Verlust der Werte. Dass man sein Wertgefühl sucht, danach forscht und sich nur vollkommen fühlen kann, wenn man es gefunden hat, gehört zur menschlichen Natur. Man ist irgendwo vom Weg abgekommen, die Natürlichkeit ist verloren gegangen, so bleibt einem keine andere Wahl, außer dass man seine Ziele möglichst schnell erreicht. Allerdings muss man sich dabei oft „Gewalt" antun. Der übertriebene Wille führt zum Misserfolg, was einen apathisch und stark macht. Seine Standpunkte werden unflexibel und man wendet sich nach innen.

Denn nach seinen Erfahrungen ist die ganze Welt gegen einen. Diese Kenntnisse ergeben sich aus der eingeschränkten Fähigkeit zum Verstehen und Verarbeiten. Die unzureichende Funktion der Nieren führt zur Steifheit der Gelenke *(Siehe auch: Nieren)*.

Man bewertet seine Kenntnisse regelmäßig schlecht. Unter schlecht verstehe ich, dass seine Schlussfolgerungen negative Gefühle und Feststellungen enthalten werden, wie z.B.: „Es ist jetzt gelungen, aber ein anderes Mal wird es sicher nicht gehen" oder „er hat mir geholfen, aber er muss eine Nebenabsicht haben".

Man entwickelt eine besondere Fähigkeit: Man findet immer ein Haar in der Suppe.

Daraus geht eindeutig hervor, dass es einem schwerfällt, Entscheidungen zu treffen, und wenn man doch eine Entscheidung fällt, ist sie falsch, kann die nicht nur einem, sondern auch anderen schaden. Man verlässt sich lieber auf die Entscheidung anderer! Danach denkt man – sowieso – dass sie eine Nebenabsicht hätten.

Man schwankt ständig zwischen zwei Extremen. Man will den anderen seinen Willen aggressiv und gewaltsam aufzwingen, wobei man keine Rücksicht auf die Werte und Interessen von anderen nimmt. Wenn man seine Fehler entdeckt, wird man depressiv und verliert den Rest seiner Lebenslust und seines Tatendrangs.

Man will seine Gefühle durch den maßlosen Verzehr von Fleisch ausgleichen, was dazu führt, dass man immer mehr zunimmt und seine Nieren versagen. Man versucht gewöhnlich, triebhaft zu handeln, wenn man die Freude bereitenden Situationen bewusst nicht finden kann.

Weg zur Gesundheit
Es ist sehr schwierig, fast unmöglich, diesen Kranken zu heilen, aber er kann wieder gesund werden! Er ist nämlich enorm eigensinnig und hartnäckig. Es

fällt ihm sehr schwer, zu zeigen, wie er wirklich ist. Er hat seinen Glauben verloren, was ihm erschwert, sich für neue Dinge zu öffnen. *Da möchte ich wiederholen, dass dieses Buch nicht davon handelt, was man nicht tun darf, wie man etwas nicht tun darf! In diesem Buch geht es darum, wie man etwas doch tun kann!*

Der Kranke ist „unheilbar", bis er einsieht, wie er wirklich ist. Aus dieser Feststellung folgt auch: Wenn die wirklichen Probleme zum Vorschein kommen, verleiht es ihm große Kraft auf dem Weg zur Gesundheit.

Er muss entdecken,
- dass er durch Liebe sein Leben verändern kann!
- dass die Menschen nicht gegen ihn sind, sondern ihm beistehen!

GLASKNOCHENKRANKHEIT
(Siehe auch: Kinderkrankheiten, genetische Krankheiten, Skelettsystem)

Ich möchte diese Krankheit einfach darstellen, aber man kann diese – vor allem im Kindesalter auftretende – Erkrankung nicht mit einigen kurzen Sätzen beschreiben. Wie bei allen anderen Kinderkrankheiten geht es um ein wesentlich tiefer liegendes Problem in der Familie – das die Beteiligen sehr tief betreffen kann. Diese Betroffenheit bedeutet nicht nur die Tatsache der Krankheit, sondern auch die unausgesprochenen seelischen Konflikte, mit denen sie durch die Krankheit konfrontiert werden.

Diese Komponente dürfen wir unter keinen Umständen außer Acht lassen. Neben der genetischen Neigung und den durch die Allmächtigkeit der Genetik untermauerten wissenschaftlichen Fakten müssen auch die seelischen Komponenten berücksichtigt werden, die diese Neigung hervorrufen und verstärken.

Die Krankheit des Kindes spiegelt in jedem Fall die seelischen Prozesse der Eltern wider.

Die Gegenwart zeigt, dass sie vererbt haben, dass sie sich zerbrechlich, unflexibel fühlen. Sie leben, als wenn das Schwert des Damokles immer über ihnen schweben würde. Natürlich schweigen beide Eltern darüber ... deswegen kommt es auf diese Weise zum Vorschein.

Bei dieser Kinderkrankheit können wir nur helfen, wenn wir beide Eltern aktiv in den Prozess einbeziehen, damit ihnen die ihnen innewohnende Kraft,

Flexiblität, das ihnen innewohnende Selbstvertrauen bewusst werden. Dann wird das Kind spüren, dass sein Leben vollkommen ist ... Dieses mit positiven Gefühlen untermauerte Wissen ist mit der Möglichkeit der physischen Heilung verbunden.

GLEICHGEWICHTSSTÖRUNGEN

Physische Ebene
Unser Gleichgewichtsorgan besteht aus den Bogengängen im Innenohr. Beim Gleichgewicht spielen auch das Sehen und der Tastsinn eine wichtige Rolle.

Das Gleichgewicht ist ein subjektives Gefühl: Wir nehmen Ruhezustände, Beschleunigungen und Drehbewegungen wahr. Das subjektive Gefühl hat jedoch eine objektive Grundlage, die fehlt, wenn die Erkrankungen am Gleichgewichtsorgan den Schwindel auslösen: Es entsteht eine *Scheinbewegung*, man kann Dreh-, Schwank-, Liftschwindel unterscheiden. Schwindel kann auch andere Ursachen haben, wie Schwäche, Fieber, Kreislaufstörungen des Gehirns, Blutung und Blutverlust, niedriger und hoher Blutdruck, Schädelverletzungen, Giftstoffe, Alkohol, Angst usw. (in diesem Fall ist nicht das Innenohr erkrankt) – das Schwindelgefühl kann zum Kreislaufkollaps oder zur Ohnmacht führen. Anders formuliert: Bei Gleichgewichtsstörungen schwindelt es uns.

Schwindel
- Man nimmt eine Bewegung wahr, die jedoch eine Scheinbewegung ist.
- Die Wahrnehmung einer Bewegung wird nach einer bestimmten Körperbewegung intensiver.

Seelische Ebene *(Siehe auch: Ohren und betroffene Organe)*
Durch die Ohren bedingter Schwindel: Die Harmonie des Hörens geht verloren.

Gehen wir jetzt auf die physische Ebene ein. Albert vertritt den Standpunkt der Medizin und dementsprechend setzt er den Schwindel auch mit anderen Organen außerhalb der Ohren in Verbindung. Er hat recht. Der Schwindel entsteht, wenn die über die Sinnesorgane aufgenommenen Reize mit dem Wissen, den Erfahrungen und Erwartungen des Menschen nicht in Einklang stehen.

Die Harmonie entsteht in der inneren Welt. Der Frieden der Außenwelt genügt noch nicht. Wenn nämlich die betroffene Person nicht in der Stimmung ist, dies wahrzunehmen, bleibt sie entfernt davon, und dies kann keine (wohltuende) Wirkung auf sie ausüben.

Alle Geschöpfe müssen eine dynamische Harmonie entwickeln, denn sowohl das Individuum als auch die Welt verändern sich ständig. Wenn man ein starres Bild von der Welt hat, lösen alle Reize einen Konflikt aus, die den inneren Informationen widersprechen, was zum Verlust der Harmonie und des Gleichgewichts führt.

Also, wenn jemand an Gleichgewichtsstörungen leidet, sind gleichzeitig auch die Symptome einer seelischen Starrheit zu entdecken. Die seelische Starrheit verursacht früher oder später Apathie und Depression.

Der Kernpunkt: Die Qualität der Wahrnehmung oder der Mangel an Reizen führen zum Schwindel. Das können ein ausgesprochenes oder nicht ausgesprochenes Wort, aber auch ein Anblick von etwas oder der Mangel daran sowie auch andere Gefühle sein.

Diese Krankheit deutet auf eine leicht labile Persönlichkeit hin, auf einen leicht labilen Seelenzustand. Unter labil muss und darf man nicht mehr verstehen, als ich gesagt habe! Das bedeutet lediglich, dass man nicht entscheiden kann, worauf man sich in welcher Form stützen kann.

Wenn man – in einer angemessenen Form – auf andere hören sollte, hört man auf sich selbst. Das Problem damit ist, dass man fühlt (irgendwo tief in sich) und weiß, dass man auf andere hören sollte, aber stattdessen konzentriert man sich auf sich selbst.

Wenn man sich auf sich selbst und auf sein eigenes Wissen stützen sollte, will man die Antworten von anderen bekommen.

Diese Unentschlossenheit führt zu Gleichgewichtsstörungen.

Der **Weg zur Gesundheit** ergibt sich aus dem Vorangehenden. Der Kranke muss die scheinbar unwichtigen, außer Acht gelassenen Worte suchen und finden, die sein seelisches Gleichgewicht stärken.

GÜRTELROSE

Physische Ebene

Gürtelrose, anders genannt Herpes (herpes zooster), ist eine infektiöse Viruserkrankung, die nur auf einer Körperseite in Erscheinung tritt. Wo sie erscheint, entwickelt sich eine Menge von Blasen auf der Haut, aber auch die unter der

Haut verlaufenden Nerven sind davon betroffen. Wenn sie an den Nervenbahnen des Rumpfes entlang auftritt, entwickeln sich auf einer *halbseitigen* (und nicht gürtelmäßigen!) Rötung gruppierte Bläschen. Wenn der Kopf, Hals oder die Gliedmaßen befallen werden, erscheinen streifenförmige Hautausschläge mit Blasen. Ein Vorzeichen für die Gürtelrose ist der scharfe, unerträgliche Schmerz der betroffenen Nervenbahn. Die Lymphknoten sind im betroffenen Bereich geschwollen und schmerzhaft.

Obwohl die Haut innerhalb von 1 bis 2 Wochen ausheilt, können die Schmerzen der befallenen Nervenbahnen noch Monate andauern. Da die Gürtelrose auch die motorischen Nerven angreift, kann es vorübergehend nach der akuten Phase der Krankheit zu Lähmungen (z.B. Fazialislähmung/Gesichtslähmung) kommen. Der Herpes, der die Augen befällt, kann zur Blindheit führen.

Behandlung
Die mit Blasen befallenen Bereiche können mit austrocknenden Pasten und Schüttelmixturen erfolgreich behandelt werden. In der allgemeinen Therapie werden neben den Schmerzmitteln Antivirusmittel und Vitamin B12 verabreicht. Bei den Kranken mit einem normal funktionierenden Immunsystem kann eine schnelle Besserung erzielt werden. Wenn aber das Abwehrsystem des Organismus abgeschwächt worden ist, kann die Ausbreitung der lebensgefährlichen Viren schwer verhindert werden.

Ein weiteres Problem stellt die Behandlung der Schmerzen dar, die nach dem Ablauf der Krankheit sogar noch mehrere Jahre bestehen können. In der Fachliteratur werden zahlreiche Substanzen aufgezählt, die „helfen können", die die Schmerzen „lindern können", mit denen man zwar eine Besserung erreichen kann, „aber nur bei einem geringen Anteil der Patienten".

Seelische Ebene *(Siehe auch: Nervensystem, Hautkrankheiten, Entzündungen bzw. Herpes simplex)*
Die Entzündung der Nervenbahnen unter der Haut deutet darauf hin, dass die Reize der Außenwelt, denen man ausgesetzt ist, in einem eine innere Unruhe auslösen. Sie nerven den Kranken, weil er nichts damit anfangen kann. Er ist nicht im Stande, sich dagegen zu wehren oder die richtige Einstellung zu finden.

Er legt seine Erfahrungen ständig falsch aus. Nach seiner Auslegung wird seine Souveränität beeinträchtigt. Der als aggressiv erlebte Reiz löst in ihm Ungeduld aus und bewegt ihn zu einer schnellen Reaktion. Da er voreilig handelt, kann er auf andere keine Rücksicht nehmen. So erfolgt das, was er am meisten fürchtet: Er verletzt, beleidigt diejenigen, die er sehr liebt. Es gehört auch zur Wahrheit, dass er – ihnen – dies vielleicht nie eingestehen würde.

Nachdem er sein Missfallen geäußert hat, beruhigt er sich und beginnt er, darüber nachzudenken. Da er seine Wut losgeworden ist, kann er das Geschehnis objektiv betrachten und entdeckt, einen Fehler begangen zu haben. Sollte er dies zugeben, ist er zur Berichtigung immer noch nicht bereit.

Die vielen zwiespältigen Gefühle bewirken früher oder später Gewissensbisse, die man versucht loszuwerden. Eine Form des Loswerdens ist, wenn man sich dagegen auflehnt! Allerdings ist die Auflehnung nicht mit der Berichtigung der Fehler gleichzusetzen! Die Auflehnung zeigt nur, dass dieser Zustand unhaltbar ist. Es ist unhaltbar, dass er seine Wut an denjenigen ablässt, die er am meisten liebt. So wendet er sich gegen sich selbst und es entsteht eine Gürtelrose.

Der **Weg zur Gesundheit** führt durch die Ehrlichkeit! Zu Beginn reicht es, wenn man sich selbst die Dinge eingesteht. Die Ehrlichkeit bringt unvermeidlich eine Form der Ruhe mit sich, die einem hilft, die bereits vorhandenen Verhaltensformen zu entdecken. Ferner gewährt das Selbsteingeständnis die Kraft, die man zur Handlung braucht.

GYNÄKOLOGISCHE ERKRANKUNGEN

Physikalische Symptome
Die Entzündung der Scheide können durch Krankheitserreger, vor allem durch Bakterien und Pilze verursacht werden. Sie ist jedoch immer darauf zurückzuführen, dass sich die Selbstreinigungsfähigkeit der Scheide verschlechtert hat und die Lebensfähigkeit der Scheidenschleimhaut beeinträchtigt wurde.

Die wichtigsten Symptome sind Ausfluss, der mit einem brennenden Schmerz einhergeht, der beim Urinieren noch stärker wird. Als weitere Symptome können ziehende Schmerzen im Unterleib und oft Juckreiz auftreten.

Behandlung
Die lokale und allgemeine Behandlung erfolgt zielgerichtet gegen die Infektion. Es kann infolge der Entzündungen, Geschwüre oder seelischen Ursachen (Angst, Scham, Zwang) zum *Scheidenkrampf (Vaginismus)* kommen, bei dem sich die Beckenbodenmuskeln plötzlich verkrampfen, was den Geschlechtsverkehr unmöglich macht.

Die *Krebserkrankungen* der Scheide sind selten, sie kommen eher im höheren Alter vor. Sie können ausschließlich operativ behandelt werden.

Seelische Ebene *(Siehe auch: Weißfluss).*
Aufgrund der Anatomie ist der weibliche Körper dafür geschaffen, dass er sich für „Dinge" offen zeigt. Das bezieht sich – über die Reproduktion und Sexualität hinaus – auch auf die seelischen Grundlagen.

Zu den grundlegenden seelischen Eigenschaften einer Frau gehören die Offenheit und die schöpferische Kraft. Sie ist für Kenntnisse und Freude offen. Sie ist dem Mann gegenüber und dem, was er ihr gibt, offen. Auf der geistigen Ebene entspricht diese Offenheit der Scheide. So kann man verstehen, warum die Krankheiten hier entstehen, wenn Konflikte, unlösbare Probleme in der Beziehung zwischen Mann und Frau auftauchen.

Der Schlüssel zur Lösung liegt im Feuer, d.h. im Immunsystem. Solange sich die Beziehung (wenn die Frau in einer Beziehung lebt) in einem Stadium befindet, das ihr Freude bereitet, können die in den Körper gelangenen „Substanzen" keine schädliche Wirkung ausüben, der Organismus erkennt sie nämlich und schützt sich davor dadurch, dass er die Harmonie wieder herstellt. Auf der geistig-seelischen Ebene bedeutet das: Obwohl „der Partner" ihr Unannehmlichkeiten bereitet, kann sie es verstehen, verarbeiten, daraus lernen, d.h., ihr wird das Problem – und dessen Lösung – bewusst und sie handelt dementsprechend.

Das ist die eine Stelle, wo die Frau für etwas offen ist: für diejenigen Dinge, die **Freude** und etwas Neues in ihr Leben bringen! Sie schafft aus diesen Freude bereitenden „Dingen" ein ganz neues „Leben". Der Mann gewährt ihr Freude und die Frau spiegelt darauf aufbauend und dies umgestaltend eine neue Form der Fürsorge, der Zuwendung wider. Wenn wir also von gynäkologischen Erkrankungen sprechen, müssen wir auch die seelischen Phänomene berücksichtigen, die seelischen „Veränderungen" gehen nämlich den physischen Krankheiten immer voran.

Die unangenehmen Erlebnisse des Sexuallebens spiegeln sich in den verschiedenen Krankheiten wider. Die Frau wählt die Krankheit statt der gesunden Offenheit, der Besprechung und Lösung von Problemen, damit sie für nichts offen sein muss.

Es kommt zur **Entzündung**, wenn sie sich gegen die entstandene – unangenehme – Situation auflehnt. Ich möchte betonen: Sie lehnt sich nur dann auf, wenn sie die Lösung kennt und weiß, doch etwas ganz anderes tut. Der konkrete Grund dafür ist an dieser Stelle ohne Belang. Wichtig dabei ist, dass sie gegen ihre Gefühle handelt. Sie möchte den Mann nicht zulassen, aber sie tut es, oder ganz im Gegenteil: Es passiert nichts, aber sie kann nur daran denken. Diese Tatsache spielt eine wesentliche Rolle im Heilungsprozess.

Es kommt zu Krämpfen, wenn sie sich nicht auf den jetzigen Moment, auf die jetzigen Erfahrungen konzentriert, sondern auf eine alte, vermeintliche oder reale Verletzung oder auf ihre Emotionen, die ihre Wünsche zu widerlegen scheinen. Wenn sie zu zweifeln beginnt, kommen ihre Erlebnisse hoch, die sich auf ihre Gegenwart auswirken.

Das bedeutet kurz gefasst, dass ihre Fähigkeit beeinträchtigt wird, Freude erleben zu können. Die guten Erfahrungen verringern sich, sie kann sich nämlich auf nichts anderes konzentrieren als auf ihre unangenehmen Erlebnisse. Dass sie keine Freude erleben kann, wird sich auf jeden ihrer Lebensbereiche auswirken, das Problem geht über den sexuellen Akt, die physische Offenheit hinaus. Sie ist durch eine krampfhafte Beharrung oder eine krampfhafte Handlungsbereitschaft gekennzeichnet, anstatt Dinge loszulassen.

Weg zur Gesundheit
Gehen wir jetzt darauf ein, wie wir die Selbstheilungsmechanismen des Organismus fördern können.

Da muss die Quelle der Freude, der Freundlichkeit und der Liebe hervorgehoben werden. Man kann oft beobachten, dass ein trauriger, liebeshungriger Mensch die fehlende Liebe durch Süßigkeiten ersetzen will und dass sich der Zuckerkranke über seine Dinge nicht freuen kann.

Diesem Phänomen kommt hier auch eine große Bedeutung zu. Erinnern wir uns daran, dass es um die Freudlosigkeit des jeweiligen Gebietes geht. (Wie ein „böser" Mensch nichts von der Liebe versteht, wie der Teufel das Weihwasser meidet, sind der Zucker, die geistige Süßigkeit für diese Bakterien unbrauchbar.)

HAARAUSFALL

Physische Ebene
Gemeint ist der über den normalen Haarwechsel hinausgehenden Haarverlust. Diese Erkrankung kann zum kreisrunden Haarausfall oder zum völligen Haarverlust führen. Die bekanntesten Ursachen sind Entzündung, Infektionen und radioaktive Strahlung. Es ist hervorzuheben, dass Krebserkrankungen, Zuckerkrankheit und Schilddrüsenstörungen auch Haarausfall und Verlust der Körperbehaarung nach sich ziehen können. Die Glatze kann auch durch männliche Sexualhormone hervorgerufen werden, die nicht nur Männer, sondern auch Frauen betrifft. Daneben können diffuser oder kreisrunder Haarausfall als Nebenwirkung von zahlreichen Medikamenten auftreten.

Behandlung
Die Grundkrankheiten werden behandelt, darüber hinaus bieten sich zur Behandlung, Hormonpräparate, Vitamin A und einige neue und teure Verbindungen in der Versuchsphase und Haartransplantation an.

Seelische Ebene
Man sagt bei nervösen und jähzornigen Menschen: Sie raufen sich die Haare!
Auch wenn es weniger spektakulär ist, läuft derselbe Prozess beim Haarausfall ab. Zu den möglichen Ursachen zählen die Störungen im Hormonhaushalt, der Nebennieren, aber sie gehen auf eine und dieselbe Wurzel zurück.
Man ist seelisch verwirrt und nicht im Stande, ruhig Entscheidungen zu treffen. Das bedeutet nicht, dass man keine Entscheidungen fällt, lediglich grübelt man viel und ist enorm angespannt, bevor man eine oft falsche (wegen der inneren Anspannung) Entscheidung trifft.
Da man eine längere Zeit braucht, sich entscheiden zu können, fühlt man sich weniger wertvoll oder sogar wertlos.
Das führt unmittelbar zu Störungen im Hormonhaushalt (in der Frühphase lassen sie sich nicht immer medizinisch nachweisen.)

HALLUZINATION

Physische Ebene
Die Medizin vertritt die Ansicht, dass die Halluzinationen keinen Realitätscharakter hätten. Es geht um die Wahrnehmungen der Sinnesorgane, die *ohne äußere Reizgrundlagen* entstehen. Dieses Phänomen ohne Realitätscharakter kommt meist bei psychischen Störungen vor. Sie tritt unerwartet auf und vermischt sich mit den anderen Wahrnehmungen. Der Halluzinierende kann sie **nicht steuern oder unterdrücken**, sie ist für ihn überzeugend und hat einen **Realitätscharakter**!
Der „Kranke" (?) merkt nicht, dass er halluziniert, leugnet es sogar. Die Wissenschaft begründet die Halluzination folgendermaßen: *„Die persönliche Wirklichkeit der Halluzination stellt für andere keine Realität dar!"* Neben den häufigen akustischen und optischen „Sinnestäuschungen" kann dieses Phänomen auch andere Sinne (Riechen, Tastsinn, Schmecken) betreffen.

Seelische Ebene
Alle diese Wahrnehmungen sind real, sie hängen nur vom Zustand des Bewusstseins ab. Der Verstand produziert oder nimmt stetig solche Bilder wahr, aber diese Reize vermischen sich in einem verwirrten Zustand. Es lässt sich feststellen, dass alle Halluzinationen haben, obwohl es nicht wortwörtlich zu verstehen ist. Diese Bezeichnung steht nämlich für eine unkontrollierte Wahrnehmung. Man spricht von einer unkontrollierten Wahrnehmung, wenn der Kranke nicht mehr in der Lage ist, die Sinnestäuschungen von den realen Wahrnehmungen zu unterscheiden. Sowohl die „Wirklichkeit" als auch die von ihm wahrgenommene Wirklichkeit scheinen derart überzeugend zu sein, dass er unfähig ist – und er gibt sich auch keine Mühe – zu entscheiden, welche real ist.
　Was führt zu diesem Zustand?
　Eine starke und deutliche Introversion, die durch irgendein seelisches Trauma und die daraus resultierenden ständigen Misserfolge hervorgerufen wird.
　Die äußeren Reize gelangen nicht mehr ins Bewusstsein und diese einseitigen Kenntnisse haben die unmittelbare Folge, dass man die Entscheidungen und Konsequenzen nur einseitig sehen und auslegen kann. So kommt es zu einseitigen Kenntnissen, die man auf alles anwendet. Alle anderen Kenntnisse, die von diesem sehr selektierten Wissen abweichen, lässt man außer Acht. Es ist schwer oder unmöglich, eine starke Persönlichkeit auf einem schwankenden Grund aufzubauen, folglich wird das sich entwickelnde Ich schwach.

Das schwache Ich ist unfähig, unter den Reizen zu wählen, so wird es diejenigen integrieren, die seine Vorstellungen untermauern. All das führt direkt zum Verlust des Gleichgewichts zwischen der Seele und dem Bewusstsein. Nachdem sich eine Disharmonie entwickelt, bereitet es Schwierigkeiten, die „wahrgenommenen" zwei Welten voneinander zu trennen und zu entscheiden, welche real ist.

Ich kann diese seelische Gleichgewichtsstörung auch bei Menschen beobachten, die sich mit den verschiedenen Bereichen der Esoterik befassen. Natürlich kann sie auch bei anderen vorübergehend oder dauerhaft auftreten. Diese Halluzinationen kommen aus dem Unterbewussten, in dem unsere unerfüllten Wünsche verborgen sind. Der Unterschied zwischen einem gesunden Menschen und einem Kranken besteht darin, dass der gesunde sich überwinden kann und zu zweifeln beginnt! Ist es wirklich so, wie ich denke, oder kann es auch anders sein? Dieser Gedanke reicht völlig aus, um den Zwiespalt aufrechtzuerhalten! Aber kommen wir wieder zu denjenigen zurück, die sich mit den verschiedenen geistigen Welten beschäftigen. Es ist nicht meine Aufgabe und es ist auch nicht eng mit dem Thema dieses Buches verknüpft, dass wir die Bedeutung der geistigen Welten behandeln.

Bei denjenigen, die sich mit geistigen „Dingen" befassen, besteht eine sehr starke Versuchung und Gefahr!

Warum?

Weil sich ihnen eine Welt auftut, wo sie all das zu finden hoffen, was sie in ihrem aktuellen (irdischen) Leben nicht finden. Die Macht verblendet sie, die nicht unbedingt die Macht über die Menschen bedeutet, aber auch dies beinhalten kann. Ferner erfahren sie Dinge, die überaus interessant sind, wodurch sie sich von anderen und natürlich auch von sich selbst abheben können. Sie vergessen, darüber nachzudenken, was der Sinn davon ist, was sie sehen und wahrnehmen. Die seherische Fähigkeit, die Erfahrung an sich sind das Wesentliche und nicht das, wozu man sie nutzen kann.

Da sie über ihre Erfahrungen nicht nachdenken, kommt es – in mehrerer Hinsicht – zur Einseitigkeit, deren Konsequenzen ich vorher geschildert habe.

Sie verlieren ihren Realitätssinn, was nicht zu vermeiden ist, es fehlt nämlich etwas sehr Wichtiges dabei: die praktische Erfahrung oder die Überprüfung, die auch in der Mathematik angewendet wird.

Der Ausweg
Ich kann eine Lösung nur in dem Fall vorschlagen, wenn es auch mit den Absichten des Kranken übereinstimmt und wenn er sich bemüht, sein Bewusstsein unter Kontrolle zu halten. Natürlich kann auch das von mir vorgeschlagene Verfahren nur wirksam sein, wenn die „Krankheit" noch nicht fortgeschritten ist und die Halluzinationen in geringem Ausmaß vorkommen.
  Es ist ratsam, sogar notwendig, den entsprechenden Facharzt aufzusuchen. Wenn der Kranke sich stark genug und ruhig fühlt, kann er weiterkommen. In diesem Fall braucht er weiterhin eine angemessene Unterstützung, die sein geschwächtes Selbstbild stärken kann.

HALS

Physische Ebene
Der Hals verbindet den Kopf mit dem Rumpf. Er besteht aus den Halswirbeln, Halsmuskeln, Halsorganen, Rachen, Kehle, Luftröhre, Schilddrüse, den in den Kopf aufsteigenden und von dort absteigenden Blutbahnen sowie aus den Nervenbahnen des Gehirns und des Rückenmarks.

Seelische Ebene
Die Probleme können auf zwei Gründe zurückgeführt werden, die immer gleichzeitig auftreten.
  Dies betrifft einerseits die Härte, das Beharren auf Prinzipien, die sich aus einer übertriebenen Hartnäckigkeit ergeben. Etwas gilt natürlich nur als übertrieben, wenn es zu Veränderungen führt.
  Andererseits können sie auch durch das „Gegenteil" begründet werden: Man ist sehr tief enttäuscht, woraus Angst entstanden ist, Angst davor, sich offen zu zeigen.

HAND

Physische Ebene
In der Natur gibt es kein solch vielfältiges Werkzeug wie die menschliche Hand. Dieser Körperteil kann auch die feinsten und vielfältigsten Bewegungen ausführen. Man arbeitet, schreibt, malt, spielt Instrumente mit seinen Händen oder kann damit Segen und Fluch erteilen. Damit kann man töten und streicheln. Die Gebärden spielen eine zentrale Rolle im Gespräch, beim Tanzen, in der Rhetorik, Schauspielkunst und Kampfkunst. Die Hand war ein kosmisches Symbol bei den Juden im Altertum, aber auch andere alte Kulturen stellen sie als die Quelle göttlicher Kraft dar.

Sie ist der ausdrucksfähigste Körperteil neben dem Gesicht. Die Macht ihrer Bewegungen ist erstaunlich, aber auch die ruhenden Hände verraten vieles. Sie weisen auf das Alter, das Geschlecht, den seelischen und gesundheitlichen Zustand, das Temperament und auf den Beruf hin. Die Affen verfügen über hackenartig gehaltene Hände, mit denen sie sich festhalten können. Nur der Mensch kann mit seinen Händen richtig greifen und halten. Unser Daumen ist nämlich fähig, sich um zwei Hauptachsen zu bewegen. Einerseits kann er sich den anderen vier Fingern in der Ebene der Handfläche nähern bzw. kann er sich davon entfernen. Andererseits kann er etwas, was keine anderen Organe in der Welt können: Er ist zur Oppositionsstellung fähig.

Seelische Ebene
Von den seelischen Eigenschaften der Hand müssen vor allem die Handlungsfreiheit und deren Einschränkung hervorgehoben werden. Die Erkrankungen der Hände sind immer damit verbunden *(siehe auch: Gelenke)*. Diese Krankheitsbilder sind mithilfe der Präzisierungen, konkreten Konflikte und der damit verbundenen Symptome hervorragend festzulegen.

Die Erkrankungen der Hände wurzeln einerseits in den Dingen, die man krampfhaft festhalten will, andererseits in denen, die man im Gegensatz dazu nicht verstehen, festhalten will.

Linke Hand
Man bittet um keine emotionale Hilfe und nimmt sie nicht an. Die mit Krämpfen einhergehenden Erkrankungen der Hand treten auf, wenn man auch seelisch an seinen ergriffenen Dingen festhält. Es spielt keine Rolle, ob sie gut oder

schlecht sind, man lässt sie nicht los! Sie wird steif und in ihrer Bewegung eingeschränkt, wenn man ihre seelische Flexibilität außer Acht lässt und alles auf dieselbe Weise lösen will.

Rechte Hand
Da treten Schmerzen auf, wenn man sich mit seinen Eigenschaften konfrontiert, an denen man festhält. In diesem Fall ist es nicht von Belang, ob sie gut oder schlecht sind. Man empfindet sie unangenehm und will doch nichts daran ändern. Man lässt nicht zu, dass sich seine Welt frei verändert.

Die Hände werden kalt, wenn einem die Lust „vergeht", zu neuen Dingen zu greifen (wozu man auch nicht fähig wäre, seine Hände sind nämlich voll von alten, vergänglichen Dingen).

Auf dem **Weg zur Gesundheit** muss man die Harmonie zwischen dem Festhalten und dem Loslassen finden, wodurch man das Meiste gewinnen kann.

Da möchte ich ein kurzes Beispiel anführen. Der Mensch mit Handbeschwerden gleicht jemandem, der die Aufgabe hat, möglichst viel Wasser in seinen Händen zu tragen. Wenn man seine Handflächen zu locker hält, wird das getragene Wasser zwischen den Fingern auslaufen. Wenn man auf der anderen Seite versucht, seine Finger krampfhaft zusammenzukneifen, wird das Ergebnis gleich sein.

Natürlich sieht man, dass einem die Kontrolle über das festgehaltene Ding entglitten ist. Was tut man in diesem Fall? Man kneift seine Finger immer stärker zusammen. Wie wird die Flüssigkeit in den Händen darauf reagieren? Sie wird noch schneller auslaufen.

Man sollte die Lehre daraus ziehen und sich zu den wichtigen Dingen in seinem Leben folgendermaßen verhalten: Wenn man etwas behalten will, muss man es festhalten, aber man muss auch etwas Freiheit lassen und Flexibilität zeigen!

HARNBLASE

Physische Ebene
Die Harnblase ist ein muskulöser Sack, die den von den Nieren ausgeschiedenen Harn speichert und periodisch entleert. Das normale Fassungsvermögen

der Harnblase beträgt ca. 300 ml. Wenn aber ein Hindernis in der Harnröhre entsteht, kann sich die Blase weiter ausdehnen und ihr Fassungsvermögen kann 600 ml überschreiten.

Seelische Ebene
(Siehe auch: Blase)

HARNWEGSINFEKT
(siehe auch: Harnblase)

Man spricht von einer leichteren Infektion, wenn die unteren Teile der Harnwege betroffen sind. Es kommt zu einer schwereren Infektion, wenn auch die Nieren infiziert werden bzw. wenn auch eine Nierenentzündung oder eine Nierenbeckenentzündung entsteht.

Die Infektion der Harnwege wird meistens durch Bakterien verursacht, die auf zwei Wegen eindringen können:

Es geht um eine äußere Infektion, wenn sie sich von unten nach oben ausbreitet, und es handelt sich um eine innere Infektion, wenn sie über die Blutgefäße erfolgt.

Die Frauen sind in anatomischer Hinsicht für die Infektion anfälliger, ihre Harnröhre ist nämlich vergleichsweise kurz bzw. bei Frauen liegt der Ausgang näher zu den Infektionsquellen (Enddarm). Das ist die anatomische Seite. Allerdings darf man neben dieser anatomischen Differenz den seelischen Unterschied auch nicht übersehen, die die Anfälligkeit für die Erkrankung steigert. Im Allgemeinen lässt sich über alle Infektionen sagen, dass sie wegen der schwachen Abwehr gegen eine äußere Wirkung entstehen. Man wird also einer äußeren – seelischen – Wirkung ausgesetzt, mit der man nichts anfangen kann oder will. Um des Friedens willen schweigt man lieber und wendet sich gegen sich selbst, d.h., sein Immunsystem ist mit etwas anderem beschäftigt. (Die Frauen neigen mehr dazu, sich damit abzufinden.)

Bei idealen Verhältnissen wehren sich die Harnwege gegen die eindringenden Bakterien. In Prinzip (und auch in Praxis) hemmen die Verbindungen im Harn die Vermehrung von Bakterien und bei Entleerung des Harns erfolgt auch Desinfektion. Bevor eine Infektion auftritt, verändern sich die idealen Verhältnisse und gleichzeitig damit auch der Seelenzustand des Kranken.

Die Vermehrung der Bakterien zeigt, dass der Mechanismus der Selbstdesinfizierung fehlerhaft funktioniert.

Woran liegt es?

Einerseits kämpft das eigene Immunsystem nicht gegen die eindringenden Erreger, sondern gegen sich selbst, andererseits bedeuten der seelische und der daraus resultierende physische Zustand einen ausgezeichneten Nährboden für die Vermehrung der Bakterien.

Danach kann sich die innere, von den Nieren ausgehende Infektion schnell ausbreiten.

Die Nieren sind für die Trennung von Giftstoffen und nützlichen Substanzen verantwortlich. Wenn sie die Infektionserreger infolge einer Disfunktion und die aus ihrem Stoffwechsel entstandenen septischen Stoffe an einer falschen Stelle abgibt, kommt es zu einer schwereren Infektion, die sich von oben nach unten ausbreitet.

Die Infektion ist deshalb schwerer, weil der Kranke nicht nur gegen die Krankheit, sondern auch gegen sich selbst kämpfen muss.

Das trifft besonders zu, wenn man alte, jedoch noch nicht ganz verheilte Wunden hat, die in einem Augenblick aufbrechen können oder in denen sich die Krankheitserreger verstecken können. Und sie können zum Vorschein kommen, wenn man nur ein bisschen ins Wanken gerät, wenn eine emotionale Verletzung dahinter steckt, die ein Ausmaß erreichen konnte oder ein Ausmaß erreicht hat, dass sie auch auf den physischen Zustand des Kranken Einfluss nimmt. Die mit der Erkrankung verbundene schmerzhafte Harnentleerung deutet darauf hin, welch große innere Kämpfe man führt, wie sehr man gegen sich selbst kämpft, bevor man sich seelisch von den äußeren Einflüssen befreit.

(Zum Schluss müssen wir zwischen der Infektion und der Entzündung unterscheiden! *Siehe auch: Infektionen und Entzündungen.*)

HAUTKRANKHEITEN

Physische Ebene
Die Haut ist das den Körper umhüllende Gewebe, das gleichzeitig die tiefer liegenden Gebilde schützt. Die die Schutzfunktion erfüllende Oberhaut ist nicht durchlässig. In der tieferen Hautschicht sind Farbstoff produzierende Zellen zu finden.

Die Haut ist das größte Organ unseres Körpers hinsichtlich ihres Gewichtes und ihrer Oberfläche. Sie hilft durch ihre eigenartigen Nervenendigungen beim Schmerzempfinden, Tasten, Kälte- und Wärmeempfinden sowie beim Empfinden von Druck, Vibration und Jucken. Dank der tief liegenden elastischen Fasern schränkt sie die Bewegung nicht ein, sie gewinnt ihre ursprüngliche Form nach den Bewegungen wieder. Sie dient dank des noch tiefer liegenden Fettgehaltes des Bindegewebes unter der Haut als Nährstofflager. Dies spielt mit dem ausgedehnten Kapillarsystem der Haut eine bedeutende Rolle bei der Wärmeisolierung und Wärmeabgabe, d.h. im Wärmehaushalt unseres Körpers.

In der Haut befinden sich die Schweiß- und Talgdrüsen. Unsere Haut hat überall weiche Behaarung, mit Ausnahme unserer Handfläche und Sohlen.

Seelische Ebene
Wir können die Haut eigentlich wie eine Mauer mit zwei Seiten betrachten. Sie erfüllt eine Schutzfunktion zwischen der Seele der Person und der Außenwelt. (Das trifft natürlich auch auf der geistigen Ebene zu. *Siehe auch: Aura*). Wir brauchen diese Mauer (nicht nur aus ästhetischen Gründen), wir können nicht jeden Reiz, jede Information einlassen. Ohne Selektierung kann es zu schweren Krankheiten kommen. Wir sollen die Reize filtern, wir sollen sie selektieren. Wir sollten uns darauf besinnen, dass die Haut eine der ersten Verteidigungslinien des Immunsystems ist. Wir sollten auch einen anderen Faktor berücksichtigen: Sie sollte so aufgebaut sein, dass sie die zum Leben notwendigen Dinge einlässt, die überflüssigen oder eventuell schädlichen durchlässt, entleert!

Eine Krankheit, eine Veränderung entwickelt sich, wenn das empfindliche Gleichgewicht zwischen der natürlichen Abwehr und dem Abkapseln gestört wird.

So kann man zwei grundsätzliche Typen voneinander unterscheiden:
- diejenigen, die sich **übertrieben wehren**, die sich von den äußeren Reizen fernhalten (zumindest bemüht man sich, alles dafür zu tun). Man verstärkt, verdickt die Haut, was einen früher oder später ermüdet, man verbrennt die zur Verfügung stehenden Kräfte und man fällt auf der anderen Seite vom Pferd!
- **diejenigen, die sich damit abfinden**, die keinen Reiz mehr fernhalten. So können alle für sie schädlichen Dinge frei eindringen. Wenn wir dies mit der Bedeutung der Körperteile vergleichen, können wir auch den genauen Auslöser finden.

Wenn zum Beispiel auf beiden Händen Ekzeme auftreten, deutet es darauf hin, dass man der Sache abgeneigt ist, womit man sich beschäftigen soll. Einerseits wünscht man nicht, sich damit zu befassen, andererseits hält man es für unerreichbar, was man sich wünscht.

Erhöhte Schweißabsonderung

(Siehe auch: Körpergeruch)
Die Schweißabsonderung ist ein natürlicher Vorgang. Sie hilft das Gleichgewicht des Wärmehaushaltes herzustellen und zu bewahren (Die Wärme entsteht als Nebenprodukt des Stoffwechsels). Wenn das Gleichgewicht dieses Stoffwechsels – Oxidation, inneres Feuer – gestört wird, bemüht sich der Organismus, es zu kompensieren.

Der Körper bemüht sich aus irgendeinem Grund (Stress, intensive Lebensweise, Heftigkeit) abzukühlen. Und dies kann man in diesem Moment nur durch das Abdampfen von Wasser erreichen.

Wir können hier nicht von den Symptomen einer Krankheit sprechen, Schweißabsonderung ist nämlich ein natürlicher Vorgang.

Wir sollen uns nur dann Sorgen machen, wenn sie mit irgendeinem Symptom verbunden ist, z. B. mit unangenehmem Körpergeruch, denn in diesem Fall kann es auch um eine Stoffwechselstörung gehen.

Dekubitus (Druckgeschwür)

Ich muss vielleicht nicht einmal erklären, was Dekubitus bedeutet. Da die Körperflüssigkeit im Gewebe des menschlichen Körpers stagniert, kommt es zum Absterben von Gewebe.

Seelisch betrachtet ist es sehr einfach: Man leidet darunter, dass man zur Inaktivität verurteilt ist. Man würde das ändern, aber man kann es nicht tun.

Zur Linderung der Symptome – außer dem Bewegen – ist es notwendig, zu erkennen, dass das Betthüten nichts anders ist als Bettruhe, die die Heilung fördert.

Hautkrankheit mit Blasen

Sie weist auf Distanzierung hin. Man möchte allein bleiben. Warum? Man will es sehen lassen, dass man mit vielen Problemen zu kämpfen hat.

Durch die Hautporen sollte sich die Flüssigkeit entleeren, die die Blasen füllt. Aber die Flüssigkeit kann sich nicht entleeren, weil die Poren geschlossen sind. Und zwar deshalb, weil sie die Abkapselung zeigen, die seine Seele bereits widerspiegelt.

Komedo *(Mitesser)*

Der Körper atmet durch die Poren auf der Haut. Es ist ganz normal, dass auch feste Stoffe mit der Luft in die Komedonen gelangen. Andererseits schützt sich die Haut vor diesen, aber sie ist nicht fähig, alles aus sich selbst auszustoßen, deshalb findet sie einen anderen Ausweg: Diese Stoffe werden umgeben, damit sie keine Probleme mehr verursachen können!

In den Komedonen spiegeln sich Nicht-Verstehen und der Wunsch nach Ausstoßen wider. Man ist solchen Reizen in seiner Umwelt ausgesetzt, die man ertragen „soll". Man spürt, dass man nichts dagegen tun kann, aber die Seele tobt. Man versteht nicht, warum gerade man selbst diese Situationen ertragen soll. Man hat Probleme mit der umliegenden Welt und es ist zu spüren, dass man Probleme hat, aber man **spricht** über seine wahren Probleme nicht.

Seine Erfahrungen bestimmen sein Verhältnis zu seiner Umwelt, drücken ihr den Stempel auf.

Der Grund dafür ist, dass man nur die irritierenden Sachen erfährt und man die bessere Seite seines Lebens nicht bemerkt, was zu einer sehr großen Unzufriedenheit führt. Daraus folgt unmittelbar, dass man zwischen diesen zwei Extremen schwanken wird: Einmal fordert man, ein anderes Mal zieht man sich völlig zurück, ist man beleidigt.

Die genannten Symptome sind natürlich nur für die Periode charakteristisch, wenn die Komedonen zum Vorschein kommen.

In diesem Fall ist die Auflehnung nicht typisch, eher das ruhige Abfinden, das gemäßigte Verhalten!

Weg zur Gesundheit
Wenn man den folgenden Teil aufmerksam durchliest, kann man daraus das richtige Verhalten erschließen.

Pickel

Die seelischen Symptome sind ähnlich wie bei den Mitessern, das Problem kann auf das Verhältnis der Person zur Welt zurückgeführt werden, aber hier geht es auch um eine bewusste Auflehnung.

Die Spannungen zwischen den „zwei Welten" führen zur Nervosität und all dies beeinflusst sehr die Äußerungen der Person. Man versucht die negativen Eindrücke durch Auflehnung loszuwerden.

Bedeutung nach der Lage

Am Rücken

Hier entwickeln sich entzündete Pickel, wenn man erfährt (nicht unbedingt bewusst), dass man mit Problemen belastet wird, die nicht seine eigenen sind, trotzdem werden sie einem aufgedrängt. Man fühlt sich zu minderwertig und geringwertig, als dass man den Problemen ins Auge sehen könnte, vor denen man Angst hat. Die „Tatsache", dass man nicht mit „guten" Augen betrachtet wird, macht einen nervös, gespannt und führt dazu, dass die Haut (natürlich auch sein Bewusstsein) ihre Fähigkeit zur Selbstreinigung verliert. Man kann die angehäuften Gifte auf eine natürliche Weise nicht loswerden. Man duldet lange, zumindest zeigt man es der Außenwelt, und wenn man das nicht mehr aushalten kann, **bricht es aus.**

Man konzentriert sich darauf, was die Welt über einen sagt und denkt, und man *kämpft mit seinem eigenen Bewusstsein*, listet Argumente auf, um diese zu widerlegen, natürlich ohne Erfolg. Das Erscheinen der Pickel können wir auch als ein Ergebnis betrachten. Sie bedeuten in diesem Fall aber etwas anderes! Man lehnt sich gegen die Aussagen auf, über die man denkt, dass sie wirklich existieren.

Zusammenfassend kann man sagen, dass es ohne Belang ist, ob man kritisiert wird, man nimmt dies an und versucht es so schnell wie möglich zu widerlegen, es nicht zu verstehen und dadurch nicht zu lernen!

Weg zur Gesundheit

Man muss lernen, sich zu verstehen, auf die eigenen Gefühle zu achten, und dementsprechend sein Verhalten entwickeln.

Am Schenkel
Man spürt, dass man Probleme mit der Familie hat. Sie verhält sich zu einem nicht so, wie man es sich vorstellt. Sie will einem Dinge aufzwingen, die einem unsympathisch sind.

Man hat Probleme mit der Fürsorge.

Man spürt, dass man sich um Menschen, Prinzipien kümmern soll (wider seinen Willen), die für einen große Lasten bedeuten. Man hat große Belastungen und findet die richtige Lösung nicht, wie man sie loswerden könnte. Seine Seele lehnt sich auf, da man weiß, dass es nicht seine Aufgabe ist! Man lehnt sich auf, aber man kann es nicht auf die Art und Weise zum Ausdruck bringen, dass man sich dadurch beruhigen, geschweige denn die Probleme lösen könnte.

Im Gesicht
Wenn man die Schlussfolgerung zieht, dass man ein anderes Gesicht zeigen muss, entstehen die vorhin erwähnten Symptome.

In der Pubertät kommen sie oft vor. Das kann auch nicht anders passieren, denn in diesem Alter, in dieser Periode entwickelt sich das endgültige Verhältnis zur Welt. In diesem Alter konfrontiert man sich damit, wie die Welt ist und wie man der Welt gegenüberstehen soll. Wo hat man seine Stelle?

Seelische Ebene
Man hat **eine übermäßige** Angst vor seiner Umwelt. Dafür findet man jede Menge Gründe und man kann seine Ideen sehr gut begründen. Man **glaubt** empfindlich zu sein, weil man sein Leben immer einseitig interpretiert hat, und man könnte keine andere Konsequenz daraus ziehen als: „Die Welt ist mein Feind".

Sein Motto: „Das Leben ist schlimm, also bemühen wir uns, ihm zu entfliehen"!

Man hat ein hartes Leben, deshalb versucht man die äußeren, störenden „Reize" auf eine glatte Bahn zu lenken, damit man den „Gewittern" ausweichen kann. Wie auch bei einigen Kampfsportarten, deren Sportler sich den Körper mit Öl einreiben, damit man schwierig einen Griff an einem findet.

Warum will man sich die Probleme fernhalten?

Weil man die Nase sowieso schon voll hat.

Womit?

Mit Wut, Beleidigung und der daraus unmittelbar resultierenden Angst, die man anderen gegenüber erfährt. (Um es besser verstehen zu können, erinnern wir uns an die Bedeutungen der Körperteile.)

Weg zur Gesundheit
Man soll auf jeden Fall erkennen, dass man im Laufe seines Lebens um die angespannten Situationen ohne irgendeine Anstrengung herumkommen konnte.

Trockene Haut

Man ist sowohl seelisch als auch körperlich müde. Ich könnte auch sagen, dass man „ausgetrocknet", ausgebrannt ist. Das Austrocknen ist die Folge davon, dass man das „Begießen", die Fürsorge vergessen hat. Aber es ist viel wichtiger, dass man vergessen hat, sich um sich selbst zu kümmern.

Ich spreche über eine wahre Fürsorge.

Die Menschen mit trockener Haut neigen dazu, dass sie statt der wahren Fürsorge die Erfüllung ihrer Gefühle in den Vordergrund rücken.

Man ist in diesem Zustand nicht fähig, seine Umwelt näher heranzulassen, da seine bisherigen „Erfahrungen" bestätigen, dass die anderen in seine Gefühle, innere Angelegenheiten eintreten. Alle wollen sein Leben steuern, darauf Einfluss nehmen (es ist kein Zufall, es gibt einen guten Grund dafür und man fühlt es irgendwie) und man flieht ständig davor.

Bis jetzt hat man die Menschen bzw. diejenigen Dinge näher herangelassen, die Schmerzen oder zumindest unangenehme Gefühle in einem ausgelöst haben. Man hat gekämpft, man hat viel gekämpft und das hat einen sehr ermüdet.

Andererseits möchte man sich selbst besser kennen lernen, man möchte sich zu den anderen Menschen anders verhalten, aber man glaubt, dass man sich selbst dabei verlieren würde. Man würde seine Persönlichkeit, Freiheit verlieren. Diese zwei gegensätzlichen Gefühle: Sehnsucht nach der Nähe und Angst vor der Nähe regen einen zu einem ständigen Kampf an (Wutausbrüche und anschließend Depression), man ist völlig erschöpft, ermüdet und folglich wird (nicht nur scheinbar) man alt. Man fühlt sich sehr alt und apathisch. Dieses Gefühl manifestiert sich in der Haut, der Wassermangel führt zur trockenen Haut und zu Falten.

Da das Wasser die Informationen liefert und es sich nur schwierig wechselt, spielt es eine gravierende Rolle. Daraus folgt, dass man schwer neue Dinge erlernt und nur schwierig seine erworbene Lebenserfahrung einsetzt. Man kann sein Wissen bei der Heilung nicht einsetzen, weil man stattdessen immer wieder eine Ersatzhandlung wählt. Diese Handlung kann z. B. auch Sauberkeitsfieber sein.

Ersatzhandlung
Man greift jeden an, auch sich selbst. Man rempelt die anderen an. Solange man nämlich dies tut, soll man sich mit den Dingen nicht beschäftigen, über die man nachdenken sollte.

Weg zur Gesundheit
Entdecken wir die Ursache unserer Krankheit. Haben wir Mut dazu, für unsere Ziele zu kämpfen.

Finden wir alles Gute, was dahinter steckt: Lassen wir diejenigen näher, die sich um uns kümmern möchten.

Pedikulose (Läusebefall)

Alles, was in unserem Leben passiert (oder passieren kann), erfolgt, damit wir daraus lernen. Wenn es uns auch sinnlos vorkommt, können wir noch daraus lernen.

Was können uns die Parasiten lehren?

Die Parasiten haben die Chance, die Kopfhaut zu befallen und sich hier zu vermehren, wenn sie die jeweilige „Stelle" für einen ausgezeichneten Lebensraum halten. Die ideale Flora des Lebensraums – für Parasiten – entwickelt sich, wenn man das Gefühl hat, dass man – in seelischer Hinsicht – von einem oder mehreren schon befallen ist und diese einen nicht leben lassen usw.

Jucken

Der Körper spiegelt die Vorgänge der Seele wider bzw. die Seele versucht durch die Sprache des Körpers (Symptome des Körpers) zu kommunizieren. Das Jucken bedeutet, dass man unsicher ist: Man braucht Hilfe, Hinweise, aber man kann die Hinweise nicht annehmen, oder man hat Angst, sie anzunehmen. Man bekommt Hilfe, aber man hat Angst, sie anzunehmen, man zögert, sie anzunehmen.

Pigmentstörung

Physische Ebene
Die Haut ist pigmentiert: Im Laufe des Lebens werden unterschiedliche Farbstoffe in den Zellen oder im Interzellularraum gespeichert. Wenn die Zahl der

Pigmente der Epidermis auf einer bestimmten Fläche sinkt oder wenn sie völlig verschwinden, entstehen helle Flecken. Das kann man am Gesicht, an den Händen der älteren Menschen beobachten.

(Der Albino leidet unter erblichem Farbstoffmangel – seine Haare sind weiß, seine Haut ist blass, seine Augen sind rot.)

Seelische Ebene
Neben den physischen Symptomen ist es ebenfalls wichtig, dass die im Laufe des Lebens entstandene fehlende Pigmentierung in jedem Fall mit einer großen Enttäuschung zusammenhängt.

Genauer gesagt ist das mit einer (physischen) Enttäuschung verbunden: Man hatte ganz konkrete Erwartungen an seinen Partner/seine Partnerin in einer Liebesbeziehung gestellt und diese Erwartungen wurden lange erfüllt und dann plötzlich hat das gemeinsame Leben eine andere Richtung genommen. Das heißt, dass der Partner/die Partnerin nicht mehr den Erwartungen entspricht. Dementsprechend entwickeln sich im Organismus Angst und irgendein Zurückziehen.

Unsere Haut spiegelt unser Verhältnis zur Außenwelt wider. Wenn der Farbstoff verschwindet, bedeutet es, dass sich in dieser Hinsicht eine große Distanz, eine Art Farblosigkeit entwickelt hat.

Ersatzhandlung
Man zieht sich eher zurück, leckt seine Wunden und bemüht sich, dieselben Beziehungen auszubauen, worin man sich getäuscht hat. Man bemüht sich zu *beweisen*, dass man anders sei! Wie man wirklich ist, stellt sich nicht heraus, da man seine wahre, empfindliche Seele nicht zeigt, man handelt nicht nach diesen.

Weg zur Gesundheit
Die Haut ist in diesem Fall ziemlich schwierig zu heilen. Man kann und soll mit einem langwierigen Prozess rechnen, da diese Veränderung kein „besonderes" Problem bereitet.

Man kann die ursprüngliche Hautfarbe wieder gewinnen, wenn man die Verletzung seelisch auch verarbeitet hat. Man hat daraus gelernt und man verhält sich zur Außenwelt schon ganz anders. Seine Meinung über die Außenwelt bringt man nur dann zum Ausdruck, wenn man fähig ist, der „problematischen" Person von ganzem Herzen zu verzeihen. Man kann dies aber nur dann tun, wenn man daraus gelernt hat, wenn man alle Auslöser versteht!

HÄMORRHOIDE *(Goldene Ader)*

Physikalische Symptome
Sie ist eine Form der Krampfader *(siehe auch dort)*, wenn die Venenerweiterung im Enddarm rund um den After entsteht.

Der Venenplexus schwillt an und drängt in die Höhle des Mastdarms ein. Wenn er sich außerhalb des Afters befindet, geht es um eine äußere Hämorrhoide.

Die goldene Ader kann durch **sitzende Lebensweise**, **Stuhlverstopfung**, Stagnation in den Venen, Tumoren oder chronische **Entzündungen** hervorgerufen werden. Die Hämorrhoidenknoten verursachen erst Beschwerden, wenn sie bereits zu groß oder entzündet sind. Bei Stuhlentleerung platzen sie oft und dadurch verursachen sie unheimliche Blutungen und brennende Schmerzen.

Die Sitz(heil)bäder sind wohltuend, lokal können Salben und Zäpfchen verwendet werden. Es ist sehr wichtig, die Gegend des Afters sauber zu halten. Wenn all diese Methoden ohne Erfolg bleiben, kann eine Operation in Frage kommen.

Seelische Ebene
Die wichtigste Eigenschaft des Betroffenen ist, dass er das **Erzwingen** statt des ruhigen „Lassens" wählt. Er sehnt sich derart, seine Dinge loszuwerden, dass er die Ziele, die er sich in den Kopf gesetzt hat, über die eigenen Kräfte verwirklichen will. Er bemüht sich, seine inneren Konflikte vorzeitig loszuwerden, anstatt diese zu verarbeiten, zu verstehen und zuzulassen, dass alles so läuft wie es sein sollte.

Er will sie – selbstverständlich – schnell loswerden, weil er die Freude und Ruhe in seinem Leben nicht erfahren hat, aus denen er Geduld schöpfen kann. (Dieser Mangel wird ihm nicht unbedingt bewusst, sonst wäre es nicht notwendig, die Dinge zu erzwingen). Ich spreche vor allem über die Stuhlentleerung, aber dieses Erzwingen kommt in allen seinen Lebensbereichen – auch auf der seelischen Ebene – zum Vorschein. Es erscheint vor allem dort und erst danach entwickelt es sich im Körper.

Z. B.: Man hat eine Enttäuschung, eine schwere seelische Erschütterung erlebt, womit man nichts anfangen kann. Man ist fähig, sie zu schlucken, zu verdauen, zu verarbeiten, aber man fühlt eine riesige Trauer, die man so schnell wie möglich loswerden will.

Es ist ein eigenartiges Paradox, dass sich diese Krankheit auch sitzend (ohne eine Tätigkeit) entwickeln kann. Dies steht scheinbar im Gegensatz zur Behauptung, dass sie mit dem übertriebenen Erzwingen im Zusammenhang steht. Der Gegensatz ist nur scheinbar! Der Wille zum Erzwingen stammt eben aus dieser sitzenden, sich nicht bewegenden Situation, wenn man nichts Neues will. Daraus resultiert auch die Entzündung, man ist sich nämlich ganz tief in seiner Seele darüber im Klaren, was man tun **musste**.

Sie kann auf den übertriebenen Willen, Angst sowie auf die daraus resultierende Ungeduld zurückgeführt werden. Man bemüht sich, vorzeitig die aufgetauchten Gegensätze loszuwerden, was selbstverständlich ist. Das ist eine natürliche Reaktion des Menschen: Wenn wir mit etwas nicht umgehen können, etwas nicht leiten können, bemühen wir uns, dies möglichst schnell loszuwerden. Auch wenn es in diesem Fall nicht ohne Konsequenzen bleibt.

Entstehung der Krankheit
Es kommt zu einem Nichtverstehen, wenn man nicht fähig ist, das jeweilige Problem (oder eher eine Information, die sich später zum Problem entwickelt) zu verstehen, oder, was noch viel wichtiger ist: man legt es anders aus. Das bedeutet, dass man etwas, wofür man so viel getan hat, „wie auf einen Zauberschlag" für schlecht hält, sogar für einen Fehler. (obwohl das sein Ziel war.) Man interpretiert es anders und dadurch entsteht der Schmerz! Das kann mehrere Gründe haben, aber der Sinn ändert sich nicht.

Aus dem Unverständnis entwickelt sich eine innere Anspannung, die das zur Verarbeitung, zum Verstehen notwendige Lockersein beeinträchtigt. Diese Anspannung, die Gefühle sind in beiden Fällen zwiespältig, man hat zwei Ziele: Man will etwas und man will es auch nicht!

Wegen dieses gespannten Zustands sinkt auch die Chance, dass man neue Kraft schöpfen kann, stärker werden kann und in diese Aufgabe hineinwächst.

Man wird nervös, man spürt, dass man seine bedrückenden Dinge loswerden muss. Man verliert die Geduld, die Hoffnung. Aus der Hoffnungslosigkeit folgt ein bestimmter seelischer Schmerz, der „sagt": Je schneller man sie loswird, desto einfacher und besser wird es sein!

All diese seelischen Symptome lösen Hämorrhoiden aus, aber zumindest tragen sie zu deren Entwicklung bei.

Ich versuche diese Frage auch aus einer anderen, praktischeren Sicht zu betrachten:

Die Mutter lässt bei der Geburt nicht zu, dass das Baby in seinem Lebensrhythmus auf die Welt kommt. Sie bemüht sich gewaltsam, das geplante Ereignis voranzubringen und sie setzt all ihre Kräfte ein. (Das bezieht sich auch auf die Männer! Die Männer neigen auch dazu: Sie investieren so viel Kraft, ein Problem loszuwerden, dass es einer Geburt gleichkommt. Das ist auch eine Geburt, aber ein bisschen anders.)

Aus der Sicht des Babys
Das Baby erfährt während der Schwangerschaft Reize, die eine bestimmte Angst der Welt gegenüber wecken. Der Wunsch der Geburt erlischt, so soll die Mutter die Geburt erzwingen

Die gemeinte oder tatsächliche existenzielle Unsicherheit der Eltern steigert die zurückhaltende Kraft. Das ungeborene Kind kennt, fühlt die Gedanken der Eltern und es übernimmt diese als grundlegendes Verhaltensmuster noch vor der Geburt. Es wird seinen Eltern ähneln, sowohl seelisch als auch körperlich. Das können wir natürlich mit den Genen und der Genetik begründen, aber wir sollten daran denken, dass das Bewusstsein, der Geist die Funktion, die Eigenschaften des Stoffes bestimmen.

Wir müssen schon nach der Empfängnis mit der Vorbereitung auf eine einfache Geburt beginnen, indem wir dem Baby und uns selbst Liebe und positive Gedanken ausstrahlen. Dies erweckt in ihm die Sehnsucht, auf die Welt zu kommen und jedes Erzwingen wird überflüssig.

Aus der Sicht der Mutter
Betrachten wir den Ausgangspunkt der Ängste, bestimmen wir, wovor wir Angst haben.

Man hat Angst vor Schmerzen, vor Leiden, was nachvollziehbar ist, aber man soll in Betracht ziehen, dass gerade die Mutter das geschaffen hat, wovor sie Angst hat.

Weg zur Gesundheit
Wenn wir das Problem, den Auslöser der Krankheit erkannt haben, sollen wir ihm den Rücken zudrehen. Das können wir nur vollständig durchführen, wenn unsere Aufmerksamkeit auf etwas anderes gelenkt wird.

In diesem Fall sollen wir die längst vergessene Fähigkeit wieder „erwecken", einen gelassenen seelischen Zustand zu erreichen, der das Loslassen ermöglicht. Wir können es dadurch vereinfachen, dass wir eine Situation, einen Gedanken oder irgendetwas suchen und finden, was uns beruhigen und uns entspannen kann.

Dies allein wird sich noch als wenig erweisen. Dieses Lockersein, Loslassen können wirklich effektiv sein, wenn wir fähig sind, diese auch in schwierigeren Situationen einzusetzen.

Wie wird es funktionieren?

Die bewusste Handlung ist immer „viel schwieriger", weil wir in diesem Fall etwas tun müssen, und unsere Dinge ändern sich nicht – nur – von selbst.

- Erinnern wir uns daran, was diesen krampfhaften Wunsch nach dem Loswerden in uns ausgelöst hat!
- Wenn dieses bedrückende Gefühl uns erfasst, besinnen wir uns darauf, was wir beruhigend empfinden, was unser Herz mit Ruhe erfüllt.

Diese seelischen Einstimmungen helfen einem sehr viel dabei, den gesunden Zustand einfacher und mit größerer Wahrscheinlichkeit wieder zu erreichen.

Es hilft sehr viel, wenn man seine Essgewohnheiten verändert. Man soll sich bemühen, solche Nahrung zu sich zu nehmen, die die gesunde Darmfunktion fördert und die Entleerung erleichtert.

HEPATITIS

Physische Ebene
Die ersten Symptome einer infektiösen Leberentzündung sind Ermüdbarkeit, schlechtes allgemeines Wohlbefinden, Muskel- und Gelenkschmerzen, Halsbeschwerden und Schnupfen. Fieber und Fieberfrost deuten auf den schnellen Fortschritt der Krankheit hin, es kann zu Brechreiz und Erbrechen kommen. Der Appetit geht bereits davor stark zurück.

Durchfälle treten auf, der Kranke empfindet unerträgliche Schmerzen unter dem rechten Rippenbogen. Ein eigenartiges Symptom ist, dass es dem Kranken vor Tabakrauch ekelt.

Am fünften bis zehnten Tag nach den ersten Symptomen kommt es zur Gelbsucht. Die Leber schwillt an, ist schmerzhaft und spannt.

Behandlung
Bettruhe, Zuckerinfusionen, Vitamine, Nebennierenrinde-Hormon-Präparate (Steroide), Diäten werden verordnet, Protein- und Alkoholzufuhr, physische Belastung werden untersagt.

Seelische Ebene
(Siehe auch: Leber, Infektionskrankheiten bzw. sonstige Symptome)
Die Leber verarbeitet die geistigen Gifte, die Wut. Wenn also die Infektion dieses Organ befällt, bedeutet das Folgendes: Die die Infektion erregende Substanz nutzt unsere Schwäche aus und übernimmt das Kommando.

Die Verbreitung von Hepatitis erfolgt vorwiegend oral. Die Übertragung geschieht weniger häufig durch Blut- oder sexuelle Kontakte.

Die Art und Weise der Infektion lässt auf seelische Ursachen schließen.

Man ist sich über seine sexuellen Gewohnheiten nicht im Klaren, man bekennt sich nicht zu den existierenden. Dies führt unmittelbar zum Mangel an Verarbeitung und Verständnis und infolgedessen werden das innere Feuer und die innere Freude beeinträchtigt. Dies löst Kraftlosigkeit und Schwäche aus. Durch die Abschwächung der jeweiligen Gebiete wird man im erhöhten Maße für Infektionskrankheiten anfällig. Wir dürfen nicht vergessen, dass eine fremde Substanz in unserem Organismus verhungert. Ein Beispiel ist dafür die Transplantation.

Einerseits wird man also **schwächer**: Man schöpft nicht aus seinen Erfolgen, seinen erlebten Freuden, sondern nur aus seinen nicht erreichten, nicht verwirklichten Wünschen! Es ist eine recht schwierige Aufgabe, aus nicht existierenden Dingen, Erfahrungen etwas zu schöpfen! Diese können einem nur etwas wegnehmen, nämlich das, was man am meisten benötigt, die seelische Kraft!

Der Organismus beherbergt die infektiöse Substanz, denn er versucht zu kompensieren und die fehlenden Teile zu ersetzen durch solche, die ähnlich sind oder dem Fehlenden am meisten ähneln.

Er ernährt diese Substanz, weil er etwas davon bekommt, wenn auch nicht viel, wenn es auch nicht so gut ist.

Die Phänomene führen zu einer Infektion, aber da ist noch keine Entzündung entstanden und durch sie werden noch keine Symptome hervorgerufen.

Die Entzündung entwickelt sich, wenn es tief im Bewusstsein des Menschen seinen Niederschlag findet, dass die Situation nicht mehr zu ertragen ist. Es hat Konsequenzen, ohne Freude, freien Willen zu leben. Dieser Zustand ist nicht mehr zu ertragen, denn es wird einem vorgegeben, was man lieben kann, was man ertragen muss, womit man sich abfinden soll.

Der Kranke erkennt, dass er stärker werden, aufstehen und seinen eigenen Weg gehen muss. Aber wie kann er stärker werden, wenn er sich gerade die Reize und die Nahrung vorenthält, die seine Entschlossenheit am meisten stärken würden. (Obwohl das in dieser Form nicht wahr ist, erlebt der Kranke es so.)

Auf dem **Weg zur Gesundheit** muss man die Therapiemöglichkeiten in Betracht ziehen, die Albert vorgeschlagen hat. Schauen wir uns an, mit welchen Mitteln der Kranke behandelt werden kann.

Erholung: Man ist der vergeblichen Versuche, der Misserfolge schon sehr müde geworden. Zur Wahrheit gehört auch, dass sie nicht aus dem Herzen gekommen sind. Man muss die Tätigkeiten finden, die das Bewusstsein abschalten (es gibt solche). Das bedeutet, dass sich der Kranke in diesen Zustand völlig versenken kann. Das kann auch die Sexualität betreffen.

Zuckerinfusion: Einem fehlen die Erfahrungen, die sein Leben versüßen. Man muss diejenigen „winzigen" Erfolge finden, die immer schon vorhanden waren!

Hormonpräparate: Das innere Feuer ist derart schwach geworden, dass man es durch äußere Hilfe „schüren" muss, indem man sich Ziele setzt, die einem Freude bereiten. Das heißt, dass man weiß, diese erreichen zu können.

HERPES SIMPLEX

Physische Ebene
Es gibt keinen Beweis dafür, dass die Herpesinfektion an der Lippe oder in der Mundhöhle ansteckend wäre.

Der Lippenherpes wird durch wiederkehrende Herpesinfektionen verursacht, aber nach einigen Theorien lebt das Virus in den Epithelzellen der Lippen. Es führt nur zur Erkrankung, wenn das Gleichgewicht verschoben wird. In diesem Fall können Temperaturveränderung, physische und chemische Reize und natürlich Stress der Auslöser sein, aber auch solche Reize, die nicht genau identifizierbar sind.

Die Erkrankung beginnt mit einem brennenden Gefühl, danach entstehen kleine Bläschen, die platzen und schließlich verkrusten.

Keine wirksame Behandlung ist bekannt, keine Methode scheint erfolgreich zu sein.

Es werden bestimmte Antivirusmittel in Form von Salben angewendet sowie Vitamin C und lokal Chloroform und Äther.

Seelische Ebene
Das Hauptproblem des Betroffenen: Soll ich es sagen oder nicht? Soll ich es tun oder nicht?

Von den Herpesviren gibt es zwei Typen: Einer tritt an den Lippen und der andere an den Genitalien auf. Die seelischen Wurzeln sind äußerst ähnlich, sie weisen nur scheinbar Unterschiede auf. Die zwei Erkrankungen sind so unterschiedlich wie die zwei Seiten einer Medaille!

Die Symptome betreffen den **Mund**, wenn die geäußerten und nicht geäußerten Worte das Immunsystem des jeweiligen Bereichs abgeschwächt haben. Als Symptom tritt ein brennendes Gefühl auf. Wenn wir darüber nachdenken, wird es leicht verständlich und erkennen wir, wie brandeilig die Wiederherstellung der Harmonie ist.

Die Konflikte des Kranken sind brennend, für die er die richtige Lösung kennt. Er muss sie kennen, sonst würde es nicht zum Konflikt kommen. Wenn man nämlich mit niemanden und mit nichts kämpfen kann, wird der Kampf sinnlos. Wenn doch gekämpft wird, müssen beide Parteien – beide Kenntnisse – existieren! In der entstandenen Lage ist er nicht fähig, zu entscheiden, ob er sich richtig geäußert hat oder nicht! Da spielt es keine Rolle mehr – aus der Sicht des Zuhörers –, was er gesagt hat, nur der Seelenzustand des Sprechers ist entscheidend!

Was bedeutet dieses brennende Gefühl?

Die meisten Menschen sind bereits seit langem mit dem Herpesvirus infiziert, jedoch ohne Symptome. (Andere vertreten die Ansicht, dass alle mit einer Form der Herpesviren infiziert seien.) Die Ursachen bestehen darin, dass das Immunsystem – im jeweiligen Bereich – vollkommen ist, d.h., es verhindert die Entwicklung der Virusinfektion. Das Virus hat keinen „Nährboden", in dem es Wurzel schlagen, leben und stärker werden kann, folglich verursacht es auch kein Symptom.

Wenn es doch zu einer Infektion kommt, ist das ein Anzeichen dafür, dass das Gleichgewicht zerstört wurde. Das Virus kann wegen einer Blockierung, eines Mangels an Kenntnissen nicht erkannt werden, man kann sich nicht dagegen wehren.

Warum wurde das Gleichgewicht gestört?

Das hat zwei Gründe, die in jedem Fall gleichzeitig auftreten.

Die geäußerten Worte führen zum Herpes, wenn man seine Gefühle, Emotionen (wenn auch in Gedanken) in Worte gefasst hat und man sie nicht hätte aussprechen sollen! Denn man hat sie nicht so formuliert, nicht das gesagt, was man wollte, sondern etwas ganz anderes! Man ist sich darüber im Klaren und sogar auch über das Gegenteil, d.h., man weiß, was und wie man es hätte sagen sollen. Man gibt sich keine Mühe, den daraus resultierenden Konflikt zu klären. Man gibt sich keine Mühe, man weiß nämlich, dass man einen Fehler begangen hat, den man nicht begehen darf.

Wieso haben die Worte diese Konsequenzen?

Weil sie nicht begründet waren. Die Worte waren nicht nur Worte, sondern vielmehr Anklagen und Emotionen, mit denen man den freien Willen, die Gedanken anderer unterdrücken wollte.

Die Hauptsache: Die Worte waren unbegründet oder zumindest falsch gewählt, man hat sie zum falschen Zeitpunkt ausgesprochen und sie haben eine deutliche innere Unruhe nach sich gezogen.

Die nicht geäußerten Worte lösen die Symptome von Herpes aus, wenn man bestimmte Dinge zum Ausdruck hätte bringen sollen, wenn der richtige Zeitpunkt dafür gekommen ist, aber man hat sich die Gelegenheit entgehen lassen. Was das Wesentliche betrifft, gibt es da keinerlei Differenz zum Vorangehenden, das ist nur die andere Seite derselben Medaille!

Wir können die konkreten Ursachen erkennen und verstehen, wenn wir wissen, wo die Infektion entstanden ist.
- Auf der linken Seite des Mundes: Man hat etwas geäußert, was mit Gefühlen und Emotionen verbunden ist, was man nicht hätte aussprechen sollen, oder ganz im Gegenteil!
- Auf der rechten Seite des Mundes: Die Infektion hängt mit den Worten zusammen, die sich auf den Arbeitsplatz, auf die materiellen Dinge beziehen. Man bittet z. B. um eine Gehaltserhöhung, die nicht erfüllt wird.
- An den Unterlippen: Die Äußerungen über die Vergangenheit führen zur Infektion.
- An den Oberlippen: Die Unsicherheiten in Bezug auf die Zukunft lösen sie aus.

Der Herpes an den Genitalien hat dieselbe Bedeutung wie die oben geschilderten Bereiche. Der wesentliche Unterschied ist, dass die das Gleichgewicht zerstörenden Konflikte im Bereich der sexuellen Gewohnheiten zu suchen sind.

Weg zur Gesundheit
Für den Kranken ist es charakteristisch, dass er die Probleme unterdrückt!

Das führt unmittelbar dazu, dass die innere Anspannung steigt, deren Unterdrückung einem bedeutende Kräfte entziehen. Darauf folgt plötzlich eine Explosion. Der Kranke verhält sich so wie ein Schnellkochtopf, dessen Sicherheitsventil verstopft ist. Man hält den Druck lange in sich, wonach man den „überflüssigen" Dampf ablässt, um sich möglichst schnell zu befreien. Da kann man seine aufgestaute Wut nicht mehr entsprechend unter Kontrolle halten, man lässt sie einfach raus. Man nimmt keine Rücksicht mehr darauf, wen die Wutanfälle verbrennen, verletzen, man will seine Wut loswerden. Was auch in Ordnung ist!

Aus dieser Erkenntnis kann man darauf schließen, dass man nicht andere verletzen, nicht anderen Schmerzen bereiten wollte. Man will lediglich seine Wut loswerden! Man hat keine Sünde, keinen Fehler begangen, den man nicht wieder gutmachen könnte!

HERZ

Physische Ebene
Das Herz ist das zentrale, aktive Organ des Blutkreislaufes, das im Raum zwischen dem Brustkorb und den Lungen sitzt. Es gleicht einem muskulösen Sack, der die Form eines abgerundeten Kegels hat. Die großen Blutgefäße münden ins Herz und entspringen dem Herzen. Der untere Teil besteht aus den Herzkammern. Die Vorhöfe und die Kammern sind von kranzförmig angeordneten Gefäßen, von den Herzkranzgefäßen mit zahlreichen Verästelungen umgeben. Die vier Herzräume werden einerseits durch die Herzscheidewand, andererseits durch die Herzklappen getrennt. Die Herzklappen arbeiten wie Rückschlagventile, sie werden infolge der Strömungen und der Druckveränderungen geöffnet und geschlossen, wodurch die Arbeit des Herzens gesichert wird. Das rhythmische Zusammenziehen des Herzmuskels um die Herzvorhöfe und Kammern erfolgt in regelmäßigen Zeitabschnitten durch elektrische Erregung. Bei Erwachsenen schlägt das Herz im Durchschnitt 70-mal pro Minute (Herzfrequenz).

Das Blut strömt ununterbrochen durch das Herz. Die Herzmuskeln um die Vorhöfe und Kammern können auch unabhängig funktionieren, deren rhythmisches und aufeinander abgestimmtes Zusammenziehen wird durch das Reizleitungssystem gesteuert bzw. der jeweiligen Lebenslage angepasst. Die elektrischen Impulse erzeugt der so genannte Sinusknoten, der „Schrittmacher", ein Zentrum mit Muskelfasern. Sie werden über die Vorhöfe verteilt.

Das Herz ist das primäre, aktive Organ des Blutkreislaufes. Das Herz pulsiert im von den Lungen umgebenen Raum, im Mittelfell. Während der Herzaktion entstehen Schwingungen, die Herztöne. Das Herz pumpt mit jedem Zusammenziehen 80 ml Blut in den großen Kreislauf. Die durch diesen Stoß ausgelöste periodische Strömung wird durch das flexible Gefäßsystem kontinuierlich ausgeglichen.

Unser Herz schlägt ununterbrochen, jedoch erschlaffen sowohl die Vorhöfe als auch die Kammern für einen Augenblick zwischen zwei Kontraktionen. Obwohl das Herz täglich 9000 Liter Blut in den Kreislauf pumpt, ruht es jedoch fast fünf Stunden.

Seelische Ebene
Die Erkrankungen des Herzens hängen eng mit der Liebe, mit dem Erleben, Verwerten, Zeigen der Liebe zusammen. Wir können da leicht in den Fehler verfallen, dass wir einige Dinge hervorheben, die im Kranken Konflikte auslösen, was aber nicht stimmt! Der Herzkranke verhält sich zu jedem Bereich seines Lebens gleich! Beim ersten Lesen kann dies haarsträubend erscheinen, wenn wir uns jedoch im Thema vertiefen, wird uns dieser Zusammenhang klarer.

Die Erscheinungsformen oder die Nicht-Erscheinungsformen der Liebe bestimmen, welche Funktionsstörung entsteht.

Die größten Fehler resultieren aus den Übertreibungen, es entwickeln sich nämlich unvermeidlich (lediglich) eine einseitige Sichtweise und Handlung, die sich auch auf die Denkweise negativ auswirken.

Welche Konsequenzen hat das, wenn wir **nur** einatmen oder **ausschließlich** eine Speise zu uns nehmen?

Die wirklich bleibenden Gedanken, Ideen, Handlungen – und ich könnte die Aufzählung noch fortsetzen – sind lebensfähig, wenn sie aus zwei Dingen bestehen. Ebenfalls ist wichtig, dass nur dann viele von beiden Komponenten vorhanden sind, die für die harmonische Funktion, das harmonische Dasein unerlässlich sind. Bei den Herzkrankheiten spreche ich von der Störung dieser Harmonie, wenn wir unsere Entscheidungen aufgrund eines einzigen Prinzips treffen. Ich möchte nochmals betonen, dass das Problem nicht darin besteht, dass man hasst, dass man egoistisch usw. ist, sondern dass man auch anders zu leben, zu handeln, zu fühlen vergisst!

Zunächst behandeln wir eingehender dieses Problem.
- Man wird zurückhaltender, denn man hat eine schmerzhafte Enttäuschung erlebt, man hat übertriebene Erwartungen gehegt. Man zieht die Folgerung, dass man sich nicht sehnen dürfe. Obwohl dies gar kein Problem bereitet! Wie man es aber tut, ist problematisch und löst Konflikte aus! Wie sollte

man sich nach etwas sehnen, dass alle seine Wünsche erfüllt werden? Die schmerzhaften, kläglichen Misserfolge führen dazu, dass man zurückhaltender wird und deswegen seine Liebe den anderen gegenüber nicht zeigt. (Geschweige denn sich selbst gegenüber!) Anstatt sich anderen Menschen gegenüber zu öffnen, wählt man die Introversion, die die Liebe überflüssig macht.

- Man „schwärmt" extrem, egoistisch für etwas. Man hat keine Zeit mehr für etwas anderes, sein Leben wird einseitig und labil. Die unmittelbare Folge davon sind „Ausbrennen" (Burnout), Ermüdung, Verpuffen. Wenn man danach das Feuer bräuchte, kann man es nicht mehr beleben, weil man nichts hat, womit man Feuer machen kann, und weil man es nirgendwo mehr machen kann! Man wird nicht mehr zur Verwirklichung fähig. Da stellt sich ebenfalls die Frage: Warum tut man das? Was ersetzt man dadurch?

Man verlangt schon so lange nach Dingen, durch die man glühen kann. Wenn man diese erfährt, gibt man alles auf, wobei man das wirklich Wichtige vergisst.

- Man nimmt die einem angebotene Liebe nicht an, entweder weil man sie ignoriert oder weil man eine ganz andere Vorstellung über die Liebe hat! Es ist möglich, dass man sich für unwürdig hält, aber nur, wenn man auf das Finden seiner Werte verzichtet. Die häufigste Ursache dafür ist die Faulheit. Man denkt, dass man sein Glück auch finden könnte, ohne etwas dafür zu tun! Warum sollte man etwas dafür tun, wenn man sich so sehr danach sehnt? Natürlich kann man die Zuwendung nicht annehmen! Man hat seine Theorien so perfekt entwickelt, dass die Dinge, die nicht dazu passen – außer dem Verlangen –, einem etwas und niemandem bedeuten.

- Man erwartet die Liebe nur von anderen, wobei man auf sich selbst nicht genug achtet, denn man glaubt, dass man es nicht verdiene! Das ist ein Paradox: Einerseits erwartet man die Zuwendung von anderen, andererseits sagt man, dass man es nicht verdiene, denn man liebe sich selbst nicht!

Die beschriebenen vier Zustände, Fehler zeigen sehr gut, wie sich die Krankheit entwickelt. Sie zeigen, wie sehr und wie man liebt, seine Zuwendung und sein Verhältnis dazu.

Nach dieser Einführung wollen wir auf die konkreten Krankheiten eingehen.

Herzinsuffizienz

Es ist vollkommen unwesentlich, was man tut, wie man handelt, denn man tut es nicht ausreichend, mit nicht völliger Hingabe und Lust! Stattdessen tut man etwas ganz anderes, auf eine andere Weise!

Nehmen wir an, dass man niemanden liebt, aber seine eigene Verhaltensweise ist nicht eindeutig, man spielt es nur vor! Man bringt die einem innewohnende Liebe wenig zum Ausdruck und man nimmt die einem angebotene Liebe nicht oder kaum an.

Wegen seiner inneren Sorgen zeigt man seine innewohnenden klaren Gefühle seiner Umwelt gegenüber nur sehr selten und wenig.

Natürlich trifft auch dessen Gegenteil für einen zu: Man nimmt sie von seinen Familienmitgliedern, Umwelt auch nicht so ehrlich an, wie sie sie einem geben.

Herzrhythmus

Physische Ebene

Der Herzmuskel verfügt über zahlreiche fantastische Eigenschaften, von denen ohne Zweifel am wunderbarsten ist, dass die elektrischen Signale im Herzen nicht Nervenzellen, sondern Herzmuskelzellen leiten. Das Herz erzeugt die Signale für sich selbst.

Bei Untersuchung des Herzmuskels stellt sich heraus, dass er eine einheitlich, gleiche Struktur aufweist. Er hat jedoch kleine Gebiete, die während der Herzarbeit Impulse erzeugen und weiterleiten können.

In der Wand des rechten Vorhofs ist ein Gebilde zu finden, das 8 bis 10 mm lang ist und die Form einer Zigarre oder Rübe hat. Seine geheimnisvollen Muskelzellgruppen sind fähig, regelmäßig Befehle zum Zusammenziehen zu erteilen. Das ist der Sinusknoten. Er steuert das Herz als Dirigent, er ist der „Schrittmacher", seine verbreitete englische Bezeichnung ist „Pacemaker". Er erteilt durchschnittlich 70 Befehle pro Minute, die im ganzen Herzmuskel verlaufen und der entstandene Impuls wird durch die Herzmuskelzellen weitergeleitet.

Obwohl dieses System sehr stabil, geschützt und stark ist, können infolge von schädlichen Wirkungen an zahlreichen Stellen vielerlei Fehler auftreten. Da müssen wir die Störungen der Impulserzeugung und -leitung erwähnen. Die allgemeine Schilderung der Herzrhythmusstörungen bräuchte mehrere Bände, deswegen beschränke ich mich nur auf das Wesentliche an dieser Stelle. Wer es schon erfahren hat, weiß, was für ein erschreckendes Erlebnis es ist, wenn das Herz „einen Schlag auslässt".

Es lohnt sich, darüber nachzudenken, wie stark dieses stabile System ist, von dem unser Leben abhängt. Analog zum Gedanken über die (Nicht-) Existenz der Geistesstörungen formuliere ich die Frage: Wie kann der Herzrhythmus trotz unserer belastenden und stressigen Lebensweise ungestört bleiben?

(Vergleiche: Da wird nicht gefragt, warum 23 Menschen von 1000 verrückt werden. Die Frage ist: Wie können 977 gesund bleiben?) Ich lasse die Leser diese Frage beantworten.

Seelische Ebene
Aus dem oben Dargestellten geht hervor, dass man dem Herzen nicht befehlen kann. Es folgt seinem eigenen Rhythmus, seinen eigenen Gefühlen. Es ist unbedeutend, was für ein Bewusstsein es steuert, beherrscht. Was wichtig ist, dass sich das Leben und die Liebe unter allen Umständen Bahn brechen.

Abhängig von seiner Stimmung nimmt man einmal ohne Vorbehalte alles an, ein anderes Mal steht man allen Gefühlen, ausgesprochenen Worten sehr kritisch gegenüber. Die Harmonie zwischen Geben und Bekommen wurde gestört.

Man fällt man von einem Extrem ins andere.

Einmal liebt man wie die Eltern, ein anderes Mal hasst man aus vollem Herzen.

Herzrhythmusstörung
- Wo liebt man, wo nicht?
- Wo zeigt man es, wo nicht?
- Wo nimmt man es an, wo nicht?
- Wo gibt man Liebe, wo nicht?

Der Betroffene ist am meisten dadurch gekennzeichnet, dass er schlecht, falsch, wenig findet, was er gerade tut.

Brustenge (Angina pectoris)

Man graut sich davor, was geschehen wird, wenn man endlich die einem innewohnenden Gefühle zeigt.

Man hat Angst, dass man mit den Gefühlen anderer konfrontiert wird, was die anderen einem gegenüber empfinden.

Herzinfarkt

Physische Ebene

Nach dem menschlichen Gehirn – oder eher neben diesem – ist es das Herz, das ständig einen hohen Energiebedarf hat. Der Herzmuskel wird durch das eigene Gefäßsystem des Herzens, die Herzkranzgefäße, versorgt. Die Herzkranzgefäße entspringen unmittelbar der Hauptschlagader und bestehen aus einer Arterie und einer Vene. Sie sind kranzartig um das Herz angeordnet, wie auch ihr Name besagt, sie zweigen in die Richtung der Herzspitze und schließlich treten die feinsten Gefäße senkrecht in den Herzmuskel. Ihre Verbindungen sind bei Sportlern oder bei Arbeitern mit schwerem körperlichem Einsatz viel reicher. Folglich sind sie von einem Herzinfarkt seltener betroffen.

Die Veränderung, die Verkalkung der Herzkranzgefäße beginnt mit der Verdickung der Gefäßwand. Ihre flexiblen Elemente sterben allmählich ab, wodurch sich das Gefäß verengt und schließlich einem unflexiblen Rohr ähnlich wird. Fettmoleküle und Cholesterin lagern sich in der Gefäßwand ab und in den gebildeten Gewebeveränderungen (Plaques) wird Kalzium abgelagert. Die Gefäßwand wird nach und nach – wortwörtlich – wie die Eierschale. Ihr Durchmesser verengt sich noch mehr, die Gefäßinnenhaut verliert ihre Elastizität und wird rau und undicht. Auf dieser unebenen Fläche können einfacher Blutgerinnsel gebildet werden. Die dicken Ablagerungen können sich ablösen. Es kommt zur Thrombose. (An anderen Stellen des Körpers werden die Gefäßwände dünner, sie werden platzen, was zur Blutung und zum Tod führen kann. Wenn die Herzkranzarterien derart geschädigt sind, können sie sich einfach verschließen, was beim hohen Versorgungsbedarf des Herzens eine akute Katastrophe verursachen kann. In erster Linie kann *Thrombose* oder *Embolie* zum akuten Verschluss eines der Herzkranzgefäße führen *(siehe auch dort)*.

Davon wird der zum Zusammenziehen fähige aktive Herzmuskel, ein bestimmtes Gebiet der elastischen Herzwand, betroffen. Der Muskel, der durch das verschlossene Gefäß versorgt wird, stirbt konzentrisch ab, „verstummt". Er wird passiv und kann nie wieder funktionieren.

Der Katastrophe gehen heftige Brustschmerzen hinter dem Brustbein oder links davon voran. Sie wird von Bleiche, Schweißausbruch und Todesangst begleitet. Wenn ein größeres Gebiet abstirbt, kommt es unmittelbar zum Herzschock, zur akuten Herzinsuffizienz und zu einer sehr schweren Herzrhythmusstörung. Ohne sofortige Behandlung kann jede von diesen Erkrankungen zum Tod führen.

Seelische Ebene
Die physische Ursache ist der Krampf bzw. das Absterben des Herzmuskels.

Die seelische, emotionale Ursache ist, dass man krampfhafte Angst hat und sich davor graut, Liebe zu geben oder zu bekommen. Die Harmonie wurde nämlich gestört, die aus dem Geben und Bekommen der Liebe resultiert.

Wenn unsere Gefühle nicht erwidert werden, wenn wir die Zuwendung nicht bekommen, die wir so sehr vermissen, bricht uns das Herz! Die Hoffnungslosigkeit kann große Schmerzen verursachen, das Herz kann so sehr, so heftig schlagen, dass es fast rausspringt.

Langfristig werden dieses Glühen und diese Ängste (denn in unserem Herzen herrscht keine Harmonie) die Krämpfe verursachen, wir glauben nämlich, dass wir unsere ersehnten Ziele anders nicht erreichen könnten. Die Hoffnungslosigkeit wird dazu führen, dass wir nach und nach unsere Geduld verlieren, wir versuchen immer krampfhafter, immer trotziger, sie zu erzwingen, zu erreichen, doch wir schaffen es nicht. Dies hat zur Folge, dass der Herzmuskel abstirbt, wir verzichten nämlich infolge der vielen erlebten Misserfolge darauf, wenn auch ohne Erfolg, dass wir einmal unsere Vorstellungen verwirklichen.

Der Kranke kann vor sich selbst und den Menschen herzlos wirken. Seine Gefühle stauen sich auf und er kann den Schein nicht mehr aufrechterhalten.

Man kann diesem Zustand vorbeugen bzw., wenn es schon entstanden ist, kann man ihn durchaus verbessern.

Was sollte man dafür tun?

Wenn stille, friedliche Liebe in unserem Herzen herrscht, erscheinen diese negativen Gefühle, Phänomene nicht. Hingegen werden die positiven in den Vordergrund treten und ihre heilende Wirkung ausüben. Wir brauchen „lediglich" ein angenehmes, warmes Gefühl, das unser Herz und alle unsere Teile ausfüllt. Diese Wärme ist die Wärme des **Lebens**, des neuen Lebens. Wie wir bereits wissen, ist die Wärme für die Entstehung des Lebens unentbehrlich. Das bedeutet, wir können noch gutmachen, was wir falsch gemacht haben.

Beim ersten Lesen könnte dies etwas rätselhaft und schwer verständlich erscheinen, vielleicht ist es auch so, deswegen versuche ich dies besser und konkreter zu erklären.

Wir können den auslösenden Konflikt genauer bestimmen, wenn wir wissen, in welchem Teil des Herzens der Herzinfarkt entstanden ist.

Bevor jemand denken würde, dass die Situation aussichtslos ist, möchte ich eine Frage klären: Der Herzkranke ist auch voller klarer, ehrlicher Liebe, er hat nur die Art und Weise nicht gefunden, wie er optimal seinen Dingen gegenüberstehen sollte. Er muss zahlreiche gute Eigenschaften haben, die man aber verbirgt.

Analysieren wir diese Krankheit nach den konkreten Bereichen, wo sie sich im Herzen entwickelt hat.

Linke Herzkammer
Die Disharmonie kann oft auf das andere Geschlecht – an das man sich emotional bindet – zurückgeführt werden. Eins ist sicher: Diese Krankheit entwickelt sich infolge einer emotionalen Krise und des daraus resultierenden inneren Konfliktes.

Der Schlüssel zur Lösung und zum Problem liegt im Verständnis. Der Konflikt besteht nämlich darin, dass man nicht versteht, warum sich die Welt bzw. die Menschen zu einem so verhalten.

Betrachten wir die Frage unter beiden Gesichtspunkten (sie sind eng verflochten), um sie besser verstehen zu können. Denn die betroffene Seite zeigt, dass der Kranke die Liebe, die Zuwendung nicht bekommt, die er verdient (verdienen würde).

Er hat das Gefühl, dass er für alles viel kämpfen soll, dass er den Respekt, die Zuwendung erzwingen soll. Diese (eingeprägten) Gefühle lösen in ihm Schmerzen und Krämpfe aus. Diese Schmerzen verbittern sein Leben. Warum wird er verbittert sein, warum verursacht dies bedeutende emotionale Krisen?

Er möchte lieben und alle seine Zuwendung, Fürsorge anbieten, aber etwas hindert ihn daran: Warum sollte er etwas geben, wenn man im Gegenzug nichts dafür bekommt?

Man darf diesen Konflikt nicht bagatellisieren, dieser Zwiespalt kann einen nämlich leicht aufreiben! Seine Gefühle können leicht krampfhaft werden und „sterben".

Hinsichtlich des Partners, der die Krankheit „auslöst": Warum sollte man ihm seine Liebe schenken, wenn er einen so oft verletzt hat?

Wie könnte man schöne Gefühle in seinem Leben haben, wenn man mit all seiner Kraft in eine andere Richtung strebt? Im Klartext: Warum sollte das Leben dem Kranken etwas schenken, wenn er in die entgegengesetzte Richtung strebt? Wenn auch nicht bewusst, aber man entfernt sich gerade davon, was man am meisten erreichen möchte.

Rechte Herzkammer
Die Krankheit hängt mit einem Mann, materiellen Konflikten, Nicht-Verstehen zusammen.

Was das Wesentliche betrifft, stimmt sie mit dem vorher Beschriebenen überein. Die Auslegung muss nur dadurch ergänzt werden, dass sie in diesem Fall mit der physischen Welt eng verbunden ist.

Der Mensch, bei dem die rechte Herzkammer betroffen ist, ist vor allem dadurch gekennzeichnet, dass er immer hart arbeitet und stetig nach materiellen Gütern jagt. Natürlich hat man keine Freude daran. Sollte man in der Jagd nach materiellen Gütern eine vollkommene Befriedigung finden, würde man in Harmonie leben, folglich würde einem kein Herzinfarkt drohen.

Sein Konflikt besteht darin, dass man glaubt, hofft, man werde daran Freude haben. Wenn man aber sein Ziel erreicht, wird man alles empfinden, ausgenommen, dass man restlos glücklich ist.

Dies hilft uns zu verstehen, was zu den Krämpfen, zum Absterben des Herzmuskels führt. Alles, wofür man gekämpft hat, wurde irgendwie sinnlos. Warum sollte man die sinnlosen Dinge bewahren?

Der Teil seines Herzens, der für die materiellen Dinge gekämpft hat, wird sinnlos und überflüssig.

Warum?

In seinem Bewusstsein kommt der Gedanke auf, dass die bedeutenden Dinge des eigenen Lebens überflüssig geworden sind.

Dies hat zur Konsequenz, dass das Bewusstsein dem Körper die entsprechenden Befehle erteilt, dass der Körper ihm ähnlich wird.

Es ist notwendig, die aus den Differenzen resultierende innere Anspannung abzubauen.

Vorderwand der Herzkammer: Seine Enttäuschung entsteht daraus, was man sich wünscht, was man erreichen möchte, aber …

Natürlich müssen wir auch in diesem Fall die emotionale und die materielle Seite voneinander trennen, was nichts zur Sache tut.

Seine Schmerzen ergeben sich aus seinen Sorgen, Ängsten, mit denen man konfrontiert wird (dieser klägliche Schmerz ist auch im Vorangehenden präsent).

Hinterwand der Herzkammer: Der Betroffene war (und ist immer noch) nicht bereit, sich mit einem Gefühl, physischen Ding, einer Kritik zu konfrontieren, diese hinzunehmen, zu verstehen, zu lieben und zu lösen.

Er nimmt an, dass die ihm angebotene Hilfe mit Hintergedanken verbunden sei. Wie könnte es anders sein, wenn er infolge seines Nicht-Verstehens gegen alle Dinge, Reize Vorurteile hegt. Die Basis dafür ist die Härte, und zwar weil er an einen Lebensstil gewohnt ist, der gut oder auch unangenehm sein kann, jedoch bereits „bekannt".

Er versucht krampfhaft zu erklären, zu beweisen, dass er Recht hat (meistens mit fast vollem Erfolg), doch Zweifel bleiben immer bestehen. Man ist sich der Sache nicht sicher, dass seine akzeptierten, geschaffenen Dinge gut und wahr sind.

Herzklappenfehler

Man selektiert, wählt gründlich aus, wen man liebt. Man liebt einige Menschen, die anderen hingegen hasst man. Das Wesen dieser Krankheit besteht in den gleichzeitig auftretenden Gegensätzen, in der Unsicherheit.

Endokarditis

Die Endokarditis ist die durch eine Infektion bedingte Entzündung der Herzklappen. Die Herzklappen steuern ähnlich wie Ventile die Fließrichtung des Blutes. Wie beim Ventil einer Pumpe entsteht kein Druck, wenn das Ventil geöffnet ist, d.h., das Blut kann die ferner liegenden Bereiche nicht erreichen.

Hinter der Entzündung der Herzklappen steckt die seelische Eigenschaft, dass man sich dagegen sträubt, einen so hohen „Druck" zu schaffen oder zu erreichen, dass man für sich selbst sorgen kann. „Vielleicht", weil man sich so sehr mit den anderen beschäftigt, dass man für sich selbst weder Energie noch Zeit hat.

Herzbeutelentzündung (Perikarditis)

Zwischen dem das Herz umhüllenden, schützenden Beutel und der Herzwand tritt eine Flüssigkeitsansammlung auf, auf die der Körper mit einer Entzündung reagiert, die das Feuer wieder belebt.

Wenn wir diese Symptome in die Sprache der Seele übersetzen wollen, stellt sich heraus, dass das Geben und Annehmen der Liebe in einem einen ungelösten Konflikt auslöst, gegen den man sich auflehnt.

Man kann beispielsweise nicht akzeptieren, dass man die verdiente Zuwendung, Liebe nicht bekommt, und man kämpft gegen dieses Gefühl oder sogar gegen eine Person, obwohl man nicht gegen etwas kämpfen, sondern etwas dafür tun will, diese zu bekommen – doch man kann dafür nichts mehr tun. In erster Linie darum, weil es einem nicht einmal einfällt, dafür etwas zu tun.

HODEN

Physische Ebene
Die Entzündungen führen zur Schwellung des Nebenhodens. Die wichtigsten Symptome sind Ödeme, sehr schwere Schmerzen, Fieber, Fieberfrost und Entkräftung.

Die Leiste ist empfindlich, die Schmerzen strahlen meist nach oben und hinten in den Teil zwischen den Rippen und der Wirbelsäule.

Behandlung
Strenge Bettruhe, Erholung und Umschläge sind empfohlen.

Darüber hinaus Fieber- und Schmerzmittel, Antibiotika.

Die Entzündungen treten oft als Komplikation von Mumps auf. (Die Erkrankung kann zur Sterilität führen.)

Seelische Ebene
(Siehe auch: Hodenkrebs)
Eine alte Rolle der Männer ist die Befruchtung, die Übermittlung von Freude und Gedanken, das Aussäen von „Samen". Das bezieht sich nicht nur auf die Sexualität, sondern auf alle Lebensbereiche! Wie man sich zur Welt verhält, wird man sich auch zu seiner engen Umwelt und sich selbst verhalten. Das stimmt auch umgekehrt! Man wird mit seiner Umwelt so umgehen wie mit sich selbst!

Wir wollen jetzt darüber reden, dass der Mann seinen „Samen" nicht übergibt. In diesem Fall müssen wir auch von der anderen Seite der Medaille sprechen: Man beschert sich keinen freudigen Gedanken! Wie sollte man dann andere damit bescheren?

Der Kranke setzt dieses disharmonische Verhalten in jedem Lebensbereich ein! Die primäre, ausschlaggebende Rolle der Männer ist die Aktivität. Da muss ich aber bemerken, dass die Männer nicht ausschließlich über männliche Energien und Eigenschaften verfügen! Sie haben auch weibliche Eigenschaften und umgekehrt.

Die Hodenkrankheiten entwickeln sich, ein Mann wird dafür anfällig, wenn er irgendein Wissen, den vorhin erwähnten Samen nicht übermitteln will oder infolge einer Hemmung es nicht tun kann. Die gesunde Harmonie zwischen dem ihm innewohnenden Mann und der ihm innewohnenden Frau wird gestört.

Er will dies nicht zeigen, denn er hat sich so viel getäuscht! Wir sollten uns über diese Enttäuschungen nicht wundern!

Das muss so sein, denn er gibt sich selbst auch nicht genug davon. Wenn es ihm auch nicht ausreicht und er trotzdem davon gibt, hat es nicht viel mit der wahren und selbstlosen Gabe zu tun! Wem er etwas gegeben hat, wird spüren, dass er es nicht freiwillig, sondern aus Pflicht gegeben hat. Dies hat unmittelbar zur Folge, dass diese Person dafür nicht gern „zahlt", d.h., die Person, der er etwas gegeben hat, fühlt sich auch nicht vollkommen befriedigt und der Kreis schließt sich.

Wenn er verheiratet ist oder in einer Partnerschaft lebt, wird auch seine Partnerin gleiche Probleme haben. Die sehr einfache Antwort darauf: Wir ernten, was wir säen.

Allerdings ist es unmöglich zu entscheiden, was früher war: ob man die Freude nicht angenommen hat oder sie nicht übermittelt hat. Man soll hier nicht den Auslöser suchen!

Der **Weg zur Gesundheit** beginnt immer mit einem tiefen Gespräch. (Ich spreche nicht davon, wenn die Parteien aneinander vorbeireden!)

Anstatt sich seiner Umwelt überzuordnen, muss man sie als gleichrangig ansehen! Mann muss seine Umwelt so beurteilen wie sich selbst. Nicht so wie bisher!

HORMONE

(Die Bezeichnung stammt vom altgriechischen Wort „harmao", das antreiben, erregen bedeutet.)

Physikalische Symptome
Hormone sind von bestimmten Zellgruppen des Organismus produzierte organische Verbindungen. Sie werden unmittelbar in den Blutkreislauf abgegeben und regulieren die Funktion von weiter liegenden Organen und Geweben so, dass sie sich am Stoffwechsel nicht direkt beteiligen.

Hormone werden in den endokrinen Drüsen produziert. Dazu gehören die **Hypophyse, Zirbeldrüse, Nebenschilddrüse, Langerhans-Inseln** der Bauchspeicheldrüse, **Nebenniere, Thymus** sowie die **Geschlechtsorgane**, d.h. der **Eierstock** und die **Hoden**.

In diesem komplexen System heißt der „Dirigent" Hypophyse. Sie wählt die entsprechenden Hormone aus, die auf die anderen endokrinen Drüsen wirken und stimuliert oder hemmt ihre Funktion durch negative Rückkopplung *(siehe auch: Hypophyse/Hirnanhangsdrüse)*.

Seelische Ebene
(Siehe auch: inneres Feuer und endokrine Drüsen)
Zur harmonischen Funktion sind die verschiedenen männlichen, weiblichen (und vieles mehr) Triebkräfte und Energien notwendig. Man muss daran glauben, seine Ziele erreichen zu können, man braucht Triebkraft und Hoffnung, um das wahre Gleichgewicht zu finden. Wir hoffen darauf, dass wir unsere gesetzten, Freude bereitenden Ziele erreichen und sie auch erleben können. Diese Gefühle beleben das innere Feuer, wecken die Lebenslust in uns. Sie ermöglichen, dass die Erfüllung unserer Wünsche in greifbare Nähe rückt.
Der Pegel und die Harmonie der Hormone wird gestört, wenn das richtige Verhältnis zu einigen unserer Angelegenheiten beeinträchtigt wird.

HPV (Humane Papillomviren)

(Siehe auch: Infektion, Virus, Tumoren usw.)

In der Fachliteratur ist zu lesen, dass sie Krebs verursachen könnten. Das sollten wir nicht annehmen. Krebs wird nicht durch Viren verursacht! Die Viren machen nur darauf aufmerksam, dass das Gleichgewicht des Organismus längst zerstört wurde und er zu lange ausgebeutet wird, was einen idealen Nährboden für die Krebserkrankungen darstellt.

Und wo wird das Symptom auftreten? Dort, wo man sich ausbeutet, wo andere wichtiger sind als man selbst.
Kleine Warzen entwickeln sich auf der Haut, wenn man sich von den äußeren Reizen fernhalten will.
Sie entstehen auf der Schleimhaut, wenn man sich nicht nur von den äußeren Reizen fernhalten will, sondern wenn ein schwerer Zweifel an sich selbst aufkommt.
Noch einmal: Die Tumoren werden nicht durch die Viren hervorgerufen! Die Viren sind präsent und wollen leben. Sie tun alles dafür. Sie tarnen sich, damit

das Immunsystem sie nicht bemerkt und gegen sie nicht kämpfen kann. Sie dringen ein, verbergen sich – aber das ist nur die unmittelbare Konsequenz davon, dass man sich für sich selbst und für seine Ziele nicht einsetzt. Daraus können Tumoren nur entstehen, wenn auch weitere (seelische) Komponenten vorhanden sind. Wenn man sich nicht nur für sich selbst nicht einsetzt, sondern sich übermäßig der Bedienung der Außenwelt widmet – wodurch man sich völlig ausbeutet.

HUSTEN

Physische Ebene
Die Entfernung der in den Atemwegen angesammelten Sekrete oder fremden Substanzen ist lebenswichtig. Wenn die Nervenenden in der Luftröhre oder in der Wand des Rachens gereizt werden, wird der Hustenreflex über den Hirnstamm ausgelöst. Ohne diesen Reflex würde man infolge des Verschlusses der Atemwege ersticken. Wie unangenehm oder sogar quälend der Husten auch sein mag, spielt er doch eine sehr wichtige Rolle.

Der Vorgang ist schnell, er beginnt mit einem kurzen Einatmen und der Kehldeckel schließt sich. Darauf folgt ein starkes Ausatmen, wobei der Druck in den Lungen deutlich steigt und der Kehldeckel sich plötzlich öffnet. Es kommt zu einem explosionsartigen Ausatmen, die ausströmende Luft entfernt die Reizstoffe mit der Geschwindigkeit eines Hurrikans.

Der Husten wiederholt sich so lange, bis die zu entfernende Substanz den gereizten Bereich verlässt. Er wird von einem typischen Schallphänomen begleitet. Es gibt nervösen Husten, der dem Krächzen und dem Räuspeln ähnelt. Beim trockenen, quälenden Husten (Reizhusten) lässt sich der abgelagerte Schleim nicht aushusten. Der produktive Husten hingegen geht mit Auswurf von Schleim einher, der abhängig von der Erkrankung verschleimt, serös, eitrig sein kann. Man kann sogar Gewebeteile und zerfallene Teile von Tumoren aushusten.

Behandlung
Mit den hustenreizstillenden Mittel kann man die quälenden Anfälle beseitigen, aber es ist verboten, den Husten selbst zu beseitigen, er hat nämlich eine selbstreinigende Funktion.

Die schleimlösenden Mittel lösen den hartnäckigen, abgelagerten Schleim, so kann man den Auswurf besser abhusten.

Seelische Ebene *(Siehe auch: Bronchitis usw.)*
Man unterscheidet zwischen zwei Hustenarten. Der verschleimte Husten geht mit Auswurf von Schleim einher, beim Reizhusten empfindet man nur den Reiz des Hustens.

Der **verschleimte Husten** stellt eine Lebenslage dar, mit der sehr viele unverarbeitete – beigelegte – bedrückende Kenntnisse verbunden sind. Sie sind bedrückend, denn sie sind präsent, aber man kann mit ihnen nichts anfangen und man will es auch nicht tun. Man könnte sie auswerfen, hinter sich lassen, aber man tut keines von beiden. Stattdessen bleiben die Sorgen, die Angst und die dadurch hervorgerufene Unterdrückung. Man errichtet Barrieren, findet Ausreden, um zu bestätigen, dass man machtlos sei! Man kann dies begründen, was einen aber keinesfalls beruhigt, sondern vielmehr beugt. Man ist nicht ruhig, sondern findet sich mit der Lage vielmehr ab!

Die vorhandenen Probleme lösen in einem früher oder später das Gefühl aus, dass man erstickt. Man empfindet seine Umwelt erstickend. Die Lage verschlechtert man noch mehr dadurch, dass man seine Freiheit in nichts anderem findet. Das Verlangen wird immer größer, sich zu befreien, auch sein Gewissen spornt einen dazu an. Der Husten beginnt, wenn der Wunsch nach Veränderung geäußert wird. Wer einen verschleimten Husten hat, hat begonnen, sich von seinen Banden zu befreien.

Der **Reizhusten** ist hauptsächlich mit den allergischen Symptomen *(siehe auch: Allergien)* zu vergleichen. Hinter der Allergie steckt ein unfassbarer, unsicherer physische Auslöser. Ihre seelische Ursache ist auch ähnlich: Man fühlt sich in seiner Umwelt, Welt unterdrückt und ignoriert. Infolgedessen beginnt man mit neuen Dingen viel zurückhaltender, gehemmter, und man kann sich schwerer ausgelassen verhalten. Seine schlechten, gedrückten Stimmungen verstärken sich dadurch, dass die Veränderung unvermeidbar ist.

Ich möchte den zur Krankheit – zum Symptom – führenden Weg mit einem kurzen, treffenden Beispiel erklären:

Betrachten wir die infolge des Rauchens entstehenden Ablagerungen, den Raucherhusten:

Warum gewöhnt sich jemand das Rauchen an?

In diesem Buch *(siehe auch: Lungen)* habe ich bereits geschildert, dass jede Tätigkeit mit einem tiefen Einatmen beginnt. Beim Rauchen handelt es sich genau um dieses tiefe Einatmen!

Man fängt an zu rauchen, weil man fühlt, dass man mit etwas Neuem anfangen soll, aber man hat weder Lust noch Mut, diesen Schritt zu machen. Sein

Verstand, seine um das Thema kreisenden Gedanken und die Wege der Verwirklichung sind neblig und nicht konkret. Infolgedessen kann sein Bewusstsein nur unklare, unbestimmte Gefühle, „Dinge" annehmen. Man greift zu einem Mittel, das verständlich ist und einem nahesteht. Man raucht, denn es erfüllt seinen Wunsch nach dem „tiefen Einatmen". Man könnte die zu saubere Luft – als wahre Kenntnisse – sowieso nicht ertragen. In diesem Seelenzustand kann man die eindeutigen Dinge nur schwer akzeptieren, denn man erfährt diese anders. Das Rauchen stellt an sich noch kein Problem dar, denn die enthaltenen Giftstoffe können auch stimulieren. Dies untermauert und bestätigt die Ersatzhandlung nicht, aber es ist nicht meine Aufgabe, sie zu bestätigen oder zu verurteilen. Man raucht, denn man muss währenddessen keine frische Luft einatmen! Man raucht und dadurch zögert man hinaus, den richtigen Weg einzuschlagen.

Diese passive Einstellung führt dazu, dass der jeweilige Bereich stagniert. Z. B. die Fähigkeit der Lungen zur Selbstreinigung verschlechtert sich und es kommt zu Ablagerungen.

Da wir vom Husten sprechen, muss auch erwähnt werden, dass der Husten auch darauf hinweist, dass sich der Gedanke der Veränderung immer mehr in einem festigt.

Der **Weg zur Gesundheit** ist eng mit der Handlung und dem Lassen verbunden. Lassen wir raskommen, was raskommen soll. Alle Hustenden können dies fördern, indem sie „aushusten", was sie wirklich bedrückt.

Die Heilung ergibt sich noch nicht aus der Befreiung, aus dem Durchbruch der bisher verheimlichten Barriere! Dazu gehört unerlässlich die Ersetzung!

Wodurch lässt sich der Husten ersetzen?

Nur durch etwas Gutes!

Man ist sich im Klaren darüber, was man sich wünscht, was man erreichen möchte. Es hilft nichts, man soll damit anfangen! Natürlich nur so und nur dann, wenn man dazu – wirklich – Lust hat!

Anfangs reicht es, wenn man es nur in seinen Gedanken durchführt. Man muss mit den Gedanken spielen: Wie wäre es, wenn … Man muss zulassen, dass das erweckte positive Gefühl sein ganzes Wesen erfüllt.

Diese erfüllende Kraft stärkt den Tatendrang und stellt eine sichere Grundlage für die Handlung dar.

HÜFTE

Physische Ebene
Im Hüftgelenk können im fortschrittenen Alter chronische Entzündungen (Korrosion und Deformation) auftreten. Es kommt zu Schmerzen und zum Hinken, die Beweglichkeit des Gelenkes wird in jede Richtung eingeschränkt.

(Osteoporose beginnt in der Struktur des Oberschenkelknochenkopfes und auch in der Hüftgelenkspfanne. Während der Oberschenkelknochen im jüngeren Alter nur durch ein starkes Trauma beschädigt werden kann, sind Brüche im höheren Alter häufig, wovon insbesondere der Oberschenkelhals betroffen ist.)

Seelische Ebene
Die seelische Ursache für die Erkrankung ist Folgendes: Man findet keine Freude in seiner eigenen Welt, **man freut sich nicht über seine Arbeit, Tätigkeit**. Es ist leicht nachvollziehbar, warum man seine guten Eigenschaften außer Acht lässt: Man findet sich geringwertig, minderwertig und irgendwie wertlos.

Dies ist vor allem für die Menschen typisch, die ihr Leben anderen gewidmet haben. Sie verbringen ihre Zeit mit der Freude, dem Glück und dem Fortkommen von anderen. Da sie nur darauf achten, werden sie den Dank dafür nicht wahrnehmen, verstehen und annehmen. Sie haben keine Zeit für sich selbst und auch keine Lust dazu, aber sie bestehen fest darauf, anderen ein besseres Leben zu schaffen (als ihres).

Die viele Arbeit führt dazu, dass sie ermüden und die Werte der verrichteten Arbeit übersehen. Das muss so sein, sie kennen nämlich nicht einmal ihre eigenen Werte, wie könnten sie den Dank von anderen verstehen! Wir können nur das anerkennen, was wir an uns selbst schätzen können! Die Dinge, die sich außerhalb von ihnen befinden, bleiben auch außerhalb ihres Bewusstseins, das nur auf die Misserfolge, Schwierigkeiten achtet und seine Bewertung darauf basiert. Worauf sollte es denn achten, wenn man immer mehr den Erwartungen anderer entsprechen will? Man besteht fest auf seiner Vorstellung, dass seine Arbeit wertlos und nutzlos ist.

Es bereitet einem große Schwierigkeiten, die angemessene Geschwindigkeit, das gesunde Tempo zu finden. Bald will man das gesetzte Ziel erreichen, bald kann man sich nicht überwinden und keinen Schritt vorankommen, sondern tritt auf der Stelle. Dies wäre an sich noch nicht mit einem Krankheitssymptom gleichzusetzen, aber man hält dies für ein Zeichen der Schwäche und deswegen für schlecht. Doch nach seinen Handlungen, Erfahrungen **begeht** man immer **Fehler**. Infolgedessen hat man Gewissensbisse und es entsteht eine innere Disharmonie.

Man muss bemerken, dass man Fehler begeht!
Dies ist viel wichtiger als die Erkenntnis: Man begeht Fehler!
Scheinbar sind beide Sätze gleich, aber das ist nur Schein! Beide Fälle haben einen ganz anderen Nachgeschmack!

Die entstandene Harmonie hat die unmittelbare Folge, dass man seine Erfolge verliert und es versäumt, sie wahrzunehmen, und dass man sein Leben auf „Misserfolge" gründet. So ist es ganz normal, dass sein ganzes Leben auf wackeligen Füßen steht!

Man hält an den vorher erwähnten Prinzipien fest, deswegen sollten wir einen nicht einmal überzeugen wollen! Für diese Krankheit ist ebenfalls typisch, dass die Betroffenen meistens duschen, denn sie haben keine Zeit dafür, bequem auszuruhen und sich ruhig zu entspannen! Sie haben immer Eile! Bald geschieht ihnen das Gegenteil, sie werden nämlich über kurz oder lang müde, klappen zusammen. Sie fallen auf der anderen Seite vom Pferd: Sie tun nichts für sich selbst!

Der Schmerz stammt aus dem zwiespältigen Gefühl, aus dem zwiespältigen Wissen! Dieser Zwiespalt bedeutet, dass man weiß, was man tun muss. Man ist sich der Wahrheit bewusst, aber man tut etwas ganz anderes, handelt anders, was einen Konflikt auslöst. Es ist schmerzhaft, einzusehen, dass man auch ein besseres Leben haben könnte. Es könnte besser sein, man ist nämlich fähig dazu!

Hüftgelenkentzündung

Die folgenden Faktoren können die Krankheit auslösen:
- ein festes, ausgeprägtes Glaubenssystem, das sehr viele Eigenschaften hat, ausgenommen die Freiheit.
- extremes Festhalten an Prinzipien.
- Härte, die in allen seinen Lebensbereichen zum Vorschein kommt.

Wenn jemand lässig, „flexibel" ist, geht er mit seinen Sachen auch seelisch flexibel um, und es bereitet ihm gar keine Schwierigkeiten, den Dingen anders gegenüberzustehen und anders zu entscheiden. Man kann sich nur gegen die Dinge auflehnen und sich darüber empören, die man als Pflicht, d.h. als verbindlich, empfindet (denn seiner Meinung nach kann man nicht ausweichen). Man lehnt sich auf und tut doch nichts dafür, dass sein Leben einen guten Verlauf nimmt. Man muss handeln, aber sein Handeln erschöpft sich in Denken und Auflehnung. Man vergisst, bedeutende, konkrete Taten durchzuführen.

Es gibt natürlich viele freudige Dinge in seinem Leben, aber man nimmt diese nicht wahr, man sieht sie nicht als Freude an und kann sie wegen seiner seelischen Einstellung auch nicht als Freude empfinden. Sein Leben ist voller Handlungen, die Freude bereiten, aber die Geschwindigkeit ist falsch, deshalb versteht er die glücklichen Momente nicht oder lässt sie sich entgehen.

Danach kommt die disharmonische Bewegung auch im physischen Körper zum Ausdruck, er wird dem Geist des Menschen ähnlich, d.h., verschiedene Veränderungen entstehen.

Man kennt tief in seiner Seele den richtigen Weg und lehnt sich gegen sein Schicksal auf und als Konsequenz daraus entsteht die Entzündung.

Weg zur Heilung
Wenn man aufmerksam zwischen den Zeilen liest, stellt es sich heraus, was man anders tun muss, was man an seiner Einstellung und an seinem Verhalten ändern muss!

Entstellung

Wegen einer „entstellten" Lebensauffassung über eine längere Zeit macht das Bewusstsein sich den Knochen ähnlich. Unter dieser Auffassung verstehe ich das, was der Kranke fühlt, er erfährt nämlich: Sein Leben ist weit von der Vollkommenheit entfernt!

Wie kommt es denn dazu?

Man kann nicht mehr flexibel denken und akzeptiert sein schlechtes Schicksal, seine Bitterkeit und freudlosen Kämpfe als vollendete Tatsache.

Die langfristige, unflexible Herangehensweise führt unmittelbar zur Auflösung der Harmonie, d.h., ein Gefühl wird überwiegen. Es belastet die eine Seite mehr als die andere und nach einer Weile passt sich auch der Körper der von dem Bewusstsein vermittelten Form an.

Die größere Belastung ergibt sich aus der folgenden Ersatzhandlung:

Man versucht seine finanziellen Probleme von der emotionellen Seite her zu lösen. Man fühlt sich schlecht an seinem Arbeitsplatz, denn man verdient zu wenig Geld, um auszukommen, folglich versucht man sich damit abzufinden. Daran wird man auch zerbrechen.

Man versucht seine emotionellen Krisen materiell zu lösen. Man gerät in Krise und geht einkaufen. Man versucht sich zu beweisen, dass die Jagd nach materiellen Gütern zur Lösung und Befreiung führen kann.

Weg zur Gesundheit: Wenn man seelische Probleme hat, muss man die Ereignisse von der seelischen Seite her angehen, die Freude bereiten. Wenn man materielle Probleme hat, muss man diese von der materiellen Seite her lösen.

Gelenkverschleiß

Die Ursache für Gelenkverschleiß kann neben der Überbelastung die versäumte Erholung sowie die Schwäche der Gelenke sein. Diese Auslöser hängen eng zusammen, nur ihr gleichzeitiges Auftreten ruft das Symptom hervor.

Die Überbelastung wird nicht ausschließlich durch körperliche Belastung ausgelöst, denn alles, woran wir denken, was wir fühlen, ruft ebenfalls fassbare Symptome hervor. Denken wir nur an ein so einfaches Phänomen wie die Speichelbildung oder an das Gehirntraining, das nachweisbar die Muskeln stärkt. (Man stellt sich vor, Gymnastikübungen zu machen, ohne konkrete körperliche Bewegungen durchzuführen.)

Wenn wir etwas als Last empfinden, belastet dieses Gefühl auch den Körper. Folglich werden wir das Gelenk entspannen und schonen. Was wir ruhen lassen, brauchen wir nicht, also muss es auch nicht geschmiert werden.

Andererseits können wir die andere Seite mehr belasten. Das heißt, wir versuchen es durch etwas anderes zu ersetzen, statt die Lösung zu finden. Das Ergebnis ist, dass man seine Entspannung übertreibt und es viel weniger benutzt.

Da wir uns darauf weniger stützen, muss es nicht so stark sein, demnach wird es schwächer!

Die **Ersatzhandlung** besteht darin: Statt der Entspannung nehmen wir die andere Seite in Anspruch! Das bedeutet noch längst nicht, dass sich der schwache Teil erholt! Das bedeutet vielmehr, dass dieser Teil überflüssig, sinnlos wird.

Im Klartext: Wir lassen es nicht ruhen, damit es sich erholen kann, sondern wir machen etwas anderes, etwas Anstrengendes.

Weg zur Gesundheit
Man muss die Harmonie der Handlungen wiederherstellen oder man kann das Gelenk wieder benutzen, wenn man Freude an der Erholung und der gut geleisteten Arbeit daran findet, was einen ermüdet hat.

Brüche

Den Brüchen gehen die folgenden seelischen Zustände voraus: geistige Erlebnisse, die zum Bruch führen. Wenn man das Gefühl hat, dass sich etwas Wichtiges in seinem Leben verändert.

Man neigt zu Brüchen, wenn Veränderungen plötzlich in seinem Leben eintreten, die sein Schicksal stark beeinflussen, die man aber nicht wahrnehmen will oder kann.

Man kann die Veränderung nicht begreifen und verstehen, die man gewollt oder nicht gewollt selbst hervorrufen hat.

Im Allgemeinen entstehen Brüche, wenn man seine Entscheidung, seinen Schritt für falsch und schlecht hält.
(Siehe auch: Knochenbrüche)

HÜHNERAUGE

(Siehe auch: Fuß, Sohle)

Der „Hautdorn" erscheint an dem Fuß, mit dem (mit dessen seelischer Bedeutung) das Hühnerauge verbunden ist. Es entwickelt sich **am linken Fuß**, wenn man eine emotionale Frage unbedingt lösen will, **am rechten Fuß**, wenn man hinsichtlich eines materiellen Ziels hart geworden ist.

Es bildet sich **zwischen den Zehen**, wenn man alle seine Kräfte einsetzt, um seine Dinge zu verbergen, zu verschleiern.

HYPOCHONDRIE

Wie sehr wir auch diese seelische „Krankheit" leicht nehmen wollen, müssen wir sie doch ernst nehmen, denn alle unsere Krankheiten kommen zuerst so zum Vorschein, dass wir ein schlechtes Gefühl haben …

Jeder sucht seine eigene Freude und seine eigene Vollkommenheit. Der Hypochonder sucht auch diese, obwohl er sie in Dingen sucht, die ihn nicht restlos glücklich machen können. Er sucht und forscht danach und findet sie auch. Das bedeutet jedoch nicht, dass er dadurch auch seine innere Ruhe findet. Wie diejenigen, die immer nur eine kleine Mahlzeit zu sich nehmen, knabbern und nie satt werden und währenddessen immer mehr zunehmen.

Er kommt also auf seine Kosten, er findet seine Freude, aber es ist noch wenig, um seine Ruhe zu finden. Er muss etwas mit dem empfundenen schlechten Gefühl anfangen – die vorübergehende oder augenblickliche Freude löst nämlich ein schlechtes Gefühl aus.

Wenn wir auf das richtige Ding stoßen, finden wir die wahre Ruhe. Dieses Gefühl deutet darauf hin, dass wir das wahre Ding gefunden haben. Wenn wir hingegen auf eine (Schein-) Wahrheit stoßen, müssen wir sie immer wieder untermauern und glauben machen. Wenn es anders nicht geht, müssen wir immer neue Krankheiten herausfinden, die von der Erkenntnis ablenken, dass unsere Denkweise grundsätzlich fehlerhaft ist.

Zusammenfassend lässt sich sagen, dass sich der eingebildete Kranke seine Krankheiten einbildet, um für sich selbst zu sorgen. Alle müssen nämlich für sich sorgen – das ist ein grundlegendes Bedürfnis, das man nicht außer Acht lassen kann. Man sorgt für sich, und seine Fürsorge manifestiert sich darin, dass man Krankheiten erfindet, die man als Vorwand benutzen kann, um etwas nicht zu tun, … um einer eingebildeten oder realen Erwartung nicht gerecht werden zu müssen. Dies gewährt einem so viel Freude und so viele Erfolgserlebnisse, dass das System weiter funktionieren kann, wodurch man sich wieder bestätigt fühlt. Wenn es gut funktioniert, ist alles gut…

IMMUNSYSTEM

Physische Ebene
Die Immunität bedeutet, dass der Organismus geschützt ist, oder im weiteren Sinne die Antwort des Organismus auf alle in die Gewebe eindringenden Großmoleküle. Eine Fähigkeit, die uns ermöglicht, den die Infektionskrankheiten verursachenden, von außen eindringenden Mikroorganismen oder den von ihnen produzierten Giftstoffen widerstehen zu können. Dies wird von dem wirksamsten Abwehrmechanismus unseres Körpers durchgeführt.

Die Immunität gegen die schädlichen Einflüsse der Außenwelt wird vor allem durch mechanische Barrieren gewährleistet, so sind die Sekrete der Haut und der Schleimhäute fähig (z.B.: Schweiß, Magensäure, Gallensäuren), die Eindringlinge zu vernichten.

Wenn irgendwelche Krankheitserreger doch diese schützenden Barrieren durchbrechen können, beginnt das Immunsystem im engeren Sinne zu arbeiten. Seine weißen Blutkörperchen wandern zur Stelle des Angriffs, bekämpfen die Angreifer und fressen sie auf.

Wenn diese Abwehr auch nicht ausreicht und eine Invasion von Erregern droht, wird die Abwehr auf einer noch höheren Ebene fortgesetzt: Die Lymphozyten beginnen Antikörper zu produzieren. Die Lymphozyten sind eigentlich weiße Blutkörperchen, sie werden im Knochenmark gebildet und gelangen über die Blutbahn in die Organe des lymphatischen Systems (Lymphknoten, Mandeln, Milz). Sie werden hier mobilisiert. Jeder Lymphozyt kann nur gleichartige Antikörper herstellen. Bei Gefahr beginnen sie sich zu teilen und eine Vielzahl dieser Zellen wird den entsprechenden Antikörper produzieren, der in den Körperflüssigkeiten zirkuliert und die Angreifer bekämpft.

Die Lymphozyten erkennen die körperfremden Substanzen mithilfe der Moleküle in ihrer Membran, die aus der Außenwelt (z.B. Großmoleküle, Bakterien, Viren) oder aus dem Organismus stammen können (z.B. Tumorzellen). Für alle artfremden, für das Leben gefährlichen Substanzen, die aus Großmolekülen bestehen, gibt es einen entsprechenden Lymphozyten.

Nach dem Angriff bleibt ein Teil der Lymphozyten als Gedächtniszellen erhalten, die die notwendigen Informationen über die fremde Substanz genau aufbewahren, um sie später erkennen und bekämpfen zu können.

Normalerweise greift das Immunsystem die körpereigenen Substanzen nicht an. Dafür sind eine Reihe von Abwehrmechanismen verantwortlich. Wenn aber einer der Abwehrmechanismen defekt wird, wird das Immunsystem das körpereigene Gewebe angreifen und entsteht eine Autoimmunerkrankung.

Seelische Ebene
Ich schlage vor, dass wir noch einmal auf den Zusammenhang zwischen den physischen und seelischen Eigenschaften eingehen, denn so kann die Frage viel einfacher beantwortet werden.

Die Immunität bedeutet, dass man geschützt ist.

Wann fühlen wir uns seelisch am sichersten und am meisten geschützt?

Wenn wir die Welt ganz vollkommen, vollständig und rund empfinden, erfahren. Dies empfinden wir nur, wenn wir die Freude erleben und erfahren. Infolgedessen erfüllt uns Frieden und Zufriedenheit, was unser inneres Feuer in Harmonie bringt. Wenn das Feuer im Gleichgewicht ist, wird das Immunsystem am besten funktionieren.

Wir können wieder eine Parallele zwischen dem Immunsystem und z.B. dem Staat ziehen. Wie kann sein Schutzsystem am besten funktionieren?
- Wenn der Grenzschutz der Haut und der Schleimhaut angemessen ist. Das ist nur möglich, wenn der Körper, der Staat über einen guten und stabilen Hintergrund und ein gesundes Selbstvertrauen verfügen. Sie erinnern sich an ihre Fehler, was aber noch wesentlicher ist: Sie erinnern sich daran, wie sie ihre Probleme gelöst haben. Diese positiven Erinnerungen verleihen ihnen Selbstvertrauen, um die nächsten Herausforderungen zu meistern. Von der seelischen Seite her: Das Selbstvertrauen zehrt von den erlebten Freuden und den Erfolgserlebnissen. Wenn der Staat auf die Schätzung der erzielten Erfolge verzichtet – er darüber nicht erzählt – werden sich seine Soldaten ihrer Wichtigkeit und Bedeutung auch nicht bewusst. Wenn sie ihre Wichtigkeit und Wertschätzung nicht fühlen, entwickelt sich ihr gesunder Tatendrang nicht oder erlischt er. Mit dieser Wertschätzung ist die geäußerte Wertschätzung eng verbunden: Der Staat gewährt ihnen alles, was sie benötigen: Nahrung guter Qualität, Erholung.
- Die Soldaten, die sich auf bestimmte Bereiche spezialisiert haben und die den nötigen Kampfgeist haben, stehen in ausreichender Anzahl an den jeweiligen Stellen zur Verfügung. Es ist notwendig und unerlässlich für den Kampfgeist und die gute seelische Einstellung der Soldaten, dass sie für ein sinnvolles Ziel kämpfen. Sie finden das Ziel sinnvoll und folgen ihm, wenn der Staat sie für Partner hält. Wenn der Staat fühlt, dass er die Soldaten braucht, wenn er zwischen einem gesunden und gefährlichen Zustand unterscheiden kann, stehen die Soldaten in entsprechender Anzahl zur Verfügung. Der Staat schafft eine gute, entsprechende Atmosphäre dadurch, dass er seine Wertschätzung zum Ausdruck bringt, dann melden sich die Soldaten selbst zum Dienst!
- Sie verfügen über ein angemessenes Wissen und angemessene Kenntnisse, aufgrund derer sie die gefährlichen Eindringlinge erkennen und von den anderen unterscheiden. Dafür ist es unerlässlich, die Verhältnisse richtig zu erkennen, sie müssen die einheimischen Bewohner kennen, damit sie wissen, wer nicht hierher gehört. Denken wir daran: Die Ausrüstung, die Möglichkeit haben keinen Wert an sich bzw. nur so viel, wie man sie sich zunutze macht. Wenn wir wissen, was wir vermeiden wollen, und wenn wir wissen, was wir erreichen möchten, sind wir fähig, den idealen Zustand herzustellen. Der Staat soll wissen, was für ihn wertvoll, wichtig ist und was er vermeiden will. Das Wissen hat aber an sich nur so viel Wert, wie viel davon eingesetzt wird!

- Ein gutes, stabiles Hinterland ist erforderlich, woher der Staat Soldaten in ausreichender Menge und Qualität mobilisieren kann. Da treten ebenfalls das Selbstvertrauen und die vorhin erwähnten Faktoren in den Vordergrund.
- Die ausgezeichnete Infrastruktur – das Kreislaufsystem – ermöglicht, dass die Soldaten auf die angegriffenen Gebiete gelangen. Neben dem gesunden Körper und der gesunden Seele ist es mindestens so wichtig, dass die Ruinen und die blockierenden Faktoren geräumt werden, dass sie ihre Misserfolge, Wut und Aufmerksamkeit auf das zu erreichende Ziel konzentrieren.
- Aus dem Archiv, dem Wissen, wo die Informationen über die früheren Angriffe gespeichert werden, können sie Konsequenzen ziehen, die sie bei den nächsten Angriffen einsetzen können. Ich möchte betonen: Wir sollen uns unserer Fehler erinnern. Was wir nie vergessen dürfen: wie wir anders handeln werden, wie wir anders handeln müssen!

Es ist leicht einzusehen: Falls die Armee nicht in entsprechender Menge, nicht in entsprechender Qualität Unterstützung bekommt, kann sie unzufrieden werden und sich gegen ihren Herrn wenden. Sie kann sich gegen ihn wenden wie der Hund, der sich aus Schmerz beißt. *(Siehe auch: Autoimmunkrankheiten)*

Wenn Sie während des Lesens keine Parallele ziehen und die Vorangehenden verstehen konnten, lesen sie den jeweiligen Teil wieder durch. Wenn Sie das Ganze sehen, verstehen Sie auch das Wesen des Immunsystems.

Wir brauchen die vorigen Zeilen nur auf unser eigenes Leben, unsere eigenen Lebenssituationen zu beziehen.

Weg zur Gesundheit
Was wir am meisten tun können, ist, dass wir unsere „kämpfenden Einheiten" unterstützen, wie es in unseren Kräften steht, wie es jetzt in unseren Kräften steht. Wir unterstützen sie dadurch, dass wir jetzt etwas suchen und finden, dem wir uns hingeben können, wie z.B. der Freude.

IMMUNDEFEKT

(siehe auch: Immunsystem)

Die wichtigste Frage, die an dieser Stelle zu beantworten ist, lautet, ob es hier wirklich um die Schwächung der Immunfunktion geht oder um etwas ganz anderes! Es handelt sich möglicherweise darum, dass der Abwehrmechanismus mit etwas anderem beschäftigt ist.

Es ist nicht ohne Belang, ob jemand sich nicht schützen kann oder ob er dazu fähig wäre, aber es einfach zu tun vergisst.

Scheinbar sind beide Fälle gleich. Wenn wir uns aber auf die Lösung konzentrieren, müssen wir einsehen, dass wir in beiden Fällen etwas anderes unternehmen müssen, um wieder gesund zu werden.

Die erste und wichtigste Aufgabe ist, dass der Kranke erkennt, dass er schwach ist und stärker werden muss bzw. dass er stark ist und sich auf seine Aufgaben fokussieren muss.

IMPOTENZ *(Erektile Dysfunktion)*

Physische Ebene
Die fehlende oder nicht ausreichende Erektion macht ein befriedigendes Sexualleben unmöglich. Eine umfassende Untersuchung kann dabei helfen, die seelischen Ursachen der Krankheit zu ergründen. Diese können die Probleme in der Partnerbeziehung, in der Ehe, Depression, Angststörungen, Ängste und Schuldgefühl sein.

Die Medizin kennt neben der psychisch bedingten Impotenz auch zahlreiche organische Veränderungen, die Impotenz verursachen können.

Dazu gehören die Zuckerkrankheit, der Alkoholgenuss, der Nikotinismus, Arzneimittel gegen hohen Blutdruck, alle Psychopharmaka, aber auch die Rückenmarkverletzungen, Unfälle, Blutarmut und zahlreiche urologische Krankheiten können zu dieser Dysfunktion führen. Zu den Ursachen zählen auch die Neigung zum Scheidenkrampf (Vaginismus) und die Frigidität.

Seelische Ebene
Die physisch-seelische Lust ist erloschen. Der Mann kann seiner Partnerin, Umwelt nichts geben, woraus auch die anderen lernen und schöpfen können. Das beziehe ich natürlich nicht nur auf die sexuelle Lust, sondern auch auf das ganze Leben. Man könnte darüber nachdenken und philosophieren, was früher geschehen ist: das Nachlassen der Lust an Sexualität oder der Rückgang der Tatkraft und der Leistung. Sie treten aber gleichzeitig auf, und so wäre es sinnlos,

eine von diesen Ursachen verantwortlich zu machen. Im Folgenden wird der Weg geschildert, der zu dieser Krankheit führt.

Man könnte sagen, dass die Funktionsstörung, der Leistungszwang und die Frustration an der Partnerin liegt. Allerdings würde das uns dem Ziel nicht näher bringen. Es ist sehr wichtig, wie der Betroffene erkrankt und wieder herausgekommen ist.

Psychische Ursachen

Depression *(Siehe auch dort).*
Wie ich bereits geschildert habe, spielt die seelische Einstellung, wenn man sein Augenmerk auf die schmerzhaften, misslungenen Dinge lenkt, eine zentrale Rolle bei der Entstehung von Depression. Man hält sich für minderwertig, aber noch typischer ist, dass man sich nicht traut, zu glauben oder anzunehmen, dass man auch Werte hat! Man lässt seine Werte ständig außer Acht, gerade diejenigen, die seine Lebenslust und sein inneres Feuer schüren könnten! Die zahlreichen Misserfolgserlebnisse – man sucht nichts anderes, so kann man auch nichts anderes finden – führen zu stetigen Schmerzen oder verstärken sie sogar. Die Schmerzen – von denen man so viel erlebt hat – versucht man unter allen Umständen zu vermeiden. Wenn man etwas vermeiden will, hat es eine gleiche Wirkung wie eine riesige, undurchdringliche Mauer, durch die keine Energie und andersartige Erfahrungen durchdringen können.

Ein negatives Erlebnis, eine vorübergehende Funktionsstörung, Erektionsstörung können zu schlechten Erfahrungen führen. Man zieht eine allgemeine Schlussfolgerung aus diesem Erlebnis! Da man nur teilweise die Ursachen für die Symptome kennt, fühlt man sich von Angst überwältigt und zieht eine Konsequenz, die einen tieferen Sinn hat. Wenn es einmal nicht gelingt, wird es ein anderes Mal auch nicht gelingen!

Man tut nichts dafür, dass die Ereignisse einen anderen Lauf nehmen. Im Gegensatz dazu tut man für etwas anderes, für die Misserfolge vieles mehr, auch wenn es nicht bewusst ist.

Organische Ursachen
(Siehe auch: Nervensystem, Wirbelsäule, Gefäßsystem)
Die Krankheiten, die organischen Veränderungen entwickeln sich nicht von selbst! Im Hintergrund sind immer irgendwelche Auslöser zu finden!

Gehen wir jetzt darauf ein.

Die Krankheit ist durch das **Nervensystem** bedingt, wenn die Harmonie zwischen der Wahrnehmung von Reizen und den Antworten gestört wird. Die fehlende Lebenskraft, die infolge der inneren Anspannung und der unterdrückten Wünsche entsteht, führt dazu.

Sie wird durch das **Gefäßsystem** bedingt, wenn sich der Kranke in den Dingen getäuscht hat, die er bisher unternommen und geschaffen hat. In vielen Fällen hat man nämlich mit neuen Dingen begonnen, sodass man nicht seinem Herzen gefolgt ist, sondern seinem Verstand und seinen augenblicklichen Ideen. Und diese Ideen entstammen nicht seiner Seele. Da sie nicht von dort ausgegangen sind, hat man sie auch nicht mit so großer Lust, so großem Energieeinsatz durchgeführt, so sind sie ohne Erfolg geblieben.

Daraus hat man nicht die Konsequenz gezogen: Wenn man mit ganzer Seele handelt, gelingt es. Hingegen hat man daraus das Gegenteil als Konsequenz gezogen: Es ist schon wieder nicht gelungen!

So ist es leicht nachvollziehbar, warum man sich zurückhält und warum man keine Energie mehr investiert. Man schränkt seinen eigenen Lebensraum ein, wonach sich auch sein Gefäßsystem verengt.

Bei anderen Krankheitsbildern
Die Leistungsfähigkeit kann auch nachlassen, wenn sich keine organischen Ursachen nachweisen lassen. Es kann vorkommen, dass der Organismus wegen einer anderen Krankheit mit der Energie derart spart, dass dieser Bereich nicht genügend Energie erhält.

Das kommt am meisten vor, wenn der Kranke in Verzweiflung gerät und fast all seine Zeit und Energie für seine Grundkrankheit verwendet, auch um den Preis, dass er auf alle seine Freuden verzichtet. Infolge des inneren Zwangs, sich selbst entsprechen zu können, wird ein Kampf ihm vor Augen schweben. Er glaubt, er kann nur dann wieder glücklich werden, wenn er diese enorm schwierige Aufgabe löst. Da ist es unwesentlich, wie groß dieses Problem ist, denn er empfindet es groß und bedeutend.

Abhängigkeiten
(Siehe auch: Alkoholismus)
Der **Weg zur Gesundheit** führt über die Erkenntnisse, die einem klarmachen: Man ist durchaus fähig, etwas bei den gegebenen, entsprechenden Bedingungen zu erfüllen, was man sich als Ziel gesetzt hat. Da kann man seine falsche Vorstellung aufgeben, dass man in erster Linie den Erwartungen anderer gerecht

werden muss. Man kann nämlich den Erwartungen nur „gerecht werden", wenn man sich selbst so viel gegeben hat wie den anderen.

Dementsprechend sollte man sich primär – vorerst – mit den eigenen Zielsetzungen, Wünschen befassen. Dieser Erfolg gewährleistet Ruhe, Kraft und Selbstvertrauen, die für die Heilung unentbehrlich sind.

INFEKTIONSKRANKHEITEN

Physische Ebene
Unter Infektion versteht man, dass *Krankheitserreger oder zur Krankheit führende Stoffe in den Organismus gelangen.*

Zu den Infektionskrankheiten zählen alle Krankheitsbilder, die von *lebenden* Mikroorganismen (Bakterien, Viren oder Einzeller) verursacht werden. Sie kann sich nur entwickeln, wenn der Erreger fähig ist, sich im Menschen zu vermehren. Infektionen sind zwischen Menschen oder von Tieren auf Menschen übertragbar. Ob jemand für die Infektionskrankheiten anfällig ist, ist teilweise genetisch festgelegt.

Zahlreiche Infektionskrankheiten sind bekannt. Im Allgemeinen lässt sich sagen, dass die Medizin bei der Behandlung dieser Krankheiten die Aufgabe hat, die eingedrungenen Erreger mit bestimmten Mitteln zu vernichten.

Wir müssen jedoch wissen, dass auch der Organismus die Erreger vernichten kann: Er ist fähig, die Erreger zu erkennen und Antikörper zu „produzieren".

Seelische Ebene
(Siehe auch: Grippe, Hepatitis usw.)
Bei den Infektionskrankheiten neigen wir voreilig dazu, zu behaupten, dass die Krankheiten von Bakterien, Bazillen und verschiedenen Viren verursacht werden! Das bestreite ich nicht, ohne sie würde es nur schwer zu einer Infektion kommen. Jedoch müssen wir in Betracht ziehen: **Zum Zank gehören zwei!** Über die Infektionserreger hinaus ist auch eine Umgebung notwendig, die die Eindringlinge aufnimmt, beherbergt und ihnen einen angenehmen Aufenthalt sichert!

Andererseits: Nicht alle Erreger befallen alle Menschen und Lebewesen, manche sind mit einer natürlichen Widerstandsfähigkeit gegen Infektionen gesegnet.

Untersuchen wir die Infektionen auch unter einem anderen Gesichtspunkt, um ein vollständigeres Bild vom Thema zu bekommen. Es ist möglich, dass wir auch andere, vom Herkömmlichen deutlich abweichende Aspekte finden.

Die Infektion ist wie ein Eintopfgericht.

Wann essen wir von diesem Gericht, wann nehmen wir es an? Wann vermeiden wir seinen Verzehr, wann löst es bei uns keine Reaktion aus?

Wir haben Appetit darauf, d.h., wir sind damit einverstanden, wir haben Appetit auf das Essen, wir haben Hunger!

Besinnen wir uns darauf: Das ist ein Vergleich. Schauen wir uns an, wie er sich zu unserem Problem verhält!

Wir schöpfen immer aus dem Wissen unserer Seele, wir setzen alles, die Bedeutung, die Richtigkeit aller Ideen und Gefühle dazu ins Verhältnis. Wir können wissen, für welche Dinge wir kämpfen können oder müssen. Diese Gefühle, Zielsetzungen und Erfahrungen bieten uns die geistige Nahrung, die die Sättigung unseres Verstandes gewährleisten. Wir müssen unsere Prinzipien erkennen, auf die wir (derzeit) unser Leben aufbauen. Wir brauchen leitende Prinzipien, die unseren Weg festlegen und beleuchten.

Wir werden uns nach anderen Ideen, Gedanken sehnen, wenn wir von unseren keine Notiz nehmen. Man muss leitende Prinzipien haben. Wenn wir unsere eigenen nicht finden, machen wir uns für ein äußeres Prinzip empfindlich. Dieses Prinzip, diese „Empfindlichkeit" machen uns für eine Infektion anfällig.

Die **Ersatzhandlung** besteht darin, dass wir statt der eigenen die Prinzipien, Gefühle, Sichtweisen von anderen verinnerlichen wollen!

Wir wissen nicht, was wir wollen!

Wir wissen nicht, ob wir essen sollen oder nicht?

Woher sollten wir es denn wissen, wenn wir uns infolge unserer tief verwurzelten Gewohnheiten nicht eingestehen können, was wir brauchen, worüber wir uns freuen!

Wir können nur die Vergangenheit wissen!

Die Zukunft können wir nur ahnen. Also, wir trauen uns in diesem Fall nicht zu, auf die klaren, stillen Gefühle unseres Herzens zu hören, wir hören darauf nicht! Die Gefühle gewähren uns das Feuer, die Widerstandsfähigkeit. Unser Immunsystem arbeitet nicht, denn es gibt nichts, was es stimulieren könnte!

Wir wollen etwas anderes verzehren!

Wir haben Appetit auf etwas anderes!

Das stellt den optimalen Fall dar, denn wir werden nur die positive Seite des uns aufgetischten Essens wahrnehmen (wir werden es nicht als Versuchung empfinden), was uns hilft, den Wunsch unseres Herzens zu erkennen.

Die Infektionen sind die Manifestationen der Lebensmüdigkeit! Wenn man keine eigenen Theorien, keinen eigenen Glauben hat (den man unbedingt braucht), wird man für die vorherrschenden öffentlichen Stimmungen empfindlich. Die letzte Aussage bedarf aber einer Präzisierung: Man hat leitende Prinzipien, aber man nimmt von denen keine Notiz, man hat sie so tief verdrängt, dass sie zu verschwinden scheinen. Wir bedürfen leitender Prinzipien, mögen sie auch die einfachsten sein, aber sie sind notwendig! Falls wir nicht unsere eigenen anwenden, sind wir gezwungen, die Prinzipien von anderen zu übernehmen! Normalerweise sind wir nicht fähig, sie uns vollkommen zu eigen zu machen, folglich können wir daraus keine Lebenskraft schöpfen. Ihnen fehlt das gute Prinzip, obwohl man Prinzipien und Meinung haben muss. So bleiben nur die schlechten, ansteckenden Gedanken, Theorien übrig.

Wenn wir eine Parallele ziehen, stimmen diese Stimmungen mit den Infektionserregern überein.

Der eigene Glaube ist verloren gegangen (worauf sich das Immunsystem stützen könnte), es gibt keine Nahrung mehr, die das Feuer des Lebens schürt. Man verliert an Kraft zur Abwehr, an Energie und natürlich verringert sich auch die Widerstandsfähigkeit des Körpers.

In dieser Umgebung haben es die Infektionen verursachenden Ideen und sonstige Viren und Bakterien leicht!

Bakterien

Der seelische Hintergrund unterscheidet sich in diesem Fall von dem der Viruskrankheiten, dass da nicht eine konkrete öffentliche Stimmung ausschlaggebend ist, die durch ein konkretes Ereignis hervorgerufen wurde, sondern eine „allgemeine öffentliche Stimmung", eine Stimmung, die sich kaum beschreiben oder kategorisieren lässt, sie ist nur eine selbst gewählte allgemeine Depression.

Parasiten

Man hat das Gefühl, dass jemand, der einem nahesteht (physisch-seelisch), einen schmarotzt und ausnutzt – und man ist nicht fähig, ihm gegenüber seine Interessen zu verfechten.

Pilz

(siehe auch: Pilzerkrankungen)

Er entsteht, wenn das Feuer, die Lust erlöschen und die Selbstbeschuldigung in den Vordergrund tritt. Man lästert über sich, man beschuldigt sich nicht gern, nicht mit krankhaften Freuden, sondern mit unruhigem Herzen.

Viren

Eine (sehr konkrete) Stimmung, die auf seine Umgebung einen starken Einfluss ausübt und weitgehend erfüllt, steckt einen an. Man kämpft dagegen, aber man kommt nicht so weit, seinen Glauben an sich selbst zu stärken, damit man fühlt: Ich bin in der Lage, wieder auf die Beine zu kommen, mich zu behaupten.

Weg zur Gesundheit

Sofern wir die auslösenden Faktoren aufmerksam gelesen haben und uns, ihnen den Rücken kehrend, in die entgegengesetzte Richtung begeben, werden wir den Ausweg finden, den Weg, der unmittelbar zur Stärkung unseres Geistes, unserer Seele und unseres Immunsystems führt.

Es ist sehr wichtig, die Antworten zu finden!
Warum muss man gesund werden?
Was ist der Sinn der Heilung?
Welchem Zweck dient die Heilung?
Was ist der Sinn der neuen Prinzipien?
Man muss den Sinn finden!

Ich kann und will auch nicht sagen, bestimmen, was der Sinn Ihres Lebens ist, so würde nämlich alles beim Alten bleiben. Hingegen kann ich sagen und ich sage auch, welche Eigenschaften er hat!

1. Wenn wir ihn finden, empfinden wir ihn konstruktiv und befreiend.
2. Er ist beruhigend, trotzdem vermittelt er eine außerordentliche Kraft, Tatkraft.
3. Es geht nur um uns, er ist nur für uns! Natürlich kann auch die Außenwelt daran teilhaben, aber wir rücken jetzt auch uns in den Vordergrund.
4. Er kann ein augenblickliches oder auch ein langfristiges Ziel sein. Was zählt, er gehört uns!

Neben den Theorien ist es auch sehr wichtig, diese Gedanken in die Praxis umzusetzen und durchzuführen.

Erleben wir das befreiende Gefühl, lassen wir zu, dass es alle unsere Teile erfüllt, verweilen wir in diesem glücklichen Moment, der die Grundlage für die langfristigen Ziele bildet!

INFLUENZA (Grippe)

Physische Ebene
Die Influenza ist eine akute, epidemische Infektionskrankheit. Nach dem Schüttelfrost und schlechtem allgemeinen Wohlbefinden entwickelt sich plötzlich hohes Fieber. In nur wenigen Stunden kommt es zu Kopfschmerzen, Benommenheit, Muskelschmerzen (vor allem Gliederschmerzen) und zu schwerer Entkräftung. Der Kranke klagt über Schnupfen, Halsschmerzen und trockenen und quälenden Husten. Die Wangen werden rot, der Rachen und die Bindehaut sind injiziert, vermehrt durchblutet. Brechreiz, Nasenverstopfung und Brustschmerzen treten auf, die Letzteren werden oft hinter dem Brustbein lokalisiert.

Im Rahmen der Therapie werden primär Bettruhe verordnet, Schmerz-, Fieber- sowie hustenreizstillende Mittel verabreicht, und der Flüssigkeitsausgleich gehört auch zur Therapie.

Seelische Ebene
(Siehe auch: Infektionskrankheiten)
Die Lebenslust des Kranken erlischt, was seine Fähigkeit, Freude erleben zu können, derart beeinträchtigt, dass er sich gegen die die Infektionen verursachenden Viren nicht schützen kann und auch nicht schützen will. Dies ist mit der Depression *(siehe auch dort)* vergleichbar, obwohl dieser Zustand nur vorübergehend ist. Diese Introversion dauert nicht an.

Wenn man die Erkältung und die Grippe genauer betrachtet, bemerkt man, dass sie keinen wesentlichen Unterschied aufweisen. Beiden geht eine „Abkühlung" voran. Während der innere Wert bei der Erkältung im Mittelpunkt der Aufmerksamkeit bleibt, versucht man bei der Grippe einen „fehlenden" inneren Wert durch einen äußeren Wert zu ersetzen. Ich habe das Wort „fehlend" in Anführungszeichen gesetzt, denn diese Werte sind vorhanden, man ist nur nicht fähig, sie zu entdecken! Man denkt, wenn man sie nicht sehe, nicht bemerke, würden sie auch nicht existieren! Es ist offensichtlich, dass man sich gegen seine geschaffene Idee auflehnen wird. Es ist keine natürliche Sache, zu glauben, dass wir keine Werte haben, und das stimmt auch nicht! Werte und Wertlosigkeit erfüllen unser Leben immer im gleichen Maße. Obwohl es wahr ist, dass wir uns oft in einem ganz anderen Seelenzustand befinden, als dass wir dies bemerken könnten.

Der Kranke ist sich darüber im Klaren, was er braucht, aber er sucht lieber etwas, wodurch er es ersetzen kann. Dieses Ersetzen kann auch darin bestehen, dass er die entstandene allgemeine öffentliche Stimmung als eigen betrachtet. Er verinnerlicht sie, obwohl er sich darüber im Klaren ist, dass es vergeblich ist!

In Bezug auf die gute Laune besteht auch ein Unterschied. Bei Erkältung ist er sich über seine schlechte Laune im Klaren, er weiß, was sie ausgelöst hat. Bei der Grippe ist es ganz anders. Da ist er sich – oft – nicht darüber im Klaren, ob er sich in Lebenssituationen befindet, die ihm irgendwelche Probleme bereiten. Er akzeptiert es als vollendete Tatsache: Es gibt keine Probleme! Die Krankheit aber weist darauf hin, sie zeigt: Es gibt Probleme!

Die **Heilung** erfolgt „von allein"! Wir sollten ruhen und endlich für uns sorgen!

INKONTINENZ (Harninkontinenz)

Ich weiß, dass viele glauben möchten, dass ihr Symptom entstanden ist, weil sie ihr Kind natürlich auf die Welt gebracht haben. Wollte aber die Evolution so eine schlechte Funktion schaffen? Warum denn? Welchem Zweck würde diese „Entwicklung" dienen?

Wir müssen einsehen, dass es eine große Dummheit der Evolution wäre und wir bisher nicht viele Spuren gefunden haben, die darauf hinweisen, dass sie etwas Misslungenes zu Stande gebracht und aufrechterhalten hätte.

Andererseits versucht man die Inkontinenz auch dem Alter zuzuordnen. Wir haben diese Ausrede auch vielmal gehört, und zwar von denjenigen, die etwas aufgeben wollten, was ihnen offensichtlich viel Freude hätte bereiten können.

Inkontinenz entsteht ohne Zweifel deshalb, weil die Muskulatur geschwächt ist. Aber was führt zur Schwächung? Was hat dazu geführt, dass der Kranke „aufgibt"? Davon wollen wir lieber schweigen, obwohl diese Frage am wichtigsten ist – falls wir die Lösung finden möchten!

Gehen wir das Problem von einer anderen Seite an! Die Bedeutung der Flüssigkeit, des Wassers ist: Information. In diesem Fall reden wir über den Verlust oder das Nicht-Zurückhalten der Informationen. Und zwar in dem Sinne, dass diejenigen Muskeln geschwächt sind, die sich bisher an der gesunden Funktion, am Zurückhalten, beteiligt haben.

Die Muskeln sind geschwächt, weil man sie nicht in Stand gehalten hat oder weil sie überanstrengt wurden und sich erschöpft haben. Letzteres ist nur im negativen Sinne zu verstehen.

Mit welchen Informationen hängt dieses (Nicht-) Zurückhalten zusammen? Hauptsächlich mit der Intimität.

Das bedeutet natürlich nicht, dass man schon alles ausschwätzt! Ganz und gar nicht! Das bedeutet nur so viel, dass man bereits davor Angst hat, dass seine intimsten Geheimnisse enthüllt werden.

Warum fürchtet man das?

Weil man denkt (berechtigt oder nicht), dass man über sie nicht erzählen kann, weil sie missbraucht werden. Lieber will man sie verschweigen, damit keine Möglichkeit besteht, dass seine Geheimnisse enthüllt werden. Wen hält man denn davon fern? Wessen Urteil fürchtet man eigentlich? Das Urteil der Person, die einem am nächsten steht!

KEHLE

Physische Ebene

Die Kehle ist ein Hohlorgan der Stimmbildung. Ihr innerer Raum ist zu weitgehenden Formveränderungen fähig, sie ist vollständig verschließbar und, abhängig von der Spannung der Stimmbänder, für die Bildung von unterschiedlichen Tönen geeignet.

Die Entzündungs- und Tumorkrankheiten der Kehle gehen mit Heiserkeit, Hustenreiz, Schmerzen und Luftnot einher. Der Kranke wird „stumm": Er ist unfähig zur Stimmbildung oder er kann nur flüsternd sprechen.

Bei Krämpfen, Ödemen in der Kehle, Diphtherie kann es zum Tod durch Ersticken kommen.

Bei Hysterie, Tetanus und Tollwut kann ebenfalls der krampfartige Verschluss der Stimmritze verhängnisvoll werden.

Behandlung
Sie kann medikamentös oder chirurgisch behandelt werden.
Beim Verschluss der Kehle durch einen Fremdkörper (Verschlucken) wird ein Luftröhrenschnitt durchgeführt. (Er erfolgt unterhalb des Kehlkopfs, um einen Zugang zur Luftröhre zu schaffen.)

Seelische Ebene
Hier befinden sich solche Energien und Geisteskräfte, die mit der Akzeptanz und dem „Schlucken" zusammenhängen.
Hier erscheint das, was man in seinem Leben schlucken muss oder musste, aber es nicht kann. Die Veränderungen entstehen aus den gleichzeitig auftretenden, gegensätzlichen Gefühlen.
(Siehe noch bei den jeweiligen Organen: Schilddrüse, Tumoren, Katarrh, Basedow-Krankheit usw.)

KINDERKRANKHEITEN *(im Allgemeinen)*

(Siehe auch: Autismus, Bettnässen usw.)

Vor dem 7. Lebensjahr muss man die Ursache für die Krankheit immer in der Eltern-Kind-Beziehung suchen.
Um das Wesen des Problems besser zu verstehen, gehen wir einige Schritte zurück.
Als Erwachsene können wir voreilig und unbegründet den Schluss ziehen, dass die Kinder unwissend sind. Das stimmt natürlich nicht, sie haben sich lediglich den Stoff, den die Erwachsenen für Wissen halten, nicht angeeignet.
Das ist gerade die Tugend der Kindheit. Während wir heranwachsen, vergessen wir nämlich die selbstverständliche Hinnahme, die Ehrlichkeit und nicht zuletzt die Empfindlichkeit, die uns ermöglicht hat, die Welt um uns umfassender und vielfältiger wahrzunehmen. Die Kinder nehmen die Welt, die Menschen, die Eltern (!) viel vielfältiger wahr, so erfahren sie auch die Dinge (Gefühle, Emotionen, Konflikte), die man ihnen verheimlichen will. Diese Geheimnisse verursachen ein großes Chaos, eine Disharmonie in den Kindern.
Sie können nicht entscheiden, ob sie ihren Sinnesorganen, ihren Eltern glauben sollen oder lieber ihren Gefühlen, die sie darüber hinaus empfinden.

Weg zur Gesundheit
Wir müssen das Kind und den Elternteil, an den es sich am meisten bindet, immer zusammen behandeln. Dieser Elternteil ist meistens die Mutter.

KNIE

Physische Ebene
Das Knie ist das größte und gleichzeitig das komplexeste Gelenk des menschlichen Körpers. Der Oberschenkelknochen, das Schienbein und die Kniescheibe bilden das Knie, das Wadenbein spielt dabei eine sekundäre Rolle. Die großen Knochenenden, die starken Bänder zeigen, welch großen Kräften dieses Gelenk ausgesetzt ist. Dazu kommt, dass das Knie im Gegensatz zu zahlreichen Gelenken nicht von Weichteilen umgeben ist. Die Kniescheibe ist vorne in die Gelenkkapsel eingebettet.

Die Knochen, die Weichteile, die Bänder des Kniegelenks können verletzt werden und im Knie kann es zu verschiedenen Entzündungsprozessen kommen.

Seelische Ebene
In den Ritualen der verschiedenen Religionen spielt das Knien, Niederknien als Demütigung, Unterwerfung eine bedeutende Rolle. Es wäre albern, seine Bedeutung in den Ritualen zu unterschätzen.

Dem Knie, dem Niederknien wurde Bedeutung beigemessen, denn diese Position hat die Botschaft, dass man seine bisherigen Vorstellungen aufgibt und Platz für Neues schafft. Solange der innere Antrieb wirklich von innen stammt, ist seine Bedeutung positiv. Wenn es hingegen nicht von innen stammt, ist es gar nicht so glücklich!

Man braucht nicht religiös zu sein, um sich niederzuknien. In unserem Alltag brauchen wir auch Erholung, wir müssen uns beruhigen und anderen Kräften neben den bisherigen Raum lassen.

Gehen wir der Frage nach, auf welche Disharmonie die Veränderungen des Knies hinweisen.

Wie in allen anderen Fällen müssen wir das Problem von zwei Seiten angehen: von der Seite des Kranken und von seiner Umwelt.

Ein Konflikt besteht darin, ***dass man nicht niederkniet. Andere wollen ei-***

nen auf die Knie zwingen, zumindest erfährt man dies, deswegen will man sich um jeden Preis behaupten.

Der andere Konflikt, der damit eng verbunden ist, besteht darin, dass **man niederkniet, aber nicht mehr aufstehen will.**

Die Ergebenheit bedeutet, dass man (auch wenn für eine kurze Zeit) sein eingeprägtes, starres Festhalten an seinen Prinzipien, Zielen, seinen starken Willen aufgibt. Dies ist nötig, denn alle können sich irren, alle Dinge verändern sich und die Handlungen sollen mit den Veränderungen im Einklang sein.

Im Gegensatz zur verbreiteten Meinung stagnieren unsere gesetzten Ziele nicht, sondern nähern sich uns ständig. Wir kennen gut die Situation, wenn sich zwei Dinge annähern und sich nicht sehen: So können sie sich verfehlen.

Das Niederknien bedeutet, dass man anhält, über seine Dinge nachdenkt und die Reaktionen seiner Umwelt beobachtet. Man überprüft seine bisherigen Vorstellungen, um sich davon zu überzeugen, ob man tatsächlich in die richtige Richtung geht, ob die Prinzipien wirklich gut sind, denen man folgt.

Natürlich sind wir nicht immer fähig, freiwillig auf einem Weg anzuhalten, von dem wir glauben, dass er der richtige sei! Die Folge davon ist, dass wir blind den Weg gehen und eine Disharmonie entsteht. Die Harmonie wird beeinträchtigt, die uns bisher die gesunde Ergebenheit, ruhige Hinnahme und das daraus resultierende Selbstvertrauen und Erfolgserlebnis gesichert hat.

Der Grund für die Disharmonie ist, dass man so vielen Einflüssen ausgesetzt wurde, die man als Misserfolg erlebt hat, dass sich ein Trotz in einem entwickelt hat, der nicht unbedingt bewusst ist. Dieser Trotz führt zu einer Verhaltensweise, die jeder Flexibilität entbehrt. Folglich kann man nur knarrend niederknien. Das Niederknien bedeutet auch, dass man nicht mehr fähig ist, um Hilfe zu bitten. Man hält sich dafür zu stark und kann keine Hilfe annehmen.

Daraus folgt, dass man jede Hilfe als lästig, aufgezwungen erleben wird. Das bedeutet, man findet sie unrecht und handelt ganz anders, als sein Herz, Bewusstsein diktieren.

Die Stelle des Niederkniens könnte auch von Bedeutung sein. Darunter verstehe ich die Familie oder deren weitere Umgebung. Dies hängt davon ab, ob die engere oder die weitere Umgebung eine wichtige Rolle im Leben des Kranken spielen.

Die Erkrankungen des **linken** Knies, die Schmerzen sind die Folgen auf der physischen Ebene davon, dass die Ergebenheit hinsichtlich der emotionalen Dinge in Disharmonie geraten ist. Das heißt, dass man unfähig ist, zu entscheiden, welcher Weg der richtige ist, welchen Weg man einschlagen sollte. Man demütigt sich, auch vor sich selbst, oder ganz im Gegenteil: Man bleibt auch unbeugsam, wenn die ganze Welt zusammenzubrechen scheint. Man versucht seine Gefühle konstant zu halten, man vermeidet alle Veränderungen. Man wählt statt der emotionalen Veränderung die Steifheit und statt der Härte die Schlaffheit!

Das **rechte** Knie spiegelt die physischen, die konkreten materiellen Dinge wider. Dasselbe gilt für das rechte Knie wie für das linke, aber auf die physische Welt, auf das Verhältnis zur physischen Welt bezogen.

Weg zur Gesundheit
Was man unbedingt erreichen soll: Man darf nicht das Gefühl haben, dass man auf die Knie gezwungen wird.

Dies kann man nur auf eine Weise erzielen: Man soll seine Werte, seine Stärken finden. Sie verleihen einem eine so große Seelenkraft, dass man über die Demütigung nicht mehr verzweifelt, weil man weiß, dass man jederzeit aufstehen, wieder auf die Beine kommen kann.

KNOCHENBRUCH (Fraktur)

Physische Ebene
Infolge eines Traumas kann die Kontinuität eines Knochens unterbrochen werden. Diese Gewalteinwirkung muss sehr groß und schnell sein, denn die Druck- und Reißfestigkeit der Knochen ist unglaublich hoch. Beim Knochenschwund (Ostcoporose) genügt auch ein geringes Trauma zum Knochenbruch.

Die Bruchstelle ist schmerzhaft, schwillt an, kann knirschen, eventuell kommt es zu krankhaften Bewegungen: der Körper beugt sich an Stellen, wo er normalerweise nicht dürfte. Die Brüche können geschlossen oder offen sein, im letzteren Fall muss man auch mit Blutverlust und Infektion rechnen.

Bei der Versorgung spielt die Stabilisierung eine wichtige Rolle: Die Bruchextremitäten werden ruhig gelagert und zur Bewegungslosigkeit gezwungen. So kann der langwierige Heilungsprozess im Knochen beginnen.

Seelische Ebene
Besinnen wir uns auf die Gedanken am Anfang dieses Buches: Der Körper wird dem Bewusstsein, dem Geist gleichen. Das bedeutet, dass der physische Bruch zuerst im Geist, im Bewusstsein entstanden ist, der sich später im Körper mani-

festiert hat. Der Bruch, wie auch der Blitz, entsteht sekundenschnell, allerdings geht ihm ein ziemlich langwieriger Prozess voran. Unser Bewusstsein, unsere Seele – auch das Schicksal – beabsichtigen nicht, uns eins auszuwischen! Ganz im Gegenteil! Sie haben zum Ziel, uns darauf aufmerksam zu machen, wie wir sind, was wir uns noch aneignen sollen. Daraus folgt: Unser Bewusstsein, unsere Seele wird uns etwas längst mitteilen, aber wir haben es nicht verstanden, so versucht sie es in einer Sprache zum Ausdruck bringen, die wir kennen. Auf diesen „Ton" werden wir aufmerksam sein.

Es ist zum Bruch in seinem Leben gekommen, doch man hat dies ignoriert und hat sich sogar so verhalten, als wenn nichts passiert wäre.

Es ist nicht sicher, gar nicht sicher, dass es da tatsächlich zu einem Bruch gekommen ist, aber man hat dies so erlebt. Etwas ist passiert, was sein Nervensystem zerrüttet, in Anspruch genommen hat. Es hat sein Nervensystem derart belastet, dass man es nicht überwinden konnte. Daraus folgt, dass man den jeweiligen Konflikt nicht lösen konnte.

Man kann leicht auf die Spur des konkreten Auslösers kommen, man braucht nur die seelische Bedeutung des jeweiligen Körperteils zu kennen.
Zum Beispiel:

Armbruch: Der Bruch des linken Armes kann bedeuten, dass man mit einem Ding angefangen oder nicht angefangen hat, das einen enorm enttäuscht hat, und dies stellt einen Bruch in seinem Leben dar (man hat dieses Gefühl, man erlebt es so).

Beinbruch: Man hat einen falschen Schritt getan, den man nicht oder nur unter Schmerzen wieder gutmachen kann.

Wirbelbruch: Es ist eine wesentliche Veränderung in seinem Leben geschehen, die sein bisheriges Schicksal verändert hat, und was am wichtigsten ist: Es ist unabänderlich.

Das heißt, die Brüche sind Folgen, denen eine seelische Krise, ein seelischer Bruch vorangeht.

KNOCHENKRANKHEITEN

Physische Ebene
Bei Verletzungen treten Schmerzen sofort, bei anderen Knochenveränderungen wie Knochentumoren, Knochen-TBC usw. allmählich auf. Im Bereich des Knochenbruchs kommt es zu Schwellung, Bluterguss, bei der Verletzung der Knochen der unteren Gliedmaßen ist der betroffene Bereich in seinen Bewegungen eingeschränkt.

Seelische Ebene
Worauf man sein Leben aufbaut, **basiert**, was einen **stützt**, sichert eine gewisse Härte!

Der Knochen ist das, worauf man während seines Lebens aufbaut und sich stützt. Wenn im Skelettsystem Probleme entstehen, dann wird das empfindliche Gleichgewicht zerstört, auf das man bisher aufbauen konnte. Folglich verliert man seine gesunde Selbsteinschätzung. Man kann das Erlernte nicht in sein Leben integrieren.

Die im Skelettsystem entstandenen Veränderungen sind die Folgen von den Ersatzhandlungen, wenn man statt der eigenen Erfahrungen, Kenntnisse und des eigenen Wissens etwas ganz anderes, etwas Fremdes integrieren will. Dies würde an sich noch keine Krankheit auslösen, wobei es doch sehr wichtig ist: Man empfindet diese Prinzipien nicht als eigen, sondern vielmehr als fremd! Man empfindet sie als fremd und nutzlos und stützt sich doch darauf! Es ist leicht einzusehen, wie große seelische Konflikte das hervorruft!

Knochenbrüche
Es ist schwer zu verstehen, warum Brüche entstehen. Aber das ist nur der Schein!

Ich muss sagen, dass die Brüche notwendig sind, sonst würde man die wichtigen und wesentlichen Einzelheiten seines Lebens nicht wahrnehmen. Nichts würde einen auf die Konflikte aufmerksam machen, die sein Leben unbewusst verbittern.

Es ist notwendig, dass körperliche Brüche entstehen – wir kennen nämlich nur diese Sprache – und der Körper muss durch den Körper lernen. Der Bruch wird „zeigen": In seiner Seele ist schon längst etwas zerbrochen und man sollte (soll) schon etwas Neues suchen und finden, was nicht nur ersetzt, sondern etwas viel Vollkommeneres mit sich bringt und bietet.

In seinem Leben ist es zu einem wesentlichen Bruch gekommen. Statt diesen wahrzunehmen und sich bewusstzumachen, versuchte man sein Leben nach seinen tief verwurzelten Gewohnheiten fortzusetzen. In seinen Taten und Handlungen (auf der physischen Ebene) kommt es zum Vorschein, weil man diesen Bruch nicht zur Kenntnis genommen hat.

Knochenhaut

Physische Ebene
Die Knochenhaut ist die faserige Hülle, die die äußere Knochenoberfläche umgibt. Sie ist von zahlreichen Nerven und Blutgefäßen durchzogen. Die reich vorhandenen afferenten Nerven führen bei Schlägen und Brüchen zu Schmerzen. Mit Ausnahme der Gelenkenden überzieht diese faserige Bindegewebsschicht die äußere Fläche der Knochen.

Unter der Rinde des Stammes und der Äste der Bäume befinden sich Zellen, die sich vermehren können, die eine den Stamm umgebende mantelartige Hülle und dadurch jährlich eine neue Holzschicht, einen neuen Jahresring bilden. So bildet die innere Fläche der Knochenhaut immer wieder die Knochensubstanz Schicht für Schicht auf der Knochenoberfläche. Die ringförmigen Zellen dieser Hülle bilden das Knochengewebe im Wachstum und nach Knochenbrüchen, die die Bildung eines neuen Knochengewebes stark anreizen.

Das Dicken- und Längenwachstum der Knochen ist begrenzt und erfolgt bis zum Alter. Danach kommt es zu einem Gleichgewicht: Die Aufbauzellen wandeln sich teilweise in Abbauzellen um.

Wenn der Knochen zur Ruhe gelegt wird, erhöht sich die Abbautätigkeit der Knochenhaut, die Knochensubstanz reduziert sich, wie das bei passiven, faulen Menschen mit mangelnder Bewegung zu beobachten ist. Bei aktiver oder sogar forcierter Bewegung hingegen, d.h. unter Belastung, steigt die Aufbautätigkeit der Knochenhaut.

Es ist außergewöhnlich, aber selbst wenn der Knochen ganz entfernt wird, jedoch die Knochenhaut unversehrt bleibt, kann sie unter angemessenen Bedingungen den ganzen Knochen wieder aufbauen. Deswegen schätzen die Chirurgen die Knochenhaut hoch ein und versuchen sie bei Knochenoperationen möglichst nicht zu verletzen.

Seelische Ebene
Alle machen sich ein Bild von der sie umgebenden Welt und haben ein bestimmtes Verhalten und Verhältnis zur Welt.

Wir alle verfügen über eine solche Eigenschaft, die unser Leben stark beeinflusst und sich stark auf die Gestaltung unseres Lebens auswirkt.

Die **Ersatzhandlung** besteht darin, dass das empfindliche Gleichgewicht durch die Verletzung der eigenen Idee, nach der man entscheidet, was man in sein Leben integriert, und zwar in den Teil seines Lebens, der die Basis bildet, zerstört wird. Die Basis, auf der man die menschliche Haltung aufbauen kann.

Wir gestalten unsere Rolle in der Welt aufgrund des Wissens, der Kenntnisse, die wir in unserer Umwelt erwerben.

Knochenschwund *(Osteoporose)*

Physische Ebene
Dies ist eine Erkrankung, die beinahe ohne Beschwerden, mit schweren Rückenschmerzen, spontanen Wirbelkörper-, Oberschenkelhalsfrakturen einhergehen kann. Typisch ist der übermäßig schnelle Abbau der Knochensubstanz, der als Folge von Stoffwechselstörungen auftritt. Für den reißenden, ziehenden Knochenschmerz ist charakteristisch, dass er nachts stärker ist als tagsüber.

Seelische Ebene
Wie ich vorher erläutert habe, symbolisieren die Knochen die Haltung. Die *Aufweichung* der festen Zellstruktur *(davor auch des Selbstbildes, des Bewusstseins)* bedeutet, dass man die Haltung verliert, was man bisher hatte.

In medizinischen Kreisen wird die Ansicht vertreten, dass die Veränderungen im Hormonhaushalt die Symptome zum Teil auslösen, die in den Wechseljahren auftreten. Dies ist vollkommen richtig, wenn man die Rolle der Hormone auf der physischen Ebene betrachtet. Denken wir darüber nach, wie sich unsere Haltung verändern wird, wenn unsere Fähigkeit beeinträchtigt wird, Freude zu erleben, wenn wir uns über die süßen Momente unseres Lebens nicht freuen können! Die Bezeichnung spiegelt bereits das Wesentliche wider: Wechseljahre! In diesem Alter unterliegt alles ständigen Veränderungen, die Menstruation bleibt aus, die Kinder verlassen das Elternhaus. Diejenigen, für die man bisher gesorgt hat, brauchen keine oder nicht mehr so viel Zuwendung. Der Kranke verändert sich seelisch ebenfalls deutlich. In dieser unsicheren Situation verschärfen sich die die Labilität verursachenden (inneren) Konflikte noch mehr. Zur Heilung der

Krankheit werden gerne verschiedene chemische Mittel eingesetzt, die lediglich die Symptome behandeln.

Ich bin damit einverstanden, dass die Hormone bei der Osteoporose eine Rolle spielen, sie führen jedoch nicht zur Wurzel des Problems, die Hormone werden nämlich auch von etwas gesteuert, sie bilden sich nicht von selbst!

Die Wurzel dafür liegt im Bewusstsein. Wer nämlich solche Probleme zu bekämpfen hat, hat seinen Glauben daran verloren, in seinem Leben noch Ziele zu haben. Man hat seine Ziele „verloren", weil die Werte in seinem Leben verschwunden sind! Das Verschwinden der fassbaren Werte ist die „Voraussetzung" dafür, dass der Stoffwechsel aus dem Gleichgewicht gerät.

Falls man sich dieses Gleichgewicht wieder zum Ziel setzt und wieder „aufzubauen" beginnt, wird man wieder gesund.

Heilung
Auch in diesem Fall kann man am sichersten gesund werden, wenn man die goldene Mitte findet. Man benötigt die Stoffe, aus denen der Organismus ein starkes System bauen kann, worauf man sich wieder stützen kann. Dazu braucht man aber Bauarbeiter, und zwar solche, die die Eigenschaft haben, das Werk mit ganzer Seele zu vervollkommnen. Damit wir uns richtig motiviert fühlen, müssen wir nicht nur die Ziele kennen, sondern brauchen wir auch Freude.

Knochenauswuchs *(Exostose)*

Physische Ebene
Dies ist ein sehr langsam wachsender, gutartiger Tumor mit normaler Knochenstruktur, mit einer Knorpelkappe bedeckt, aus der ein Knorpeltumor entstehen kann.

Im jüngeren Alter tritt die Erkrankung in den langen Röhrenknochen, im höheren Alter auf der hinteren Oberfläche des Fersenbeins auf. Darüber hinaus können Exostosen im knöchernen Gehörgang, im Nasenbeinbereich und im Beckenbereich vorkommen, im letzteren Bereich an den Stellen, wo sie ein Geburtshindernis bilden können (selten). Im Allgemeinen können Exostosen an den verschiedensten Knochen auftreten.

Seelische Ebene
Der Hauptkonflikt besteht darin, dass man seine Erfahrungen als Enttäuschung und Misserfolg betrachtet, worauf man eine übermäßige Handlungsbereitschaft

und einen übertriebenen Selbstbehauptungswillen basiert. Diese Handlungsbereitschaft wird in jedem Fall von einem Zwang zur Verhärtung begleitet. Das heißt, dass man den Trotz etwas übertreibt. Man übertreibt den Trotz, dessen Wind man auf der Reise mit einem Segelschiff zum Ziel einfangen kann, wenn man die richtige Einstellung hat. Wenn wir bei diesem Beispiel bleiben, kann ich die Krankheit auf folgende Weise deuten: Der Kranke, der eine Exostose hat, hat einen sehr starken Wind gemacht, aber er hat seine Segel eingezogen und sogar Anker geworfen.

Der Hauptgrund für seine Enttäuschung ist, dass einem die Kontrolle darüber entglitten ist, woran man festgehalten hat. Diese sicheren Anhaltspunkte sind nur scheinbar stabil. In der Wirklichkeit unterliegt alles ständiger Veränderung und ständigem Wandel. So hält man an einer fernen Vergangenheit fest, die ihre Aktualität längst verloren hat und nutzlos geworden ist.

Da kann man sich die Frage stellen oder soll man die Frage stellen, warum man sein Leben aufgrund vergangener Dinge führen will? Denn die Gegenwart hat einen schlechten Geschmack bei einem zurückgelassen.

Man versucht statt der Unsicherheit möglichst schnell einen neuen Anhaltspunkt zu finden (was ein ganz normales menschliches Bedürfnis darstellt). Es kommt zu einem merkwürdigen Zwiespalt: Einerseits will man dort bleiben, wo man sich gerade befindet, andererseits möchte (oder vielmehr will) man möglichst schnell zu seinen gesetzten Zielen kommen. Es ist ganz normal, dass man schnell sein Ziel erreichen will. Man weiß nämlich tief in seiner Seele, in seinem Bewusstsein, dass es nicht gut ist, was man gerade tut. Oder ich gehe noch einen Schritt weiter: Man ist sich auch darüber im Klaren, was man tun muss!

Ich wage die Behauptung, dass die Krankheit mit Schmerzen einhergeht! Wir sollten uns darauf besinnen, dass der Schmerz aus dem Zusammenstoß von zwei Kenntnissen entsteht und sich daraus entwickelt.

Die übertriebene Handlungsbereitschaft schafft auch Dinge, die gar nicht notwendig sind. Man ist sich darüber im Klaren, was man tun **sollte**, aber man wird etwas ganz anderes tun, was einen Konflikt, Schmerz hervorruft. Ein Schmerz entsteht, weil der geschaffene neue Teil, die Exostose, die alten, gut funktionierenden Teile drückt. Im Klartext: Die aktuelle Zielsetzung passt nicht zu seinen gut funktionierenden Dingen.

Für die Exostosen können Schmerz und Schwielen charakteristisch sein, man besteht nämlich fest auf seinen Prinzipien und tut alles, um sie zu verteidigen. Man verstärkt den Grenzschutz in den Bereichen, wo man Konflikte hat. Wie ich bereits erwähnt habe, ist diese Vorstellung nicht allzu glücklich, worüber man sich auch im Klaren ist. Deswegen entsteht auch Schmerz in dem Bereich, wo die Schwiele physisch entstanden ist.

Weg zur Gesundheit
Man muss jedenfalls seine Dinge überprüfen und bedenken, die man erreichen will! Z. B.: Wenn man eine Exostose am Fersenbein hat, muss man überlegen, wo man so energisch auftreten will!

Man muss der Frage nachgehen, in welcher Lebenssituation man derart energisch auftreten will, dass es bereits einen inneren Konflikt auslöst.

Knochenmarkentzündung *(Osteomyelitis)*

Physische Ebene
Ihre Symptome sind Deprimiertheit, anschließend Fieberfrost, Fieber. Der betroffene Knochen wird empfindlich und schmerzhaft. Die Symptome sind oft nicht eindeutig, diffus. Das Wesen der Krankheit ist: Infolge einer Verletzung gelangen eiterbildende Bakterien in den Markraum.

Seelische Ebene
(Siehe auch: Knochen, Blut)
Man kann den seelischen Hintergrund der Erkrankung des Knochenmarks verstehen, wenn man ihn mit den Eigenschaften des Blutes, des Knochens und des Immunsystems vergleicht.

Kurzum:
Das Blut transportiert die Freude, durch die der Körper zur Lebenskraft kommt und daraus folgend widerstandsfähig wird. Der Knochen sichert die flexible Haltung.

In diesem Zusammenhang kann man am besten den Sinn und die Funktion des Knochenmarkes verstehen.

Wir Menschen produzieren oder finden eher die kleinen Freuden, mit denen wir uns versorgen können. Diese Freuden nähren unsere Wünsche und Handlungen. Das Leben würde ohne Freude nicht existieren.

Das Knochenmark befindet sich an einem gut verborgenen, sicheren Ort, was unsere menschliche Haltung gut widerspiegelt. Die menschlichen Eigenschaften existieren tief und bleiben den anderen Menschen verborgen. Sie bleiben oft auch uns verborgen.

Beim Verbergen erschöpfen sich unsere Blut-Vorräte, die Gelegenheiten, mit denen wir immer wieder einen neuen Anfang machen können.

Das starke Verlangen nach der verloren geglaubten Selbstständigkeit, Identität spornt uns an, unser Ziel möglichst schnell zu erreichen. Wir bekommen Angst, dass unsere Ziele vielleicht nicht oder nur unter großen Schwierigkeiten zu erreichen sind.

Diese Angst wird nach einer Weile so stark, dass wir unserem Wissen nicht mehr vertrauen und auf alle unsere sicheren Grundlagen verzichten.

Über diesen Zustand lässt sich viel behaupten, außer dass er normal ist! Folglich ruft er eine riesige Wut hervor. Diese Wut kann zu einer Situation führen, in der der Körper etwas nicht Vorhersehbares erlebt. Die Kontrolle entgleitet uns und es kommt zu einem Unfall. Das Selbstvertrauen wird geschwächt und man wird für eine Entzündung anfällig *(siehe auch: Entzündung)*.

Die Ersatzhandlung besteht darin, dass man auf die eigenen Fähigkeiten verzichtet und stattdessen etwas anderes wählt: Etwas, wofür man „nicht kämpfen muss".

KNORPEL

Physische Ebene
Der Knorpel bildet in der Entwicklung die Anlage des Knochens, er gehört zu den Stützgeweben.

Er besteht aus Ansammlungen von Knorpelzellen und nach seinem Aufbau können verschiedene Knorpelarten unterschieden werden. Das Knorpelgewebe ist frei von Gefäßen, sein Wachstum und Stoffwechsel sind noch nicht völlig bekannt.

Seelische Ebene
Wir können uns zu unseren Prinzipien langfristig – ohne Verluste – bekennen, wenn unsere Handlungen flexibel und bei Bedarf auch beweglich sind.

Wenn das empfindliche Gleichgewicht von Flexibilität, Beweglichkeit und Harmonie „endgültig" zerstört wird, kann es zu Knorpelveränderungen führen. Dieses übertriebene Gefühl, diese übertriebene Handlung, über die man die Kontrolle verloren hat, können verstanden werden, wenn man sie auf die betroffenen Körperteile bezogen zu deuten versucht.

KNÖCHEL

Physische Ebene
Das Sprunggelenk ist eigentlich ein Handgelenk mit einer Bewegungsachse, die von starken Bändern zusammengehalten wird.

Bei den bekannten Verletzungen (Quetschung, Knochenbruch, Bänderriss, Blutung) sind die fünf Symptome zu erkennen, die auch bei Schädigungen in den anderen Gebieten des menschlichen Körpers auftreten können:
a) Schwellungen
b) Rötung der Haut
c) Wärme
d) Schmerzen
e) Verschlechterung der Funktion

Seelische Ebene
Der Knöchel spiegelt die Schritte, die Stabilität der gemachten und der nicht gemachten Schritte wider. Diese Schritte, die man gemacht hat oder die notwendig sind, sind durch die folgenden Symptome zu beschreiben:

Schwellungen

Man will solche Dinge noch einmal tun, die nicht mehr notwendig sind. Alle Ödeme, Blutergüsse haben gemeinsam, dass sie auf die Disharmonie des Lebensfeuers hindeuten. Diese Lustlosigkeit ist in den Schritten zu suchen. Man möchte gar nichts unternehmen, um die gesetzten Ziele zu erreichen. Man wird es doch tun, man soll nämlich etwas unternehmen, man soll in eine Richtung gehen! Wenn nicht in die richtige Richtung, dann (daraus resultierend) in die entgegengesetzte! Man geht in die von sich selbst auch für falsch gehaltene Richtung, da man einen inneren Zwang empfindet!

Diese Lustlosigkeit ergibt sich aus zwei miteinander eng verbundenen Geschehnissen:

Das eigene Minderwertigkeitsgefühl ist leicht nachvollziehbar, wenn wir entdecken, dass man sich solche Ziele setzt, die in einem keine Freude erwecken. Man wird weder beim Start auf den Weg, noch unterwegs oder am Ziel die Vollkommenheit der geleisteten Arbeit spüren. Man wird müde, woraus die Lustlosigkeit entsteht, und in diesem Zustand kann sich die Unterschätzung festigen.

Bei den „Misserfolgen" sollten wir auch die Perspektive berücksichtigen, dass man wahrscheinlich – sicher – nicht mit voller Kraft, mit ganzem Herzen versuchte, seine Ziele zu erreichen, sondern nur mit Halbgas und halbherzig.

Ferner hat man viele Einzelheiten seines Lebens nicht oder falsch interpretiert. Man hat nicht alle innewohnenden Möglichkeiten und Eigenschaften wahrgenommen und genutzt. Man hat daraus keine guten Erlebnisse geschöpft, die man als Erfolg verbuchen kann. So bleibt nicht anderes als der Misserfolg übrig.

Schmerzen

Sie deuten auf die unternommenen oder nicht unternommenen Schritte hin, die Gewissensbisse auslösen. Die Gewissensbisse stammen aus einem **anderen** Gefühl. *(siehe detailliert im Kapitel Seele und Schmerzen).* Für die Schmerzen ist der gleichzeitig auftretende Zwiespalt charakteristisch!

Einerseits weiß man, welche Schritte man unternommen hat.

Andererseits hat man in seiner Seele, in seinem Herzen ein Gefühl, das auf das Gegenteil hinweist.

Der Schmerz kann auf eine seelische oder materielle Entscheidung hindeuten, abhängig davon, an welchem Knöchel er auftritt.

Weg zur Gesundheit
Man soll zuerst verstehen, was man gezeigt hat und was man falsch gemacht hat.

Was aber viel wichtiger ist: Was kann man daraus lernen?

Man soll all das Schritt für Schritt betrachten, sonst kann der Konflikt weitere Probleme verursachen.

Manchmal kann es schon eine bedeutende Verbesserung auslösen, wenn man seine Lage einschätzt und seinen Wunsch äußert, den Wunsch, dass man das Problem löst.

Das Wichtigste ist, dass man spürt, dass man alles gutmachen kann!

Verstauchung

Man hat sich entschlossen, eine Entscheidung zu treffen, aber es kann auch vorkommen, dass man sich in der nahen Vergangenheit schon entschieden hat. Man hat den Schritt gemacht, aber das Leben hat bewiesen, dass es ein falscher

Schritt gewesen ist, der so schnell wie möglich ausgebügelt werden sollte. Das geht natürlich mit Schmerzen einher, sonst würden wir keinen Akzent darauf legen.

Hier eine kurze Geschichte:
Es war einmal, lange her, in meinem „vorherigen Leben", da habe ich an einem Schweinestandort gearbeitet. Ich ging und dachte sehr über etwas nach. Über die Umgebung lässt sich viel erzählen, außer dass sie einen schönen Anblick bot. In dieser stinkenden, deprimierenden Atmosphäre begann meine Stimmung ähnlich zu werden, was ich damals nicht besonders einschätzen konnte. Mir sind viele Sachen durch den Kopf gegangen. Ich habe mich aus Trotz, aus dem Wunsch nach Freiheit oder eher nach Flucht „entschlossen", dass ich einen richtig schwierigen, belastenden Schritt mache. Das beschäftigte sehr meine Gedanken, aber meine Gefühle nicht, weil ich mich um etwas anderes gekümmert habe und ich keine Zeit für Gefühle hatte. Das hat mich so beschäftigt, dass ich mich auf gar nichts anderes konzentrieren konnte. Ich habe auf alles aufgepasst, nur auf meine konkreten Schritte nicht. So war es einfach, vorauszusagen, dass ich früher oder später „in etwas" hineintrete. Ich bin hineingetreten und bei diesem Schritt habe ich mir den Knöchel verrenkt. Das habe ich sofort gewusst, da ich wegen der Schmerzen kaum fähig war, in den Pausenraum zurückzugehen.

Wir könnten es dem falschen – physikalischen – Schritt anhängen, aber man soll auch den seelischen Zustand berücksichtigen, der meine Unaufmerksamkeit sehr beeinflusst hat.

Wir könnten noch darüber philosophieren, ob es seelisch ein richtiger Schritt war (es passierte an meinem linken Fuß). Aber wenn es meine Aufmerksamkeit so beschäftigte, kann man sicher behaupten, dass es unzeitgemäß war.

Wenn wir von der Richtigkeit unserer Vorstellung überzeugt sind, denken wir überhaupt nicht daran, dass wir nachdenken sollten. Wenn wir den richtigen Weg kennen, kommen wir einfach voran, und dabei passen wir auf alle winzigen Details auf.

Was war aber die Ersatzhandlung in dieser Geschichte?

Ich habe statt einer Freude bereitenden Entscheidung eine andere getroffen.

Weg zur Gesundheit
Wir sollten uns erholen und dabei darüber nachdenken, dass wir unsere Fehler verbessern können und müssen!

Knochenbruch

Das ist eindeutig ein falscher Schritt, der zu einer (im Allgemeinen schlechten) Veränderung geführt hat. Er unterscheidet sich von der Verrenkung darin, dass der Bruch noch „korrigiert" werden kann, aber in dem Moment erleben wir das Gegenteil.

KÖRPERGERUCH

Physische Ebene
Tausende von Drüsen sondern Sekrete ab, um die Haut zu schützen und zu pflegen. Infolgedessen riecht die gesunde und saubere Haut gut. Der angenehme Geruch ist schwer zu definieren, aber wir kennen ihn alle.

Die Talgdrüsen sondern ihr fettiges Sekret ab, die Schweißdrüsen können entweder ein milchiges, basisches Sekret oder ein dünnflüssiges, saureres Sekret produzieren.

Sorgen, Angst, Schmerzen können zum verstärkten Schwitzen führen. Wenn man das Fieber senkt, kommt es auch zum stärkeren Schwitzen. Die Hormone regen die Funktion der Talgdrüsen an. Unabhängig davon, dass diese Sekrete normal oder übermäßig produziert werden, sind immer Bakterien auf der Haut zu finden, die ununterbrochen ihre Abbautätigkeit ausüben. Sie leben hier, ohne Körperpflege vermehren sie sich hier und infolge des Abbaus des Schweißes entsteht schnell Körpergeruch.

Es gibt heutzutage ein großes Angebot an Deos mit zweifelhafter Wirkung. Körpergeruch lässt sich am besten durch regelmäßiges Waschen, eventuell mithilfe von Kosmetikartikeln aus der Apotheke bekämpfen.

Allerdings ist der unangenehme Körpergeruch nicht immer auf den Abbau des Schweißes zurückzuführen, sondern der ausgeschiedene Schweiß kann bereits einen schlechten Geruch haben, der ein Anzeichen für zahlreiche Krankheiten ist. Die Leberkranken haben einen süßen, aromatischen Geruch oder riechen nach Metall, während die Haut der Zuckerkranken nach Aceton riechen kann. Die mit dem Schweiß ausgeschiedenen chemischen Stoffe lösen einen spezifischen Körpergeruch aus. Nach Alkoholkonsum, Einatmen von Terpentin, Benzinvergiftung stinkt man beinahe. Ätherische Öle (Knoblauch, Zwiebel), Baldrian, Vitamin B haben eine ähnliche Wirkung.

Seelische Ebene

Die Ersatzhandlung besteht darin: Man entwickelt einen „schlechten" Körpergeruch, um den „Feind" fernzuhalten. Dies erinnert sehr an eine Abwehrform der Tiere.

Niemand ist frei von Körpergerüchen. Die Menschen sind durch einen individuellen Geruch gekennzeichnet, dementsprechend spreche ich hier nur von Gerüchen, die stören: von dem Körpergeruch, der den Betroffenen und seine Umgebung stört, nervt, der infolge von verschiedenen Krankheiten, Veränderungen entsteht.

Ich versuche die seelischen Ursachen zu erläutern, die sich hinter dem übermäßigen, unangenehmen Schwitzen verbergen, die ihren Stempel auch dem Alltag aufdrücken.

Es ist wichtig zu verstehen, dass sich diejenigen Dinge auf unserer Körperfläche widerspiegeln bzw. die **Folgen** von denjenigen Vorgängen da zum Vorschein kommen, die **im Inneren** ablaufen.

Man kann daraus die Schlussfolgerung ziehen, dass der Betroffene die entstandenen Probleme nicht nur außen, sondern auch innen zu lösen hat.

Gehen wir jetzt darauf ein, was diese Überreaktion hervorrufen kann.

Es ist ganz normal, dass der Körper die schädlichen, überflüssigen, eventuell bedrückenden Dinge ausscheiden will *(siehe auch Stoffwechsel)*, er kann nämlich auf diese Weise vollkommen funktionieren. Dazu ist es notwendig, dass die Stoffe im Körper und die damit verbundenen Informationen ausgetauscht werden. Dies hat mehrere Gründe. Einerseits braucht der Körper ständig eine Umgebung, die reich an Impulsen ist, die ihn zur Arbeit ansporrnt. Andererseits reserviert der Körper einen Teil der Substanzen, die er zeitweise (entsprechend dem Biorhythmus) ersetzt. An diesem Vorgang beteiligt sich auch die Haut, durch die ein Teil der Flüssigkeiten und der Luft ausgetauscht wird.

Der „schlechte" Körpergeruch bedeutet in jedem Fall eine innere, verborgene Angst. Die Ängste, die Angststörung *(siehe auch Angst, Angststörung, Panik)* brechen früher oder später aus. Diesem Wutanfall geht ein unbewusstes Loswerden voran, das als Körpergeruch auftritt. Die unterdrückte Wut, der unterdrückte Ärger werden höchstwahrscheinlich eine innere Krankheit verursachen. Wenn man den unangenehmen Körpergeruch beseitigen will, genügt die angemessene Körperhygiene nicht (obwohl sie unentbehrlich ist).

Neben der Körperpflege ist die Hygiene der Seele ebenfalls gravierend. Sie können mit großer Wahrscheinlichkeit sogar nur zusammen zum Erfolg führen. Wir pflegen umsonst unseren Körper, wenn der Schmutz der Seele nicht entfernt wird.

Weg zur Gesundheit
Wir müssen uns über uns selbst im Klaren sein!

Denken wir daran: Dieses Problem kommt bei den Kindern ziemlich selten vor. Das bedeutet, wenn jemand daran leidet und es loswerden möchte, muss er einem Kind ähnlich werden.

Die Angst ist für die Kinder – bis man sie ihnen einimpft- unbekannt. Dies können wir nicht mehr erreichen, doch wir können es in einem bewussteren Zustand wieder schaffen.

Ich möchte alle darauf aufmerksam machen, dass die antibakteriellen Stoffe nicht nur den unangenehmen Körpergeruch bekämpfen, sondern auch die (für die Haut) lebenswichtigen Komponenten entfernen können!

In diesem Fall lohnt es sich, eine Lösung zu finden, die beide Voraussetzungen erfüllt: die die schädlichen entfernt und die nützlichen fördert, bewahrt!

Hinsichtlich des Körpergeruchs trifft ebenfalls zu: Wir brauchen nicht alles zu vernichten, um es loszuwerden und entsprechend angenehm zu riechen.

KÖRPERSCHEMASTÖRUNG
(Dysmorphophobie)

(Siehe auch: Bulimie/Anorexie usw.)

Die Körperschemastörung weist auf die gestörte Harmonie zwischen dem Körper und der Seele hin.

Das Streben nach Vollkommenheit ist in unsere Seele eingebrannt ..., was ganz normal ist. Können wir aber wirklich vollkommen sein oder reicht es schon, wenn wir nach Vollkommenheit streben? Können wir eigentlich vollkommen werden? Wissen wir eigentlich, was Vollkommenheit ganz genau für uns bedeutet? Warum suchen wir gerade nach der Vollkommenheit des Körpers? Warum nur das? Glauben wir, dass wir nur da einen Erfolg erreichen können, aber in unserem Inneren nicht?

Eine Frage folgt der anderen. Aber wenn Sie über die Antworten nachdenken, können Sie die Gründe finden, die Ihre Unzufriedenheit ausgelöst haben.

Die plastische Chirurgie kann nicht immer eine Lösung bieten. Sie kann natürlich zur Entwicklung des gesunden Selbstbildes beitragen, aber sie ist nur als Hilfe aufzufassen. Um ein vollkommenes und gesundes Körperschema zu entwickeln, braucht man mehr als einen einfachen chirurgischen Eingriff.

Warum reicht ein schönes Implantat nicht aus?

Weil wir aus den Gefühlen in unserer Seele schöpfen. Wir sehen vergeblich etwas oder nehmen etwas wahr – was es auch sein mag –, wenn unser inneres Schema falsch ist (denn in diesem Fall wird auch das Endergebnis falsch sein.). Auch wenn man hört, auch wenn die anderen einen überzeugen wollen, dass man am schönsten ist, sein mit Gefühlen verbundenes Wissen deutet auf etwas ganz anderes hin ...

Solange etwas anderes sein Bewusstsein ausfüllt, glaubt man die lobenden Worte, wenn man sie hört. Gleich danach, wenn seine Gedanken, Gefühle zurückkehren und wieder sein ursprünglicher (Irr)Glaube vorherrscht, wird man sich hässlich finden, auch wenn sich sein Körper längst verändert hat (man hat abgenommen oder die nötigen Kilos zugenommen, die Brüste wurden vergrößert usw.). Man will sich irgendwie sehen. Das ist ganz normal. Hingegen gilt es nicht mehr als normal, dass man sehen will, was man sich nicht wünscht. Man will beweisen, hässlich zu sein, während man sich wünscht, seine Schönheit zu finden. Doch das sind zwei völlig entgegensetzte Richtungen, so kann man sich nie beruhigen. Das ist damit vergleichbar, dass wir unser Ziel dadurch erreichen wollen, nirgendwo zu sein. Das wird nicht funktionieren! Denn wir sollen es fühlen, damit wir es fühlen ... und es ist keine Lösung, dass wir etwas nicht fühlen.

Kompliziert?

Jemand, der unter Körperschemastörung leidet, hat Hunger. Er will seinen Hunger nicht dadurch stillen, dass er isst, sondern dass er schlafen geht. Dadurch erreicht er, dass er den Hunger nicht mehr spürt, doch er wird nicht satt sein.

Genau damit wird sich der Betroffene konfrontieren! Er redet sich ein, hässlich zu sein. Wenn man dies „mit Erfolg" tut, wird man sich schlecht fühlen. (Darüber können Sie mehr in meinen Büchern „Weg der Wunder" und „Aus der Falle der Krankheit zur Gesundheit" lesen.)

Es kann auch sein, dass es nicht um die Hässlichkeit geht, sondern um eine falsch gesehene, falsch interpretierte Vorstellung, um Selbstbemitleidung. Es ist auch möglich, dass man sich hässlich sehen will, doch man kann nie schön sein, wenn man gar nicht hässlich sein kann – wie beim Phantomschmerz, wo der Verstand Schmerzen im verlorenen Körperteil empfindet! Das ist so, wie wenn einer unserer Wünsche nicht in Erfüllung geht, wir aber vergessen haben, uns danach zu sehnen.

Man muss das Selbstbild und die Wirklichkeit in Einklang bringen!

Wie?

Man soll nach den Antworten suchen, die einen beruhigen.

KREISLAUFSYSTEM

Physische Ebene
Der Blutkreislauf ist die Strömung des Blutes in eine festgelegte Richtung im geschlossenen System der Blutgefäße. Das zentrale Organ und der primär aktive Faktor für die Durchblutung ist das Herz. Der Mensch hat eine doppelte, achtförmige Blutbahn. Im kleinen Kreislauf nimmt das Blut Sauerstoff auf, während der große Kreislauf den Körper mit Sauerstoff versorgt. Die beiden Kreisläufe treffen sich im Herzen, sie funktionieren jedoch völlig getrennt voneinander.

Es gibt noch ein anderes langsameres Kreislaufsystem. Das während des Stoffwechsels der Zellen abgegebene Wasser und die darin gelösten Stoffe (Gewebsflüssigkeit) werden im Lymphgefäßsystem transportiert. Der Transport erfolgt durch Druck, der sich aus mechanischer Bewegung ergibt. Diese Gewebsflüssigkeit ist die Lymphe, die in den Lymphknoten gefiltert wird und schließlich im Zusammenfluss der Vene des Halses und der Schlüsselbeinvene wieder dem Blutkreislauf zugeführt wird.

Das zirkulierende Blut ist flüssiges Gewebe. Das Blut transportiert die Nährstoffe und den Sauerstoff zu ihrem jeweiligen Ziel und sorgt für den Abtransport von Stoffwechselendprodukten und dem Kohlendioxid. Der Kreislauf ist im Laufe des Lebens konstant, jede Störung des Kreislaufs führt zur Erkrankung oder einer Katastrophe.

Seelische Ebene
(Siehe auch: Blut, Lymph- und Immunsystem, Gefäßverengung usw.)
Der Kreislaufsystem ist derart komplex, dass wir es nur deuten können, wenn wir es auch mit anderen Körperteilen vergleichen. Der Kreislauf versorgt jeden Teil des Körpers mit Freude, Ruhe und Wissen, damit jede Zelle die Zuwendung spürt.

KLIMAKTERIUM

Physische Ebene
Das sind die Wechseljahre, die nicht mit dem Ausbleiben der Regelblutung gleichzusetzen sind. Sie treten nicht gleichzeitig auf, die Wechseljahre können einige Jahre der letzten Menstruation vorangehen.

In den Wechseljahren wird die Phase der Fruchtbarkeit beider Geschlechter abgeschlossen. Mit fortschreitendem Alter beginnt die Funktion der Eierstöcke und der Hoden nachzulassen.

Während ein Teil der Frauen ohne besondere Beschwerden in diese Phase kommt, treten zahlreiche Beschwerden bei anderen auf, hinter denen emotional-seelische Ursachen stecken, wie Reizbarkeit, Kopfschmerzen, Hitzewallungen, Schweißausbrüche, Erblassen, Rötung, Schwindel und das Gefühl von heftigem Herzrasen. Die quälenden physisch-psychischen Symptome können mehrere Jahre dauern. Nach der reproduktiven Phase kommt es bei vielen Frauen zur Torschlusspanik und anschließend werden sie depressiv.

Bei der Heilung (wie auch in jeder Therapie!) ist es primär, dass man mit der Kranken redet, damit sie weiß, dass es da nicht um eine Krankheit geht, sondern um ein natürlicher Vorgang im Leben einer Frau. Eine Hormontherapie führt zu einer schnellen und spektakulären Verbesserung, die Beschwerden werden beseitigt.

Die Wechseljahre bei Männern gehen nicht mit derart stürmischen Symptomen einher. Da die Funktion der Hoden allmählich nachlässt, hat der Organismus währenddessen die Möglichkeit, den hormonellen Veränderungen auf verschiedene Weise entgegenzuwirken, und der Mann hat noch Zeit, sich seelisch auf diesen veränderten Zustand vorzubereiten.

Seelische Ebene
Aus dem Vorangehenden folgt, dass sich die Wechseljahre nicht auf alle gleich auswirken. Deswegen habe ich darüber nachgedacht, dass es noch etwas – über die physischen Veränderungen hinaus – geben muss, was eine solche Wirkung auf den menschlichen Organismus ausübt.

Die Frau glaubt ihre Weiblichkeit verloren zu haben, was ein panikartiges Phänomen auslöst *(siehe auch: Panik)*.

Wir können unser Leben in verschiedenen – voneinander scharf getrennten – Phasen einteilen. Die aktive Lebensphase ist meistens durch das Geben gekennzeichnet. Wenn man sich den Wechseljahren annähert, soll man sich hingegen nach und nach nicht mehr nach außen, sondern nach innen wenden.

In dieser Periode brauchen die Kinder immer weniger Zuwendung oder eine andere Zuwendung, woraus die Betroffene die Konsequenz zieht, dass sie wertlos und überflüssig wird.

Sie muss immer seltener andere ernähren und parallel sollte sie ihre Aufmerksamkeit, Schaffenskraft auf sich konzentrieren.

Das heißt, dass die physischen Veränderungen auch von seelischen Veränderungen begleitet werden. Andere Aspekte des Lebens treten in den Vordergrund, was man beachten sollte.

Zur Heilung bzw. zur Linderung der Symptome sind die folgenden Veränderungen notwendig:

Man muss – mindestens – so viel Zeit für sich selbst verwenden wie für andere.

KOMEDO *(Mitesser)*
(Siehe auch: Hautkrankheiten)

Physische Ebene
Ein Komedo entsteht, wenn der Talg im Ausführungsgang der Talgdrüse eintrocknet und dieser dadurch verstopft wird.

Da hinein können Schmutz und Staub gelangen, wodurch schwarze Punkte auf dem Gesicht erscheinen, die so groß sind wie ein Mohnkorn. Wenn er ausgedrückt wird, platzt er und entleert sich sein fettiger Inhalt. Der Komedo stellt einen idealen Nährboden für die eiterbildenden Bakterien dar. Wenn er sich infiziert, entwickelt sich ein eitriger Pickel. Wir müssen dem Hautarzt Recht geben, wenn er sagt, dass das regelmäßige Waschen mit sauberem Wasser am meisten dabei helfen kann.

Seelische Ebene
(Siehe auch: Haut)
Die Haut atmet durch ihre Poren und betreibt dadurch auch Stoffwechsel. Die Haut wird die überflüssigen Stoffe durch ihre Poren los. Ihre Funktion und Bedeutung sind auf der Ebene des Geistes gleich.

Das Wissen und die Informationen, die wir in der Außenwelt erwerben, gefallen uns nicht immer. In diesem Fall ist es notwendig, dass sie entleert werden. Es kann vorkommen, dass dieser Prozess stockt, und zwar, weil wir nicht genügend Kraft, Natürlichkeit haben, um diese auszustoßen. Andererseits fühlen wir, dass etwas unsere Befreiung verhindert. Diese zwei Dinge hängen eng zusammen und treten gemeinsam auf.

KRÄMPFE

Physische Ebene
Ein Krampf ist ein Zustand, der mit krankhaft starken Krämpfen einhergeht. Krämpfe sind sehr schwer und langsam zu lösen und können Schmerzen verursachen, die kaum zu ertragen sind.

In den Hohlorganen können Entzündungen, Steine zu Krämpfen führen. Die Krämpfe der Skelettmuskulatur (Tetanus, Wundstarrkrampf) kann sogar zu Wirbelbrüchen führen. Wir sprechen über zuckende Muskelkrämpfe, wenn die angespannten Muskeln periodisch erschlaffen und sich zusammenziehen, was z.B. auch bei epileptischen Anfällen zu beobachten ist.

Seelische Ebene
Im Hintergrund stehen seelische Starrheit und krampfhafter Wille, die auch im physischen Körper zum Vorschein kommen. (Siehe auch die Auslegung der anderen Organe und Körperteile.)

Eine seelische Eigenartigkeit der Krämpfe ist, dass man die richtige Handlung und Denkweise kennt. Man kann aber diesen beruhigenden Weg wegen einer inneren Hemmung nicht einschlagen. Man hält verzweifelt an seiner bisherigen Verhaltensform fest. Ich betone: Man beharrt auf seinen „Prinzipien", obwohl man sich über den Weg im Klaren ist, den man wählen, einschlagen muss! Dieser große Konflikt wird die Krämpfe auslösen, dass Bewusstsein kann nämlich diese eigenartige Sprache auf andere Weise nicht verstehen.

Die Krämpfe in den **Beinen** treten auf, wenn der Kranke das Gefühl hat, dass er wesentliche und lebenswichtige Entscheidungen treffen soll, denen er nicht entfliehen kann. Er hat keine andere Wahl, als ständig etwas zu tun. Dieser „Zwang" kommt von außen, so empfindet er ihn nicht als eigenen. Er tut alles dafür, dass er nicht vorwärtskommt. Dabei ist es wichtig, dass er zwischen zwei gegensätzlichen Gefühlen, Impulsen nicht wählen kann, obwohl er es will!

Die andere Seite dieser Verhaltensform, Einstellung ist, dass er sich ebenfalls bemüht, nicht vorwärtszukommen, sondern auf der Stelle zu treten! Das bedeutet, dass er krampfhaft – trotzig – versucht, auf der Stelle zu treten, obwohl er nach Herzenslust vorwärtskommen würde!

Das trifft auch für die **Menstruationsschmerzen** zu. Man „erschrickt", wenn die Natur einem etwas aufzwingt, was man nicht unbedingt will! Die Frau will diese Form der Entgiftung, Erneuerung nicht. Sie fürchtet nämlich, dass sie etwas verliert und zu einer Reihe von unangenehmen Handlungen gezwungen wird!

Wenn sie verheiratet ist oder in einer Partnerschaft lebt, wurzelt der Krampf in dem übermäßigen Wunsch, allen Erwartungen gerecht zu werden, Erwartungen, denen sie nicht vollständig entsprechen kann, geschweige denn, wenn sie menstruiert!

Die Regelblutungen bedeuten im Leben einer Frau den Prozess der Entgiftung und der Erneuerung. Sie wird vorübergehend aus dem bisherigen „alten" Zustand der Offenheit, des Schaffens und der Geduld herausgerissen, um ihr Leben geduldig mit voller Kraft fortsetzen zu können. Sie ist sich ihrer Wichtigkeit bewusst und sie kann es sich nicht vorstellen, dass sich die Familie ohne sie – ohne ihre Fürsorge – zurechtfinden würde! Sie nimmt eine Verhaltensform an oder sie wird ihr aufgezwungen, in der sie die Lasten aller anderen trägt und für alle anderen sorgt.

Es ist ihr bewusst – ich betone – es ist ihr völlig bewusst, dass ihre Vorstellung fehlerhaft ist, sonst hätte sie keine krampfartigen Schmerzen. Die Krämpfe treten bei denjenigen auf, die „unfähig" sind, sich zu entspannen, sich zu erholen! Sie denken, dass das Leben ohne sie aufhört und die Welt zerfällt.

Das funktioniert doch anders!

Sie wird viel mehr erreichen, viel weiter kommen, wenn sie Halt macht, um sich zu erholen und ihre aktuelle Lage zu beurteilen und neu zu bedenken. Da ihr nur ein einziges Ziel vor den Augen schwebt, verliert sie die zum glücklichen Leben notwendige Flexibilität, die unmittelbar zur Rigidität (Steifigkeit) der Muskeln führt.

Die Krämpfe gehen meistens mit Schmerzen einher, was kein Zufall ist!

Es ist schmerzhaft, sich mit der Tatsache zu konfrontieren – die Erkenntnis und das Eingeständnis tun weh –, dass ihr Weg nicht zum gesetzten Ziel führt!

Es ist schmerzhaft zu entdecken, dass die Prinzipien, die sie befolgt und auf denen sie derart beharrt, verfehlt sind, sogar sehr verfehlt. Es ist erschreckend, sich mit diesen Fakten zu konfrontieren, denn da bricht eine kleinere oder größere – „gut aufgebaute" – Welt zusammen. Das heißt, dass gerade ihre krampfhafte Bemühung, Denkweise und ihr Verhalten sie von ihren Zielen entfernt haben.

Die seelischen Schmerzen führen zu den physischen Schmerzen! Das Gewürz ihres Lebens ist verloren gegangen, es gibt nichts mehr, was ihr langweiliges, bitteres Leben versüßen könnte. Der Grund für die Schmerzen ist, dass ihre Ziele in greifbare Nähe gekommen sind. Sie spürt, dass sie sie erreichen könnte, aber sie hat dazu keinen Mut *(siehe auch: Schmerzen)*.

Die Mineralsalze – „die geistigen Salze" – fehlen im Organismus (in der Wirklichkeit kann auch Salzmangel im Körper auftreten), was zur Folge hat, dass die Informationen nicht in entsprechender Qualität und Quantität fließen. Wenn wir unsere Lebenslust verlieren, können wir nichts so sehen, wie das ist! Das heißt, dass wir etwas wegwerfen, verwerfen, auch wenn das gut und nützlich ist. Der Körper handelt auch so!

Wenn man sich in einem Seelenzustand befindet, wo man alles verneint und verwirft, ist es vergeblich, die entsprechende Menge an Mineralstoffen einzuführen, wenn der Organismus sie nicht aufnimmt und einbaut.

Die Bedeutung der sonstigen Krämpfe muss man mit den Auslegungen der jeweiligen Organe vergleichen.

Der Ausweg
Es ist am wichtigsten, auf die wahren Gefühle und Wünsche des Herzens zu hören. So kann man entdecken, welche Handlungen Ruhe und Vollkommenheit gewähren.

Man muss sich danach sehnen, dass man aus den Dingen der umliegenden Welt lernt!

Bei der Vorbeugung und den Therapiemöglichkeiten muss man unbedingt die Entspannungsmassage des jeweiligen Bereichs erwähnen, wozu die Heilkräuter hervorragend geeignet sind.

KRAMPFADER

Physische Ebene
Im engeren Sinne ist jedes Gefäß, das das Blut zum Herz führt, eine Krampfader. Die laienhafte Bezeichnung deutet auf die Veränderung, Entzündung der oberflächlichen Venen des Unterschenkels hin: Die erweiterten, oberflächlichen Venen verlaufen schlängelnd am unteren Glied. Diese Krankheit geht mit stumpfen Schmerzen, Müdigkeit einher, besonders im Stehen. Im fortgeschrittenen Stadium entstehen Ödeme, Geschwüre, die Haut kann sich bräunlich verfärben.

Die häufigste Ursache für die schädliche Erweiterung der oberflächlichen Venen ist der Verschluss der tiefen Venen. Es gibt zahlreiche Therapiemöglichkeiten von der Beinflachlagerung über die Kompressionsstrümpfe bis zu den chirurgischen Eingriffen.

Seelische Ebene

Was ist wohl der Grund dafür, dass sich etwas erweitert und Schmerzen verursacht? Was bewirkt die Erweiterung der Gefäße und den Verlust ihrer Elastizität?

Einst habe ich gelernt, dass die Materialien die „Symptome" als Ermüdung (dazu gehört die erhöhte Inanspruchnahme und noch vieles) zeigen.

In diesem Fall führen die übertriebenen Ansprüche, die übertriebenen Erwartungen zur Ermüdung, worauf keine Entkrampfung, kein Loslassen, keine Entspannung folgt. Die Ersatzhandlung besteht darin, dass der Kranke die Zeit der Erholung, des Nachdenkens durch „aktive" Arbeit ersetzen will. Da man – und auch das Bewusstsein – einer ständigen Inanspruchnahme ausgesetzt ist, hat man keine Zeit mehr dafür, dass man die Freude erlebt, die seinen eigenen Werten zu verdanken ist. Man findet seine eigenen Werte nicht, stattdessen findet man aber etwas anderes: seine Wertlosigkeit. Diese Wertlosigkeit (Wertlosigkeitsgefühl) bezieht sich sowohl auf die seelische als auch auf die physische Ebene. Man ist sich tief in seiner Seele über seine Werte, Schönheit im Klaren, doch man ist „nicht bereit", auf diese Rücksicht zu nehmen und darauf basierend zu leben.

Die Symptome kommen in den Krampfadern der Beine zum Vorschein, wenn sein seelischer Konflikt mit seinem Durchsetzungsvermögen, und zwar mit der Bewertung und dem Missverstehen des Durchsetzungsvermögens, zusammenhängt.

Da man eine Vorstellung hat, wie man ist, spielt es keine Rolle, was wir einem sagen: Man ist fest davon überzeugt, dass man Recht hat. Man hat Recht! Man sieht sich selbst so! Man hat nichts außer dieser Erfahrung! Man hat keine Freude, Freiheit und auch keine Harmonie!

Seine Vorstellungen, Gedanken lauten kurz zusammengefasst wie folgt: Was du auch sagst, was du auch tust, ich bin unzufrieden, denn mein Problem ist viel bedeutender, als du es verstehen könntest. So kann ich deine Worte, deine tröstenden Worte nicht annehmen!

Wenn die Krampfadern nach der Schwangerschaft entstehen, weist dies darauf hin, dass die ertragenen **Lasten** einen derart belastet haben, dass man sich nicht mehr begehrenswert findet. Wenn sie mit Schmerzen einhergehen, findet man sich schon lange nicht schön. Allerdings ist man auch vom Gegenteil überzeugt.

Man stellt – mit Absicht – viel höhere Erwartungen an sich, als man erfüllen könnte, als man diesen gerecht werden könnte, deswegen wählt man eine Ersatzhandlung und die Unzufriedenheit! Das ist eine gute Ausrede, man hat nämlich ständig Misserfolge, die ausgezeichnet seine Vorstellungen untermauern.

Man akzeptiert seinen Körper, seine Gefühle nicht so, wie sie sind, sondern man sucht Gründe, begründet sie und versucht sich davon zu überzeugen. Man will sich überzeugen, was aber frei und unabhängig von den äußeren Reizen, Erfahrungen ist, man wiederholt immer wieder nur seine eigenen Gedanken und Vorstellungen. Man setzt es so lange fort, bis man seine Unzufriedenheit völlig „aufbläst", was die Entzündung zur Konsequenz hat. Die Auflehnung, Entzündung sind schon das Vorzimmer der Schmerzen. *(Siehe auch: Schmerzen)*

Linkes Bein: Die seelischen Konflikte resultieren daraus, dass man nicht weiß, wie man seine Gefühle, die Außenwelt und die Dinge darin akzeptieren soll, wie man sich dazu verhalten soll. Seine Gefühle führen zur Unzufriedenheit.

Rechtes Bein: Sein seelischer Konflikt, seine Ersatzhandlung erscheinen in der physischen Welt, im physischen Körper. Man ist mit seinem Äußeren, mit seinem Körper unzufrieden.

LÄHMUNGEN

Physische Ebene

Wenn ein Organ, ein Gewebe, ein Glied vorläufig oder endgültig seine Funktionsfähigkeit verliert, spricht man von einer Lähmung. Die Nervenbahnen können keine Impulse mehr überleiten, was das primäre Symptom der Lähmung darstellt. Da die Informationen in unserem ganzen Körper über elektrische Impulse übertragen werden, kommt es zur Lähmung des betroffenen Gebietes, wenn diese Funktion ausfällt. In erster Linie verlieren die Muskeln ihre Fähigkeit, sich aktiv bewegen zu können.

Dies kann viele Gründe haben: Die Lähmung kann die Folge von Verletzungen und Vergiftungen, Entzündungen und Tumoren sein. Das Ergebnis ist auch unterschiedlich: In unserem Körper können vielerlei Bewegungen eingestellt werden, einzeln oder in den merkwürdigsten Kombinationen.

Die Augen, die Harnblase, die Därme, die Kehlkopfmuskeln können gelähmt werden – diese Liste könnte noch vom Leser fortgesetzt werden –, wodurch Funktionen verloren gehen. Man leidet unter Mangel in Teilen und in seinem ganzen Wesen. Die verschlechterten Vorgänge verursachen weitere Beschwerden, z. B., am Körper des gelähmt liegenden Kranken erscheinen bald nach dem Schlaganfall Druckgeschwüre, die zur Blutvergiftung führen können.

Wenn es zur Lähmung der lebenswichtigen Zentralen kommt, führt es sofort zum Tod. Ein Beispiel dafür ist die Atemlähmung, wenn Tausende von Nervenzellen im Atemzentrum keinen Befehl mehr zur Ausweitung des Brustkorbes geben.

Seelische Ebene
Damit das Bewusstsein die Situation schaffen kann, in der der Körper gelähmt wird, müssen wir von unserem Bewusstsein über eine längere Zeit hören, dass wir „gelähmt" sind.

Vielen, sogar allen geht es durch den Kopf, dass man nicht fähig ist, bestimmte Sachen zu erreichen, dass man sich gebunden fühlt und dass man nichts verwirklichen kann. Abhängig von den seelischen Erfahrungen kann es kurzfristig sein, aber diese Denkweise kann auch andauern.

Lähmung tritt gewöhnlich auf, wenn man sich hilflos fühlt und gar nichts für sich tut oder aber nur solche Dinge, die scheinbar kein Risiko darstellen. Man fühlt sich vom Gefühl der Gebundenheit überwältigt. Man tut nämlich gar nichts dafür, seine eigene Freiheit zu finden. Man tut nichts dafür, da es zu „risikoreich" ist. Das Ende ist unsicher, da etwas passieren kann, was noch nie geschehen ist!

Der Auslöser der Lähmungen ist im Gehirn zu suchen. Letztendlich geht alles von hier aus und gelangen alle Impulse hierher. Das Zentrum befindet sich hier, aber es ist unsicher, ob die Impulse die jeweiligen Gebiete erreichen.

Über die Ersatzhandlung der Lähmungen lässt sich sagen, dass man alles tut, aber man kümmert sich eben um die Dinge nicht, die sein Leben vollkommener machen könnten. Man tut alles, folglich hat man keine Zeit, keine Lust, sich damit zu beschäftigen, was seinen Horizont erweitert.

Weg zur Gesundheit
Aus den obigen Erläuterungen nimmt die Tätigkeit, die zur Veränderung der entstandenen Umstände beitragen kann, feste Umrisse an.

LEBER

Physische Ebene
Die größte Drüse unseres Körpers befindet sich im Oberbauch, unterhalb der rechten Zwerchfellkuppel. Ihre Funktion umfasst viel mehr als nur die Gallenproduktion, im Wesentlichen ist sie ein Stoffwechselorgan. Sie baut Fette, Koh-

lenhydrate, Aminosäure biochemisch um, in jeder Leberzelle finden Tausende von Abbau- und Aufbauprozessen statt. Sie kann je nach Bedarf die lebenswichtigen Stoffe, Vitamine, Glykose ans Blut abgeben oder speichern.

Sie entfernt die Giftstoffe aus dem Kreislauf und entgiftet gleichzeitig damit auch das Blut. Sie syntetisiert Gerinnungsfaktoren, reguliert den Stoffwechsel der Blutfarbstoffe, die Menge des zirkulierenden Blutes und sie ist an der Blutbildung beim Fetus beteiligt.

Seelische Ebene
(Siehe auch: Stoffwechsel, Bauchspeicheldrüse, Galle, Hepatitis, Lebertumor)
Dieses Organ speichert, scheidet aus und baut um. Da soll die Frage beantwortet werden: Was speichert man, was baut man auf der Ebene des Geistes oder der Seele um?

Wie wir bereits wissen, müssen wir uns erinnern, um einen „Stoff" in der Gegenwart oder Zukunft verarbeiten zu können. Wir müssen unsere Fehler und Tugenden kennen, wir müssen uns daran erinnern. Nur wenn wir uns dieser bewusst sind, können wir die besten Lösungen finden.

Wir müssen die Kenntnisse speichern, um später die aus unseren Fehlern gezogenen Konsequenzen einsetzen zu können, aber auch um eine entsprechende Wut – völlig im positiven Sinne – und die Absicht zu haben, unser Ziel zu erreichen.

Aufgrund des gespeicherten Wissens kann man unterscheiden, was man braucht, was man ausscheiden muss, was man verwerten muss!

Der Zustand der Leber ist eng mit dem Bewusstsein verflochten, sie bilden ihr Verhalten voneinander ab. Wenn sich das Bewusstsein nicht erinnern will, kann die Leber nicht differenzieren. Wenn die Leber nicht differenziert, nicht speichert, kann das Bewusstsein ihre Funktion nicht erfüllen.

Ihre Erkrankungen ergeben sich aus der Wut.

Die Wut haben wir ganz in den Hintergrund gedrängt – unterdrückt – oder sie hat uns ganz im Gegenteil überwältigt:

Die Leber produziert die Galle.

Wir müssen einsehen: Wir sind zur Bekämpfung der Schwierigkeiten des Lebens nur fähig, wenn sie – für uns – bitter sind.

Wenn sie nicht bitter wären, würde uns nichts zu deren Lösung „zwingen". Wir würden alles lassen, wir würden uns damit nicht beschäftigen und sie würden unser Schicksal überwältigen.

Sie würden uns überwältigen wie die Leberzirrhose oder die Hepatomegalie (Lebervergrößerung).

Leberzirrhose entsteht, wenn man ausbrennt.

Man wird der angehäuften, nicht geäußerten und auf diese Weise sinnlos gewordenen Kraft müde, die man besitzt, aber falsch oder gar nicht einsetzt. Eine große Wut häuft sich in einem an – was man tun sollte, hinauszögert und unterdrückt –, denn man hält es für sinnlos, darüber zu reden. Man hält es für überflüssig, weil man nur darüber geredet hat, wenn es explosionsartig aus einem ausgebrochen ist und wenn man infolge der gesteigerten Wut kein Verständnis gefunden hat. Bei gesteigerter Wut ist ebenfalls typisch, dass das Gesagte nie zum Zeitpunkt und nicht auf die Art und Weise geäußert wird, wie man es tun sollte. Man findet kein Verständnis, d.h., sein Problem ist zurückgekehrt. Dafür ist es charakteristisch, dass es eine noch intensivere Wirkung auslöst. Dies suggeriert einem, sich nicht zu konfrontieren und die Konflikte zu vermeiden.

Man kann sie – in diesem Fall – nur auf eine Art und Weise – vermeiden: Man soll die Speicherkapazität senken. Wenn die Kapazität kleiner ist, kann man weniger Probleme speichern.

Bei **Hepatomegalie** (Lebervergrößerung) läuft der entgegengesetzte Prozess ab wie vorher beschrieben: Man bauscht seine Dinge, Probleme auf.

Auf dem **Weg zur Gesundheit** ist die Entgiftung notwendig. Das heißt, dass man auch die geistigen Giftstoffe loswerden muss.

Wie kann man diese loswerden?

Es ist unmöglich, sie loszuwerden!

Jedes Ding, Wissen, jede Kenntnis auf der Welt verfügt über einen positiven Teil! Da haben wir die Aufgabe, unsere bisher erworbenen Kenntnisse, unser bisheriges Bild anders zu sehen. Am Anfang, aber nur am Anfang reicht auch dies: Ist auch eine andere Auslegung möglich?

Der erste Schritt ist – wie bei allen Krankheiten – der Zweifel im positiven Sinne, ein Zweifel, der uns voranbringt, aus dem wir jederzeit Kraft schöpfen können, auf den wir uns stützen können.

LEUKÄMIE (Blutkrebs)

Physische Ebene
Sammelname für zahlreiche Krankheitsbilder, die gemeinsam haben, dass sich die Anzahl der weißen Blutkörperchen oder Lymphozyten krankhaft erhöht, sogar auf das Zwanzig- oder Dreißigfache des Normalwertes. Sie vermehren sich

im Blut und Knochenmark, wodurch entartete Zellen entstehen. Die Krankheit kann einen chronischen oder akuten Verlauf nehmen.

Die ersten Symptome sind Müdigkeit, erhöhte Temperatur und Nachtschweiß. Manchmal sind Fieber, Gewichtsverlust, allgemeine Schwäche und die Vergrößerung der Milz zu beobachten. Bei akutem Verlauf hingegen treten Blutungen bereits in der Frühphase überall im Körper auf, die oft mit Knochenschmerzen einhergehen. Der Kranke wird für die verschiedensten Infektionen anfällig.

Diese Symptome sind auf Knochenmarkinsuffizienz zurückzuführen, die Krebszellen verdrängen nämlich die normalen Elemente des Knochenmarks. Daneben kann sich eine wirkliche Blutarmut entwickeln, da auch die roten Blutkörperchen entarten können, deren Anzahl krankhaft sinkt.

Behandlung
Zu den Therapiemöglichkeiten gehören Bluttransfusion, Knochenmarktransplantation, Verabreichung von Hormonpräparaten (Nebennierenrindenhormone) und medikamentöse Behandlung, die die Vernichtung der entarteten Zellen zum Ziel haben.

Bei der Behandlung von Krebskrankheiten soll die westliche Medizin häufig Zellgifte einsetzen. Das sind die so genannten Zytostatika, die die Vermehrung von Zellen hemmen. Diese Substanzen haben schwere Nebenwirkungen.

Obwohl nur die Zerstörung der sich schnell vermehrenden, bösartigen Zellen beabsichtigt ist, sind die Moleküle der Substanz dafür nicht „klug genug". Der Traum der Medizin ist, dass sie solche Substanzen findet, die die Krebszellen erkennen und nur diese angreifen. Da aber nicht einmal die modernsten Mittel „selektieren", beeinträchtigt die Behandlung auch die gesunden Zellen. Obwohl eine große Anzahl von Krebszellen abgetötet wird, kann man sagen: „Was man am Zoll gewinnt, verliert man an der Fähre." Eine solche Reihe von Infusionen wird den geschwächten Krebskranken noch mehr „zu Boden strecken". Danach hat er auch noch mit den Abbauprodukten zu kämpfen, die durch den Zerfall von Millionen abgetöteter Zellen entstanden sind, während sein Abwehrmechanismus auch viele gesunde Zellen verloren hat. (Diese Therapie gleicht wirklich einem Krieg. Wie ich früher formuliert habe: Im Krieg gibt es nur Verlierer, diejenigen können nur gewinnen, die sich davon fernhalten.)

Seelische Ebene
(Siehe auch: Tumore, Lymph- und Immunsystem, Blut)
Das empfindliche Gleichgewicht zwischen Leben und Schutz wird zerstört. Das

Zünglein an der Waage verschiebt sich in diesem Fall in Richtung Schutz. Man drängt sein Glück, seine Fröhlichkeit in den Hintergrund, denn ihm erscheint der Schutz, die „Kehrtwendung" viel wichtiger als das Vorankommen.

Man hat das Gefühl, dass man zu lange versucht hat, voranzukommen, zu lange um das unerreichbare Glück gekämpft hat und zu viele Dinge überwinden musste, und man ist dessen müde geworden, einem wurden nämlich so viele Misserfolge zuteil.

Die Misserfolgserlebnisse hängen auch damit zusammen, dass man solche Ziele angestrebt hat, von deren Richtigkeit man sich nicht überzeugt hat. Oder man hat sich davon überzeugt, aber man hatte keine Geduld, die Ergebnisse abzuwarten. Ich gehe noch weiter: Es ist möglich, dass man alles erreicht hat, man hat jedoch versäumt, diese wahrzunehmen.

Die vorher erwähnten Wirkungen verbittern einen und man kann immer weniger das Leben schätzen. Man muss doch etwas tun, das Blut muss einen Zweck haben. Wenn es nichts Sinnvolles tun kann, weil es nicht gebraucht wird, wird es sich so verhalten wie der Dschinn im Märchen, der sich aus Verzweiflung gegen seinen Herrn gewendet hat. Es kann nichts anders tun, es hält allein das für eine sinnvolle Aufgabe. Der Kranke findet die Gelegenheit, sich selbst anzurempeln, um sich zu beweisen: Sein Leben kann nur vollkommen sein, wenn er ständig kämpft.

Der Organismus ahmt eigentlich das Bewusstsein nach. Da sich das Bewusstsein gegen sich selbst wendet und aggressiv wird, haben die weißen Blutkörperchen auch keine andere Wahl, sie folgen ihrem Herrn. Die wahre Freude wird in den Hintergrund gedrängt, nur die zweifelhafte Freude des Kampfes bleibt übrig.

LYMPHSYSTEM

Seelische Ebene

Wut, Ärger, das Gefühl nicht verstanden zu sein, Minderwertigkeitsgefühle sind für einen typisch, Gefühle, die sich aus seinem Wunsch nach Dominanz ergeben, und nicht verarbeitete Misserfolge, die aus seinem Egoismus resultieren.

Das lymphatische System transportiert Informationen, wie z.B. Energie, durch das Wasser. Die Abwehr bedeutet hier eine Information aus der entgegengesetzten Richtung und Energieausgleich.

Wenn die **Lymphknoten** betroffen sind: Man unterdrückt seine Familienmitglieder. Sein Wunsch nach Dominanz erstreckt sich auch auf diejenigen, mit denen man nicht in enger Beziehung steht, z.B. auf die Nachbarn.

Die **Mandeln** entzünden sich, wenn man die Abwehr satt hat und dieser müde wird. Man wehrt sich übertrieben gegen die äußeren und inneren Reize, „Einflüsse".

Man kann wieder gesund werden, wenn man die Dinge so akzeptiert, wie sie sind.

Wenn die **Rachenmandeln** erkranken, versucht man sich vor den neuen Gedanken, dem Glauben zu verschließen. Man kann sich gegen die sein Selbstwertgefühl verletzenden Einflüsse nicht wehren.

Mandeln: Man lehnt sich gegen das physische Dasein auf. Die Eltern sollen einem das Essen, das Medikament nicht aufzwingen, das man nicht will.

Kehlkopfschnitt: Man kann etwas nicht schlucken, man lehnt sich dagegen auf, was man geschluckt hat (Gedanken).

MAGENGESCHWÜR

Physische Ebene
Wie es auch bei zahlreichen anderen Krankheiten der Fall ist, sind die Ursache und Entstehung des Magengeschwürs bislang nicht geklärt.

Seine Entstehung wird vor allem auf die Rolle des Nervensystems, die krankhaften Seelenzustände und den Stress zurückgeführt. Weitere wichtige Ursachen sind die Schwächung der Widerstandsfähigkeit der Magenwand (Magenschleimhaut) gegen die Verdauungssekrete und die Überproduktion von Salzsäure.

Symptome eines beginnenden Magengeschwürs sind Appetitlosigkeit, Brechreiz, Schmerzen im Oberbauch beim Erbrechen, Gewichtsverlust.

Die Schmerzen lassen nach der Nahrungsaufnahme oder dem Erbrechen nach, später entstehen brennende, stechende Schmerzen und ein beißendes Gefühl im Magen.

Als Folge können Blutungen und im noch schlimmeren Fall Peritonitis (Bauchfellentzündung) auftreten, wenn das Geschwür die Magenwand durchbricht.

Behandlung
Es wird hauptsächlich medikamentös behandelt. Eine operative Behandlung ist nur notwendig, wenn es zu Blutungen, zum Verschluss oder zur Perforation

kommt. Die Letzteren sind lebensgefährlich und bedürfen einer sofortigen Behandlung.

Seelische Ebene

Die neusten medizinischen Forschungen haben eine Bakterie entdeckt, die bei der Entstehung eines Magengeschwürs eine Rolle spielen soll. Das ändert allerdings nichts an den seelischen Zuständen des Kranken, es passt sogar vollkommen ins Bild.

Untersuchen wir, über welche seelischen, geistigen Eigenschaften der Kranke verfügt, der unter einem Magengeschwür leidet.

Infolge seiner schlechten Analysefähigkeit zieht er voreilige Schlüsse, die ihn aus seinem sowieso labilen Gleichgewicht bringen!

Die Ruhe ist für ihn nicht charakteristisch. Obwohl er sehr danach strebt, wählt er im Allgemeinen die falschen Mittel, um sein Ziel zu erreichen. Er ist „aggressiv", wenn ruhige Worte angebracht wären, und er ist hinnehmend, wenn man ausbrechen sollte. Er ist sich über seinen ärgerlichen Umstand im Klaren. Er lebt in dem Wahn, dass er nicht fähig ist, seine Lage zu verändern und ein neues, besseres Leben zu schaffen. Deswegen kämpft er sehr viel mit sich.

Infolge der schlechten, nicht ganz zufriedenstellenden Verdauung leidet er oft unter Nieren-, Leber- und Gallenbeschwerden, die Haarausfall und verschiedene Hautkrankheiten zur Folge haben können.

Ferner ist für ihn typisch, dass er seine Probleme nicht erzählt, keine Lösung dafür sucht und natürlich keine Hilfe annimmt. Wenn er die Hilfe selten doch annimmt, hat er später Gewissensbisse.

Das Magengeschwür entsteht nicht Knall auf Fall, sondern ist das Ergebnis langer Jahre. Er kaut über Jahre hin an einem einzigen Problem (was zum Verlust von zahlreichen Zähnen führt), das man nicht akzeptieren, verdauen kann. Man schluckt es doch (zum Beispiel Beleidigungen) und versucht es zu überwinden (ohne Erfolg). Die Verdauung der verzehrten physischen und seelischen Nahrung fängt im Mund an und wird im Magen fortgesetzt.

Die Magenbeschwerden weisen darauf hin, dass man etwas nicht verdauen kann und dies die Magenwand sowohl in physischer als auch in geistiger Hinsicht reizt, wodurch die Produktion von Verdauungssekreten steigt. Dies hat zur Konsequenz, dass die Magenwand nach einer Weile geschwächt wird und darin ein Geschwür entsteht.

Letzten Endes wird auch die Verdauung durch das Gehirn bzw. das Bewusstsein gesteuert. Das heißt, wenn das Bewusstsein wahrnimmt, dass es noch etwas Unverdautes gibt – physische oder geistige Nahrung –, gibt es den Befehl, es zu verdauen.

Eine weitere Ursache für ein Geschwür kann auch sein, dass man die verdauten, in sein Leben eingebauten Erfahrungen und den dazu führenden Weg nicht vermittelt hat. Man teilt sie nicht mit anderen, was die unmittelbare Folge hat, dass man die Freude an den erreichten Erfolgen auch nicht empfinden kann.

Man erfährt nicht die Freude, worüber man traurig ist und **sich** deswegen ständig **verzehrt**.

Der **Weg zur Gesundheit** soll auf jeden Fall über die Nutzung von Kenntnissen führen, die man verdaut hat und die auf diese Weise schon einen Wert darstellen. Man muss sich auf die Dinge stützen, die wahre Freude in seinem Herzen wecken.

MAGENSCHLEIMHAUTENTZÜNDUNG
(Gastritis)

Bei dieser Erkrankung versucht das Immunsystem des Organismus das Gleichgewicht dadurch zu bewahren, das es das aufflammende Feuer (Entzündung) mit Wasser (Schleim) zu löschen versucht.

MANDELN *(Tonsillen)*

Physische Ebene
Diese Organe schützen das Tor des Verdauungstraktes und der Luftwege, indem sie den Eingang beider Kanäle umringen. An dieser Stelle befinden sich Ansammlungen von Lymphknötchen, die die Schleimhaut hervorwölben, durch die eine Menge von Lymphozyten hin- und herwandert. So können sie bereits am Ort des Eindringens Informationen über jede Bakterie einholen. Neben der guten Durchblutung kann dadurch begründet werden, dass die Wunden in der Mundhöhle unglaublich schnell heilen, obwohl die Mundhöhle (einschließlich des Gaumens und des Rachens) als ein ständig infizierter Bereich gilt.

Daraus folgt unmittelbar, dass das Immunsystem abgeschwächt wird und die Abwehr in demselben Bereich schwer gestört wird.

Die meistens davon betroffenen Mandeln sind ebenfalls große Ansammlungen von Lymphknötchen. Bei ihrer akuten Entzündung treten Schwellung und Blutfülle auf. In einem schwereren Fall vermehren sich eiterbildende Erreger in ihrem stockenden Sekret und auf ihrer Oberfläche erscheinen gelb-weiße Stübchen, die mit schweren Schluckbeschwerden und hohem Fieber einhergehen.

Seelische Ebene
Die Mandeln stellen die erste Verteidigungslinie dar. Diese paarigen Organe funktionieren als primäre Detektoren. Sie entscheiden über die physischen und geistigen Stoffe, die in den Organismus gelangen.

Nach dem Kauen (Denken, Reflektieren) und dem Schmecken (Analyse der Gefühle) helfen die Mandeln, im Rachen zu selektieren und die notwendigen Reaktionen zu bestimmen.

Auf der seelischen Ebene differenzieren sie, was der Körper und der Geist brauchen.

Der Organismus benötigt irgendeinen stimulierenden Stoff, der das Immunsystem anregt, wach hält. Diese Wachheit ist nichts anders als der natürliche Zweifel, wenn man mit den Informationen, den Kenntnissen skeptisch, jedoch offen umgeht! Es kann vorkommen, sogar ist es sicher, dass jede Erfahrung etwas Nützliches für uns hat. Das Nützliche können wir nur dann schätzen, wenn wir unterscheiden können.

Damit wir im Laufe unseres Lebens Erfahrungen sammeln, Kenntnisse erwerben können, ist die Akzeptanz notwendig, die Form der Akzeptanz, wenn wir die Meinungen der Welt über uns „schlucken". Daraus resultiert auch die Erkrankung der Mandeln.

Wir müssen selektieren, woran wir nicht immer, sogar häufig gar keine Freude haben, denn wir wollen unsere Dinge nur unter einem Aspekt betrachten. Dieser Aspekt entspricht dem, was wir wollen! Wie die Welt darauf reagiert, scheint nebensächlich zu sein. Wir stecken unseren Kopf in den Sand und versuchen die sanften Wegweisungen außer Acht zu lassen.

Schauen wir uns an, wie sich die Entzündung entwickelt, welche Ersatzhandlungen man zum „gewünschten" Ergebnis benötigt.

Man akzeptiert alles wahllos, d.h., man muss Faulheit, Aggressivität und Angst erleben, bis man sich mit der Lage abfindet. Bevor jemand davor erschrickt, wollen wir erklären, was diese starken Ausdrücke bedeuten.

Faulheit bedeutet, dass man seinen Kopf in den Sand steckt. Vielleicht überwindet man die störenden Gefühle, Erfahrungen. Man hofft, dass man davonkommen kann, dass sich seine Dinge so ändern, dass man seine bisherige Lebensweise, Lebensbetrachtung bewahren kann.

Man wählt nicht, es wird über einen entschieden!

Das löst natürlich eine innere Anspannung in einem aus, was auch nicht anders sein könnte, man muss nämlich die Harmonie zwischen der Entscheidung und der Akzeptanz finden. Man weiß, was man tun **sollte**, aber man wählt lieber die Tatenlosigkeit.

Aus der Tatenlosigkeit, Unterdrückung entsteht Energie, die **aggressiv** ausbrechen wird, was verhindert, dass man vernünftig handelt.

In einem kommt **Angst** auf, die wächst. Man will die Konsequenzen seines Lebens aufgrund von Halbwissen ziehen. Man will es nicht, man hat aber keine andere Lösung! Andererseits interessiert niemanden, was man nicht will. Was zählt, was man erreichen will!

Wenn man aufgrund von Halbwissen Entscheidungen trifft, wird man immer wieder schlechte Erfahrungen machen, was die vorher erwähnten zwei Gefühlszustände noch mehr verschlechtert.

Dieses unnatürliche, selbstquälerische Verhalten führt zur Auflehnung (unserer Seele, die es ungerecht empfindet). Man lehnt sich auf, weil man tief in seiner Seele fühlt, dass man auf diese Weise nicht leben kann, dass man sein Leben nur auf eine andere Weise fortsetzen kann. Und zwar so, dass man sein Leben in die Hand nimmt, dass man selbst Entscheidungen trifft!

Die Vergrößerung der Mandeln wird durch Entzündungen und die Anhäufung von Dingen, Problemen hervorgerufen.

Sie befinden sich im Rachen, die aufgenommenen Informationen, Stoffe strömen nämlich da durch, sowohl die physischen als auch die geistigen Nahrungen.

MANGEL- UND ÜBERSCHUSSKRANKHEITEN

(Siehe auch: Exostose, Osteoporose, Resorptionsstörungen usw.)

Es ist nicht nur dann von Mangelkrankheiten zu reden, wenn die notwendigen Nährstoffe oder Vitamine infolge der falschen Lebensweise im Körper fehlen.

Wir müssen zwischen zwei Fällen unterscheiden: Wenn der notwendige Nährstoff nicht zugeführt wird und wenn die notwendigen Substanzen angemessener

Qualität und Quantität aufgenommen werden, aber aus irgendeinem Grund von den Zellen des Organismus nicht verwertet werden.

Falls das Problem nur dadurch verursacht wird, dass sie nicht zugeführt werden, ist die Lösung sehr einfach: Man muss sie aufnehmen, und die gesund funktionierenden Zellen werden sie während des Stoffwechsels verwerten.

Die Aufgabe ist komplizierter, wenn alle notwendigen Substanzen scheinbar zugeführt, jedoch nicht verwertet werden. Sie werden entleert oder unverarbeitet gespeichert. (*Siehe auch: Steine, Fett, Giftstoffe, Mineralstoffe*)

Warum kommt es im letzteren Fall zum Mangel?
1. Die Substanzen gelangen nicht in der entsprechenden Zusammensetzung oder Form in den Organismus. Er kann sie nicht verarbeiten oder es ist auch möglich, dass er sie wegen Belastung (Stress, Genetik, Neigung) nicht verarbeiten oder einbauen kann.
2. Man ist infolge der Eigenartigkeit der Krankheit **nicht mehr** zur Verarbeitung **fähig**.

Es ist unwichtig, um welchen Fall es geht! Der Organismus hat eine einfachere Aufgabe, wenn man die fehlende Substanz in der entsprechenden – natürlichen – Form (z.B. Algen) zuführt. Ferner kann man diesen Prozess von der seelischen Seite her vereinfachen, wenn man auch Tätigkeiten ausübt (bewusst), aus denen man bedeutende Kräfte schöpfen kann. Man muss dem Körper – praktisch – beibringen, was nützlich ist, was er einbauen und entleeren soll. Dies kann am besten funktionieren, wenn er von der Seele eine Anleitung, Hilfe bekommt.

Die Mangelkrankheiten gehen häufig mit Überschusskrankheiten einher. Was ist der Grund dafür? Der Kranke nimmt die notwendigen Substanzen nicht auf oder man nimmt sie zwar auf, aber man ist mit etwas ganz anderem beschäftigt. Es kann sein, dass man so viel von einem Stoff zugeführt hat, dass man weder Kraft noch Energie hat, ihn zu verarbeiten. Zum Beispiel führt man so viele Vitamine seinem Organismus zu, dass dieser diese Menge schon schädlich findet. So versucht der Organismus, sie zu entleeren, damit sie nicht zur Entstehung von Steinen führen, und hat keine Kapazität mehr, die notwendigsten Komponenten auszuwählen. (Dies kann vorkommen, wenn man sich mit so vielen Dingen beschäftigt, dass man für sein Glück oder für die wirklich wichtigen Dinge weder Zeit noch Lust hat.)

Man darf die Krankheiten nicht verallgemeinern – diesen Fall auch nicht! Wir können nicht eindeutig und definitiv sagen, wer was braucht, um sich gesund zu ernähren. Es gibt nämlich Perioden, in denen bestimmte Nahrungen ausgezeichnet verwertet werden, während sie in einer anderen Lebenssituation Probleme verursachen. Es gibt Menschen, deren Genetik bereits dafür prädestiniert ist, dass sie keine Milchprodukte verzehren, denn sie können sie nicht verdauen.

Der Einbau von Mineralstoffen kann ebenfalls individuell sein. Manche Menschen können die in Form von Obst und Gemüse zugeführten Mineralstoffe verarbeiten, während andere etwas Einfacheres, für den Organismus einfacher Erkennbares und Identifizierbares benötigen.

Allerdings kann man sagen, dass die Kranken, die unter Mangel- oder Überschusskrankheiten leiden, auch nicht auf der Ebene der Seele unterscheiden können, was ihr Leben fördert und was nicht nur zu viel, sondern bereits schädlich dafür ist.

MENISKUSRISS

(Siehe auch: Knie, Fuß, Hand/Arm, Unfall)

Die Beweglichkeit unserer Knochen wird durch die Knorpel und Gelenke gewährleistet. Wenn die Gelenkigkeit, Beweglichkeit einem Probleme bereiten, wird man steifer und gleichzeitig für Verletzungen und Unfälle anfälliger. Die Kinder, die Betrunkenen und die Sportler mit gut aufgewärmter Muskulatur neigen weniger zu Verletzungen.

Warum? Sie bewegen sich wesentlich lockerer, flexibler ... sie passen sich den veränderten Verhältnissen leichter an.

Wie die jungen Bäume, die sich im tobenden Wind zwar beugen, aber wenn der Wind nicht mehr weht, richten sie sich wieder auf. Im Gegensatz dazu erleiden die alten Bäume mit steifer Haltung – in demselben Sturm – schwere Schäden und Brüche.

Derselbe Prozess kann auch beim Gelenk beobachtet werden.

Der Kranke wurde unbiegsam, steif – dessen Sinn ist mithilfe des verletzten Körperteils zu enträtseln.

Derselbe Prozess erfolgt auch, wenn diese Krankheit scheinbar nicht durch ein bestimmtes, plötzlich auftretendes Trauma ausgelöst wird, sondern Knorpelverschleiß (Arthrose) oder Knorpelveränderungen ihr vorangehen, die sich nach mehreren Jahren entwickelt haben. Da trocknet das Gewebe aus und es nutzt sich wie die falsch geschmierten beweglichen Ersatzteile ab.

MIGRÄNE

Physische Ebene

Die Migräne ist durch einen halbseitigen, sehr starken, anfallartigen Kopfschmerz gekennzeichnet, der mehrere Stunden oder noch länger dauern kann. Sie tritt bei Frauen häufiger auf, vor allem im Teenageralter oder zu Beginn des Erwachsenenalters, oft während der Menstruation. Sie wird von den Symptomen Übelkeit, Erbrechen, Harndrang, unscharfes Sehen und Lichtempfindlichkeit begleitet. Die bei Migräne auftretenden Sehstörungen gehen mit einer Migräneaura einher, während der man Lichtblitze, Augenflimmern, gezackte Figuren oder regelmäßige geometrische Formen sehen kann. Vorübergehend können Blindheit, Augenmuskellähmung, Bewusstseinsverlust und Bewusstseinsstörung auftreten. Diese angsterregenden Phänomene können durch einen krankhaften Prozess in den Halsarterien oder in der Arteria Basilaris verursacht werden: Nach einem Gefäßkrampf tritt ein Gefäßödem oder eine Blutgefäßerweiterung mit heftig pulsierenden Schmerzen auf.

Was bewirkt diese tief verlaufenden dramatischen Veränderungen?

Emotionaler oder physischer Stress, Frontdurchgang, Erschöpfung, zu wenig (eventuell zu viel) Schlaf und gelegentlich der Verzehr verschiedener Nahrungsmitteln – wie z.B. Schokolade – oder der Konsum alkoholhaltiger Getränke können Migräneanfälle auslösen.

Bei der Heilung oder zumindest zur Linderung der Symptome setzt die Medizin zahlreiche Medikamente ein. Dabei ist es hilfreich, wenn sich der Kranke in einen dunklen, ruhigen Raum zurückzieht, der vor Licht und Lärm schützt.

Seelische Ebene

Die Gefäßkrämpfe entstehen wegen eines nicht erfüllten Wunsches.

Hinter den mit Krämpfen verbundenen Vorgängen steckt etwas, ein Prinzip oder jemand, worauf bzw. auf dem man so sehr beharrt, dass man kaum mehr an diesen festhalten kann. Dieses Festhalten bedarf so viel Kraft, dass man keine Zeit mehr hat, sich mit der sonnigen Seite des Lebens zu beschäftigen. Sein Alltag ist sehr chaotisch, man kann sich immer weniger auf die Ruhe konzentrieren, so gerät man in einen angeregten Zustand. Da haben die neuen Kenntnisse, die Ruhe und Harmonie schaffenden Erfahrungen keinen Platz mehr.

Man hat immer mehr das Gefühl, dass man allein geblieben und einsam ist. Dies bezieht sich natürlich nur auf das jeweilige – ungelöste – Problem.

Man weiß es und obendrein ist man sich über die Lösung auch im Klaren. Stattdessen sucht und findet man Ausreden und Alibis, die seine Machtlosigkeit bestätigen.

Auf dem **Weg zur Gesundheit**, zur vollkommenen Gesundheit, muss man sich auf die Auflösung konzentrieren, indem der eingeschränkte Fluss der Kenntnisse aufgelöst wird.

Wie kann man aber die Einstellung, die Verhaltensweise auflösen, die über mehrere Jahre hin derart begründet schienen?

Am Anfang dieses Buches habe ich bereits darauf hingewiesen, dass man nichts verändern kann. Man soll zulassen, dass etwas sich von allein verändert! Der Kranke muss wissen, was, welche Handlung das Gefühl der Leere in ihm auslöst. Er kann einfacher vorankommen, wenn er weiß, welchen Dingen er seinen Rücken zuwenden muss. Daraus kann man bereits auf eine zielgerichtete Handlung schließen.

MILZ

Physische Ebene
Einst bezeichneten die Anatomen die Milz etwas poetisch als Friedhof der roten Blutkörperchen, was sehr treffend ist, denn die überalteten roten Blutkörperchen werden in diesem Organ des Lympsystems ausgesondert, dessen Form einer Scheibe Melone ähnelt.

Gleichzeitig ist die Milz auch ein Speicherort für Blut: Sie ist fähig, Blut in großer Menge zu speichern und bei Bedarf in den Blutkreislauf abzugeben. Die Milz der Frauen ist immer größer als die der Männer. Allerdings hilft nur diese Tatsache der Medizin bei der Erklärung noch nicht, warum Frauen den plötzlichen Blutverlust besser ertragen. Eine andere Erklärung dafür gibt es jedoch nicht.

Über die bereits erwähnten Funktionen hinaus ist es sehr wichtig, dass die Milz auch bei der **Abwehr körperfremder Stoffe** eine Rolle spielt, und sie dient der Vermehrung von Lymphozyten.

Obwohl dieses Organ wichtige Funktionen hat, hält die Wissenschaft es nicht für unentbehrlich. Wenn es bei einem Unfall zum Riss der Milz kommt, entsteht eine starke Blutung und sie muss entfernt werden. In diesem Fall werden ihre Funktionen im Immunsystem von den anderen Teilen des Lymphgewebes übernommen.

Seelische Ebene

Das Blut bedeutet die Erneuerung der Informationen, es transportiert und trägt das Feuer und alle anderen Elemente.

Welchen Zweck hatte nun der Friedhof allein? Hat Gott keine bessere Lösung für dieses Problem gefunden? Doch!

Die Milz ist ein ausgezeichnetes Beispiel dafür, wie man die „nutzlosen" Dinge nutzen, umgestalten muss, damit ganz andere sinnvolle, nützliche Dinge daraus entstehen!

Es gehört zum Wesen der Dinge, dass alles auf der Welt früher oder später ermüdet, nicht mehr seine Rolle erfüllen kann und deshalb gewechselt werden muss. Man könnte diese Aufgaben klüger lösen, als die bereits „wertlosen" Stoffe zu nutzen und wieder zu verwerten. (In unserem Alltag finden wir auch Beispiele dafür, wo wir die Natur nachahmen: die Abfallverwertung!)

Der Kranke ist nicht fähig, um sich zu erneuern.

Wenn die Milz erkrankt, hat der Kranke das Gefühl, dass er nur einmal etwas tun konnte und dann nicht mehr.

Die Milz filtert die überflüssigen Kenntnisse aus unseren erworbenen heraus und speichert diejenigen weiterhin, die noch nützlich sind.

MULTIPLE SKLEROSE

Physische Ebene

Die Multiple Sklerose ist eine Erkrankung des zentralen Nervensystems unbekannter Ursache, die häufig bei jungen Erwachsenen auftritt. Die Symptome sind anfangs Gefühllosigkeit, Schwächegefühl, Gleichgewichtsstörung, Unsicherheitsgefühle in den Gliedmaßen, unscharfes Sehen, Störungen beim Wasserlassen. Nach einigen Wochen lösen sich die Beschwerden auf, worauf eine beschwerdefreie Periode von mehreren Monaten oder Jahren folgt. Danach treten die ursprünglichen Beschwerden erneut und verstärkt auf. Der Kranke wird immer schwächer, seine Muskeln werden immer steifer, er neigt zu Muskelkrämpfen, was mit Seh- und Bewegungsstörungen einhergeht. Sprachstörungen treten auf, der Kranke spricht skandierend. Infolge des allmählichen Absterbens der Sehnerven kommt es zur Blindheit, die Gefühlsausfälle und krampfartigen Lähmungen führen zu einer immer schwereren Behinderung. Eine sichere Diagnosestellung ist erst möglich, wenn die bereits bekannten klinischen Symptome erneut aufflammen.

Die Veränderungen erfolgen tief im Gehirn. An verschiedenen Stellen des zentralen Nervensystems, aber hauptsächlich in der weißen Substanz des Gehirns entstehen Entmarkungsherde, wo die die Nervenbahnen umgebende Markscheide zerstört wird. Danach sterben auch die Nervenbahnen ab.

Bei der Heilung dieser Krankheit werden vor allem Nebennierenrindenhormone eingesetzt.

Wie schon erwähnt, ist die Ursache für diese Krankheit unbekannt, dementsprechend existieren zahlreiche Theorien über dieses Krankheitsbild. Wir wissen, dass es sich nicht um eine Autoimmunkrankheit und nicht um eine Fettstoffwechselstörung handelt. Worum geht es denn? Eine neue Auffassung geht davon aus, dass der Auslöser eine Virusinfektion sei.

Seelische Ebene
Im Leben der jungen Erwachsenen gibt es zahlreiche Situationen, die Unsicherheit auslösen und in denen man einen sicheren Halt finden muss. Man muss diejenigen Anhaltspunkte finden, auf die man sich stützen kann. Diese Anhaltspunkte bestehen in erster Linie in den Werten.

Es kann vorkommen, dass man eine Scheuklappe trägt und infolgedessen die Kenntnisse nur aus einer einzigen Perspektive betrachtet und als Tatsache ansieht. Dadurch erreicht man, auch wenn nicht absichtlich, dass die Triebkraft verschwindet, die einen anspornt, immer etwas Neues zu suchen. Die Nervenbahnen verlieren an Bedeutung, „sie haben das Gefühl, überflüssig zu sein", folglich sterben sie allmählich ab. *(Wenn wir lange von jemandem ignoriert werden, distanzieren wir uns früher oder später auch von dieser Person.)*

In der Anfangsphase der Krankheit ist es typisch, dass man seine Lebensziele allmählich und kontinuierlich verliert. In der späteren Phase der Krankheit kann sich der Betroffene neue Ziele setzen – in diesem Fall lassen die Beschwerden nach, sie hören auf –, was aber noch längst nicht bedeutet, dass diese Ziele in einem jetzt auch Freude wecken. Die Krankheit tritt mit noch intensiveren Symptomen auf, im Wesentlichen hat sich nämlich nichts in positive Richtung verändert. Alles bleibt beim Alten, kehrt zu seiner früheren Einstellung zurück: Er steckt seinen Kopf in den Sand und wiederholt immer wieder, dass er keine Probleme habe, was sich gar nicht vom **Trotz** eines Kindes unterscheidet!

Durch Trotz errichtet man im Allgemeinen Mauern, der Trotz führt gewöhnlich zu Hemmungen, wonach gleich Lustlosigkeit auftritt und wodurch die Lebenslust erlischt. Da möchte ich mich verbessern: Am Anfang dieses Prozesses erlischt das Feuer nur scheinbar, in Wirklichkeit wendet es sich gegen den Kranken und verzehrt ihn! (Das Erlöschen des Feuers zeigt auch, dass man das gestörte Gleichgewicht mithilfe von Hormonpräparaten wiederherstellen will.)

MUND

Physische Ebene
Der Mund ist der oberste Teil des Verdauungstraktes. Die Schleimhaut, die die Mundhöhle (im wörtlichen Sinne ist sie keine Höhle) auskleidet, bildet das Lippenrot auf der äußeren Fläche des Gesichtes, das allein beim Menschen vorhanden ist. Hinter den Zähnen liegt die Zunge. Unterhalb der Zuge befindet sich eine Muskelschicht, oberhalb der Zunge sind der harte Gaumen und das Gaumensegel zu finden. Die großen Speicheldrüsen münden in die Mundhöhle. Die Flora der Mundhöhle ist konstant. Zu den häufigen Erkrankungen des Mundes gehören die Entzündungen, aber Tumoren in der Mundhöhle, bösartige Veränderungen der Zunge oder der Speicheldrüsen sind auch nicht selten. Da all diese Krankheitsbilder mit Schmerzen einhergehen, schränken sie die Nahrungsaufnahme (Kauen und Schlucken) und das Sprechen deutlich ein.

Seelische Ebene
(Siehe auch: Zähne, Zunge, Schleimhaut, Kieferhöhle)
Er ist mit dem Kauen und mit dem Sprechen eng verbunden.
　Man hat Dinge geäußert, die an der gegebenen Stelle und zur gegebenen Zeit nicht angebracht waren.
　Man hat viel an Dingen gekaut, man hat sich viele Sorgen gemacht, bevor man etwas gesagt hat, wenn man eigentlich etwas gesagt hat.
　Mundschwämmchen entwickelt sich, wenn man das Gefühl hat, dass man mit etwas gefüttert wurde (betrogen wurde), was man nicht verdient hat. Infolge der Fütterung geht die Intensität des inneren Feuers stark zurück, so wird ein hervorragender Nährboden für den Schimmel geschaffen, der die dunkle, feuchte Umgebung mag.

Mundgeruch

(Siehe auch: Refluxkrankheit, Magen)

Teilen wir das Problem in zwei Teile: in den Mundgeruch und in den aus dem Magen hochkommenden Geruch. Sie sind nicht gleich und ihre Ursachen sind ebenfalls anders. Während der Kranke im ersten Fall nicht weiß oder gut oder schlecht ist, was er sagt, werden die Beschwerden im zweiten Fall dadurch verursacht, dass er sich stetig verzehrt. Er wartet ständig darauf, dass etwas geschieht, was er verdauen kann.

Die Ursache für den Mundgeruch kann ein schlechter, hohler Zahn *(siehe auch Zähne)* oder eine Infektion usw. sein, die eine solche körperliche Reaktion hervorrufen.

Die Gerüche können aus dem Magen nur hochkommen, wenn der Magenpförtner geöffnet ist. Dies hat zwei eng verbundene Gründe. Entweder ist der Druck im Magen zu hoch oder der Reiz ist zu groß, die der Magenpförtner so auslegt, dass er erschlaffen und die Nahrung reinlassen soll.

Jetzt wollen wir näher auf diesen Vorgang eingehen.

Der Druck im Magen ergibt sich daraus, dass man zahlreiche Kenntnisse (und natürlich Speisen) geschluckt hat, über die man bereits am Anfang gewusst hat, dass man sie nicht schlucken sollte. Danach kann man damit nichts anfangen, man kann sie nicht verdauen. Dies hindert einen natürlich nicht, dies doch zu versuchen, auch wenn es ohne Erfolg bleibt. Denn, besser gesagt, bleibt es nicht ganz ohne Erfolg! Es wird erfolgreich sein, aber das Ergebnis ist nicht das, womit man gerechnet hat.

In diesem Fall ist das Ergebnis, dass der Magen das spannende Gefühl loswerden will. Da es nach unten (in die Richtung der Därme) schwieriger ist, versucht er den „Dampf" nach oben abzulassen, was man als Mundgeruch wahrnimmt.

Der Magenpförtner, der sich infolge eines falschen Reizes oder einer „natürlichen" Erschlaffung öffnet, weist darauf hin, dass man seiner Urteilskraft dermaßen nicht mehr vertraut, dass man sich ständig – für den Sprung, Reinlassen – bereithält und wartet …

MUSKELENTZÜNDUNGEN *(Myositis)*

Physische Ebene
Muskelentzündung entsteht, wenn sich die Muskeln entzünden, oder sie kann auch durch eine Infektionskrankheit verursacht werden.

Die Muskeln schwellen an, werden schmerzhaft und ihre Beweglichkeit wird eingeschränkt. Ein Beispiel dafür ist die Entzündung des Kehlkopfmuskels, die mit starker Heiserkeit und bei Stimmbildung mit steigenden, schweren Schmerzen einhergeht.

Ein Teil der besonderen Formen der Entzündungen der Skelettmuskulatur entsteht nach Muskelprellungen und Blutungen innerhalb des Muskels. Da kann es vorkommen, dass Knochengewebe im Muskel gebildet wird und es zur wolkenartigen Verkalkung kommt, in der sich eine Knochenstruktur entwickelt.

Es handelt sich nicht um eine echte Muskelentzündung, wenn Schmerzen in der Ruhephase nach einer anstrengenden Tätigkeit in den Muskeln auftreten. Der Muskelkater kann durch Flüssigkeits- und Salzverlust sowie durch die Übersäuerung des Muskels durch Milchsäure erklärt werden.

Bei erhöhter Muskelarbeit häufen sich die sonst auch entstehenden Stoffwechselprodukte und ihre „Beseitigung" braucht Zeit. Währenddessen ist man wegen der Schmerzen gezwungen, sich zu erholen.

Seelische Ebene
Der Kranke kann am besten dadurch charakterisiert werden, dass er die übermäßige Arbeit und den übermäßigen Lebensrhythmus wählt, anstatt sich zu erholen, zu entspannen oder abzuspalten, wonach er „in Ohnmacht fällt". Eine weitere typische Eigenschaft von ihm ist, dass er „keine Zeit hat", sich zu erholen. Er will alles erledigen. Das bezieht sich am meisten auf Dinge, die er nicht für – wirklich – wichtig hält. Dies hat zur Folge, dass er sich für die wirklich wichtigen Dinge – die auch für ihn wesentlich sind – auch keine Zeit nimmt oder nur sehr selten.

Die vorher beschriebene Einstellung führt dazu, dass er immer weniger Freude an seiner Arbeit, an seinen Taten findet, was er durch noch mehr Arbeit ersetzen will. Da zählt längst nicht die Qualität, sondern die Quantität.

Nach einer Weile wird es wirklich zu einer Gewohnheit, sein Bewusstsein engt sich diesbezüglich ein und seine Vorstellungen, Standpunkte werden unflexibel. Die festen Gewohnheiten ziehen die Steifheit der Muskeln nach sich.

Die Muskeln werden steif, das Bewusstsein gibt nämlich keinen Befehl zur Erschlaffung. Der normale Stoffwechsel wird in den entstehenden „Krämpfen", in den steifen Bereichen zerstört und die Giftstoffe häufen sich an. Die Giftstoffe, die für den Kranken auch auf der geistigen Ebene typisch sind.
    Was sind diese?
    Die Misserfolge!
    Der Misserfolg ist dadurch bedingt, dass er arbeitet, sein Bestes tut, jedoch keine Freude daran findet.
    Es ist wichtig, zu betonen und den folgenden Fakt zu berücksichtigen: Bei jeder Entzündung ist die richtige Handlung bekannt!
    Man weiß, was man tun sollte, wie man sein Leben glücklicher machen könnte!
    Dieses Wissen, diese Kenntnisse an sich genügen nur dazu, dass sie Probleme, Konflikte auslösen und die bereits bestehenden steigern: Das Problem, seine Lösung und die gegensätzliche Handlung treten nämlich gleichzeitig auf. Es ist leicht vorstellbar und einsehbar, was für eine Auflehnung dies im Organismus auslöst.

Weg zur Gesundheit
Es mag vielleicht nur eine Kleinigkeit sein, was ich da vorschlage: Der Kranke soll baden!
    Da wird nicht der Aspekt betont, dass man seinen Körper sauber macht (obwohl es einem nicht schadet), sondern die mit dem Baden verbundene Entspannung und Ablenkung!

MUSKELSCHWUND

Was wir nicht benutzen, stirbt allmählich ab. Es ist eigentlich unwesentlich, ob wir über die Muskulatur der Beine oder der Augen reden. In dem vorherigen kurzen Satz wurde das Wesentliche bereits formuliert – obwohl er noch einer richtigen und genauen Auslegung bedarf.
    Da sollte man nicht sofort daran denken, dass der Kranke, der unter Muskelschwund in den Beinen leidet, seine Beine nicht benutzt und nur den ganzen Tag liegt, was schließlich zu dieser Erkrankung führt. Obwohl es auch möglich ist, wenn wir über einen chronischen – im Bett liegenden – Kranken reden. Da sind jedoch andere Aspekte von Belang.

Es genügt schon, wenn sich diese Krankheit im Bewusstsein entwickelt – wie bei den Astronauten, die eine längere Zeit in der Schwerelosigkeit verbringen.

Es gibt bestimmte Jogaübungen (zur Stärkung), die (theoretisch) nur im Kopf durchgeführt werden. Trotzdem kann man beobachten, dass der auf diese Weise trainierte Körperteil, auf den man sich konzentriert, stärker wird.

Wenn wir diese Analogie richtig finden und umkehren, müssen wir erkennen: Wenn wir einen Körperteil für nutzlos halten oder ihn nicht benutzen, wird sich auch unser Bewusstsein gleich verhalten, wenn auch nicht bewusst, aber es entzieht ihm seine Unterstützung und ernährt ihn nicht.

Das ist damit vergleichbar, dass sich unser Gehirn bei großer Kälte dadurch schützt, dass es die ferner liegenden, die weniger wertvoll scheinenden Körperteile nicht ausreichend mit Blut versorgt – wenn es eigentlich dazu fähig wäre –, weil es andere Teile für wichtiger hält. (Das Bewusstsein nimmt nämlich wahr, dass dieser Teil nicht entsprechend genutzt wird, dass er keinen Nutzen bringt oder dass etwas anderes wesentlicher ist.) Es setzt Prioritäten und vernachlässigt gleichzeitig damit andere Teile.

MUTTERMAL

Physische Ebene
Das Muttermal ist das bekannteste Phänomen auf unserer Haut, die häufigste Hautveränderung. Manchmal ist es bereits bei der Geburt vorhanden, manchmal entwickelt es sich erst nach Jahrzehnten. Muttermale kommen in einer Familie angehäuft vor, sie erscheinen bei den Eltern und bei dem Kind an derselben Stelle und in derselben Form: Es kann in verschiedenen Formen und mit unterschiedlichen Farben auftreten und sie sind eigentlich die gutartigen Tumoren der Haut. Sie unterscheiden sich wegen ihrer braunen oder blauen Farbe von der umliegenden Haut. Aus ihrer Oberfläche stechen oft dicke Haare hervor und selten können sie auch den ganzen Körper befallen, was die Haut einer Tierhaut ähnlich macht.

Diese Hautveränderungen können auch jahrzehntelang in Ruhe bleiben, aber daraus können auch bösartige Tumoren entstehen.

Seelische Ebene
Sie sind Warnungen, die auf die Qualität des Lebens hinweisen. Sie beziehen sich genauer auf die von uns mitgebrachte „Lernaufgabe". Dieser sanften Hilfe

kann eine bedeutende Rolle bei der Entwicklung unseres Geistes, unserer Persönlichkeit zukommen. Es ist günstiger, wenn man auf dieses winzige Zeichen Rücksicht nimmt und ihm zuhört. Was es bedeutet, hängt immer davon ab, wo es am Körper zu finden ist.

Zum Beispiel:
- Das Muttermal in der Gegend des Herzens macht uns darauf aufmerksam, dass die Fürsorge für andere in unserem Leben in den Vordergrund gerückt wird. Der Betroffene muss die ihm geschenkte Fürsorge wahrnehmen und annehmen.
- Das Muttermal in der Gegend der Lungen macht uns darauf aufmerksam, dass wir stetig Kräfte sammeln müssen, um das zu tun, was wir uns wünschen.

Die Muttermale werden nur bösartig, wenn man die Lernaufgabe nicht erfüllt, wofür man auf die Erde gekommen ist. Ich gehe sogar noch weiter: Ohne die richtige Einstellung kann man auch nicht sein Glück finden.

MYOME DER GEBÄRMUTTER

(Siehe auch: Gebärmutter, Menstruation usw.)

Wenn man über eine Krankheit oder ein Symptom redet, die nur bei Frauen auftreten, muss man unbedingt berücksichtigen, dass dahinter ein spezifischer, nur für Frauen charakteristischer Seelenzustand steckt.

Das Myom ist ein gutartiger Tumor, der meistens in der Muskelschicht der Gebärmutter liegt. Die Kranke kann sehr lange beschwerdefrei sein, wie eine Frau einen Mann sehr lange bemuttern kann, ohne dies zu bemerken.

Worin äußert sich das?

Die Frau sieht, erfährt an ihrer eigenen Haut, dass ihr Partner eine schlechte Eigenschaft hat. Sie strebt aber nicht nach der Lösung, sie strebt nicht danach, dass sie sich in ihrer Beziehung zusammenraufen. Sie versucht – für sich selbst – diese Eigenschaft zu bagatellisieren oder sie so einzustellen, als wenn sie eine lustige Eigenschaft wäre. Es kann sein, dass sie wirklich eine lustige Eigenschaft ist, und der Körper weist jetzt nur noch vorsichtig auf die Absurdität der Situation hin.

Dieser Selbstverzicht, der gut gemeint ist, kann auch so zum Vorschein kommen, dass sie etwas dem Mann überlässt, was sie leiten möchte, was sie gut leiten könnte (Sie will ihre Fürsorge so zum Ausdruck bringen, dass sie den Mann in den Vordergrund rückt und ihn verherrlicht). Sie muss sich aber auch bewusstmachen, dass sie auch für sich selbst sorgen muss.

Es handelt sich um einen gutartigen Tumor, d.h., er versucht vorsichtig die Aufmerksamkeit zu erregen, aber das bedeutet noch nichts an sich.

Warum?

Denn er kann auch so groß sein, dass er nur mit der Entfernung der umgebenden Gewebe oder des umgebenden Organs geheilt werden kann.

NACHTBLINDHEIT
(Siehe auch: Auge)

Physische Ebene
Sie wird gelegentlich auch Dämmerungsblindheit oder Hühnerblindheit genannt.

Die Kranken haben keine Farbsehstörung bei Tageslicht, aber ihre Augen können sich an die Dämmerung und Dunkelheit nicht anpassen, da der zum Sehen notwendige Farbstoff, Sehpurpur nicht in genügender Menge gebildet wird. Der Grund dafür ist der Vitamin-A-Mangel.

Seelische Ebene
Es handelt sich einerseits um Vitaminmangel, andererseits um einen seelischen Mangel!

Zuerst wollen wir der Frage nachgehen, warum es zum Vitaminmangel kommt!

Die Ursache für den Mangel liegt nicht unbedingt darin, dass man nicht genügend Vitamine zu sich nimmt. Sollte nur das das Problem verursachen, wäre es einfach zu lösen. In den meisten Fällen ist das Problem komplexer: Der Körper nimmt die eingenommenen Vitamine nicht auf oder entleert sie, bevor sie aufgenommen werden können.

Andererseits ist der Kranke unfähig, diejenigen Verhältnisse, Geschehnisse zu verstehen, die das Gewürz des Lebens sind. Man erkennt die Farben in seinem Leben nicht, man findet seinen Alltag farblos und grau. Man erlebt die Geschehnisse grau, deswegen macht das Bewusstsein nach und nach auch das Auge gleich.

Man verliert sich in Einzelheiten. Wenn die Dinge sehr eindeutig sind (die Sonne scheint), kann man jede Einzelheit ausgezeichnet wahrnehmen und auch die Dinge entdecken, die einem Freude bereiten. Wenn aber sein Leben nicht mehr so eindeutig ist (bei Dämmerung), kann man seine Dinge nicht mehr unterscheiden, sie sind verflossen.

Wenn das Leben trüb wird, kann man den Weg aus dem Problem nicht oder nur sehr schwierig finden.

Aus seinem seelischen Mangel ergibt sich, dass man etwas unflexibel, stumpfsinnig geworden ist, was zur Folge hat, dass die eigene Seele keine Energie aus den immer vorhandenen freudigen Dingen schöpfen kann.

Der Ausweg
- Flexibilität.
- Wiederentdeckung der Farben.

NAGEL

Die seelische Bedeutung der Nägel hängt damit zusammen, wie man sich seelisch zu seinen physisch-seelischen Dingen verhält, die man erwerben oder schützen möchte.

Dementsprechend zeigen die Veränderungen der Nägel, wie man dies seelisch erlebt.

So befallen Pilze die Nägel, wenn die Erwerbslust in einem erlischt, oder sie werden brüchig, wenn man das Gefühl hat, dass man bis aufs Messer an seinen erworbenen Gütern festhält.

Die Bedeutung der Hand- und Fußnägel:
Die Handnägel deuten auf die Qualität von Geben und Bekommen hin.
Die Fußnägel zeigen, wie man sich seinem Ziel annähert.
Weitere Bedeutungen sind bei den auftretenden Symptomen zu finden.

NASE

Physische Ebene
Wenn wir uns ein menschliches Gesicht anschauen, können will feststellen, dass die Nase dessen Charakter weitgehend bestimmt.

Das Nasengerüst besteht vorwiegend aus Knorpel. Die Löcher unter der Nasenspitze stellen den Anfang der Luftwege dar. Die da eingeatmete Luft wird von Staub, Ruß, Insekten und schwebenden pflanzlichen Fasern gereinigt. In den engen Nasengängen, die allerdings über eine große Oberfläche verfügen, wird die Luft erwärmt und gleichzeitig feucht. Hier befindet sich auch unser Geruchsorgan, das ein wichtiges Warnsystem ist und uns auf die ätherischen Öle, beißenden Dämpfe und schädlichen Rauchstoffe hinweist.

Eine bekannte Krankheit unserer Nase ist der **Schnupfen**, der nichts anders ist als die infektiöse Entzündung der Schleimhaut, die mit der Bildung eines serösen, schleimigen oder sogar blutigen und eitrigen Sekrets in großer Menge einhergeht.

Das **Niesen** stellt ein alltägliches Phänomen dar, das ein Schutzreflex der oberen Atemwege ist. Dabei öffnet ein explosionsartiges Ausatmen den Nasenrachenraum und die ausströmende Luft entfernt die Reizstoffe mit der Geschwindigkeit eines Schnellzuges.

Seelische Ebene *(Siehe auch: Nasenpolyp, Nasenbluten)*
Die Bedeutung der hier auftretenden Krankheiten kann auf folgende Weise zusammengefasst werden: Man hat seine Nase in allem. Man beschäftigt sich mit solchen äußeren Dingen, die einen gar nichts angehen. Da man sich damit konfrontiert, kann dies in einem Schmerz verursachen. Der Schmerz entsteht aus der Erkenntnis, aus den Gewissensbissen.

Dieses Problem dauert an:
- Man hat entweder Gewissensbisse, weil man selbst in etwas dreingeredet hat.
- Oder weil man dem, der einem dreingeredet hat, nicht verziehen hat.

Bei **Nasenseptumdiviation** verengt sich der Nasengang, was die seelische Bedeutung hat, dass man die Informationen auf dieser Seite viel weniger einatmen, wahrnehmen kann.

Die vorübergehende oder die irreversible **Störung des Riechens** tritt wegen des Krampfs des Riechnerves auf.

Nasenpolyp

Physische Ebene
Infolge der chronischen Entzündung der Nasennebenhöhle entartet die Schleimhaut und entwickelt daraus ödematöse, gutartige Tumoren. Die Veränderungen

sind gestielte oder kissenartige Ausstülpungen. Sie können Nasenverstopfung, Atemstörungen hervorrufen und sie gehen mit einem beinahe kontinuierlichen Kopfschmerz und mit einem blutig-schleimigen Nässen einher.

Sie können chirurgisch entfernt werden.

Seelische Ebene
Über den Polyp lässt sich sagen, dass er eigentlich eine Schutzmauer ist, die für einen guten Zweck errichtet wurde.

Diese Mauer hat der Kranke gegen seine Probleme errichtet.

Die physischen Symptome belegen ebenfalls, dass ein langwieriger Entzündungsprozess der Entstehung des Nasenpolyps vorangeht *(siehe auch: Entzündung, Sinusitis/Kieferhöhlenentzündung)*.

Man kann seine Auflehnung nicht zum Ausdruck bringen, man wagt es nicht, deswegen muss man sie auf eine andere Art und Weise loswerden.

Man kann den Auslöser der Auflehnung nicht loswerden, denn man findet niemanden – man selbst ist dazu unfähig –, der einen anhören würde. Man kann sie nicht zeigen, denn man hat bereits so viele unangenehme Erfahrungen gesammelt, dass man keinen Mut mehr dazu hat.

All dies berücksichtigend hat man nur noch eine Lösung: der wohltuende Verschluss. Natürlich ist der Verschluss nicht als gesund zu bezeichnen, so verpasst man nämlich wesentliche Dinge in seinem Leben.

Was sind das?

Zu den Eigenschaften der Nase gehören das Riechen und die ruhige Kraft, die sich unmittelbar aus den durch das Riechen gewonnenen Informationen, Kenntnissen ergibt. Wenn man seinen Kopf, statt offen zu sein, in den Sand steckt, lässt man sich eine Menge Freude und die Freiheit entgehen.

Auf dem **Weg zur Gesundheit** muss man gerade diese wieder entdecken!

Bei solchen – gutartigen Prozessen – hat man eine ziemlich schwierige Aufgabe, wenn man nach Heilung verlangt. Diese Veränderung gewährt nämlich viel mehr Gutes, viel mehr Sicherheit als Unannehmlichkeiten!

Dass sie gut ist, ist nur Fassade, Schein!

Sie muss Schein sein, sonst würde man nicht über Nasenverstopfung, ein spannendes Gefühl usw. klagen.

Man muss wieder die Freude am freien Denken und an der freien Atmung finden! Dieses winzige Erfolgserlebnis hilft seinem Körper, sodass man keine solchen Mauern mehr errichten muss! Man findet die Freiheit, und das Risiko wird immer kleiner, dass die Krankheit wieder auftritt!

Nasenbluten

Physische Ebene

Das Nasenbluten stammt meistens aus dem Adergeflecht im knorpeligen Teil des Nasenseptums, wo bei bestimmten Krankheiten Blutung entsteht. Nasenbluten tritt bei Kindern, Jugendlichen oft ohne nachweisbaren Grund auf. Es kann manchmal lebensgefährlich sein, der Kranke kann durch seine Nase wortwörtlich verbluten.

Die häufigsten Auslöser sind Bluthochdruck, Arterienverkalkung, aber auch Lebererkrankungen, Vergiftungen können mit Nasenbluten einhergehen, was auf die schwere Schädigung des ganzen Gefäßsystems hinweist.

Die harmloseste Ursache ist eine Verletzung (Schlag, Stich). Der HNO-Arzt kann die zum Platzen neigenden Nasengefäße entfernen oder die Blutung kann auch durch das Einlegen von Nasentamponade gestoppt werden.

Seelische Ebene

Man hat die Nase in solchen Dingen, man riecht solche kaum zu riechenden Dinge, aus denen man kein Wissen schöpfen kann, keine Konsequenz ziehen kann. Diese Erfahrungen üben auf einen eine sehr starke Wirkung aus, mit denen man nichts anfangen kann.

Man fühlt dank seiner sozialer Kompetenz diejenigen Dinge, auf die man stößt – auch wenn sie nicht ausgesprochen werden –, mit denen man aber nichts anfangen kann. Deshalb werden sie (auch auf der physischen Ebene) die Schleimhaut irritieren. Dies kann zur Konsequenz haben, dass die Wand der Gefäße in der Nase infolge der ununterbrochenen Reize abgeschwächt wird, da man diese weder verarbeitet noch zum Ausdruck bringt.

Die Erfahrungen wirken sich derart stark auf seine empfindliche Seele aus, dass man schwer beleidigt ist!

Die ständigen Reize entstehen, denn man „merkt sich" die Kenntnisse, die man erworben hat. Im Klartext: Weder lässt man sie ruhen, noch verarbeitet man sie!

Die Irritation könnte sich „einfach" durch Nasenlaufen äußern.

Warum blutet denn die Nase?

Die Lösung steckt in der Rolle des Blutes. *(Siehe auch: Blut)*

Welchem Zweck dient das Blut?

Es transportiert die lebensnotwendigen Kräfte. In diesem Fall ist man derart überfüllt von diesen Kenntnissen, dass man lieber das „einfachere Loswerden" wählt.

Dafür gibt es auch eine andere Herangehensweise, durch die die bisherige Erläuterung ergänzt werden kann. Dieses Ereignis kann eigentlich auch als eine Art Warnung interpretiert werden. Man fühlt sich ignoriert, schwach und nicht geschätzt. Dies führt zu inneren Konflikten, die innere Anspannungen in einem auslösen. Diese muss man loswerden!

Auf dem **Weg zur Gesundheit, zur Befreiung** ist es notwendig, dass man sich seiner Werte bewusst wird. Man muss solche Ziele, Wünsche in den Vordergrund rücken, die man bisher immer in den Hintergrund gedrängt hat. Es gibt eine Menge von solchen Zielen. Sie müssen existieren, denn andernfalls würde der Kranke nicht mit einer derart elementarer Kraft nach Freiheit verlangen!

NEBENNIERE

Physische Ebene
Die Nebenniere ist eine paarige endokrine Drüse. Diese Organe befinden sich auf den oberen Polen beider Nieren. Die rechte Nebenniere hat eine dreieckige Form, während die linke halbmondförmig ist. Die Nebenrinde besteht aus drei Schichten, ihr Durchschnitt ist schwefelgelb. Sie stellt die so genannten Nebennierenrindenhormone her, die den Mineralstoff-, Wasser-, Eiweiß- und den Fetthaushalt regulieren. Sie spielen eine zentrale Rolle bei der Ausprägung der sekundären Geschlechtsmerkmale und auch bei der Entzündungshemmung. Die Rinde enthält auffällig viel Vitamin C. Im Nebennierenmark werden Adrenalin und verwandte Verbindungen gebildet.

Unsere Nebennieren sind vergleichsweise winzig, sie wiegen je etwa 5 Gramm und sind je circa 2 bis 3 cm groß. Diese winzigen Inseln, die von der Hypophyse (Hirnanhangsdrüse) gesteuert werden, regulieren mehrere Hunderte unserer lebenswichtigen Prozesse. Bei ihrer Über- oder Unterfunktion treten schwere Störungen im Stoffwechsel und Hormonhaushalt auf.

Seelische Ebene
Die Erkrankung der Nebennieren kann (nach meinen Erfahrungen) schwer erkannt werden, weil ihre Veränderungen erst nachgewiesen werden können, wenn sie bereits schwere Probleme verursacht haben. Sie kann mit der Funktionsstörung der Schilddrüse, vorübergehenden Sehstörungen, Schwindel einhergehen.

Die Nebenniere produziert einen Teil der notwendigen Hormone, die das innere Feuer sichern, das eine zentrale Rolle in der Widerstandsfähigkeit des Organismus spielt. Dies gewährt die Kraft, ermöglicht die Erkenntnis und Verarbeitung der inneren und äußeren Probleme.

NERVENSYSTEM

Physische Ebene
Das Nervensystem ist ein Organsystem, das aus Nervengeweben besteht. Es ist gemeinsam mit den Sinnesorganen fähig, Informationen über die Umwelt und den Organismus aufzunehmen, zu analysieren und zweckmäßige Entscheidungen zum Überleben zu treffen.

Das Nervensystem untergliedert sich morphologisch in das zentrale Nervensystem und in das periphere Nervensystem. Die funktionelle Gliederung unterscheidet einerseits zwischen den sensiblen und motorischen Nervenbahnen, andererseits – aufgrund der Beziehung zum Bewusstsein – zwischen dem somatischen und dem vegetativen (von unserem Bewusstsein unabhängigen autonomen) Nervensystem.

Die kleinsten Bausteine des Nervensystems sind die Neurone, die Nervenzellen. Sie bilden Netze, Bahnen, über die Information in Form von Impulsen von dem Zentrum nach außen oder umgekehrt transportiert werden. Die Signale werden chemisch und/oder elektrisch weitergegeben.

Seelische Ebene
Die **sensiblen Nerven** sind für die Wahrnehmung von Informationen, Warnungen verantwortlich, die in der Umwelt des Menschen oder im Organismus entstehen.

Die **motorischen Nerven** geben Impulse aufgrund der Wahrnehmungen der sensiblen Nerven, damit die entsprechenden Reaktionen durchgeführt werden.

Eine Voraussetzung für das gesunde Leben ist der freie Informationsfluss. Die Erkrankungen des Nervensystems ergeben sich aus den Barrieren, die man gegen die „Verhältnisse" und gegen sich errichten hat. Da möchte ich einige Symptome ohne Anspruch auf die Vollständigkeit aufzählen.

Bei **Entmarkung** (Multiple Sklerose, *siehe auch dort*) sterben die Nervenfasern ab. Das ist die Konsequenz von dem Benehmen, wenn man unbedingt auf etwas beharrt, auch wenn es keinen Sinn macht. Das bedeutet, dass man so lange auf seinen Ideen, Vorstellungen beharrt, dass man keine Zeit mehr hat, neue Energie zu schöpfen und sich zu entspannen. Man verschließt sich vor den störenden Reizen, was man nur erreichen kann, wenn man sich weniger Reizen aussetzt. Man lässt seine Sinnesorgane praktisch zurückbilden.

Im Hintergrund des **Tremors** (Zittern) steht die Angst.

Bei **Nervenentzündung** lehnt man sich gegen etwas auf (die Stelle der Entzündung hilft bei der Deutung).

Bei **Nerveneinklemmung** hat man mit seiner Wirbelsäule Probleme, man wird zerrüttet, man will etwas ausweichen.

Nervenschmerz (Neuralgie)

Physische Ebene

Die bekanntesten Erkrankungen sind die Trigeminus-Neuralgie (Gesichtsschmerzen) und Ischialgie (Ischias).

Die Neuralgie ist eine Nervenentzündung, die meistens durch bakterielle Toxine, den Mangel an Vitamin B1 und B12, Metallvergiftungen (Blei), Alkoholkonsum und Zuckerkrankheit und seltener durch physikalische Einflüsse, Kälte hervorgerufen wird.

Ischias (Ischialgie)

Es kommt zur Degeneration der Bandscheibe zwischen den Wirbeln, sie wird verletzt, tritt heraus und drückt die entsprechende Nervenwurzel.

Sie tritt plötzlich auf, man hat Schmerzen in der Taille, die in die unteren Gliedmaßen ausstrahlen. Die Muskeln in der Taille tun weh, sind verspannt, die Bewegung des Kranken wird eingeschränkt, er kann sich nicht bücken oder, was noch typischer ist, er kann sich nicht aufrichten. Man hält sich steif, biegt sich nach vorne und kann schwer laufen. Beim Husten oder Niesen spürt man unerträgliche, stechende Schmerzen in der Taille.

Der Kranke berichtet oft darüber, dass er sich – ohne sich besonders belastet zu haben – heruntergebeugt hat und danach konnte er sich nicht mehr aufrichten.

Es kommt schnell zu einer steifen, forcierten Haltung, der Kranke macht kleine Schritte und hat Angst vor größeren Bewegungen.

Die Schmerzen und die Entzündung treten immer auf der einen Seite auf, typischerweise strahlen die Schmerzen von dem hinteren Teil des rechten oder linken Oberschenkels nach unten, häufig in den Unterschenkel.

Behandlung
Ischialgie wird mit entzündungshemmenden Medikamenten, Schmerzmitteln, Vitamin B, Mitteln zur Muskellockerung, lokal mit Salben und Lidocain als Injektion behandelt. Es kommt oft zur Operation: Der herausgetretene, degenerative Teil der Bandscheibe wird entfernt. Es kommt oft vor, dass die Erkrankung wieder auftritt.

Seelische Ebene
In den Bereichen – die von Ischias betroffen sind – hat man Schwierigkeiten mit der Selbstdarstellung, mit denen man nicht zufrieden ist, die man nicht in Kauf nimmt, so kämpft man dagegen. Man kämpft gegen die störenden Faktoren und währenddessen versäumt man, seine Erfolge wahrzunehmen.

Man kämpft nicht für sich selbst, sondern gegen etwas, gegen jemanden, was zur Folge hat, dass sich das eigene allgemeine Wohlbefinden verschlechtert.

Seine Lebensweise ist falsch und disharmonisch, was unmittelbar dazu führt, dass man immer weniger seine Erfolge wahrnimmt. Diese nicht erfüllten Wünsche können seine Unzufriedenheit steigern. Die Unzufriedenheit und die unerfüllten Wünsche beleben den Geist der Auflehnung. Das Zuletztgenannte löst unmittelbar die Entzündungen aus.

Die Entzündung entwickelt sich dort, wo das Problem am brennendsten ist. Ich schlage vor, dies mit den jeweiligen Körperteilen zur Deutung zu vergleichen.

NIERE

Physische Ebene
Unser Körper und die Außenwelt, das Innere und die inneren Komponenten unterliegen ständigen Veränderungen. Zu den Lebensprozessen ist jedoch eine Umgebung notwendig, die frei von Extremen ist. Die Niere sorgt für die Stabilität der inneren Welt unseres Körpers. Sie wacht über die Flüssigkeitsräume und reguliert den Salz- und Wasserhaushalt, damit die aus der Konzentration resultierenden Volumen- und Druckverhältnisse konstant bleiben sowie eine stabile innere Welt zustande kommt, deren Gleichgewicht ideal für die Lebensprozesse ist.

Daneben scheidet die Niere auch die unerwünschten Abbauprodukte sowie die nützlichen, aber angehäuften Zwischenprodukte des Stoffwechsels (dementsprechend auch das überflüssige Wasser), die Fremdstoffe wie Medikamente oder deren Abbauprodukte aus.

Sie ist also auch ein Organ der Ausscheidung.

Die Niere ist ein paarweise angelegtes Organ, das sich an der hinteren Bauchwand, auf den beiden Seiten der Wirbelsäule, auf Höhe des letzten Brustwirbels und der zwei oberen Lendenwirbel befindet. Sein Feinbau zeichnet sich durch mehrere zehn Millionen Kapillaren und die Henle'sche Schleife aus, die aus komplexen Kanälchen besteht. Die Blutversorgung der Niere wird durch das Nervensystem und Hormone reguliert.

Viele Einzelheiten der Nierenfunktion sind noch unbekannt. Aufgrund der bereits bekannten Informationen stellt sie einen so feinen, unglaublich komplexen Prozess dar, dass wir sie nicht einmal in ihren Hauptzügen zu schildern versuchen. Hingegen ist es wichtig zu wissen: Unsere Niere baut sich auch aufgrund von Gedanken, Prinzipien auf und funktioniert auch dementsprechend. In der Wissenschaft werden diese als Filtration, Konzentrationsausgleich, Gegenstromprinzip und Konzentration bezeichnet. Nach diesen Prinzipien produziert unsere in ihrem Aufbau und ihrer Funktion so komplexe Niere etwas, was sicher und endgültig ausgeschieden wird: den Harn.

Seelische Ebene
Die Niere ist das Organ der Ausscheidung und des Verständnisses, infolgedessen verknüpft sich auch ihre Bedeutung damit.

Sie unterscheidet auf der physischen Ebene zwischen den mit dem Wasser aufgenommenen Stoffen und trennt die nützlichen und die schädlichen voneinander. Dasselbe geschieht auch auf der geistigen, seelischen Ebene. Sie sortiert die Informationen, die Kenntnisse, sie differenziert zwischen den für den Körper nützlichen und nutzlosen Dingen.

Sie klärt das dem Organismus zugeführte „Wasser", sortiert all das, was er braucht, und verwertet dies. Sie entleert das „verbrauchte Wasser" und die angehäuften Giftstoffe.

Es kommt zu Nierenerkrankungen, wenn man nicht auswählen kann, was man braucht bzw. was man nicht braucht. Besser gesagt: Man hat keinen Mut, seinen Gefühlen, Intuitionen, seinem Wissen zu folgen und dementsprechend zu handeln.

Das Wesentliche dabei ist, dass man weiß, kennt, was gut, nützlich ist. Doch man tut etwas ganz anderes – vielleicht weil man dies für einfacher hält. Man wirft die nützlichen Dinge weg, während man die nutzlosen behält. Die Konsequenz ist leicht einzusehen: Das eigene Leben wird zerstört. Alles, woran man geglaubt hat, alles, worauf man gehofft hat, zerrinnt.

Linke Niere: Es kommt zu Krankheiten, Problemen, Störungen der linken Niere, wenn man sich emotional auf unwesentliche Dingen stützt. Natürlich erscheint auch die andere Seite gleichzeitig damit, man lässt nämlich wesentliche Dinge außer Acht. Man kann nicht entscheiden, was man lieben soll, was man missachten, auswerfen soll. Man schwankt zwischen den erfahrenen und erlebten Gefühlen. Es fällt einem schwer, zu entscheiden, was für einen wichtig ist.

Rechte Niere: Was das Wesentliche betrifft, ist das Problem ähnlich wie bei der linken Niere, aber die rechte Seite ist mit den konkreten, fassbaren Dingen der physischen Welt eng verbunden!

Die Geschehnisse auf der materiellen Ebene haben einen negativen Einfluss auf den Kranken. Er selektiert die Dinge nicht. Er analysiert nicht, er ist nämlich längst nicht in dem Zustand, dass er dazu fähig wäre. Infolge der vielen bitteren Erfahrungen zieht er sich zurück, verschließt er sich und findet sich lieber mit seinem Leben ab.

Weg zur Gesundheit

Es ist durchaus wichtig: Er muss beginnen zu denken!

Er muss beginnen, anders zu denken. Er sollte die Frage stellen: Wie wäre es, wenn meine Angelegenheiten auch anders geschehen können?

Diese andere Herangehensweise ist am Anfang durchaus notwendig, dies wird der Grundstein für die Heilung sein.

Nierenzyste

Physische Ebene

Die Nierenzysten sind von einer Kapsel umgebene Hohlräume, die in der Nierenrinde oder im Tiefen, in der Wand des Nierenbeckens einzeln oder vielfach vorkommen. Die Krankheit kann auch angeboren sein. Bei der von vielen Zysten befallenen Niere sind halbkugelartig ausstülpende, flüssigkeitsgefüllte Gebilde mit glänzender Wand zu beobachten. Zysten können erworben sein oder durch Vererbung auftreten. Die Gründe für ihre Entstehung sind unbekannt und es gibt auch keine für die Heilung der Nierenzysten entwickelte Therapie. Sie werden chirurgisch nur behandelt, wenn sie etwas abdrücken oder verschließen, wie z. B. eine Arterie oder die Harnleiter.

In diesem Fall verschlechtert sich die Funktion der deformierten Nieren allmählich. Langfristig kann die Dialyse oder die Nierentransplantation eine Lösung darstellen.

Seelische Ebene
Die Bedeutung der Niere hängt von der Stelle der Zysten und der Körperseite ab. Was das Wesentliche betrifft, ist sie jedoch gleich!
Worum geht es?
Die Zyste ist nichts anders als eine Hülle, die (anfangs) mit Wasser gefüllt ist, was Information auf der geistigen Ebene bedeutet, Kenntnisse, die verschlossen worden sind. Wir haben sie verschlossen, damit wir uns um sie nicht kümmern müssen, damit wir unsere bisherigen Vorstellungen, Einstellung nicht verändern müssen.
Die Zyste ist ein sehr konkretes Ding, mit dem man sich zwar konfrontiert hat, dessen Bedeutung man erfasst hat, doch man hat seine Lösung verschoben und in sich verschlossen. Ich kann auch sagen, dass man seine Probleme beigelegt, mit einer Mauer umgeben hat, damit man sie nicht einmal sieht.

Nierenentzündung

Physische Ebene
Die Nierenentzündung ist eine recht vielseitige Krankheit. Die Kapillaren in der Nierenrinde können betroffen sein, sie kann auch durch eine Allergie hervorgerufen werden. Schließlich können Infektionen sogar zu eitrigen Prozessen in der Niere führen.
Die akute Entzündung wird von schlechtem Wohlbefinden, Kopfschmerzen, Kreuzbein- und Hüftschmerzen begleitet. Beide Nieren können betroffen sein. Dem Harn ist Blut beigemengt, er ist rauchfarbig und seine Menge sinkt. Das Nierengewebe kann absterben und es kommt zum Nierenversagen.
Die chronische Entzündung der Niere beginnt schleichend, jedoch ist sie ein aktiver Prozess. Obwohl der Kranke im Allgemeinen beschwerdefrei ist, wird die Krankheit schleichend von Proteinurie (Proteinausscheidung) begleitet. Im fortgeschrittenen Stadium kann die Urinbildung völlig aufhören, die Menge an Stickstoffverbindungen steigt im Blut und es entsteht Urämie (Harnvergiftung – *siehe auch Schrumpfniere*). Durch die Ansammlung von Eiweiß-Abbauprodukten im Körper werden allgemeine Vergiftungssymptome hervorgerufen, das Blut wird sauer. Die Symptome sind Abschwächung, Gewichtsverlust, Erbrechen und Verwirrtheit, die mit schwerer Stoffwechselstörung einhergehen.

Nierensteine

Physische Ebene (*Siehe auch: Steinkrankheiten*)
Die Nierensteine bedeuten – manchmal nur eingebildet – eine Beleidigung, über die man nicht zur Tagesordnung übergehen kann, die man nicht lösen und folglich nicht loswerden kann. Man hat die Beleidigung in sich verschlossen – man mag darauf sogar stolz sein – und lässt sie nicht los. Diese Kenntnis, wie sie auch ist, stellt einen sicheren Halt in seinem Leben dar!

Wenn sich der Stein in der linken Niere entwickelt, steckt dahinter ein emotionales Problem.

Der Stein in der rechten Niere hängt im engeren Sinne mit der materiellen Welt zusammen.

Schrumpfniere, Nierenstau, Nierenunterfunktion

Physische Ebene
Die Schrumpfniere ist eine während der Verkalkung der Nierenarterien entstehende Krankheit, die Nierenversagen zur Folge hat. Im Endzustand ist die deutliche Verkleinerung dieses Organs zu beobachten. Auf der Oberfläche der Nieren bilden sich Ausstülpungen, keilförmige Vertiefungen. Die Nieren scheiden in dieser Periode ziemlich viel dünnes Urin aus. Das Absterben des Nierengewebes wird vom sekundären Bluthochdruck begleitet, der auf die Erkrankung der Nieren zurückzuführen ist. Es kommt zur Herzinsuffizienz. Entweder sie oder die schwere Harnvergiftung führt zum Tod.

Die mit Gicht (*siehe auch dort*) verbundene Stoffwechselstörung kann auch zur Schrumpfniere führen, die im Feinbau abgelagerten Natrium-Urat-Kristalle lösen Entzündung aus. Im Endstadium kommt es zur *Harnvergiftung*.

Hinter dem letzteren Begriff steckt ein Symptomkomplex: Bei akuten und chronischen Nierenerkrankungen treten im Endstadium Urämie oder Azotämie auf (der alte medizinische Fachbegriff ist im Ungarischen Harnvergiftung). Die schwer geschädigten Nieren können das Endprodukt des Eiweißstoffwechsels, den Harnstoff, nicht mehr mit dem Urin ausscheiden, so sammelt sich dieses schädliche Stoffwechselprodukt im Körper an. Dies führt zu einer inneren Selbstvergiftung. Aus dem angesammelten Harnstoff entsteht Ammoniak, das die Entzündung der tiefen Serosen, wie die des Herzbeutels, auslöst. Die Symptome sind Uringeruch, Erbrechen, Krämpfe. Zum Schluss kommt es zu Hirnödem, Bewusstseinsverlust und Koma.

Seelische Ebene
Wegen Faulheit, Kleinmütigkeit verliert man seine Fähigkeit zur Selbstständigkeit. Erinnern wir uns daran: „Die Ursache ist in unserem Bewusstsein zu suchen". Das heißt, wenn das Bewusstsein faul wird, werden auch die physischen Organe faul.

In diesem Fall bedeutet das, dass es das Verlangen nach Verständnis verringert. Da das Verständnis beeinträchtigt wurde, erhalten die Nieren deutlich weniger Lebenskraft. Sie können mit weniger Energie weniger Zellen vor den Giftstoffen schützen, mit gesunder Energie versorgen. Das Bewusstsein tut alles dafür, um einen optimalen Zustand zu erreichen. Der Organismus des Kranken kann dies nur durch „Entlassungen" verwirklichen.

Behandlung
Man muss die eingeprägten schlechten Gewohnheiten, das überflüssige Sparen aufgeben.

Nierentuberkulose

Physische Ebene
Die Tuberkulose ist eine chronische Infektionskrankheit. Die Krankheit wurde nach den durch die Tuberkelbakterien verursachten Gewebeveränderungen benannt, die oft gut abgrenzbare Knoten (lat. tuberculum = Geschwulst) bilden.

Die Krankheit kann primär an mehreren Stellen des Organismus entstehen. Sie befällt die Niere immer sekundär, die Infektion entsteht entweder durch die Tuberkulose der Lunge oder die des Skelettsystems. Sie tritt am häufigsten bei Jugendlichen auf und anfangs betrifft sie nur eine Niere.

Ihre Symptome sind Fieber, Schwäche, eitriges Urin und plötzlich auftretende Hämaturie. Im weiteren Verlauf wird die Grundkrankheit von Infektionen begleitet. Die Nieren verschließen sich und die Stagnation im Hohlsystem zerstört das feine Filtrationssystem der Nierenrinde. Währenddessen entsteht die so genannte eitrige Kittniere.

Seelische Ebene
Die Kapitel über die Niere, Eiter und Infektionskrankheiten sind mit diesem Thema eng verbunden!

Die Niere ist ein Organ der Verarbeitung und der Ausscheidung. Wenn dieses Organ infiziert wird, gerät man unter die starke Kontrolle von jemandem oder etwas, unter eine Kontrolle, die einem vorschreiben will, wie man seine Dinge verstehen soll, wie man sich zu seinem Leben verhalten soll.

Der Kranke unterwirft sich der Kontrolle der anderen, anstatt seine eigene (freudige) Lebensanschauung zu finden. Man glaubt, dass man seine aufkommenden Probleme nur mithilfe der Vorstellungen, Erfahrungen der anderen lösen könne.

Man wird einmal einsehen, dass dieses Prinzip falsch und nicht hilfreich ist, man wählt jedoch den „einfacheren" Weg und man freut sich sogar darüber. Es ist „nachvollziehbar", dass man diesen wählt. Denn man hofft, dass einem dieses Mal Zuwendung geschenkt wird, für einen gesorgt wird, d.h., man muss sich gar nicht mehr anstrengen!

Für diese Krankheit ist charakteristisch, dass Knoten im Gewebe entstehen, was darauf hinweist, dass man dieses Prinzip an sich gebunden und verinnerlicht hat, obwohl man sich darüber im Klaren war und einem auch jetzt bewusst ist, dass man nicht nach seinem Herzen handelt, sondern für jemand anderen.

Weg zur Gesundheit
Der kürzeste und beste Weg zu den selbstständigen Entscheidungen besteht darin, dass man seine eigenen positiven, freudigen Ziele zu erreichen versucht.

OHREN

Physische Ebene
Der Schall ist die periodische Ausbreitung von Druck- und Dichteschwankungen in der Luft. Das Ohr wandelt diese Schallschwingung zuerst in Flüssigkeitsschwingung, dann in Nervenimpulsen um. Unsere paarweise angeordneten Sinnesorgane dienen dem Hören und dem Halten des Gleichgewichts.

Das Außenohr ist ein trichterförmiger Gang, der draußen von der Ohrmuschel umgeben ist. Obwohl es bei den Menschen im Vergleich zu den Tieren zurückgebildet ist, ermöglicht es trotzdem eine feine, geräuschlose Verstärkung. Das Außenohr führt bis zum Trommelfell, das die Schallschwingungen in das Mittelohr in die luftgefüllte Paukenhöhle leitet. Die Letztere ist durch die Ohrtrompete mit dem Rachen verbunden. So wird die Paukenhöhle belüftet und der Druckausgleich ermöglicht. Hier liegt die Gehörknöchelchenkette, die ein System von mit aneinander verbundenen festen Gelenken ist, das die Impulse auf das mit Flüssigkeit gefüllte Innenohr weiterleitet.

Das Innenohr ist in das sehr harte dreiseitige Felsenbein (Pyramide), einen Teil des Schläfenbeines eingebettet. Ein Teil davon ist die knöcherne Gehörschnecke. Auf der feinen Basilarmembran, die an die Flüssigkeitsschichten grenzt, verlaufen die von den Gehörknöchelchen vermittelten Schwingungswellen, die mehrere Zehntausende Haarzellen auf der Membran in Nervenimpulsen umwandeln.

Die Stärke des Schallreizes äußert sich im Ausschlag der Membran. In Bezug auf die Frequenz, für die das Ohr an der Hörschwelle am empfindlichsten ist, ist die Bewegung der Membran unvorstellbar klein, kleiner als der Durchmesser des Wasserstoffatoms (Hundertmillionstel cm), und diese kleine Bewegung wiederholt sich regelmäßig 3000-mal pro Sekunde.

Die Amplitudenschwankung des hörbaren Schalls ist auch faszinierend, wodurch das Ohr alle von den Menschen geschaffenen Messgeräte übertrifft. Stellen wir uns einen Voltmesser vor, mit dem man sowohl ein Millionstel Volt als auch eine Million Volt messen kann, ohne dass dieses Gerät beschädigt wird. Dass das menschliche Ohr Töne mit einer Schallintensität von 0 dB (Dezibel) bis 120 dB (Dezibel) hören kann, bedeutet im Wesentlichen dasselbe.

Die Impulse aus dem Innenohr gelangen durch die Hörbahnen ins Gehirnzentrum. Hier werden die akustischen Reize aus den zwei Gehörschnecken miteinander verglichen, was dem Richtungshören dient. Auf weiteren Wegen kommen die Impulse in die Hirnrinde, wo die akustischen Reize verarbeitet und gespeichert werden. Die physikalische Definition des Schalls wurde bereits oben angegeben. Aber die physiologische Schallempfindung und das psychologische Stimmerlebnis sind unterschiedlich. Das hängt nicht mit dem Ohr, sondern mit dem Ganzen zusammen.

Der andere Teil des Innenohrs ist wirklich ein dem Labyrinth ähnliches, komplexes knöchernes Hohlraumsystem, in dem sich ein noch komplexeres, häutiges Labyrinth befindet. Dieses Labyrinth ist unser Gleichgewichtsorgan. Es besteht aus drei senkrecht zueinander stehenden in drei Raumrichtungen liegenden Bogengangsringen. Wenn sich der Kopf in irgendeine Richtung bewegt, bleibt die Flüssigkeit dementsprechend mindestens in zwei Bogengängen – wegen seiner Trägheit– stehen, d.h. eine relative Strömung entsteht gegen die häutige Wand der Bogengänge. So werden die Sinneszellen in der Wand erregt und eine Reihe von Impulsen informiert das Nervensystem über den Umfang, die Richtung und die Winkelgeschwindigkeit der Drehung.

Die häufigsten (und die bekanntesten) Erkrankungen sind Schwerhörigkeit, Taubheit, Ohrenschmalzpfropf, akute Mittelohrentzündung, Ohrenklingen, Ohrensausen sowie Tumoren im Außen-, Mittel- und Innenohr.

Die Ohrenkrankheiten äußern sich im Allgemeinen durch Jucken, bei Entzündungen durch seröse, blutige, eitrige usw. Sekretion aus dem Gehörgang sowie durch Fieber, Schmerzen und Hörverschlechterung.

Behandlung
Bei Entzündungen: entzündungshemmende Medikamente, Antibiotika, durch Durchstechung des Trommelfells, die Entleerung des wegen einer Entzündung entstandenen Sekrets. In einem schweren Fall, wenn der Schädelknochen betroffen ist: Operation. Kurzum: medikamentöse und operative Behandlung.

Seelische Ebene
Die primären Ursachen für die Ohrenkrankheiten sind die Reize, die man bewusst oder unbewusst gehört hat. Aus diesen Kenntnissen zieht man eine für sich selbst ungünstige Schlussfolgerung. Man hört die Sachen nicht richtig und interpretiert sie falsch. Man hört die Informationen nicht, die einem auf irgendeine Weise helfen könnten. Der Grund des „Nicht-Hörens" ist, dass man sich auf etwas ganz anderes konzentriert. (Wir hören immer alles, aber es wird uns nicht bewusst.) Man konzentriert sich nur darauf, was man hören möchte! So hat man keine Zeit und keine Lust mehr, das zu suchen, was wirklich wichtig und wesentlich ist.

Der Konflikt und die Krankheit entwickeln sich daraus, dass man weiß, was man tun sollte, aber man verbringt seine Zeit mit etwas ganz anderem. Die Differenz zwischen dem Wissen und den darauf folgenden Taten führen zur inneren Anspannung und man wird müde. Infolge der Müdigkeit wählt man den „einfacheren" Weg: Man verschließt sich und will keine weiteren Informationen hören.

Hören ist aber notwendig!

Wenn man nicht hört, was man braucht, soll man solche Dinge hören, die einen nerven, die in einem innere Anspannung auslösen. (Umgekehrt ist es auch wahr! Wenn man auf die für sich selbst wichtigen Sachen bewusst achtet, bleiben die unangenehmen Reize fern!)

Man nimmt Dinge wahr, die für einen unangenehm sind, also man bemüht sich, sich vor diesen irgendwie zu schützen.

Einst (als ich noch kein Auto hatte) fuhr ich mit dem Bus zu den Patienten. Nach einem anstrengenden Tag stand ich an der Bushaltestelle und bat die Götter darum, dass sie es für mich tun, dass ich dieses Mal nicht mit dem Bus fahren muss. Ich dachte: Ich bin so müde, sie sollten mir helfen, mein Problem zu lösen. Und sie haben mir geholfen! Ich sollte nie mehr mit dem Bus zu meinen Patienten fahren. Ich sollte nirgendwohin fahren. Aus meinem Leben sind die Patienten verschwunden, die ich nur durch eine lange Reise hätte erreichen können. Mein Wunsch wurde erfüllt, aber ganz anders, als ich es mir gewünscht habe.

Bei Schwerhörigkeit geht es um dasselbe. Wir möchten etwas vermeiden und uns fällt nicht einmal das gesetzte Ziel ein. Dadurch, dass wir unser Ziel erreichen, ergibt sich, dass wir die unangenehmen Wirkungen vermieden haben. Die Folge davon sind Schwerhörigkeit, Gleichgewichtsstörung bzw. Taubheit. Letzteres entsteht, wenn wir über eine längere Zeit auf unseren falschen Angewohnheiten beharren.

Ich will keine Kritiken hören und ich will, dass die störenden Stimmen verstummen! Nicht die störenden Stimmen hören auf oder, besser gesagt, sie werden nicht so aufhören, wie man es sich vorstellt. Sein Ohr wird verstopfen oder sein Hören wird sich verschlechtern. In diesem Fall verschwinden auch die innere Unruhe auslösenden Stimmen!

Betrachten wir das auch unter einem anderen Aspekt: Das stellt nämlich auch eine vorsichtige Warnung dar (sein Hören hat sich verschlechtert). Man soll sich endlich auf die eigene Stimme konzentrieren, man soll daraus die Konsequenzen ziehen, damit man sich in der Zukunft auch anderen Menschen gegenüber öffnen kann. Stattdessen achtet man auf alles, nur auf sich selbst nicht! Die Stimme, die Worte der anderen bedeuten nie das höchsterwünschte Wort, einem wird immer der Misserfolg zuteil.

Die nächste Problemquelle ist, dass man die Informationen, die man erhält, mit negativen Vorzeichen hört und falsch interpretiert. Man interpretiert sie falsch, weil nur ein Bruchteil davon einem bewusst wird. Mehr kann einem auch nicht bewusst werden! Man ist voll von falsch interpretierten und missverstandenen Aussagen.

Zum Schluss noch eine Ursache, die zur Erkrankung der Ohren führen kann: Man will etwas sehr hören! Da man die Informationen nur teilweise kennt, verliert man die Harmonie und dadurch kann man auch sein Gleichgewichtsgefühl verlieren.

Ohrensausen

Seelische Ebene
Der Grund des Ohrensausens ist das Empören über das Gehörte im Inneren und in der Außenwelt und die daraus folgende innere Unruhe.

Man wählt statt des Verständnisses das Grübeln, z. B., man nimmt die Gelegenheiten nicht wahr. Das Wesen des Ohrensausens besteht darin, dass das gesagte Wort „im Ohr" stecken bleibt und dort einen starken Widerhall auslöst. Der starke Widerhall weist auf bedeutende emotionale Reaktionen hin.

Die jeweilige Person kann nicht einmal zur Entscheidung kommen, sie will das Gehörte nicht reinlassen. Man stellt lediglich fest, dass alles, was man erfahren hat, eindeutig schlimm sei!

Man bemüht sich, Grenzen zu setzen, zu selektieren, aber das tut man so, dass alles in seinem Kopf saust. Anstatt den Rücken zu kehren, wählt man das Einreden. Man will oft sich selbst überzeugen. Im Klartext: Man will sich selbst von der Stichhaltigkeit von etwas überzeugen. Es ist ganz einfach, den Verlierer vorauszusagen! Denken wir daran: Wenn wir viele Informationen erhalten und sie sich noch nicht besänftigt haben, saust unsere ganze Welt und ist sie chaotisch! Das bezieht sich auch auf die Gedanken!

Der Ausweg
Man muss schnell und mutig handeln: Wenn man weiß, was einen stört, soll man dem den Rücken zudrehen und sich in die andere Richtung begeben! Man soll einen Ort in seinem Leben, in seinen Gedanken suchen, aber auch finden, der für einen die Insel der Ruhe bedeutet. Man soll die sicheren Anhaltspunkte finden, die in einem gute Gefühle wecken. Alles kann in Betracht kommen, was wichtig dabei ist: Es soll still sein!

Ohrenklingeln

Die Schutzengel machen einen darauf aufmerksam, womit man sich vor 1-2 Stunden beschäftigt hat. Man hört flüsternd die Lösung im Ohr, man hört klingend die Worte der Wahrheit, aber sie werden einem nicht bewusst.

Es gibt auch eine viel gewöhnlichere Interpretation dafür, die ebenso wahr ist. Sie unterscheidet sich von dem Vorangehenden nur darin, dass sie die andere Seite der Medaille ist. Wir suchen tief in unserer Seele die Lösungen für die ungeklärten Situationen und warten darauf, dass jemand sagt, was unsere Aufgabe ist, was die Wahrheit ist!

Das ist ein zwiespältiges Gefühl: Ein Teil unseres Wesens will, dass ihm der Ausweg gezeigt wird, der andere will diesen Weg selbstständig entdecken. Dieser Zwiespalt kann schon Ohrenklingen auslösen.

Wenn dieses Paradox lange besteht, festigt es sich. Das heißt, dass wir bewusst oder unbewusst lange auf etwas ganz anderes hören als auf den Wunsch unseres Herzens!

Der Ausweg
Es ist dem vorhin Beschriebenen ähnlich, aber hier muss man auf etwas anderes, auf konkrete Dinge hören!

Wir müssen auf die „kleinen" Warnungen achten, die auf eine Gefahr hindeuten. Es könnte sein, dass keine Gefahr besteht, aber wir müssen das wissen! Wir müssen sogar auch das Folgende wissen: Wir sind in Sicherheit.

Ohrenschmalz

Das Schmalz lässt die Informationen nicht weiter. „Etwas kommt einem zum einen Ohr herein und geht zum anderen wieder hinaus." Man lässt sie nicht weiter, weil man die Dinge für beleidigend, schmerzhaft hält, die man erfahren hat. Infolgedessen entwickelt man einen natürlichen Schutzmechanismus. Er wird das Schmalz sein!

Das Schmalz erfüllt zwei Funktionen: Es hält Dinge fern und es sorgt für Reibungslosigkeit.

Wenn man sich mit nichts anderem beschäftigen kann – nur mit dem Gehörten – kommt es zum Verschluss.

Ohrenschmalzpfropf (Verstopfung)

Das ist eine Schutzreaktion, ein „erfolgreicher" Verschluss. Man wählt den Verschluss statt einer klugen Tat, positiven Einstellung. Damit man einige unangenehme Stimmen nicht hört, mitbekommt, sollen sie – auch wenn vorläufig – ausgeschlossen werden. All dies führt zu einer viel schwierigeren Aufgabe: Man soll sich mit sich selbst konfrontieren! Und nämlich so, dass man keine Hilfe bei der Lösung, bei der „Auflösung" bekommt.

Man schützt sich durch Verschluss vor den neuen Informationen, weil die früheren auch noch in seinem Ohr – ungelöst – klingen.   Das Ziel der Verstopfung ist, dass man endlich auf seine eigene innere Stimme, die Worte der Wahrheit hört! Es ist von Belang, die bisherigen Informationen zu klären. Es wäre albern, wenn man sein weiteres Leben auf einem Grund aufbauen würde, den man nicht klar sieht und dessen Wesen man nicht kennt.

Der Ausweg
Man soll seine bisherigen Kenntnisse analysieren und das erworbene Wissen anwenden!

Hörminderung, Schwerhörigkeit

Physische Ebene

Ein Mittel der menschlichen Kommunikation ist das Sender-Empfänger-System. Auf der Seite des Senders ist das Sprechen, auf der Seite des Empfängers ist das Hören. Sollte einer von beiden geschädigt werden, führt dies zu schwerwiegenden Folgen, da der Mensch von Natur aus ein geselliges Wesen ist. Der Schwerhörige oder der Gehörlose wird aus der Gesellschaft ausgestoßen. Da man am Rande der Gesellschaft lebt, zieht man sich zurück, verschließt man sich und Depression oder Aggression überwältigen einen.

Menschen lernen das Sprechen durch die Nachahmung von Stimmbildern. Wenn man das Hören vor der Entwicklung der Sprachfähigkeit verliert, wird man taubstumm.

Wenn einem Probleme bereitet, das Gespräch in einer Gesellschaft zu verstehen, spricht man von Schwerhörigkeit. Jede Schädigung, die den Schallleitungsapparat betrifft, führt zur Hörminderung, vor allem durch Entzündungen in den Nasen- und Nebenhöhlen, im Rachen und Mittelohr, besonders dann, wenn sie spät oder nicht völlig behandelt werden. Die Geräusche der industriellen Anlagen sind auch sehr schädlich. (Die für das Ohr noch erträgliche Schallstärke ist zwei Billionen Mal größer als die des noch hörbaren Schalls. Der Lärmpegel (Musik, Geräusch), der die Obergrenze dieses unglaublich breiten Bereiches übersteigt, verursacht schon Schmerzen und seine Wirkung ist extrem schädlich.)

Es gibt auch Hörschäden, die durch das Nervensystem bedingt sind. In diesem Fall kann das innere Ohr (Schnecke) oder die Hörbahn durch Verletzung, Entzündung oder die häufig auftretende Kalkablagerung geschädigt werden.

Seelische Ebene

Die Ursache dieser Erkrankung besteht darin, dass man sich über eine lange Zeit von der Außenwelt abkapselt.

Es ist eine „gute Möglichkeit", dass man nur das erfährt, wovon man hören will. Man verschließt sich vor der Außenwelt, weil man auch mit seiner Seele auf Kriegsfuß steht. Hier spreche ich von der Hörminderung, die sich allmählich (im Laufe des Lebens) entwickelt. Die Hörminderung ist direkt proportional zum Ausmaß der **„Verwirrung"** in seinem Bewusstsein. Je größer das Chaos ist, je mehr Informationen man nicht verarbeitet, desto mehr verschlechtert sich das Hören.

Der Kranke fühlt sich schwach, kraftlos, deshalb kompensiert man die Störfaktoren auf diese Art und Weise, die einen seiner Meinung nach noch mehr schwächen. Man verschließt sich immer mehr (und hofft ohne besondere Konsequenzen davonzukommen).

Das ist nicht unbedingt eine bewusste Handlung und Reaktion, aber die Worte, die Hilfe und Freude bedeuten, sind „draußen geblieben" und deshalb ist man müde geworden. Die Müdigkeit kann verursachen, dass man sich verschließt.

Ohrspeicheldrüsenentzündung *(Parotitis)*
(epidemische Parotitis) MUMPS

Physische Ebene
Das ist eine Viruskrankheit, die sich durch Tröpfcheninfektion verbreitet. Die Speicheldrüsen und vor allem die Ohrspeicheldrüsen sind betroffen. (Latenzperiode: 14-21 Tage) Die Ohrspeicheldrüsen schwellen auf einer oder auf beiden Seiten an und werden schmerzhaft.

Neben Fieber, Entkräftung, schlechtes allgemeines Wohlbefinden können bei Männern Hodenentzündung und bei Frauen Eierstockentzündung als Komplikation auftreten. Sie kann auch mit Gehirnhautentzündung einhergehen, deren Verlauf aber gutartig ist.

Behandlung
Es wird symptomatisch behandelt.

Es werden Bettruhe verordnet, das Fieber gesenkt und die Schmerzen gelindert. Der Kranke soll separiert werden.

Aspirin, Codein, Vitamine und viel Flüssigkeit, vollständige physische Ruhe sind notwendig. Nach Erfahrungen können Folgekrankheiten bei der Einhaltung der vollständigen Bettruhe nur sehr selten oder überhaupt nicht auftreten.

Die Prävention erfolgt durch Schutzimpfungen. (Sie gibt es schon in den USA.)

Seelische Ebene
(Siehe auch: Entzündungen, Infektionen bzw. Erkrankungen der Ohren)
Man entwickelt ein Verhaltensmuster, wie man auf die Worte reagiert, die man hört oder zu hören meint. Ein Muster, das sich auf sein ganzes Wesen auswirkt und als Leitmechanismus funktioniert.

Dadurch versucht man sich vor dem Gehörten auf eine natürliche Art und Weise zu schützen.

Die Ohrspeicheldrüsen haben eine bedeutende Rolle bei der natürlichen Abwehr. Es ist leicht nachvollziehbar, welche Bedeutung es hat, wenn wir nur diejenigen Worte in unser Leben reinlassen, die uns irgendwie helfen können. Die störenden, verwirrenden Sätze muss man gelegentlich ausschließen.

Unabhängig davon ist jedoch ein harmonisches Verschließen-Reinlassen notwendig. Im Allgemeinen ist die Erkrankung auf den Konflikt in der Familie zurückführen!

Unter „Familie" verstehe ich (**auch**) das, wenn eine Person irgendetwas gesagt, zum Ausdruck gebracht hat, deren Meinung, Worte für einen von sehr großer Tragweite sind.

Bei Erwachsenen kann es eine verhängnisvolle Folge haben, weil man glaubt, im Erwachsenenalter eine stabile Persönlichkeit zu haben. Wenn aber ein solche Kritik in der Familie formuliert wird, die das Ich eindeutig beeinflusst, kann es passieren, dass man auch seine restliche Lebensfreude verliert.

Man rebelliert gegen das Gehörte, das Wahrgenommene, aber man unterdrückt dieses Leid, man spricht darüber nicht. Es gärt in einem, aber man weiß es – nur dies –, dass man nicht Recht hat!

Auf dem **Weg zur Gesundheit** soll man auf jeden Fall die nächste Stufe erreichen und die Fragen stellen: Worin habe ich Recht? Was ist der Wahrheitsinhalt des Gesagten? Man muss die nützlichen Kenntnisse auswählen, die man integrieren kann.

Ohren-Ekzem

Physikalische Symptome
Die folgende Beschreibung von Ekzem bezieht sich auf alle am Körper auftretenden Ekzeme. Das Ekzem im äußeren Gehörgang (und eventuell in der Ohrmuschel) ist eine chronische Krankheit, die mit Juckreiz und Nässen einhergeht.

Das Ekzem ist durch flächenhafte, inselartige Veränderungen der Haut gekennzeichnet. Die Haut ist trocken, verdickt sich, wird rissig und wirkt rau. Es ist auf Allergie zurückzuführen.

Behandlung
Es wird medikamentös mit Nebennierenrindenhormon-Präparaten (lokal und mit Tabletten) behandelt. Das Sonnenlicht, die UV-Bestrahlung, das Quarzen haben eine wohltuende Wirkung auf die Haut mit Ekzemen. Cremes, Salben, Pasten, Flüssigkeiten gegen Juckreiz usw. werden ebenfalls verwendet.

Seelische Ebene
Die Ursachen stimmen völlig oder teilweise mit den der verschiedenen Hautveränderungen überein. Hier geht es auch um eine Überreaktion, über die einem die Kontrolle entglitten ist.

Man schützt sich über eine längere Zeit übertrieben vor einer äußeren Wirkung, anstatt sie anders zu betrachten und sich zu bemühen, die umliegende Welt zu verstehen.

Man hat das entsprechende Gleichgewicht verloren, es kommt zu Störungen in seinem Wertesystem. So kann man nicht mehr verstehen, wie sich die Umwelt auf sein Leben direkt auswirkt.

Seine Erfahrungen führen dazu, dass das „Feuer des Lebens" auf dem jeweiligen Gebiet erlischt, es nicht mehr so stark brennt bzw. sich das Immunsystem und die Funktion des Organismus verändern. Dies hat zur Konsequenz, dass ungesunde Zellen entstehen, sich die gesunden Zellen verändern und nicht mehr optimal funktionieren.

Weg zur Gesundheit
Man soll das Niveau erreichen, wo man die Dinge wahrnimmt. Man nimmt sie nicht nur wahr, sondern man kann auf Grund dieser Dinge Entscheidungen treffen, um sich und sein Selbstvertrauen zu stärken.

ÖDEM

Physische Ebene
70% des menschlichen Organismus bestehen aus Wasser. Die Körperflüssigkeit setzt sich aus Salzlösungen in verschiedenen Konzentrationen zusammen, sie befindet sich in voneinander klar abgegrenzten so genannten Flüssigkeitsräumen. Diese Grenzen werden durch sehr feine Membranen, Kapillaren, Lymphgefäße und Zellwände gebildet, zwischen denen Druck- und Konzentrationsunterschiede durch die Filtration von Wasser ausgeglichen werden.

Die Flüssigkeitsaufnahme und -abgabe sowie der Abfluss und die Resorption im Gewebe stehen unter normalen Verhältnissen im Gleichgewicht. Der Abfluss und die Resorption im Gewebe betragen bei einem gesunden Menschen 400 bis 500 Liter pro Tag!

Es kommt zur Wassersucht (Ödem), wenn
- der Übertritt von Flüssigkeit aus dem Gefäß steigt oder
- die Resorption von Flüssigkeit sinkt.

Infolgedessen entstehen krankhafte Wassereinlagerungen im Gewebe.

Die **Ursachen** dafür: Die Gefäße verengen sich oder darin entstehen Hindernisse (Thrombose, Embolie, Tumorzellen). Bei Herzkranken entwickeln sich Ödeme aus den gleichen Ursachen: bei Rechtsherzinsuffizienz ist der große Kreislauf, bei Linksherzinsuffizienz der kleine Kreislauf betroffen. Die akuten, sogar in einigen Momenten entstehenden Ödeme sind durch Allergien bedingt. Eine lebensgefährliche, spektakuläre Katastrophe stellt beispielsweise das Kehlkopfödem dar.

Seelische Ebene

Das Hauptproblem besteht darin, dass das körperlich-seelische Feuer im Ödembereich erlischt und das Wasser überwiegt, das sich anschließend da staut.

Das Erlöschen des Feuers kann möglicherweise darauf zurückgeführt werden, dass man über eine Menge von Kenntnissen verfügt, mit denen man nichts anfangen kann oder will. Diese unverarbeiteten Ereignisse nehmen einerseits die zum „Brennen" notwendige Kraft, andererseits beeinträchtigen sie das bereits existierende Feuer.

Wenn die Ödeme durch eine Nierenerkrankung (Nierenversagen, Nierenunterfunktion) bedingt sind, versteht der Kranke etwas nicht und will er etwas nicht verstehen. *(Siehe auch: Alkoholismus)*

PANIKATTACKE

Physische Ebene

Sie sind kurz andauernde, aber häufig wiederkehrende, unberechenbare, starke Angstzustände, Angstattacken, die oft mit einem extremen Abscheu einhergehen. Die Angstzustände haben die folgenden Symptome: Am häufigsten treten heftiger Herzschlag, Schwindel, Brechreiz, eventuell Erbrechen, Durchfall, Erstickungsgefühl auf, ferner Zittern, Kopfschmerzen, Schweißausbrüche, Magenkrampf.

Es ist ebenfalls charakteristisch, dass der Kranke sich bedroht fühlt. Jeder Kranke hat ohne Ausnahme Angst vor den Angststörungen, was seine alltägliche Lebensführung schwer beeinträchtigt. Schließlich – es ist eine Frage der Zeit – wird man gebrochen und depressiv.

Behandlung
Die Depression und Angststörung kann medikamentös im Rahmen einer Verhaltens-, Relaxations- oder Psychotherapie behandelt werden.

Seelische Ebene
Der Konflikt des Kranken, der unter Panikattacke leidet, besteht darin, dass er sich vor allen äußeren und inneren Dingen verschließt, so wird das ihm innewohnende Feuer, die ihm innewohnende Freude stiller. Er wird kraftlos und neigt dazu, Entscheidungen aufgrund seines bereits vorhandenen Halbwissens zu treffen. Dieses Halbwissen wird in den Vordergrund treten und ihn überwältigen.

Die wichtigste Frage, die man da stellen kann, ist das Warum.

Warum verschließt man sich?

Das ist die Endstation eines sehr langwierigen Prozesses, der von der Unterbewertung über die Wertlosigkeit, Vergeblichkeit bis zur Aussichtslosigkeit führt.

Nehmen wir das jetzt näher unter die Lupe!

Er lässt zu, dass eine eingeschränkte Sichtweise ihn überwältigt.

Wir sollten die Dinge ernst nehmen, vor denen er sich fürchtet und graut, nur auf diese Weise können wir ihn von seinen Schwächen befreien.

Auslöser der Krankheit
1) Das innere Feuer erlischt.
2) Die Deprimiertheit, die Lustlosigkeit bestehen dauerhaft.
3) Man empfindet Leere, man wird offen gegenüber der Traurigkeit.
4) Die Aura und die Geistigkeit/Individualität sind geschwächt.
5) Man empfindet dämonische Kräfte, Ängste und Panik.

Der Mensch mit einem gesunden Bewusstsein und Körper strahlt das freudige Licht des Lebens aus. Wenn dieses Licht erlischt, wird man den äußeren, Angst verursachenden Faktoren gegenüber offen.

Jede Krankheit wurzelt im menschlichen Bewusstsein.

Jede Krankheit schöpft die Kraft aus einer falschen seelischen Eigenschaft, damit sie weiter bestehen kann.

Sie kann sich nur in einer Person entwickeln, die ihr Selbstvertrauen, die strahlende Liebe verloren hat.

Nachdem das Licht vollkommen erlischt, kommen die Ängste zum Vorschein.

PARANOIA *(Verfolgungswahn)*

Physische Ebene

Der Betroffene wird nach und nach heimtückisch von Wahnbildungen überwältigt, die dauerhaft werden und auf die man keinen Einfluss nehmen kann. Hingegen kann er die Dinge über seine Wahnbildungen hinaus weiterhin richtig beurteilen. Das bedeutet, dass sein Bewusstsein klar ist und er klar denken kann. Sein Intellekt und seine Berufstätigkeit sind davon ebenfalls nicht betroffen.

Die wichtigsten Symptome sind die stetigen Wahnvorstellungen, wie z.B. der Größenwahn, bzw. die Formen der Paranoia, die durch das übertriebene eigene Interesse, die vermeintlichen oder geschehenen, aber unwesentlichen Ungerechtigkeiten gekennzeichnet sind. Der Kranke beurteilt diese als schwerwiegend, was später zu Wahnvorstellungen führen wird. Obwohl der Intellekt nicht betroffen ist, kann die Paranoia eine sehr schädliche Wirkung auf die Ehe und die dauerhaften Beziehungen ausüben.

Seelische Ebene
(Siehe auch: Ängste. Panikattacke)
Wir sollen den Kranken und diese Krankheit ernst nehmen! Für uns sind seine Dinge sinnlos und unbegreifbar. Auch wenn sie nicht existieren, sind sie für den Kranken durchaus wahr und üben eine deutliche Wirkung auf ihn aus. **Sie sind in seiner Welt durchaus real!** Wir sollen dies unbedingt in Betracht ziehen. Nehmen wir Rücksicht auf seine Dinge und zeigen wir Verständnis für ihn, mit dem wir ihm einen positiven Weg in seinem bittersüßen Leben zeigen können.

Da scheint vielleicht am wichtigsten zu sein, dass der Betroffene über kein Krankheitsbewusstsein verfügt! Er nimmt seinen Zustand hin, er betrachtet ihn zwar als normal, aber es ist ihm auch bewusst, dass dieser Zustand schlecht ist.

Er wendet sich allzu sehr nach außen! Er lenkt seine Aufmerksamkeit auf die Dinge der Außenwelt, die sich gegen ihn richten, und man findet sie meistens auch!

Gehen wir der Frage nach, warum er sich derart nach außen wendet.

Man muss seinen Blick, seine Aufmerksamkeit immer auf etwas richten, denn nur in diesem Fall kann man seine Triebkraft bewahren, aus der man immer wieder Energie schöpfen kann.

Man wendet sich nach außen, man beobachtet die Außenwelt, weil das, was man darin gefunden hat, einen schockiert und erschreckt. Seiner Meinung nach kann man denjenigen, die sich in der Außenwelt befinden, nicht zuhören. Seine erworbenen Kenntnisse beginnen einseitig zu werden und die unmittelbare Folge dieser Einseitigkeit ist die Störung seiner Persönlichkeit.

Die gestörte Persönlichkeit, seine Seele wissen nicht mehr, wie sie die Kritiken ertragen könnten, deswegen versuchen sie einen Ausweg zu finden. Die Suche nach einem Ausweg ist wegen der Einseitigkeit und mangelnden Kenntnisse von vorneherein zum Scheitern verurteilt. Dieses schwache Innere kann die Schwierigkeiten nicht mehr ertragen, die sich daraus ergeben, wie man sich selbst beurteilt.

Hinsichtlich dieses Phänomens ist es völlig unwichtig, ob es wirklich Dinge gibt, die einen verfolgen. Man wird sowieso die Gelegenheit suchen und finden, auf solche Dinge zu stoßen. Wenn jedoch nichts auf diese hinweist, schafft man sie.

Auf dem **Weg zur Gesundheit** sollte man zuerst erkennen, dass etwas gar nicht in Ordnung ist! Vielleicht fällt es einem am schwierigsten. Wir sollten uns darüber nicht wundern, dass der Kranke seine Ideen nicht aufgibt. Sie „schützen" ihn vor zahlreichen Problemen, d.h., er hat etwas Gutes daran gefunden.

Der Kranke kann sagen, dass er keine Kraft habe, sich zu verändern!

Betrachten wir dieses Problem von einer anderen Seite.

Wenn er Kraft hat, diesen sehr unangenehmen, bedrückenden Zustand aufrechtzuerhalten, hat er auch dazu Kraft, sich zu verändern! Obwohl er in diesem Fall eine andere Einstellung braucht.

Da müssen wir, wie auch in vielen anderen Fällen, unseren Verstand ausspielen: Wir sollen Dinge tun, die nicht auf den Widerstand des Kranken stoßen. (Wenn wir die Situation nicht mehr beherrschen – aber auch in anderen Fällen, wenden wir uns an einen Facharzt!)

Ich habe so oft erwähnt, dass es wichtig sei, unser Glück zu finden. Hier soll man es auch finden!

Man kann sein verloren gegangenes Glück finden, wenn man sich seiner Kraft bewusst wird. Man muss solche Tätigkeiten finden, in denen man Hilfe leisten und Kraft geben kann.

Es gibt solche Tätigkeiten, der Kranke hat nämlich schon so viel darüber geredet!

PARKINSON-Krankheit

Der Parkinson-Kranke ist vor allem dadurch gekennzeichnet, dass er den Stress, die Spannung des Alltags nicht verarbeitet und nicht ausspricht.

Er unterdrückt sie, wendet sich nach innen und hat das Gefühl, dass alles und alle ihn allein gelassen hätten. *(Er hat auch dieses Gefühl, wenn die Wirklichkeit und die Fakten etwas ganz anderes zeigen!)*

Es gibt Menschen um ihn.

Es gibt Menschen, mit denen er rechnen kann.

Es gibt Menschen, mit denen er seine Probleme besprechen könnte, aber ...

Aus einem „rätselhaften" Grund hat er keine Kraft dazu. Er zieht die Folgerung, dass er seine Probleme mit niemandem besprechen könne ...

Er hat nicht gelernt, dass es keine Sünde ist, seine Schwäche zu zeigen, seine seelischen Probleme auszusprechen.

Man funktioniert harmonisch, wenn man sowohl auf die physische als auch auf die emotionale Seite den gleichen Wert legt. Dieses Gleichgewicht ist im Kranken gestört, und zwar das Gleichgewicht der Seite, wo das Symptom entsteht. Das Symptom entwickelt sich auf der linken Seite, wenn das Gleichgewicht der emotionalen Seite gestört ist, auf der rechten Seite, wenn das Gleichgewicht seines Verhältnisses zu den physischen Dingen beeinträchtigt ist.

Er unterdrückt die ihm innewohnenden, ihn verzehrenden Emotionen, die sich immer mehr anstauen. Diese schlechten Gefühle vergiften gänzlich alle guten Erfahrungen. Das bedeutet, dass man umsonst Freude erfährt, erlebt, man kann sie nicht verwerten, denn alles Gute vermischt sich mit den vielen schlechten Gefühlen, die unverdaut, unverarbeitet ihm innewohnen. Wenn dieser Zustand lange andauert, hat der Organismus dies satt und wendet sich gegen sich selbst – vor den seelischen Qualen könnte er auch nichts anderes tun.

Er traut sich nicht, sich für etwas einzusetzen. (Zumindest für die Ziele und Anliegen, die für ihn von Belang sind.)

Na gut, er traut sich, für seine Interessen einzutreten, bis eine ihm nahestehende Person das Gegenteil behauptet. Da erlebt er ein seelisches Tief, er verzichtet auf seine Interessen, was seine innere Unruhe weiter verstärkt.

Die typischste Eigenschaft des Kranken ist die Unsicherheit. Das trifft auch zu, wenn er sich eine andere Eigenschaft vor oder zu Beginn der Krankheit aufzwingen will.

PCO-SYNDROM *(Eierstockzysten)*

(Siehe auch: Zyste, Eierstock, Hormone)

Die Frau trägt viele kleine „Fehler" in Bezug auf die Weiblichkeit und Mutterschaft in sich, mit denen sie nichts anfangen kann oder will, deswegen hat sie alles dafür getan, dies zu verheimlichen.

Sie verfällt derart diesem fehlerhaften Verhalten, dass sie jede Freude an ihrer Weiblichkeit verloren hat, auch die Zärtlichkeit, die so sehr für sie charakteristisch war. Deswegen sind ihr Verhalten und ihre Denkweise zu männlich geworden. (Sie erlaubt sich nicht, Hilfe anzunehmen, denn sie hält es für ein Zeichen von Schwäche.)

PICKEL

Physische Ebene
Der Pickel ist eine eitrige Entzündung im Haarfollikel, in der Talgdrüse. In der verstopften Talgdrüse wird eine Entzündung durch eiterbildende Bakterien um den zurückgebliebenen Talg hervorgerufen. Der angestaute Eiter kann sich spontan entleeren, was eine stecknadelgroße Narbe hinterlässt. Pickel entstehen oft bei Jugendlichen in der Pubertät oder bei Frauen vor oder während der Menstruation.

Seelische Ebene
(Siehe auch: Haut, Eiterungen)
Wie wir wissen, stellt die Haut die erste Verteidigungslinie des Körpers dar. Deswegen lässt sich über die hier entstehenden Entzündungen sagen, dass die Haut dadurch die die innere Anspannung verursachenden Reize – übertrieben – loszuwerden versucht.

Man versucht eigentlich, durch diese Erscheinungsform der inneren Anspannung die nicht gewünschten Menschen, Reize von sich fernzuhalten.

Die Heilung der Pickel entspricht einerseits der Entgiftung des Körpers. Andererseits sind sie die Manifestation eines Konfliktes, der mit dem jeweiligen Körperteil bzw. mit den damit verbundenen Eigenschaften zusammenhängt.

PILZERKRANKUNGEN

Physische Ebene
Die Pilzerkrankungen betreffen zumeist die Haut (und nur seltener die inneren Organe). Die Pilzinfektionen der Haut entstehen vor allem auf der klammen, schweißnassen Hautoberfläche, in den Körperfalten und zwischen den Zehen.

Die Symptome sind Juckreiz, rötliche Hautveränderungen, die ringförmig sind oder einen gelappten Rand haben, Flecken und Bläschen im jeweiligen Bereich. Zusätzlich kann es zu Sekundärinfektionen kommen.

Behandlung
Pilzinfektionen werden mit Antipilzmitteln behandelt. Man muss das Schwitzen mäßigen, die Haut trocken halten. Das Sonnenbaden hat eine wohltuende Wirkung.

Seelische Ebene
Pilze sind lebende Organismen, die die feuchten, dunklen und vor Sonne geschützten Bereiche mögen, denn sie können sich nur hier festsetzen und vermehren.

Sie gewinnen ihre Nährstoffe aus zerfallendem, organischem Material. Organische Materialien entstehen ständig auf der Haut, so bietet sie einen hervorragenden Nährboden für Pilze. Die Zellen sterben in der oberen (äußeren) Hautschicht ab und die abgestorbenen Zellen stellen einen guten Nährstoff für diese Organismen dar.

Doch nicht alle Menschen werden von Pilzen befallen!

Was ist der Grund dafür?

Das innere Feuer bzw. der Wärmehaushalt und die Energieversorgung des jeweiligen Bereichs werden beeinträchtigt. Für die Energieversorgung ist das Gehirn bzw. das Bewusstsein verantwortlich, abhängig davon, welche und wie viele Reize ins Gehirn weitergeleitet werden. Aufgrund der erhaltenen Informationen sendet das Gehirn Impulse aus, um das Problem zu beseitigen. Das funktioniert nur dann, wenn es die Informationen erhält und fähig ist, das Problem zu erkennen, wenn es ihm bewusst wird, um welche Probleme es geht.

Im Bereich, wo sich die Pilze festsetzen bzw. leben können, erlischt das Feuer des Lebens.

Warum erlischt es?

Wieso denn nicht?

Wenn wir diese Aussage zum erstenmal hören, mag sie eigenartig sein, möglicherweise auch zum zweitenmal, trotzdem steht sie der Wirklichkeit nahe!

Es ist ein ganz normaler Prozess, dass das Feuer früher oder später erlischt und keine Wärme und kein Licht mehr gibt, wenn wir es (mit brennbaren Materialien) nicht nähren.

Der menschliche Organismus funktioniert auf dieselbe Weise. Wenn wir auf dem jeweiligen Gebiet keine Freude finden, die das notwendige brennbare Material für das Feuer darstellt, erlischt das Feuer und entsteht der Lebensraum für die Pilze!

Der Fußpilz kommt beispielsweise sehr häufig im Militär vor. Es ist nachvollziehbar, warum gerade hier, wenn die Neulinge nicht so viel Lust haben, hier zu sein und „Schritte zu machen".

Weg zur Gesundheit

Das beste, wirksamste Medikament ist – neben den herkömmlichen Mitteln – die Freude! Man muss die Lebensfreude auf dem jeweiligen Gebiet wieder beleben und erleben. Denken Sie darüber nach, was ich im vorangehenden Teil geschildert habe, wie man es erreichen kann.

POLYP

Physische Ebene

Anfangs sind diese Tumoren flache Gebilde. Während ihres Wachstums nehmen sie eine längliche, gestielte Form an. Da sie im Allgemeinen vielfach auftreten, erinnern sie an die wogendenen Arme eines Polypen.

Daher stammt ihre Bezeichnung.

Sie entstehen aus Epithel und sind Ausstülpungen der Schleimhaut, die auch aus deren Gewebe bestehen und zahlreiche Drüsen enthalten. Sie entwickeln sich oft in der Nase, in der Nasennebenhöhle, in der Kehle, im Magen, in der Harnblase sowie in der Gebärmutter und im Dickdarm, wo sie auch vielfach erscheinen können und Tausende von Polypen die Schleimhaut befallen können. Wo sie sich auch befinden, brauchen sie Platz, und es kommt leicht zu ihrer Blutung.

Die Polypen sind normalerweise gutartig, aber wenn sie wachsen – vor allem im Dickdarm –, können sie nach einer Weile bösartig werden.

Seelische Ebene
Der Polyp schöpft die zu seinem Leben, seiner Existenz notwendige Energie aus einer völlig harmlosen Dummheit, Hemmung. Ich möchte betonen, dass es – unter diesen Verhältnissen – um sehr vernünftige Veränderungen geht. Wie viel Sinn hat das, wenn wir uns verschließen und eine übertrieben starke Mauer um uns errichten? Es ist wirklich angenehm, im sicheren, warmen Zimmer zu sitzen, in dem wir nur den Reizen ausgesetzt sind, die wir reinlassen. Es ist wohl gut und sicher!

Aber wir dürfen nicht vergessen, warum wir die Tür hinter uns geschlossen haben. Wir müssen es getan haben, weil wir Angst haben! Natürlich können wir es uns ausreden – wer könnte sein trauriges Schicksal nicht begründen –, jedoch bestehen unsere Probleme weiterhin!

Wir können die Polypen als vollkommen gutartige Parasiten betrachten, was nicht weit von der Wirklichkeit entfernt ist! Wir können winzige Diktatoren finden, die wir uns überordnen und denen wir uns unterwerfen können, und wir können dies auch immer entsprechend begründen. Das kann ein sehr einfaches Prinzip sein: Man denkt, man sei unglücklich, folglich … Da können wir sehr vielfältige Gründe aufführen, was aber nichts an der Situation ändert!

Der Kranke ist vor allem dadurch gekennzeichnet, dass er seine Fähigkeit verloren hat, sich kontinuierlich zu erneuern und ein ruhiges Leben zu führen. Entweder hat er sich noch gar nicht auf den Weg gemacht oder nicht mit dem Elan, der ihm helfen würde, zu seinem Ziel zu rennen, wobei man alles außer Acht lässt.

Auf dem **Weg zur Gesundheit** muss er die Erfolgserlebnisse finden, die Ruhe und Umsicht in ihm wecken. Er muss seinen Handlungen viel mehr Aufmerksamkeit widmen. Er muss sein Augenmerk nur auf die Lebenssituationen lenken, die ihm Ruhe gewähren. So werden die störenden Faktoren fernbleiben, vor denen man sich verschließen muss. Wenn diese fehlen, hat der Polyp keinen Sinn mehr, folglich zieht er sich zurück und kommt nicht mehr zurück!

PROSTATA

Physische Ebene
Die alte medizinische Bezeichnung der Prostata ist Vorsteherdrüse. Dieses Organ hat eine ähnliche Form wie eine Kastanie und befindet sich unterhalb der Harnblase. Sein Sekret bildet mit dem Sekret der anderen Drüsen das Sperma.

Ihre Entzündung wird durch Bakterien hervorgerufen. Sie geht mit schweren Schmerzen im Bereich des Dammes, Fieber und häufigem Harndrang einher. Ihre altersbedingte Vergrößerung führt zur Verengung der Harnröhre und verursacht Harnverhaltung. Ihre bösartigen Veränderungen kommen oft vor und verursachen schwere Harnabfluss-Störungen. Die Tumoren wachsen in ihre Umgebung ein und bilden Metastasen vorrangig im Knochen des Beckens und in den Wirbeln.

Seelische Ebene
Die Freude und die Fähigkeit zur Übergabe des neuen Samens sind ein wichtiger Bestandteil des männlichen Selbstbildes. Wenn ein Mann diese Gabe nicht wahrnimmt oder eine falsche Einstellung dazu hat, entwickeln sich Veränderungen in diesem Organ. Er nimmt seine Existenzfähigkeit nicht wahr, denn er handelt, denkt nach einer eigenartigen öffentlichen Stimmung, Vorstellung. Dementsprechend wird das empfindliche seelische Gleichgewicht gestört.

Bei einer bakteriellen Infektion muss ein enorm wichtiger Faktor berücksichtigt werden, nämlich dass man dafür anfällig werden soll. Andererseits müssen auch die Infektionserreger mit etwas genährt werden. Jemand, der an dieser Krankheit leidet, hat einen starken Sinn, den anderen Freude zu bereiten, doch er tut etwas ganz anderes. Die vorher erwähnte Wahnvorstellung führt zur Disharmonie.

Er übergibt nicht seine Weisheit, seine wahren, wichtigen Gefühle, sondern nur etwas anderes, etwas Unwesentliches, weniger Wichtiges, seine oberflächlichen Dinge.

Untersuchen wir jetzt, wie sich diese Krankheit entwickelt. Dies wird uns helfen, all die Zweifel zu verstehen, die dem Leben und den Äußerungen des Kranken ihren Stempel aufdrücken.

Die Krankheit beginnt oft mit unsicheren Kreuzbein- und Hüftschmerzen, die kaum oder gar nicht auf organische Veränderungen zurückzuführen sind. Die winzigen Verschiebungen der Wirbelsäule werden durch die Unsicherheiten der Haltung, der seelischen Haltung verursacht. Er weiß nicht, welchem Leitprinzip er folgen, auf welches er sich festlegen muss, ob er sein Leben auf den physischen oder lieber seelischen Dingen aufbaut! Dies führt zu Krämpfen und Verirrungen hinsichtlich der Freude. Die Verschiebung der Wirbelsäule folgt den Abweichungen der Nervenimpulse und die Lebenskraft verringert sich im geschlossenen Bereich. Die Aktivität des Immunsystems geht zurück, was den Bakterien das Eindringen ermöglicht.

Es ist eine natürliche Sache, dass dieses tief in seiner Seele empfundene, unterdrückte Mangelgefühl Auflehnung, Entzündung nach sich ziehen wird.

Die Auflehnung ist immer mit einer Art Trotz, Unzufriedenheit verbunden, was seine Fähigkeit zur „Übergabe" stark einschränkt. Er wird Angst haben, seine Schwächen, Unsicherheiten zu zeigen. Er wird Angst haben, er ist nämlich ein starker und unfehlbarer Mann, die Krone der Schöpfung.

Mit Fortschreiten des Alters erhöht sich das Risiko für die Entstehung von Krankheiten: Je mehr seine männliche Kraft sinkt, umso wertloser fühlt er sich. Diese Wertlosigkeit führt später zur ständigen Unzufriedenheit und schließlich zur Auflehnung. „Natürlich" zeigt er dies nicht und bringt er dies nicht zum Ausdruck, was letztlich zur Vergrößerung der Prostata führt.

Auf dem **Weg zur Gesundheit** muss man vieles wieder entdecken! Dazu gehört, dass man endlich seine Aufmerksamkeit der Außenwelt widmet, aber anders als bisher: Man hat nämlich sein Augenmerk darauf gerichtet, wann man kritisiert wird, was seine Umwelt über einen denkt, von einem hält.

RACHEN

Physische Ebene
Der Rachen ist der gemeinsame Teil des Atmungsapparates und des Verdauungstraktes.

Er koordiniert ihre Funktionen, indem er bei Stimmbildung, Atmen bzw. Schlucken den entsprechenden Weg zum angemessenen Zeitpunkt wie ein Ventil öffnet oder schließt.

Seelische Ebene
Da Albert die geistige und die seelische Seite so treffend beschrieben hat, bedarf es keiner weiteren Ergänzung. Um davon ein Bild zu bekommen, ist es empfehlenswert die jeweiligen Kapitel (vgl. Hals Kehle, Mandeln) durchzulesen.

REFLUXKRANKHEIT (Refluxösophagitis)

Diese Krankheit ist eigentlich darauf zurückzuführen, dass ein Teil der gekauten, geschluckten, zur Verdauung vorbereiteten Nahrung nicht in den Dünndarm, sondern in die Speiseröhre gelangt.

Dies kann zwei Ursachen haben:
- Der Magenpförtner ist schwach.
- Der Druck erhöht sich im Magen, den der Dünndarm nicht ableiten kann.

Es entsteht zu viel Säure, wenn man sich in einem nervösen Seelenzustand befindet, was einen zu einer erhöhten Verdauung zwingt.
Was ist der Grund dafür?
Man ist übertrieben aufgeregt.

Man hat nicht gelernt, mit der Situation ruhig umzugehen, dass man bekommen kann, was man begehrt, und dass die seelischen Symptome auch zur körperlichen Veränderungen beitragen.

In diesem Fall tragen sie zur Übersäuerung der Speiseröhre bei. Die Speiseröhre ist nämlich nicht dafür „bestimmt", die ätzende Säure zu ertragen. Der Kranke verhält sich also nicht zweckentsprechend zum Schlucken. Er schluckt auch Dinge, die er – nach seinen Gefühlen – nicht schlucken sollte, und er kann sich dies – und auch andere Dinge nicht verzeihen. Gerade dies wird seinen sowieso nervösen Seelenzustand noch mehr verschlechtern, er kann sich nämlich nicht beruhigen, oder es gibt nichts, wofür er sich beruhigen kann. *(Wir können uns beruhigen, einen ruhigen Seelenzustand erreichen, wenn wir spüren, dass unser Wunsch erfüllt wird. Wenn wir hingegen nichts begehren – im positiven Sinne –, können wir keine Ruhe erleben, so kann die Produktion von Magensäure auch nicht gehemmt werden. Wie könnten wir denn das genießen, was nicht mehr vorhanden ist und wofür wir im Gegenzug nichts erhalten?!* (Mehr darüber in meinem Buch „Weg der Wunder")

Die Ungeduld führt unmittelbar zur Unregelmäßigkeit und zu Extremen, was sich in unseren Essgewohnheiten widerspiegelt. Man wird sich wie ein Hund verhalten, der daran gewöhnt ist, regelmäßig Futter zu bekommen. Wenn diese Ordnung aber gestört wird, wird er hungern. Wenn er hingegen wieder Futter auf seinem Teller findet, gerät er in einen derart angeregten Zustand, dass er nicht mehr fähig ist, es ruhig zu fressen, sondern er verschlingt alles auf der Stelle. Dazu ist es notwendig, dass er in möglichst kurzer Zeit das meiste Futter fressen und verdauen kann – was enorm viel Säure bedarf.

Derselbe Prozess läuft auch im Menschen ab. Er hungert, und wenn er wieder eine Mahlzeit, die Erfüllung seiner Wünsche in Aussicht hat, beginnt er mehr Säure zu produzieren, um sich möglichst gut und gründlich auf die Verarbeitung der Nahrung vorzubereiten. Er schießt aber über das Ziel hinaus ...

Der Rückfluss von Magensäure kann Husten, einen extremen, typischen

Mundgeruch auslösen und das Risiko für Karies erhöhen, die infolge der stark sauren Umgebung auftreten.

REIZDARMSYNDROM *(RDS)*

Das Reizdarmsyndrom oder, anders genannt, Irritables Darmsyndrom bedeutet in meiner Auslegung einen bedeutenden Mangel an Sicherheit und Stabilität. (Es wäre gut zu wissen und zu fühlen, was diejenige Sicherheit gewähren kann! Wenn man diese Stabilität und Sicherheit spürt und erlebt, lassen die Symptome nach und werden sie aufgelöst. Sobald man aber sein Wissen verliert, kehren sie sofort zurück.)

Symptome:
- Bauchschmerzen, wenn man auch das verdauen und verarbeiten will, worüber man weiß, wobei man spürt, dass es keinen Sinn hat.
- Unregelmäßige Darmtätigkeit, die den Herzrhythmusstörungen ähnelt. Es ist unberechenbar, wie man auf dasselbe Problem reagiert. Einmal inspiriert es einen, ein anderes Mal erschrickt es einen. Man getraut sich nicht, daran zu glauben, dass er zu beidem fähig ist.
- Die Veränderung der Stuhlhäufigkeit und der Stuhlkonsistenz (z.B.: schleimiger Stuhl) deuten darauf hin, dass man sich seelisch zwiespältig, sehr zwiespältig zu den Dingen seines Leben verhält. Dementsprechend können abwechselnd Durchfall und Verstopfung auftreten.
- Blähungen entstehen, wenn die Verdauung oberflächlich wird und die unverträglichen Nahrungen oder seelischen Konflikte zu verfaulen beginnen.
- Das Gefühl der unvollständigen Entleerung bedeutet, dass man das Gefühl hat, seine Probleme nicht vollständig loswerden zu können, sich ständig damit beschäftigen und darunter leiden zu müssen.

Der Kranke reagiert überempfindlich auf die Reize!

Warum?

Man hat eine übermäßige innere Anspannung, wegen der man sich nicht in einen ruhigen Zustand versetzen kann – zumindest beim Auftreten der Symptome.

Genauer gesagt: Man ist nicht im Stande, wahrzunehmen und sich bewusstzumachen, dass man fähig ist, den ruhigen Zustand zu erreichen.

Dieses Symptom quält einen nämlich ununterbrochen!

Am Abend, wenn man träumt, am Tag … in seinen ausgelassenen, freudigen Momenten fällt einem nicht einmal ein, dass man Probleme hat!

Man hat Angst, zu reisen, zur Arbeit zu gehen, seine sicher empfundene Umgebung zu verlassen.

Warum?

Man fühlt sich nur hier in Sicherheit, obwohl man die Aufgabe und den Wunsch hat, diese Sicherheit draußen, woanders zu finden. Gerade dies verstärkt seine Symptome noch mehr.

Man sehnt sich nach etwas Gutem … nach Freiheit, man sucht aber so lange die Ausreden, bis man sich davon abrät. Wenn es einem gelingt, sich abzuraten, wenn man einen scheinbar überzeugenden Grund findet, wird man darunter leiden.

Gut gemacht!

Das RDS gleicht den Allergien. Ein sehr alltägliches Ereignis führt zu einer übermäßigen Reaktion, die danach noch Gewissensbisse und gesteigerte Ungeduld auslöst.

Das heißt, dass das Bewusstsein des Kranken das Symptom als Heilung betrachtet (als das weniger Schlimme) und deswegen kehrt es dazu immer wieder zurück.

Wir können auch die schlechten Essgewohnheiten für die Symptome verantwortlich machen. In diesem Fall sollten wir uns die Frage stellen, warum der Kranke zum gegebenen Zeitpunkt gerade auf diese Speise Appetit hatte. Wir sollten nicht nur die Speise in Betracht ziehen, sondern auch den Seelenzustand, in dem die Lust darauf geweckt wurde.

Und wir sollten auch darüber nachdenken, ob wir der Speise oder unserer körperlichen Reaktion auf die Speise daran Schuld geben, wobei das Letztere von unserem Seelenzustand abhängt.

Die Mäßigung ist wichtig! Da fällt man nämlich von einem Extrem ins andere.

Entweder nimmt man nichts zu sich (man verschließt sich vor allem), oder man fällt auf der anderen Seite vom Pferd und stopft alles in sich. Darunter verstehe ich natürlich nicht nur die seelische, sondern auch die physische Ebene.

Eine kurze Zusammenfassung des Vorangehenden:

Man glaubt nicht, seine Probleme erzählen zu können …

Man glaubt nicht, sich befreien zu können …

Man glaubt nicht, etwas bekommen zu können ...
Man glaubt nicht, seinen Körper beherrschen zu können
und rechtzeitig auf die Toilette zu kommen.

Man glaubt nicht an sich selbst in einer lebenswichtigen Frage, obwohl man keinen Grund dafür hat! Wenn man erkennt, wieder etwas getan zu haben, wofür man keinen Grund hatte, beginnt man sich zu schämen. So findet man wieder einen Grund, warum man nichts daraus lernt, warum man in sich und in die Sicherheit seines Zuhauses zurückkehrt.

RESORPTIONSTÖRUNGEN

(Siehe auch: Allergie, Mangel- und Überschusskrankheiten)

Seelisch gesehen sind die Resorptionsstörungen den Symptomen der Allergien ähnlich. Es gibt einen Unterschied: Während der Organismus **bei Allergien übertrieben reagiert**, reagiert er bei den Resorptionsstörungen so, dass er **sich verschließt**.

Es ist wichtig zu unterscheiden, dass man nicht kann oder nicht will, aus seinen Erfahrungen zu schöpfen.

Es ist nicht egal, ob man etwas erlernt hat, aber nicht anwendet, oder ob man etwas nicht einmal erlernt hat (dadurch unterscheidet sich die angeborene Eigenschaft von der erlernten).

Mehlempfindlichkeit

Die väterlichen Ermahnungen, Ratschläge oder Ideen lösen in einem Widerstand aus. Es ist eine andere Frage, ob der Vater all dies achtlos übergeben will oder das Kind seelisch mit einem grundsätzlichen Widerstand gegen den Vater reagiert.

Laktose (Milchzucker)

Im Wesentlichen hat diese Krankheit dieselbe Bedeutung wie die Mehlempfindlichkeit. Es gibt aber einen Unterschied: Aus der Sicht des Kranken steht in diesem Fall die Mutter im Hintergrund des Problems. Es kann vorkommen, dass die Mutter – wenn sie noch mit dem Kranken zusammenlebt – davon nichts spürt, da man darüber nicht spricht.

Kohlendhydrat

Das Kohlenhydrat ist das, was dem Organismus sofort Energie gewährt. Wenn wir also über Resorptionsstörung sprechen, bedeutet es, dass man keine neue Energie schöpfen kann oder will.

Eiweiß

Damit wir unseren Körper (unsere Seele) aufbauen können, brauchen wir Baustoffe. Die Resorptionsstörung von Eiweiß macht auf das damit verbundene Problem aufmerksam. Der Kranke kann nicht oder will nicht die Kenntnisse in sein Leben einbauen und dementsprechend die Eiweiße, woraus man bauen könnte.

Fett

Es kommt zur Resorptionsstörung von Fett, wenn man keine Reserven bilden kann oder will, wenn man glaubt oder sich selbst glauben machen will, dass man fähig ist, von einem auf den anderen Moment zu leben, und dass man niemanden und nichts braucht.

Kombinierte Resorptionsstörung

Die Probleme tauchen sehr selten einzeln auf. Genauer gesagt, sie können einzeln auftauchen, aber sie werden sich schnell kombinieren.

RHEUMA

Physische Ebene
Die rheumatische Gelenkentzündung ist eine entzündliche Erkrankung unbekannter Ursache. Tief im Gelenk entsteht eine kleine entzündete Wucherung auf der serösen Membran, die den Knorpel und anschließend auch den Knochen befällt und zum Schluss auch die Bänder und die Sehnen zerstört.

    Die Krankheit beginnt schleichend: Sie geht mit schlechtem allgemeinem Wohlbefinden, Gewichtsverlust und sehr unsicheren Schmerzen im Bereich der Gelenke einher. Die betroffenen Gelenke – vor allem die Handfinger, Handgelenk, Knie – versteifen sich. Knoten können sich unter der Haut oberhalb der knöchernen Teile entwickeln. Nach Jahren verformt sich das Gelenk, die Knochenenden wachsen zusammen und werden unbeweglich.

In der Therapie sind Erholung, Entlastung und eine spezielle Gymnastik ausschlaggebend und man soll großen Wert auf die Auflösung der Angst des Kranken legen. Die Wärme- und Kältetherapien sind wohltuend, besonders in der Schmerzlinderung. Die rheumatischen Veränderungen können bis heute mit Aspirin medikamentös behandelt werden, natürlich können auch entzündungshemmende Mittel verwendet werden.

Seelische Ebene
Der Hauptkonflikt besteht darin, dass man sich steif verhält, was sich aus dem Nichtverstehen ergibt.

Der Grund dafür ist, dass man seine Flexibilität verliert, die Flexibilität, die man auch als Kreativität und Problemlösungsfähigkeit bezeichnen kann. Man vergisst einen sehr wichtigen Aspekt oder man lässt ihn außer Acht: Alles ändert sich, alles ändert sich ständig! So sollen und können wir unsere Probleme, Schwierigkeiten auf eine andere Art lösen. Nicht zu reden davon, dass wir uns mittlerweile auch verändern: Andere Dinge finden wir wichtig und wieder andere unwichtig. Wir haben Dinge, die der Vergangenheit angehören, und es gibt solche, die jetzt zum Vorschein kommen sollen.

In unserem Leben können sich neue Dinge entwickeln, wenn wir genügend freien Platz dazu haben. Wir können freien Platz schaffen, indem wir an bestimmten (lästigen) Dingen nicht mehr festhalten, sondern sie loslassen. Dem Rheumakranken fehlt die dazu notwendige Flexibilität, er ist nämlich voll von rigiden Gedanken, Vorstellungen, die ihn an der „ausgelassenen" Wahl hindern. Ausgelassen bedeutet in diesem Fall, dass er bereit ist, seine Vorstellungen aufzugeben und etwas Neues – eventuell etwas Besseres – in sein Leben reinzulassen.

Das Verständnis fehlt ihm, denn er braucht dazu unbedingt eine andere Sichtweise, die Fähigkeit, die Dinge aus einer anderen Sicht zu betrachten.

Gehen wir der Frage nach, warum diese Krankheit mit Schmerzen einhergeht.

Wie bei allen anderen Krankheiten ist es auch in diesem Fall charakteristisch, dass der Kranke tief in seiner Seele weiß, dass er sein Leben verändern soll, aber er unternimmt nicht die dazu nötigen Schritte. Dieser Zwiespalt löst den Schmerz aus, der ihn dazu bewegen will, möglichst schnell etwas für die Lösung zu tun. Dieser Schmerz wird ihn inspirieren, sich in die Richtung der Heilung zu bewegen.

Es ist wichtig zu bemerken, dass die rheumatischen Gelenkerkrankungen nicht Knall auf Fall entstehen. Es gibt Anzeichen für diese Erkrankung. Was sind diese?

Nierenbeschwerden, Haarausfall, andauernde Sorgen, Entscheidungsunfähigkeit, Empfindlichkeit der Gelenke bei Kälte.

Bei der konkreten Deutung der Krankheit hilft, wo die Gelenkprobleme das erste Mal aufgetreten sind.

RÜCKEN

Physische Ebene
Die Schmerzen, die in der hinteren Rumpfwand auftreten, sind sehr häufige Beschwerden, die durch zahlreiche Krankheiten verursacht werden können.

Fehler bei der Körperhaltung, Muskel- und Nervenschmerzen und natürlich Verletzungen (Rippen- und Wirbelkörperfrakturen bzw. deren Erkrankungen), Verletzung der Bandscheiben, Tumoren können Auslöser von Rückenschmerzen sein.

Die Brustfell- und Lungenentzündung und der damit verbundene starke Husten führen zu stechenden, scharfen Schmerzen im Rücken.

Bei Herzkrankheiten treten die Schmerzen oft hinten im Rücken auf oder strahlen von der Herzgegend bis ins linke Schulterblatt, bei Gallensteinentzündung meist ins rechte Schulterblatt.

Seelische Ebene
Scheinbar sind die Ursachen sehr vielfältig, ihre Wurzel ist jedoch gleich.

Wir nehmen häufig Lasten auf unsere Schultern, auf unseren Rücken, die wir sinnlos tragen.

Diejenigen Probleme, Lasten kommen hier zum Vorschein, verursachen verschiedenen Krankheiten und Schmerzen, denen der Kranke nicht ins Auge gesehen hat, die er ignoriert hat. Man kann eventuell auch Lasten tragen, die man statt anderer auf sich genommen hat.

Da kommt die Frage auf: Warum tun wir das?

Wir haben den Wunsch, eine bedrückende Sache zu lösen. Währenddessen stellt sich aber heraus, dass wir jetzt gegen sie nicht antreten können, dass wir sie jetzt nicht lösen können. Was tut ein „normaler" Mensch in diesem Fall? Er nimmt sie auf den Rücken und schleppt sie mit sich herum, obwohl er sicher weiß, dass es keinen Sinn hat, wenn er nichts damit anfangen kann. Er zieht daraus die Folgerung, dass es ihm gelingen werde, wenn er diese Sache mit noch mehr Kraft anpackt. Er wird trotzig, was ihn noch mehr anspornt, diese sinnlose Arbeit fortzusetzen, sich weiter anzustrengen. Er glaubt, es einmal schaffen zu können. Er kann es aber nicht schaffen, denn dafür wäre es notwendig, sich dem gesetzten Ziel wirklich hinzugeben. Er sollte an der Zielsetzung Freude finden, die er erreichen will. Er wird aber dieses Ziel nicht erreichen, oder wenn er es doch erreicht, wird er es nicht bemerken und schätzen. Bis er es schafft, verliert er seine Geduld, und wenn er es erreicht, sieht er nur noch die Probleme und die Lasten.

Folglich: Welche Erfolge man auch erzielt, sie bleiben für ihn wertlos.

Die Starrheit des Rückens und die da auftretenden Ablagerungen von Giftstoffen zeigen konkret den Seelenzustand, der darauf hindeutet, dass der Betroffene enorm viel Zorn über die getragenen Lasten empfindet.

Eine Voraussetzung für die Heilung ist, dass man wieder entdeckt, dass man seine gesetzten Ziele nur erreichen kann, wenn man alle überflüssigen Lasten loswird.

Man kann nur auf eine Art und Weise die Last loswerden, nämlich wenn man sich tatsächlich auf ein nahes, Freude verheißendes Ziel konzentriert, das man erringen kann.

SCHMERZEN

Schmerzen sind Symptome!

Sie sind weitgehend subjektive Gefühle und gleichzeitig unglaublich nützliche Signale, Zeichen, Warnzeichen!

Das Schmerzempfinden wird sowohl durch seelische und emotionale Faktoren als auch durch die Umwelt, Lebenssituationen und sogar durch die Bildung beeinflusst.

Kopfschmerzen
Der Arzt findet bei der Mehrheit der an Kopfschmerzen leidenden Patienten keine organische Ursachen. Wenn doch, können die Ursachen sehr vielfältig sein (Hirntumor, Blutungen in der Schädelhöhle, hoher Blutdruck, Kieferhöhlenent-

zündung, Augenkrankheiten usw.). Chronische Kopfschmerzen lassen sich oft auf Migräne, seelische Anspannung, Depression zurückführen.

Husten, Niesen und Lachen können auch zu schweren Kopfschmerzen führen, aber deren psychopathologische Grundlage (wenn es sie gibt) ist für die Medizin völlig unbekannt.

Seelische Ebene
Es geht um ein angehäuftes Ding (da schreibe ich mit Absicht nicht „Problem"), das sich immer mehr verhärtet und einprägt.

Eine Warnung, auf die wir achten müssen.

(Am Anfang des Buches habe ich bereits darüber geschrieben, und meiner Meinung nach sind wir alle damit einverstanden: Wir streben alle nach Gott!) Unsere Seele, die Gott am nächsten steht, steht kontinuierlich mit unserem Bewusstsein/Geist in Kontakt und sie führen ständig einen Dialog. Dies ermöglicht, dass sich der „menschliche" Teil unseres Wesens immer mehr der Vollständigkeit, der Vollkommenheit nähert.

Dieser Dialog kann eigentlich auch als ein ständiger Vergleich aufgefasst werden. Unser ganzes Wesen kommuniziert mit unserem Bewusstsein und diese Kommunikation ermöglicht die Entdeckung von Fehlern und Tugenden, die Verbesserung von Fehlern und die Schöpfung aus den guten Eigenschaften!

Schmerzen treten auf, wenn dieser Dialog abbricht!

Die Natur fordert (und wir haben auch einen inneren Zwang dazu), die entstandenen Probleme rauszulassen, um deren Platz mit etwas Gutem, Unvergänglichem auszufüllen. (Dies gleicht der Atmung: Wir lassen die verbrauchte Luft raus, damit wir frische einatmen können!)

Wenn wir die Naturgesetze verletzen (nicht beide Tätigkeiten sind vorhanden), entsteht die Mauer. Hinter der Mauer, im abgeschlossenen Raum beginnt der „Gärungsprozess", bei der sich Gase bilden, die expandieren würden, was aber die Mauer verhindert. Die Folge davon ist die innere Anspannung, und aus einer lang anhaltenden inneren Unruhe entwickelt sich der Schmerz.

Ich habe schon darüber gelesen, dass der Schmerz gut sei und man ihn als Geschenk auffassen müsse. Es wurde auch behauptet, dass man sich darüber freuen sollte. Das können allerdings nur wenige tun und dementsprechend leben, infolgedessen wird sich ihr allgemeines Wohlbefinden verschlechtern. Meiner Meinung ist das nichts anderes als Selbstbetrug.

Der Schmerz schöpft seine Kraft aus gleichzeitig vorhandenen, aber gegensätzlichen Kenntnissen.

Erinnern wir uns daran, dass unsere Seele am meisten wehtut, wenn wir uns über den richtigen Weg im Klaren sind, aber etwas ganz anderes tun. Der seelische Hintergrund der körperlichen Schmerzen kann im Zusammenhang mit der jeweiligen Krankheit gedeutet werden und wird dort geschildert.

Der Ausweg
Wir müssen den klaren Gefühlen unseres Herzens folgen, die uns immer ins Ohr flüstern, wo wir den Ausweg finden.

Sie zeigen uns die Anhaltspunkte, die einen sicheren Halt geben, wenn unsere Gefühle unruhig sind.

Über die Schmerzen und deren Auflösung kann man mehr in meinem Buch **„Aus der Falle der Krankheit zur Gesundheit"** erfahren.

Phantomschmerz

Physische Ebene
Die Medizin definiert den Phantomschmerz als Halluzination, einen halluzinierten Schmerz in einer amputierten Gliedmaße, der sich auf die Lage, die Empfindungen der verlorenen Gliedmaße (z.B. Juckreiz, aber man kann sie nicht kratzen, was einen fast in den Wahnsinn treibt) oder sogar auf deren Bewegung beziehen kann.

Keine psychotischen Symptome treten auf. Er kann als ein schwerer, quälender Zustand beschrieben werden.

Seelische Ebene
Nach dem partiellen Verlust des physischen Körpers ist es natürlich, dass der geistige Körper, die Aura, noch erhalten bleibt, die die schmerzhaften Erinnerungen der Vergangenheit wahrnimmt. Unser physischer Körper nimmt nur einen Teil unserer Kenntnisse wahr und ein weiterer deutlicher Teil wird von unserer Aura, unserem Geist, aufgefasst.

Unser Gehirn und Bewusstsein verarbeiten die Wahrnehmungen beider Welten (der geistigen und der physischen). Auch wenn die eine nicht mehr existiert, existiert die andere weiter. Das heißt, dass sie uns hinsichtlich der Wahrnehmung immer noch als real vorkommen kann.

Der andere Aspekt der Frage: Man kann den Verlust eines Teiles seines Körpers nicht verarbeiten.

Wir müssen diesen Schmerz ernst nehmen, denn dieses Gefühl scheint dem Kranken sehr real zu sein, man darf ihn nicht für Simulation halten.

Der Ausweg
Das Verständnis, die Verarbeitung und die Lehren zu ziehen sind die ersten und wichtigsten Schritte auf dem Weg zur Gesundheit!

Man muss damit aufhören, ständig zu wiederholen, dass man etwas verloren hat. Man muss sein Leben überdenken und sich darauf konzentrieren, was man **hat**!

SCHNARCHEN

Physische Ebene
Mit Schnarchen bezeichnet man ein Atemgeräusch, das bei einem schlafenden (eventuell ohnmächtigen) Menschen zu beobachten ist. Für die behinderte Nasenatmung ist es typisch, dass sie häufig in der Rückenlage entsteht.

Wenn der Mund geschlossen ist, strömt die ausgeatmete Luft von dem Gaumensegel in die Nase. Beim geöffneten Mund strömt die ausgeatmete Luft teilweise in die Mundhöhle und teilweise in die Nasenhöhle. Bei dieser Luftströmung kommt es zur Fibrierung des Gaumensegels und dessen hinterer Rand beginnt zwischen der hinteren Wand des Rachens und dem Zäpfchen zu flattern, was zu einem eigenartigen Schallphänomen führt.

Seelische Ebene
Wenn wir schlafen, uns erholen, wenn wir uns ganz entspannen, gewinnen wir neue Lebenskraft. Am Tag, wenn wir uns in einem bewussten und gespannten Zustand befinden, können wir nicht auf allen Ebenen neue Energie schöpfen, zum Beispiel, wenn wir Gewissensbisse haben, dass wir gern oder zu viel gegessen haben. Wir haben eine Art Schuldgefühl, dass wir etwas Angenehmes zu uns genommen haben.

Eine seelische Hemmung verhindert, dass wir uns erholen und entspannen können. Für diese Hemmung sind typisch, dass man sich Schranken und Grenzen setzt. Man setzt den inneren Anspannungen – tagsüber – enge Grenzen, was zu einem langsamen Abbau, d.h. zu einer langsamen Auflösung und Befreiung führt. Der Kranke muss einen langwierigen Prozess durchmachen, bis er die innere Unruhe abbauen kann. Die angestauten inneren Anspannungen können tagsüber nicht aufgelöst werden, nur in der Entspannungsphase, während des Schlafens. Diese bedrückenden Probleme würden aufgelöst, aber der Kranke hält an ihnen fest.

Worin manifestiert sich das?

Es scheint vielleicht seltsam zu sein, aber er ist einigermaßen stolz auf seine Probleme!

Sein Stolz äußert sich darin, dass er eine Selbstbestätigung braucht, d.h., er will zeigen, dass er all dies ertragen kann. Er beweist, wie stark er ist.

Diese Selbstbestätigung ist eine ausgezeichnete Gelegenheit und Ausflucht, um zu beweisen, dass er keine Zeit und Möglichkeit hat, ein besseres und ruhigeres Leben zu führen.

Er ist derart unsicher, dass er diesen „sicheren Halt" braucht. Einen sicheren Halt kann die „Tatsache" bedeuten, dass sein Leben eingeschränkt ist und das Leben ihm keinen Raum gibt, frei zu handeln.

Diese künstlichen Hemmungen werden verhindern, dass er ruhig atmen kann.

Der **Weg zur Gesundheit** führt über die kleine Freude, die Ruhe und Erfolgserlebnisse im Kranken weckt. Und was kann dem Kranken Freude und Erfolgserlebnisse bereiten? Das weiß der Kranke sehr wohl! Es reicht aus, wenn er die tiefsten Wünsche seines Herzens beschwört. Dann muss er ihnen ins Auge sehen und sie natürlich auch verwirklichen.

SEHNENSCHEIDE

Physische Ebene
In den Gelenken der Gliedmaßen verlaufen die Sehnen unter den sie abdrückenden Bändern. Sie werden hier von Tunneln umgeben, die die Reibung reduzieren. Diese Scheiden sind schlauchartig und sichern eine leichte Verschiebung.

Die Sehnenscheidenentzündung geht mit einer schmerzhaften Schwellung des betroffenen Bereichs einher und die Beweglichkeit dieses Teils wird eingeschränkt. Die Erkrankung betrifft oft die Hand, wodurch die feine Bewegung der Finger gehemmt, beeinträchtigt wird.

In der erkrankten Sehnenscheide entsteht eine Verengung. Bei der Bewegung kann man hören, dass sie prasselt. Wegen der trockenen, entzündeten Auflagerungen tritt Reibung auf, die mit Ödem und Druckempfindlichkeit einhergeht. Die Erkrankung lässt sich nicht auf eine Infektion zurückführen. Sie entsteht gewöhnlich infolge einer anstrengenden Arbeit oder infolge der zahlreichen Wiederholung von feinen Handbewegungen, so sind meistens Klavierspieler, Schreibkräfte davon betroffen.

Behandlung
Die anstrengende Arbeit und sogar die kleinsten Bewegungen sind untersagt. Damit die Ruhigstellung gewährleistet wird, wird das Glied in Gips gelegt. Eine entzündungshemmende Injektion kann in den betroffenen Bereich eingespritzt werden.
Operativ kann sie durch einen Einschnitt behandelt werden.

Seelische Ebene
Damit wir unsere Flexibilität, Gelenkigkeit bewahren oder unter Umständen erhöhen, müssen wir Grenzen ziehen. Darunter verstehe ich das Folgende: Wir müssen wissen, was für einen und wie großen Spielraum wir uns gewähren wollen. Wir müssen diejenigen gesunden Grenzen kennen, zwischen denen wir uns wohl und sicher fühlen.
Es ist leicht einzusehen, wozu eine unvernünftige Freiheit führen würde. Wir würden in jede Richtung gehen und nie unsere wahren Ziele erreichen.
Wir müssen uns auch darüber im Klaren sein, wo der Fluchtweg ist, der Weg, über den wir aus den von uns gestellten Grenzen ausbrechen können.
Mit den Erkrankungen der Sehnenscheide ist das Gefühl eng verbunden, dass sich die Welt um einen geschlossen hat. Sie hat sich geschlossen und was drin geblieben ist, ist beklemmend. Man will dies möglichst schnell loswerden. Man gerät in Hektik, bemüht sich krampfhaft und man will immer mehr Fehler begehen.
Man wird anderen die Schuld für die Fehler geben. Man empört sich, warum es gerade einem passiert, und sucht Ausreden und Täter. All das führt zur Entzündung. Man lehnt sich gegen die Mauern, Grenzen auf, die seine Flexibilität und Problemlösungsfähigkeit bisher geschützt haben.
Die Erholung fördert sicherlich die **Heilung**! Es wird einem bewusst, dass sein Leben viel flexibler, freier wird, wenn man auf die Vorstellung verzichtet: Je mehr man will, desto mehr bekommt man (Anstatt zu berücksichtigen: Weniger ist oft mehr). Dies muss man aufgeben, es gab nämlich bisher nur Gegenbeispiele dafür.

STEINERKRANKUNGEN

Physische Ebene

Die mit den in der Welt vorkommenden Mineralien, Gesteinen und Kristallen verwandten Stoffe können auch im menschlichen Körper entstehen. Sie bilden sich in den Sekreten der Hohlorgane, wenn bestimmte krankhafte Prozesse die Voraussetzung dafür schaffen.

Sie können sich in der Gallenblase, im Nierenbecken, in den Ausführungsgängen der Speicheldrüse, in der Harnblase, in den Därmen entwickeln, aber sie können auch in den Bronchien der Lungen, in den Krampfadern sowie in den Nasenmuscheln vorkommen.

Eine Form der Steinbildung ist der Bildung von Perlen ähnlich: Es entsteht ein winziges Zentrum, um das Stein gebildet wird. Bei den Muscheln nimmt diese Rolle ein Sandkorn ein. Bei den Menschen entwickelt sich ebenfalls eine winzige Stelle in Form von einem Fremdkörper oder abgestorbenen Zellen. Eine weitere häufige Ursache für die Steinbildung ist, dass die jeweilige Körperflüssigkeit (z.B. Galle) infolge der Probleme des Abflusses dicker wird. Die Konzentration der darin gelösten Substanzen erhöht sich wegen der Stagnation, und ein dem Niederschlag ähnlicher Prozess beginnt.

Für die Stabilität der physiologischen Sekrete unserer Körperhöhlen sorgen Systeme, die mikroskopische Teilchen mit einer besonderen Verteilung enthalten. Die bei Entzündung entstehenden Sekrete haben eine störende Wirkung. Die Stabilität wird beeinträchtigt und Zentren entstehen, um die sich Kristalle bilden.

Manchmal bilden sich Steine in Sandkorn-Größe, aber sie können im Laufe der Jahre auch die Größe einer Nuss, eines Apfels erreichen. Solange sich der Stein nicht bewegt, verursacht er keine Beschwerden oder nur selten. Wenn er sich bewegt, wandelt, führt es hingegen zu Anfällen.

In den Nieren können sich Steine abhängig von der Zusammensetzung des Harns mit verschiedener chemischer Zusammensetzung entwickeln. Ein sicheres Anzeichen ihrer Bewegung ist die Hämaturie (Blut im Harn), wenn sie während ihrer Wandlung die Schleimhaut verletzen. Ein anderes Anzeichen ist dafür der Schmerz. Wir wissen, dass das Schmerzempfinden sehr subjektiv ist und die Schmerzempfindlichkeit individuelle Unterschiede aufweist. Man sagt aufgrund der Beobachtungen und der medizinischen Berichte – und weil man diese Schmerzen nur mit Morphium lindern kann – dass die Nierenkolik die größten Schmerzen verursachen kann. Der wandelnde Stein reizt nämlich das Nierenbecken oder den Harnleiter, die sich infolgedessen zusammenziehen, und ihre Wand wird durch den scharfen Stein verletzt. Das wird oft von Bauchanschwellung, schweren Erbrechen und von Harnverhaltung (Ischurie) begleitet.

Die **Speichelsteine** entwickeln sich in den Ausführungsgängen der Speicheldrüsen oder im Drüsenkörper und können erbsengroß sein. Sie stellen nur ein Risiko dar, wenn sie das Ableitungssystem verschließen.

Die **Kotsteine** bauen sich oft auf einem Fruchtsamen auf und sind von einer kalkhaltigen Hülle umgeben. Sie sind im Blinddarm, im Wurmfortsatz und in einzelnen Bereichen des Dickdarms zu finden.

Die **Venensteine** entstehen aus Blutgerinnseln, aus geronnenem Blut in Gefäßschleifen, Krampfaderknoten. Sie kommen in den Venenplexi des kleinen Beckens vor.

Durch **Gallensteine** verursachte Erkrankung kann ebenfalls unerträgliche Schmerzen hervorrufen. In den Gallenwegen und in der Gallenblase können sich Steine in den verschiedensten Farben und Größen bilden. Sie können rund, oval, pyramidenförmig sein, oft mehrere Seiten haben, deren Oberflächen geschliffen sind. Sie treten vielfach auf. Die Gallenblase kann mit einem Bohnensack verglichen werden. Sie kann sogar 80-100 Steine enthalten oder einen riesengroßen Stein. Diese Gebilde können eine glatte Fläche haben wie die Cholesterinsteine, während sie bei einer anderen Zusammensetzung fast so hart sind wie die Bergkristalle.

Am Anfang treten Schmerzen, Fieberfrost und Fieber auf. Eine drohende Folge ist der Verschluss der Gallenwege. Beim Verschluss steigt der Druck explosionsartig in der Gallenblase und die bald auftretende Gelbsucht *(siehe auch dort)* weist auf die Lebensgefahr hin.

Seelische Ebene
Da die physischen Symptome vorher detailliert beschrieben wurden, müssen die seelischen Symptome kaum ergänzt werden. Um ein ganzes Bild zu bekommen, ist es empfehlenswert, die Bedeutung der jeweiligen Organe wieder durchzulesen.

Im Allgemeinen lässt sich über die Steine sagen: Der Kranke verdrängt, legt ein Problem beiseite, über das er sich völlig im Klaren ist. Er legt es beiseite, aber er wird es nicht los. Das Problem bleibt dort und beeinflusst sehr stark seinen Alltag. Der Stein verhält sich so wie der Dreck, der unter den Teppich gekehrt wurde. Scheinbar ist alles in Ordnung, wenn man aber hinter die Fassade guckt, sieht man sofort die Konflikte.

Man kann eigentlich sagen, dass der „Wirt" an dem zum Stein führenden Problem festhält, denn die Standpunkte scheinen sich zu bestätigen, die man vertritt. Eine Art Trotz festigt sich immer mehr. Um ganz offen zu sagen, verhält er sich zur Welt so wie ein trotziges Kind, das immer wieder sagt: Es tut nicht weh, während es – innerlich – weint.

Nierensteine
Dieses Organ hängt mit dem Verständnis und der Verarbeitung zusammen. Deshalb ist die Bedeutung der hier entstehenden Steine auch damit verbunden.
  Man kann zum Beispiel nicht verstehen, warum man kein Geld hat, warum man nicht geliebt wird.

Kotsteine
Man hat die Probleme großenteils verdaut und die Lehren aus den verarbeiteten Problemen gezogen, doch ein Schmerz bleibt in einem. Das heißt, dass man keine Kraft daraus geschöpft hat. Man hat z.B. einen sehr großen Konflikt mit seinen Eltern, den man erfolgreich verarbeitet hat. Man hat daraus gelernt, aber man hat nicht alle Konsequenzen daraus gezogen. In seiner Seele ist man empört, warum sie gerade einen „gefunden haben". Obwohl die Erfahrung auch voraussetzt, dass man mit den gegen einen gerichteten negativen Gefühlen umgehen kann und dass man daraus unverletzt oder sogar seelisch gestärkt herauskommen kann.

Gallensteine *(siehe auch dort)*

Speichelsteine
Man getraut sich nicht, sich nach etwas zu sehnen. Man traut sich die Freude am Sehnen nicht zu, denn man hat dass Gefühl, dass man umsonst etwas begehrt … und es nicht in Erfüllung gehen wird.
  Dies könnte man aber am treffendsten so formulieren: Man beginnt sich nach etwas zu sehnen, sich auf etwas zu freuen. Danach verdrängt man aber diese Gefühle oder verzichtet darauf.

SCHLAFLOSIGKEIT

Physische Ebene
Der Schlaf ist ein periodisch ablaufender, aktiver biologischer Vorgang, der unter normalen Umständen der Schwankung der Tageszeit folgt. Der biologische Schlaf-Wach-Rhythmus ist auch für die Tierwelt charakteristisch. Die häufigste Störung dieses Systems ist die Schlaflosigkeit, wofür der beste Beweis ist, dass rund 20% der verschriebenen Arzneimittel, die man als „billige Lösung" bezeichnen kann, die Schlafmittel ausmachen.

Die Verkürzung oder die Unterbrechung der Schlafzeit kommen am häufigsten bei Depression, zwanghafter Neurose und unter Stress vor. Aber auch körperliche Krankheiten, Schmerzen und Aufputschmittel (Tee, Kaffee) können die Qualität des Schlafes verschlechtern. Das schwierige Einschlafen und das mehrmalige Erwachen kommen bei den Frauen öfters vor als bei Männern.

Man soll das Auffrischen erreichen und die schläfrige Müdigkeit vermeiden. Das Ziel wäre den angemessenen Schlaf sowohl quantitativ als auch „qualitativ" zu sichern. DER ARZT VERSCHREIBT SCHLAFMITTEL. Aber wie denkt derjenige, der dieses Problem anders betrachtet?

Seelische Symptome
Schlaflosigkeit kann mehrere Gründe haben. Dazu gehören Ängste, angehäufte innere Anspannungen von tagsüber und das sich aus dem Vorherigen entwickelte „Liegen am falschen Ort".

Es ist mehr oder weniger bekannt, dass wir die Erfahrungen von tagsüber im Schlaf beziehungsweise in unseren Träumen weiterverarbeiten. Das bedeutet, dass alles, was wir tagsüber nicht gelöst haben, nicht geklärt haben, auch unseren Nächten mit großer Wahrscheinlichkeit den Stempel aufdrückt.

Das Bewusstsein bemüht sich, die Probleme in der kürzesten Zeit dadurch zu lösen, dass es sie versteht, dass es eine positive Lehre daraus zieht. Im Gegensatz zur verbreiteten Meinung gilt, „was und wie man nicht darf", **nicht** als Lehre. Ich könnte auch sagen, was das Wort „**nein**" (oder irgendein Synonym davon) enthält, ist keine Lehre. Die Lehre ist in jedem Fall etwas Vorhandenes, Positives, zum Beispiel, wie man etwas erreichen kann.

Die Schlafstörungen und die Schlaflosigkeit können sich aus dem Grund entwickeln, weil der Verstand, das Bewusstsein nicht fähig sind, stehen zu bleiben, sie bleiben auch weiterhin „aufgezogen".

Die Folge dieses gespannten Zustandes ist, dass man Bilder wachruft, von denen man sich sehr gern trennen möchte, da sie auf einen bedrückend wirken. Dieser Druck bildet die Grundlage für die Gewissensbisse, da man eine Menge Aufgaben und für die Lösung nichts getan hat. (Aber man hat etwas anderes getan!) Ich sage, dass man nichts für die Lösung getan hat, weil man „nur" dafür gekämpft hat, dass die störenden Gedanken fern von einem bleiben.

In einer ruhigen Schlafphase kommen die Probleme zum Vorschein – der Kranke löst diese Probleme nicht auf –, deshalb reagiert man so: „Ich schlafe nicht, also meine Probleme können nicht ans Licht kommen".

Eine Weile geht es so, aber langfristig kann man die Natur nicht betrügen und wir können uns selbst auch nicht betrügen. Früher oder später „bringt man uns darauf", dass wir unser Leben und die darin steckenden Dinge anders betrachten.

Ein mögliches Hindernis für das Verstehen der Schlafstörungen ist, dass wir die Schuld allem anderen für unsere entstandenen Konflikte geben. In diesen Fällen stellt es sich angeblich heraus, dass man am falschen Ort liege, denn es gebe irgendwelche Erdstrahlen unter seinem Bett usw. Diese sind wirklich dort, aber sie können die negative Wirkung nur ausüben, wenn jemand dafür empfindlich ist!

Weg zur Gesundheit
Die Heilung ist ganz einfach. Die Schwierigkeit liegt nur darin, dass der Kranke jedem, auch sich selbst, vor dem Einschlafen verzeihen soll. Durch die Verzeihung steigt die Liebe, durch die Liebe verstärkt sich sein Optimismus. In diesem seelischen Zustand bleiben alle belastenden Kräfte der Umwelt fern. Man soll sich selbst vertrauen und all dies bringt den friedlichen, ruhigen Schlaf.

STOFFWECHSEL

Physische Ebene
Die von den lebendigen Organismen verwendete Energie stammt letztendlich aus der Sonne, aber der Mensch schöpft die Energie großenteils indirekt aus den Quellen seiner Umwelt, um die Lebensvorgänge aufrechtzuerhalten.

Unser Körper wandelt die aufgenommenen Stoffe durch zahlreiche biochemische Vorgänge in eine verwertbare Form um. Danach wandelt er die chemische Energie der entstandenen Verbindungen in Wärme und mechanische Energie um. So werden Stoffe zwischen den einzelnen Teilen des Organismus transportiert und gleichzeitig damit werden bestimmte Stoffe abtransportiert und ausgeschieden.

Dieser unglaublich komplexe, stetige Stoff- und Energievorgang, die Gesamtheit der chemischen Vorgänge im Organismus und in jeder seiner Zellen, bezeichnet man als Stoffwechsel. Eine Folge des Stoffwechsels ist, dass im Inneren der Zellen eine konstante Temperatur und ein konstanter Druck herrschen. Die von außen aufgenommene freie Energie wird in dieser Umgebung verwertet. Der Körper gibt so gleich viel Energie in die Außenwelt ab, deren größter Teil Wärme ist.

Die Stoffwechselprozesse sind in zwei Gruppen einzuteilen: *aufbauend* und *abbauend*. Die aufbauenden chemischen Reaktionen brauchen Energie dazu, große, komplexe Moleküle zu bilden.

Im Vergleich dazu entsteht durch die abbauenden Vorgänge chemische Energie, und der Mensch verwendet diese Energie bei der vorhin genannten aufbauenden Arbeit. Der Stoffwechsel wird von **Enzymen** und **Hormonen** geregelt. In diesen chemischen Vorgängen können Störungen auftreten, vor allem wegen Nahrungsmangel, besonders bei gesunkener Eiweiß- und Vitaminaufnahme. Die **Eiweiß**stoffwechselstörungen sind mit dem Defekt von Enzymen verbunden (die Enzyme sind auch Eiweiße). Es entstehen bösartige und schädliche Eiweiße, die sich im Organismus ablagern. Eine typische **Kohlenhydrat**stoffwechselstörung ist der Diabetes. Ein Zeichen für defekte Enzyme ist in diesem Fall z.B. die Glukosurie. Das erhöhte Fettverbrennen, die krankhafte Fettspeicherung, aber auch die nicht effektive Fettresorption führen zu **Fettstoffwechselstörungen.**

Seelische Ebene
Beim Stoffwechsel trifft diese Feststellung auch zu: „Wie oben, so unten".

Auf der seelisch-geistigen Ebene laufen dieselben Vorgänge ab, deshalb haben wir es einfach, wenn wir uns bemühen, die Symptome zu deuten.

Zu den seelisch-geistigen und Bewusstseinsvorgängen gehören das Verstehen, die Verwertung, das Wählen, das Selektieren und die Beurteilung, die im großen Maße von dem aktuellen seelischen Zustand abhängen. Das bedeutet, wenn wir uns in einem schlechten, traurigen Zustand befinden, haben wir eine ganz andere Meinung über unsere Dinge, als wenn wir gutgelaunt sind.

Wenn wir den Stoffwechsel von der seelischen Seite her betrachten, muss man ein sehr wichtiges Detail beachten. Und dieses Detail ist der WERT!

Der Wert hat oft einen besonderen Charakter. Bei ersten und nach mehreren Blicken können wir über ein Ding sagen, dass es keinen Wert darstellt.

Trotzdem stehen wir ihm so gegenüber, als ob es für uns das Wichtigste, das Wertvollste wäre! Denken wir darüber nach, inwieweit wir an unseren wertvollen Dingen festhalten und inwieweit wir auf unseren unangenehmen Dingen beharren können.

Das Festhalten kann auch in Form einer „unschuldigen" Maske manifestieren: Wir sind krank und wir begründen es. Uns passiert etwas Unangenehmes, etwas Schlimmes, und wir beweisen, dass es anders nicht habe passieren können, um uns zu bestätigen.

Die vorherigen Begründungen sind wahr, verständlich und man könnte sie noch auf vielerlei Art bezeichnen, aber daraus ergibt sich im Allgemeinen noch keine Lösung, da man den Weg nicht gesucht hat, der einem an einem anderen, glücklichen Ort ankommen lässt.

Kommen wir auf die seelischen Symptome des Stoffwechsels zurück. Das typischste Symptom ist die **Wertverschiebung.** Man hält etwas anderes für wertvoll, nützlich, was wirklich wesentlich ist. Hier spreche ich nicht über die im Allgemeinen angenommenen und interpretierten Werte, sondern über die individuellen. Über die Werte, aus denen man sein Leben, seine Persönlichkeit aufbaut und die man dann im Leben als „etwas Unbrauchbares" abbaut.

Wegen der Eigentümlichkeiten der Störung – wegen des gleichzeitig auftretenden gegensätzlichen Gefühls – verwischen sich die Grenzen und der Kranke entleert die Werte, die er als wertlos, unbrauchbar bezeichnet, und integriert die negativen Werte.

Beim **Fettstoffwechsel** *(siehe auch: Alkoholismus, Körpergewicht)* entwickelt sich die Wertverschiebung wie folgt: Es kommt zu einer erhöhten Fettstoffentleerung, wenn der Kranke überhaupt nichts bewahren will. (Die Funktion des Fettes ist im Lebensprozess, dass es die Grundlage und der wichtigste Platz für Speicherung ist.) Man will es nicht bewahren, da man „stark" überzeugt ist, richtig zu handeln. Das ist aber nur die Oberfläche, da man im Inneren ganz genau weiß, dass man falsch handelt, sonst würden keine Störung, Krankheit entstehen.

In Bezug auf **Zucker** ist dasselbe charakteristisch, mit der Ausnahme, dass diese Wertverschiebung die Freude betrifft *(siehe auch: Diabetes)*.

Weg zur Gesundheit

Jeder soll den Wert, die Selbstbewertung von selbst und im Inneren finden.

Vergebens sagen wir, beweisen wir unsere Ansichten über unsere Werte, man hat seinen „Glauben" an Verstehen, Akzeptanz verloren, man „erfährt" etwas anderes.

Ein unerlässlicher Teil des **Wegs zur Gesundheit** ist das Entgiften und das gilt für beide Seiten. Das heißt, dass es ebenso wichtig ist, uns seelisch und körperlich zu entgiften. Wenn wir vernachlässigen, vergessen oder verpassen, eine von beiden Seiten zu verbessern, übt diese Seite eine bedeutende Wirkung auch auf die andere aus.

SOHLE

Seelische Ebene
Die Sohle zeigt, wie man sich in der physischen und emotionalen Welt behaupten kann.

Wie man sich in der eigenen Welt behauptet, wie man nach seinen Zielen strebt, beeinflusst sowohl sein ganzes Leben als auch seine körperliche und geistige Gesundheit.

Aus den schmerzhaften Gebieten auf der Sohle kann man auf die seelischen Probleme schließen, die einen quälen und in einem Disharmonie auslösen. Es lohnt sich und ist empfehlenswert, diese mit den Reflexzonen zu vergleichen!

Die auf der linken Sohle auftretenden Beschwerden bedeuten, dass man sich über seine Gefühle, emotionalen Entscheidungen bzw. über ihre Richtigkeit nicht völlig im Klaren ist. Man hat Zweifel, ob man sich richtig entschieden hat, ob man richtig gehandelt hat. Es fällt einem schwer, über emotionale Dinge zu entscheiden, bei denen man schneller handeln sollte. Hingegen trifft man schnelle, voreilige Entscheidungen in solchen Angelegenheiten, bei denen die Umsicht wichtig ist.

Zusammenfassend lässt sich sagen, dass die zur richtigen, freudigen Wahl notwendige Ruhe sowie die aus der Unbefangenheit und dem Vertrauen resultierende Ruhe in einem fehlen.

Warum? Die scheinbar einfache Antwort lautet: Wegen der Enttäuschung!

Seine Enttäuschungen ergeben sich daraus, dass man seine emotionalen Entscheidungen, Schritte als Misserfolg, als schlecht erlebt. Dies resultiert aus dem Nichtkennen und Nichtverstehen. Sein Nichtverstehen ist darauf zurückzuführen, dass man seine Lebenssituationen nicht aus allen möglichen Blickwinkeln betrachtet.

Man wird die Dinge verstehen, wenn man sich bemühen wird, die Dinge auch mit den Augen der anderen zu sehen!

Eine **Schwiele** entsteht beispielsweise, wenn man so sehr nach etwas (nach materiellen oder emotionalen Dingen) strebt, dass man seine Schuhe (im Ungarischen: Sohle) durchläuft.

Die schmerzhaften Gebiete **auf der rechten Sohle** haben immer materielle Gründe! Die Bedeutung ist ähnlich wie im Vorangehenden, nur von der physischen Ebene betrachtet.

SPRACHSTÖRUNGEN

Physische Ebene
Die Laute, die der Mitteilung dienen, müssen wir uns aneignen. Sprachstörungen entwickeln sich oft in der Kindheit und die Probleme im Erwachsenenalter sind häufig darauf zurückzuführen. Die Kontinuität, die Betonung, das Tempo des gegliederten, artikulierten Sprechens oder die Wortverbindungen können beeinträchtigt werden. Dementsprechend treten verschiedene Störungen auf wie Stottern, Lispeln, Schwierigkeiten bei der Aussprache von „r", Stammeln, Skandieren, sehr langsame oder unverständlich schnelle Sprache. Auch wenn die Stimmbildung nicht gestört ist, kommt es zu Sprachstörungen oder sogar zur Sprachunfähigkeit, wenn das Zentralnervensystem geschädigt wird, wie z. B. beim Schlaganfall, bei Gehirntumoren oder bei Hirnatrophie.

Seelische Ebene
Die Sprachstörung wird im engen Sinne nicht als Krankheit, sondern „nur" als eine seelische Störung betrachtet.

Nervosität, nicht verarbeiteter Stress verhindern, dass der Kranke seine Gedanken, Gefühle frei ausspricht. Der Grund muss in einer scheinbar abgeschlossenen Lebensphase gesucht werden: wahrscheinlich in der Kindheit. Das kann die Eltern-Kind-Beziehung oder auch ein Misserfolg in der Schule sein. Es ist jedoch am wahrscheinlichsten, dass beide in Frage kommen können, aber man sollte den ersten Konflikt bei den Eltern suchen.

Sehr wichtig ist, dass man die Verletzungen in der Kindheit noch nicht verarbeitet und daraus noch nicht gelernt hat.

Stottern

In seiner Seele hat man die Lehre gezogen: Was man sagen will, will die Umwelt zurückdrängen!

Man hat in seinem Leben etwas erlebt, was seine Äußerung (aggressiv) zurückgedrängt hat. Das war nicht unbedingt beabsichtigt (z. B. die Eltern bemühten sich, einen zu unterdrücken), aber man hat es so erlebt. Man hat es als aggressiv empfunden, weil seine Seele im Vergleich zum Durchschnitt empfindlicher ist!

Man hat Angst davor (nicht unbedingt bewusst!), dass man nicht genügend Zeit hat, zu sagen, was einem sehr am Herzen liegt, deshalb versucht man es so schnell wie möglich zum Ausdruck zu bringen (solange man die Möglichkeit hat). Die Hektik macht einen nervös und verwirrt, man „muss" nämlich viel schneller reden, als man kann. Es ist ganz normal, dass man keine Zeit hat, die Wörter richtig auszusprechen, man stockt und das macht einen noch gespannter.

Das Wichtigste ist die Angst davor, dass man sich nicht so ausdrücken kann, wie man möchte.

Ersatzhandlung
Man stottert, um die Aufmerksamkeit seiner Umwelt auf sich selbst zu lenken.

Weg zur Gesundheit
Man soll seine eigenen Werte erkennen und man soll bemerken, dass die anderen auf einen aufpassen, unabhängig davon, ob sie es zum Ausdruck bringen. Man soll es bemerken und man wird es bemerken, dass man eine Wirkung auf die Umwelt ausübt, auch dann, wenn sie es nicht direkt zeigt. Man kann es nicht direkt spüren, aber indirekt, man hat Wirkung.

Haspeln

Man glaubt, dass seine Umwelt nur dann auf einen aufpasst, wenn man fähig ist, sich zu äußern, wenn man es sehr schnell tut, bis jemand anderer dazwischenfährt.

Kurzum: Man hat seine Geduld verloren.

Ersatzhandlung
Man sagt es schnell, statt ruhig zu werden und zu verstehen: Es wird jetzt auf andere aufgepasst!

Stammeln

Unsicherheit und die daraus resultierende innere Anspannung!

In seinen Kenntnissen, seiner Wertbeurteilung, seinen Wünschen spiegelt sich sehr gut wider, dass ein Chaos in einem herrscht.

Die Unsicherheit hat verursacht, dass man ein wichtiges Detail außer Acht gelassen hat, nämlich auf die Gefühle seines Herzens zu hören, oder man hat das Bild akzeptiert, das die anderen von einem gemacht haben usw.! Bei jedem kommt es vor, dass man (in dem jeweiligen Moment) nicht fähig ist, eine Entscheidung zu treffen. Das ist irgendwie ganz „normal", aber nicht, wenn man sich immer noch entscheiden will, obwohl man nicht weiß, welche Entscheidung man treffen soll. In diesem Fall handelt es sich darum: Man entscheidet, aber man ist sich nicht einmal der Sache sicher, ob man jetzt eigentlich eine Entscheidung treffen muss oder eher wählen muss.

Ersatzhandlung
Stammeln dient als Ersatzhandlung, wodurch man vermeidet, dass man den Wunsch hat, seine Gefühle und Äußerungen zu bekräftigen!

Weg zur Gesundheit
Es kann viel auf dem Weg zur Gesundheit helfen: Man muss sich mindestens einer Sache sicher sein! (Es geht auch vorbei, aber bis dahin soll es einen sicheren Halt geben.)

Lispeln, Aussprache von „r"

Diese Sprachstörung kann auf ungeklärte Gefühle, Wünsche zurückgeführt werden.

Im Gegensatz zu dem Vorherigen ist die Nervenbelastung nicht charakteristisch. In diesem Fall könnte man eher über eine übertriebene Ruhe in seiner Seele sprechen. Man tut nämlich nicht viel dafür, sich eindeutig und klar zu äußern.

Ersatzhandlung
Man lispelt, denn in diesem Fall kann nicht so einfach ein starker Wunsch entstehen, die Gedanken, die Pläne und die Gefühle zu klären.

Weg zur Gesundheit
Man soll klären, wonach man sich am meisten sehnt. Alles andere kommt von selbst.

SPEICHELDRÜSEENTZÜNDUNG

Man traut sich nicht, nach etwas so zu verlangen, dass man dieses Verlangen nur als Mittel zum Erreichen seiner Ziele betrachtet, denn man hat dass Gefühl, dass man umsonst etwas begehrt. In einem wird die Sehnsucht erweckt, denn man „hungert", weil man seine Bedürfnisse befriedigen will. Aber man redet sich davon ab – ohne Erfolg.

In einem wird Sehnsucht erweckt, aber man will sie sofort in sich hineinfressen. Man sucht irgendeine „gut klingende Erklärung" dafür, warum man etwas nicht tut, obwohl man es sich wünscht. Der Geist der Auflehnung entwickelt sich aus diesem zwiespältigen Gefühl. Sein Organismus versucht einen darauf aufmerksam zu machen, dass man wählen, sich sehnen und essen oder sich abfinden soll.

Ich weiß, dass es nicht einfach ist, ein Gefühl zu verwirklichen. Anfangs genügt es, wenn man sich traut, sich zu sehnen, sich frei zu sehen.

SPEICHELSTEIN
(Siehe auch: Steine, Schleimhaut, Zunge und Mund)

Wenn Schmutz in die Maschinerie gerät und wir nichts damit anfangen, häuft er sich nach einer Weile.

Bei der Entstehung von Speichelsteinen geht es darum, dass man – hoffnungslos – immer mit anderen Erinnerungen, mit scheinbar misslungenen Ereignissen zu untermauern versucht, dass seine Wünsche sowieso nicht in Erfüllung gehen, obwohl man sehr darauf hofft. So lässt man seine Wünsche verschwinden, indem man sie gründlich einwickelt.

Das ist damit vergleichbar, wenn wir uns eine Speise wünschen, unsere Speichelbildung schon angeregt wird, dann jedoch eine – unglaubwürdige – Erklärung dafür suchen, warum wir sie doch nicht verzehren können. Diese seelische Einstellung wird typisch sein und fast alle unsere Lebensbereiche werden davon geprägt.

Wenn man doch etwas begehrt – man kann sowieso nichts gegen seine Natur tun, entsteht Schmerz, die Speichelbildung und der Abfluss stoßen nämlich auf Hindernisse. Derselbe Schmerz kommt auch auf der Ebene der Seele zum Vorschein, wenn man sich davon abraten will, was man so sehr begehrt.

Seine wichtigste Aufgabe ist dementsprechend, diejenigen kleinen, jedoch wichtigen Wünsche zu entdecken, die man für verwirklichbar hält und sogar auch genießen kann.

SPEISERÖHRE

Physische Ebene

Die Speiseröhre ist ein fingerbreiter, tatsächlich röhrenförmiger Teil unseres Verdauungssystems zwischen dem Magen und dem Rachen und befindet sich größtenteils in der Brusthöhle.

In der Speiseröhre wird der Nahrungsbissen durch rhythmische Kontraktionswellen, Peristaltik, nach unten bewegt. Seine besonders dicke Schleimhaut kann starke chemische, mechanische und Hitzeeinwirkungen ertragen. Die mehr oder weniger gekauten Bissen, die Pflanzenfasern, die heißen Speisen sowie Alkohole und Gewürze mit Reizwirkung können lange „unbestraft" geschluckt werden. Auch wenn man auf den Kopf gestellt ist, bewegen die peristaltischen Bewegungen den Bissen oder den Schluck durch den Magenpförtner in den Magen.

Seelische Ebene

Im Hintergrund stehen die im Alltag gesehenen, angefassten, gekauten Erlebnisse, die geschluckten Erfahrungen, die man verarbeiten oder abarbeiten soll.

Wie Albert bereits darauf hingedeutet hat, können wir Dinge ungestraft schlucken! Nur Gott weiß, welche extremen Dinge wir über eine lange Zeit schlucken können! Wir schlucken unsere „Nahrungen", die in uns innere Anspannung, Nervosität verursachen, und wir ignorieren unsere Gegengefühle. Dann wundern wir uns, dass wir Magenschmerzen haben!

Wir verfügen alle über die Fähigkeit, solche „Nahrungen", Dinge zu schlucken, die nicht nützlich sind. Dieses Verhalten sollten wir einschränken und ihm Grenzen setzen. Es ist eine natürliche Sache, dass wir das für uns Unentbehrliche schlucken. Allerdings müssen wir darauf achtgeben: Wenn wir lange schlechte Dinge schlucken, haben wir weder Kraft noch Zeit, die nützlichen, Freude bereitenden Nahrungen zu schlucken, anzunehmen!

Dies kann konkreter ausgelegt werden, wenn wir die Erkrankungen der Speiseröhre unter die Lupe nehmen.

SUCHTKRANKHEIT

So lebt man seine Leidenschaft aus, so versucht man seine Leidenschaft auszuleben, die man sich auf andere Weise nicht zu erleben traut. Man unterdrückt seine Bedürfnisse, die man anschließend in scheinbar einfacheren Tätigkeiten auszuleben versucht.

SUIZID *(Selbstmord)*

„Der Mensch ist ein egoistisches Tier … Er meint es nur mit sich selbst gut …"

Wie sehr es auch lebensfremd ist, man will sich selbst in den wenigsten Fällen etwas zuleide tun. Es ist selten, dass wir uns selbst bestrafen wollen, um für eine vermeintliche oder reale Sünde zu büßen!

Die Absicht zum Suizid (Selbstmord) kann in Wirklichkeit dadurch begründet werden, dass man es mit sich selbst gut meint, wenn man sein Leben … die Möglichkeit wegwirft. Man befindet sich in einem Seelenzustand, dass man nur die allerbeste Lösung akzeptieren könnte – zumindest will man dies glauben. Ich habe den Konjunktiv mit Absicht gewählt, denn die Akzeptanz besteht nur im Prinzip. Wenn jemand einem die Lösung anbietet, lehnt man sie mit irgendeiner Ausrede ab.

Mag man es zugeben oder leugnen …, man glaubt in diesem Seelenzustand nur an diese Möglichkeit. Folglich entwickelt sich diese Verhaltensform, wenn man sich nicht traut, die einem angebotenen Möglichkeiten wahrzunehmen, denn man hat nicht einmal das Gefühl, was eine Möglichkeit (für einen) wäre.

In diesem Fall können wir eigentlich davon sprechen, dass das größte Problem einer Person ist, die sich – wirklich – mit Selbstmord beschäftigt, dass sie die ihr angebotenen Möglichkeiten wahrnehmen möchte, obwohl sie dies noch erlernen sollte, denn bisher hat es ihr nämlich niemand gezeigt oder beigebracht.

Ein weiterer wichtiger Faktor ist, dass sich die selbstzerstörerischen Gedanken nicht immer sofort realisieren! Bei zahlreichen Fällen mündet dieser Prozess in eine langsame Selbstzerstörung und man verfällt der Drogen- oder Alkoholsucht. Das tut nichts zur Sache. Man möchte die vom Leben angebotenen Gelegenheiten wahrnehmen und man muss den Weg oder die Methode lernen, die einem entsprechen.

SCHMERZEN/KRÄMPFE WÄHREND DER MENSTRUATION
(Siehe auch: Krämpfe)

Sie will eine gute, eine wertvolle Frau sein, was sie – sich selbst – meistens auch beweisen kann. Sie will nicht entdecken, erleben, sondern beweisen, einreden.
 Wenn ein kleines Zeichen auf das Gegenteil hinweist, ist sie verzweifelt. Die krampfartigen Schmerzen bilden die Verzweiflung der Seele ab. Sie kann nicht akzeptieren, dass sie weniger ist, zumindest am Anfang ihrer Periode.
 Man sollte davor keine Angst haben!
 Da geht es darum, dass ihr Selbstbild auf wackeligen Füßen steht. Auf dem **Weg zur Gesundheit** soll sie ihr Selbstbild stärken … oder ihre Gefühle erleben, die untermauern, beweisen, dass sie eine gute Frau ist.

Menstruationsstörungen

Wenn ich sehr kurz das Wesen dieser Krankheit formulieren möchte, würde ich das auf die folgende Weise tun:
Die Frau …
Die nicht erlebte Weiblichkeit …
Die nicht als gut erlebte Weiblichkeit …
Gehen wir jetzt auf den Symptomkomplex ein.

Ausbleiben der Menstruation

Der folgende Seelenzustand trifft nur zu, wenn es nicht um die bewusste Veränderung des Menstruationszyklus geht – wozu verschiedene Praktiken eingesetzt werden.

Das Fehlen eines Partners wird oft als ein möglicher Auslöser genannt, was mit dem oben Beschriebenen im Einklang steht. Da muss noch hinzugefügt werden, dass sich die Kranke so verhält, als wenn sie keinen Partner hätte, unabhängig davon, ob sie einen hat oder nicht.

Sie weiß, was ihr eine Partnerschaft bedeutet, aber sie erlebt es nicht. Ein möglicher Grund dafür ist, dass sie ihr Wissen nicht mit einem Gefühl verbindet. Sie weiß etwas, aber dieses Wissen bedeutet nichts für sie. Sie weiß, dass sie einen Partner hat, aber sie fühlt nicht, dass er wirklich ein Partner wäre, obwohl sie auch nicht definieren könnte, unter welchen Bedingungen sie jemanden als ihren Partner ansehen würde.

Unberechenbar, aber normal

Sie ist für sich selbst und auch für ihre Umwelt unberechenbar, was zumindest die Reinigung, Weiblichkeit und Mutterschaft betrifft.

„Kontinuierliche Blutung"

So kann man am besten Abstand halten!

So muss sie dem Mann nicht sagen, dass sie mit ihm nicht schlafen will. So muss sie nicht sagen, wie sie sich wohlfühlen würde. So muss sie ihre Wünsche nicht anerkennen.

Das ist natürlich keine gute Ausrede!

Wenn dies eine gute, eine wirklich gute Ausrede wäre, würde ihr Körper nicht mit einer Disfunktion reagieren!

Dieses Verhalten hilft nur dabei, ihre Aufmerksamkeit davon abzulenken, was sie sich in Wirklichkeit wünscht.

SCHNUPFEN

Physische Ebene *(Siehe auch: Sinusitis/Kieferhöhlenentzündung)*
Schnupfen ist die Entzündung der Schleimhaut in der Nase (sowie in der Nasennebenhöhle und im Nasenrachenraum) durch eine Infektion.

Die Nase sondert ein wässriges, serös-schleimiges, eventuell eitriges oder blutiges Sekret ab.

Schnupfen geht mit der Verstopfung der Nase, mit stumpfen Schmerzen und mit der Anschwellung der Schleimhäute einher. Die Nasenatmung wird erschwert. Er wird durch Viren, Bakterien und Allergene hervorgerufen.

Behandlung
Schnupfen wird medikamentös mit Vitamin C, entzündungshemmenden Medikamenten und Nasentropfen behandelt. Wenn es begründet ist (bei bakteriellen Infektionen), werden Antibiotika verabreicht.

Seelische Ebene
Der Schnupfen kann vielen Dingen angehängt werden, eins davon wird sich wahrscheinlich bestätigen. Dementsprechend können wir ihn dem Nachbarn, der Schwiegermutter, den Viren oder Bakterien anhängen. Dies ändert doch nichts an der Tatsache, dass der Kranke seine Lebenslust verloren hat. Das heißt, dass er dem Reiz der vorhin erwähnten Faktoren ausgesetzt wurde, was einen Schnupfen oder eine Erkältung hervorgerufen hat.

Wir müssen eins jedoch beachten: Wieso konnte er „erkalten"?

Das könnte ich am besten durch den Vergleich des Menschen mit der Sonne erklären.

Wann wird die Sonne erlöschen?

(Das ist ein sehr vereinfachtes Beispiel!)

Wenn sie alle Stoffe verzehrt hat, mit denen sie das Feuer ernährt hat.

Daraus folgt, dass das innere Feuer auch in dem Menschen erlischt, wenn einer der zum Brennen notwendigen „Stoffe" fehlt.

Wenn wir die vier Elemente zu Grunde legen, können wir auf vier Wegen zum Schnupfen, zur Erkältung kommen:
- Das Wasser transportiert Informationen.
- Das Feuer hält die Energie unter Kontrolle, verbrennt die Giftstoffe, erwärmt das Wasser.
- Die Luft bringt neue Kraft, vermittelt die Gedanken.
- Die Erde gewährt Sicherheit und Selbstsicherheit. Wenn das letztere Element fehlt, tritt Entkräftung und Ermüdbarkeit auf.

Wenn das Feuer fehlt, wird das Element Wasser überwiegen und wird unsere Nase laufen usw.

Der Organismus strebt nach einem Energieminimum und Harmonie. Das bedeutet, dass diese Elemente versuchen, ihre Wirkung gegenseitig auszugleichen.

Sie würden es selbstständig regulieren, aber der „kluge" Mensch legt ständig Hindernisse in den Weg der Natur.

(Über dieses Thema kann man mehr in meinem Buch *Wegweiser für spirituelle Wanderer* erfahren.)

Weg zur Gesundheit
Man muss etwas suchen, das einen mit Freude und Zufriedenheit erfüllt! Das kann ein Ziel, ein vorgekommenes Ereignis oder sogar eine geliebte Person sein. Es ist völlig unwichtig, was man findet, was wesentlich ist: Dieses soll einem Freude bereiten, man soll daran Freude haben.

Unterhalten wir uns mit dem Kranken, oder eine noch bessere Lösung wäre, wenn wir ihm Fragen stellen, sodass er durch unsere Fragen selbst die Ruhe verleihende Lösung findet.

SCHLEIMHAUT

Physische Ebene
Die dreischichtige Schleimhaut kleidet das Innere von Hohlorganen aus. Ihre Oberfläche besteht aus verschiedenen Epithelschichten, aus einer Bindegewebsschicht, in der sich Drüsen befinden. Darunter liegen zwei Schichten von glatter Muskulatur, die für die Bewegung der Schleimhaut verantwortlich sind.

Seelische Ebene
An dieser Stelle möchte ich nur eine allgemeine Beschreibung geben, denn Schleimhäute befinden sich an zahlreichen Stellen in unserem Organismus.

Was das Wesentliche betrifft, kann man sagen, dass die Rolle der Schleimhaut darin besteht, dass sie eine glatte und reibungslose Verschiebung sichert. Sie macht die Organe glatter, so werden die scharfen Sticheleien von außen entschärft, was sich auch auf das Innere bezieht *(siehe auch: Allergie)*.

Die Erkrankung der Schleimhaut bedeutet, dass man immer weniger flexibel mit den Problemen umgehen kann, d.h., man zeigt eine Überempfindlichkeit, gelegentlich eine Überreaktion. Man zeigt eine erhöhte Reizbarkeit, denn man fühlt sich nicht stark genug, um die Probleme zu lösen.

SCHULTER

Physische Ebene

Wenn wir diese zwei Köperregionen gleichzeitig betrachten, können wir sehen, dass sie eine Kurve vorne und hinten bilden. Das ist ein Apparat zum Halten und Aufhängen, der gemeinsam mit seinen Knochen, Gelenken und Muskeln Schultergürtel genannt wird. Er besteht aus den Schlüsselbeinen und den Schulterblättern, an die sich auch die freien oberen Gliedmaßen anschließen. Die addierten Bewegungen des Schultergürtels und des Schultergelenks gewährleisten eine wunderbar große Beweglichkeit, die sich darin äußert, dass wir jede Richtung des Raumes mit unseren Händen erreichen können, auch wenn sich unser Rumpf, unsere Taille nicht bewegen.

In der geraden, stehenden Körperhaltung trägt die Breite, die Form usw. unserer Schultern deutlich zu unserem Aussehen bei. Die bekannteste Erkrankung der Schultern ist die Ausrenkung des Schultergelenks, wobei der Oberarmknochenkopf (manchmal infolge einer unbedeutenden Krafteinwirkung) seine Stelle innerhalb der Gelenkkapsel verlässt, nach vorne oder nach unten rutscht.

Es gibt zahlreiche Methoden zur Zurückverlagerung der Ausrenkung.

Seelische Ebene

Dieser Körperteil trägt die Lasten unseres Lebens.

Diese Lasten können unsere eigenen angehäuften, ungelösten Aufgaben oder auch solche der anderen sein. In diesem Fall ist es unwesentlich, wessen Lasten wir auf die Schultern genommen haben, wessen Lasten wir tragen. Da zählt sowieso nur, dass wir die bedrückenden, lästig gewordenen „Pakete" nicht abstellen.

Unsere Schultern dienen dazu, dass sich die verzweifelten Menschen daran ausweinen können, ihre Schmerzen, Sorgen erzählen können, was auch richtig ist! Da stelle ich die Frage, ob es sich lohnt, die Lasten für andere zu tragen?

Die Antwort auf die Frage: Zeitweise müssen wir auch das auf unsere Schultern nehmen, was nicht uns gehört! Aber ...

Was wir auf unsere Schultern genommen haben, müssen wir auch abstellen!

Natürlich sind unsere Schultern zum Tragen geschaffen, jedoch nicht dazu, dass wir auch die Dinge herumschleppen, die unseren Prinzipien, Gefühlen zuwiderlaufen!

Die Probleme der Schultern treten auf, wenn wir unsere Lasten nicht abstellen, weil wir dadurch unsere Bedeutung verlieren würden. Wir haben keine Zeit, keine Gelegenheit, sie loszuwerden. Dies forcieren, erklären wir so lange, bis wir es über kurz oder lang auch glauben.

Wir tragen die Lasten der anderen, während unsere Schultern derart belastet sind, dass wir uns um sie nicht kümmern. Da wir keine Zeit mehr für uns haben, werden wir kein Erfolgserlebnis haben. Ohne Erfolgserlebnis wird die Kraft fehlen, die wir einsetzen können, um flexibler zu werden. Das Letztere setzt voraus, dass wir Mut haben. Wir haben Mut, die Lasten der anderen auf uns zu nehmen, wir haben Mut, sie abzustellen, wir haben Mut, uns mit uns selbst zu beschäftigen, und wir haben Mut, unsere Probleme beiseitezuschieben.

Wenn die daraus geschöpften Freuden fehlen, entstehen die verschiedenen Veränderungen. Wenn Sie mehr darüber erfahren möchten, vergleichen Sie diesen Teil auch mit den anderen Kapiteln.

Der Weg zur Gesundheit beginnt mit einem „Nein". Sagen wir nein zu den anderen …, das können wir nur tun, wenn wir zu uns ja sagen … wir sollen uns also mit unseren eigenen Lösungen beschäftigen – oder zumindest sollen wir uns auch mit unseren eigenen befassen.

Wir müssen uns überwältigen und auf unsere Gefühle hören, die immer leise in unsere Ohren flüstern, was wir tun müssen.

SCHUPPENFLECHTE

Physische Ebene
Die Schuppenflechte ist eine häufige, chronische, genetische Hautkrankheit. Auf der Haut erscheinen grellrote Flecken mit silbrig glänzenden Schuppen. Wenn man die an Kerzenwachs erinnernden Schuppen entfernt, kommt es zu Blutungen. Sie tritt in erster Linie an den Gliedmaßen, am Ellbogen, Knie oder Kopf auf. Allerdings gibt es keinen Körperbereich, wo sie sich nicht entwickeln könnte. Sie befällt selten auch die Körperfalten. Sie wird im Allgemeinen von Juckreiz begleitet.

Bei der Therapie spielen die teerhaltigen Salben und die Salizylsäure eine zentrale Rolle, bei schwereren Fällen können auch Nebennierenrindenhormone verabreicht werden.

Seelische Ebene
Hinter den Erkrankungen der Haut steckt das disharmonische Verhalten des Kranken zur Außenwelt.

In diesem Fall spiegelt sie folgende Einstellung wider:

Er hat „krankhafte Angst" vor den Einflüssen der Außenwelt. Er glaubt – er ist sogar davon überzeugt –, dass er sein Leben nicht steuern kann. Dies würde von der Außenwelt und den Menschen darin übernommen. Er lässt die Ergebnisse außer Acht, die er erzielt hat. Daraus folgt: Auch wenn er erfolgreich ist, nimmt er es nicht wahr und unterschätzt er seine Werte. Er hält sich für wertlos, unglücklich, was dazu führt, dass er gespannt und nervös wird. So können wir verstehen, warum er der Außenwelt so feindlich gegenübersteht, warum er sich selbst nicht genug Aufmerksamkeit widmen kann. Infolge seiner inneren Anspannung überreagiert er auf die Reize. Da er keine neue Energie schöpfen kann, wird er anschließend müde. Er verliert allmählich seine seelische (und physische) Regenerationsfähigkeit, er findet seine Eigenschaften hässlich und verwerflich. Er fühlt sich nicht wohl in der eigenen Haut. Er glaubt, er könne nur erfolgreich werden, wenn er niemanden achte. Ich möchte nochmals betonen, dass er sich darüber gar nicht freut, er hat sogar Gewissensbisse.

Wir wissen, dass der Körper die Veränderungen der Seele und des Bewusstseins widerspiegelt.

Wenn das Bewusstsein dies wahrnimmt, sollte man sich darüber nicht wundern, dass diese unangenehmen Symptome auf der Haut zur Erscheinung kommen.

An dieser Stelle möchte ich einen kurzen Exkurs machen, um diesen Prozess auch von einer anderen Seite zu beleuchten.

Wie wehren sich einige Tiere? Sie bilden einen Panzer.

Der Kranke ist wütend auf die Welt, er hasst es, sich für seine Interessen einsetzen zu müssen. Die Schuppenflechte entwickelt sich an der Stelle, wo der Kranke eine Aufgabe zu lösen hat. Wenn er seine Ellbogen gebrauchen sollte, aber es nicht tut oder doch tut, wird es einen seelischen Konflikt bewirken.

Sie tritt am Kopf auf, wenn er mit seiner Denkweise, Problemlösungsfähigkeit in Konflikt steht. Dabei spielt die Haarstruktur keine Rolle. Wenn von jemandem erwartet wird – man glaubt es zumindest –, selbständige Gedanken zu haben, was man aber nicht erfüllt, entsteht Schuppenflechte an seinem behaarten Kopf.

Wer seinen Willen hartnäckig durchsetzt, wird nie von Schuppenflechte befallen. Diese Person kann möglicherweise an einem Tennisellbogen leiden.

Jemand, der unter Schuppenflechte leidet, ist wütend.

Er liebt sich nicht.

Dieser Mensch klagt über seine Probleme, aber er erleichtert sich dadurch nicht.

Breitet sich die Schuppenflechte um die Taille herum aus, hat man keinen Mut, sich zu freuen. Wenn sie sich am Rücken entwickelt, deutet es darauf hin, womit man sich noch nicht konfrontiert hat: „Du solltest mir nichts Gutes sagen!"

Auf dem **Weg zur Gesundheit** muss man wieder die Reize entdecken, die das Gewürz seines Lebens bedeuten, die sein Leben liebeswürdiger machen. Da „das Gewürz" jetzt in seinem Leben fehlt, muss man sich mit solchen Dingen beschäftigen, die für einen wichtig sind. Der Erkrankte soll bemerken: Wenn er sich für seine Interessen einsetzt, tut er das nicht zuungunsten der anderen.

SCHWINDEL *(Vertigo)*

Physische Ebene
Es entsteht eine Differenz zwischen den objektiven und subjektiven Raumverhältnissen, was der Kranke als Schwindel erlebt. Der Schwindel ist das wichtigste Symptom der Erkrankung des Gleichgewichtsorgans, der mit Sehstörung, Brechreiz und Bewegungsstörungen einhergeht.

Schwindel kann auch durch das zentrale Nervensystem wie Verletzung und Tumoren des Hirnstamms, des Kleinhirns, Schädelverletzungen, Schädelbasisbrüche bedingt werden. Durch die Veränderung des Hirndruckes kann ebenfalls Schwindel hervorgerufen werden, wenn dahinter niedriger oder hoher Blutdruck steckt.

Seelische Ebene
Man bemüht sich derart, sich im Leben zu behaupten, dass man sein körperlich-seelisches Gleichgewicht verliert.

Der Schwindel – falls er von keinen organischen Veränderungen begleitet wird – ist mit Unsicherheit verbunden und damit, dass man keinen Mut hat, sich für seine Ziele, Wünsche einzusetzen.

Man ist sich über das Zuletztgenannte nicht im Klaren, man ist sich über seine Gefühle, Wünsche nicht im Klaren, weil man hinsichtlich seiner Werte unsicher ist.

Man kann wieder gesund werden, wenn man seine bisher außer Acht gelassenen Werte in sein Leben integriert.

SCHIZOPHRENIE *(Bewusstseinsspaltung)*

Physische Ebene
Schizophrenie wird auch dissoziative Identitätsstörung genannt. Die normalen Zusammenhänge zwischen dem Denken, emotionalen Leben und Verhalten gehen verloren. Die Persönlichkeit zerfällt, doch die bizarre Denkweise schließt das logische Denken in anderen Bereichen nicht aus.

Der Kranke filtert die Reize falsch oder mangelhaft. Seine Gedanken können öde, einseitig sein oder ganz im Gegenteil: reich an Wahnvorstellungen. Es entstehen für die paranoide Denkweise charakteristische Wahnvorstellungen, die mit dem vermeintlich drohenden Verhalten anderer verbunden sind. Der Kranke nimmt konkrete abwehrende Maßnahmen vor: z.B., er schließt die Tür, das Fenster, er besorgt sich eine Waffe, er wickelt sich in eine Folie gegen „tödliche Strahlen". In seinen zwischenmenschlichen Beziehungen ist er sehr verschlossen. Seine Selbsteinschätzung ist niedrig. Seine Fähigkeit, Freude erleben zu können, sinkt. Diese Krankheit wird immer von Depression begleitet. Die unrealen und zwanghaften Gedanken verwischen die Grenze zwischen dem Ich und der Welt. Wenn sie nicht mehr existiert, schafft der Kranke statt der realen Welt seine eigene Welt. *(Siehe auch: Autismus)*

Seelische Ebene
Die Bewusstseinsspaltung ist wörtlich zu verstehen. Das Bewusstsein spaltet sich und die da vorhandenen Kenntnisse verwirren sich. Die Grenze zwischen der Wirklichkeit und der Phantasie verschwimmt, und in diesem Chaos ist es unmöglich zu entscheiden, was real und irreal ist.

Das Bewusstsein wurde bereits in der Einführung beschrieben, an dieser Stelle möchte ich das Wesentliche nochmals hervorheben.

Was ist das Bewusstsein?

Das Bewusstsein ist ein Teil von uns (ein Teil unseres Ichs), das die äußeren und inneren Reize selektiert, analysiert und aufgrund des Gelernten reagiert.

Dies könnte ich eingehender auslegen, aber ich möchte beim Wesentlichen bleiben.

Wir sollten unsere Dinge vereinfachen, die wir verstehen möchten. Die Kompliziertheit kann nämlich dazu führen, dass wir gerade das aus den Augen verlieren, was wir suchen: das Wesentliche.

Das Bewusstsein verarbeitet in jedem Moment unseres Lebens zahlreiche Informationen und Impulse. Darüber hinaus plant es (auf seiner Ebene) die notwendigen Schritte (die es wichtig findet).

Es ist wichtig zu betonen: **Das Bewusstsein fällt keine Entscheidungen, es arbeitet lediglich die möglichen Lösungen aus.** Es mag etwas eigenartig klingen, aber nicht unser Bewusstsein trifft unsere Entscheidungen, sondern „etwas viel Tieferes".

Und zwar unser Geist!

Unser Geist ist ein Teil von uns, der das uralte Wissen – wir können es auch Unbewusstes nennen – mit der Gegenwart verbindet. Aus diesen zwei Grundelementen wird das Wissen entstehen, worauf wir unsere Zukunft aufbauen und mithilfe dessen wir unsere Zukunft schaffen.

Das Bewusstsein bringt letzten Endes die Informationen in uns zum Vorschein, die wir bereits erlebt, erfahren haben.

Das Bewusstsein erkrankt, wenn wir uns über eine längere Zeit (sie kann sehr unterschiedlich sein) nur mit einer Aufgabe beschäftigen, die wir zu lösen haben. In diesem Fall kann sich das Bewusstsein so verhalten wie die Nadel eines Plattenspielers, die stecken geblieben ist und immer wieder dasselbe spielt. Wie auch der Plattenspieler, der nicht nur einen Ton, sondern eine Melodie spielt, wiederholt auch das Bewusstsein ganze Gedanken.

Das Risiko für die Bewusstseinsspaltung steigt, wenn man lange nicht entscheiden kann, was man tun soll.

Das Problem besteht darin, dass der Kranke mehrere feste Vorstellungen über die Lösung des Konfliktes hat. Er reibt sich zwischen diesen „guten" Lösungen auf, ohne dass er im Wesentlichen etwas Konkretes unternommen hat.

Nach dem Verlust des Realitätssinnes, der starken emotionalen Erschütterung findet das Bewusstsein seinen Platz in der Welt nicht, deswegen lässt es jede Information aus der Außenwelt herein.

SCHILDDRÜSE

Physische Ebene

Die Schilddrüse ist eine endokrine Drüse, die aus zwei Lappen besteht und sich auf den beiden Seiten des Kehlkopfs und der Luftröhre befindet. Ihre Form erinnert an ein Hufeisen. Da sie aber teilweise neben dem Schildknorpel liegt, wurde sie danach benannt.

Wird die Schilddrüse unter einem Mikroskop untersucht, kann man sehen, dass sie aus zahlreichen mikroskopischen Schilddrüsenfollikeln besteht. Die Follikelzellen nehmen Jod (Iod) aus der Blutbahn auf. In den Follikeln befindet sich eine dickflüssige Flüssigkeit, in der die bereits produzierten (jodhaltigen) Schilddrüsenhormone gespeichert werden. Diese Hormone haben die Aufgabe, auf den Stoffwechsel Einfluss zu nehmen, was sie durch die Regulierung des Sauerstoffverbrauchs der Zellen erreichen. Sie spielen eine Schlüsselrolle im Wachstum und in der Entwicklung der Kinder. Die Schilddrüsen-Unterfunktion führt zu Krankheiten, die mit der Störung der intellektuellen Entwicklung einhergehen.

Wir nehmen Jod mit der Nahrung auf. Der Mangel (oder Überschuss) an Jod führt zur Störung der Schilddrüsenfunktion, er kann sogar Schilddrüsen-Insuffizienz hervorrufen. Wegen Jodmangel vergrößert sich die Schilddrüse. Die krankhafte Vergrößerung kann auch eine erschreckende Größe erreichen.

Da die Follikelzellen die gesamte Menge an Jod aus dem Blut filtern und aufnehmen, können die Funktionsstörungen der Schilddrüse mithilfe einer Radio-Jod-Therapie ausgezeichnet ermittelt werden. Allerdings nimmt die Schilddrüse auch diese radioaktiven Jod-Atome derart intensiv auf, dass dieser Prozess sogar die Gefahr von bösartigen Veränderungen in sich birgt.

Seelische Ebene
„Nur das gehört dir, was du gegessen hast."

Der Anblick, das Gesehene bestimmen vor allem unsere Gedanken, Gefühle. Auf den Körper nehmen in erster Linie die Dinge Einfluss, die man verzehrt. Zu den verzehrten Dingen gehören die Nahrung und auch die Luft. Das Letztere gelangt durch den Kehlkopf, das Erstere durch die Speiseröhre in unseren Organismus. Den Drüsen, die sich hier befinden und somit die erste Verteidigungslinie darstellen, kommt eine große Bedeutung bei der Aufbewahrung der Gesundheit zu.

Um dies richtig zu verstehen, wollen wir an dieser Stelle diesen Prozess umfassend betrachten.

Wir gewinnen mithilfe unserer Augen und gewöhnlich mithilfe unserer Sinnesorgane Kenntnisse von unserer Umwelt, die wir entweder aufnehmen oder nicht, die wir kauen und schlucken oder nicht. Hinsichtlich der Krankheit spielt es keine Rolle, was wir tun, beides wird eine Wirkung auf uns ausüben.

In diesem Fall löst diese Wirkung Wut aus. Das Gesehene löst Wut aus, es muss so sein, anderenfalls würden wir nicht kämpfen, weder dafür noch dagegen.

Die Erkrankung der Schilddrüse ist eine Folge der unterdrückten Wut. Die typischste Eigenschaft ist der Zorn. Jede Art von Wut, die nicht zum Ausdruck gebracht worden ist, häuft sich über kurz oder lang an und wandelt sich in Zorn, in eine explodierende Wut um.

Diejenigen, die unter dieser Krankheit leiden, haben oft ein erstickendes Gefühl. Sie häufen die Wut an und die Follikel spiegeln die Veränderungen des Seelenzustandes wider. Man kann seelisch nichts mehr aufnehmen, was die Schilddrüse ebenfalls nachahmt, so schwillt sie an.

Im Vorangehenden wurde bereits auf die Rolle von Jod hingewiesen.

Wozu verwenden wir Jod?

Hauptsächlich zur Desinfizierung. Bei der Funktion der Schilddrüse spielt es dieselbe Rolle. Man braucht ein leicht verfügbares Mittel zur angemessenen Abwehr, mit dem man die eingehenden Reize neutralisieren kann. Man muss sie neutralisieren, damit man die meisten guten Dinge von den schädlichen Wirkungen, Missverständnissen, Misserfolgen trennen kann.

Die Sortierung erfolgt bei diesen Kranken eindeutig eingeschränkt, die Ruhe stellt nämlich eine notwendige, unerlässliche Voraussetzung dar, wenn man die richtige Wahl treffen will. Wenn sie fehlt, wird man leicht müde, man wird der stetigen Analysen, Untersuchungen müde. Man wird solche Reize ablehnen, die man braucht, und nimmt solche an, die man nicht benötigt. Dies wird einem früher oder später bewusst und die bereits vorhandene innere Anspannung wird weiter steigen. Man glaubt, dass die ganze Welt, alle Menschen gegen einen sind, jedoch hat man das Verlangen, geliebt zu werden!

Dieser Zwiespalt führt zu abwechslungsreichen Symptomen, wie z.B. Haarausfall, man grübelt nämlich sehr viel über seine Probleme oder Schwindel, weil man das Gleichgewicht nicht findet. Er kann auch Sehstörungen bewirken, wenn man nicht weiß, worauf man achten soll und was man außer Acht lassen soll.

Auf dem **Weg zur Gesundheit** muss folgende Voraussetzung erfüllt werden: Man muss die unterdrückte Wut ablassen! Man soll sie nicht an anderen ablassen und nicht andere dafür verantwortlich machen! Es ist einfacher, sie auszusprechen, zum Ausdruck zu bringen!

(Siehe auch: Basedow – Krankheit, Tumoren)

TBC (Tuberkulose)

(Siehe auch: Nierentuberkulose, Bakterieninfektion, Entzündung, Lunge usw.)

Das abgeschwächte Immunsystem und ein auch für die Entstehung der Zysten charakteristischer Seelenzustand führen dazu, dass man den Herd der Probleme mit einer Mauer zu umgeben versucht. Jedoch kann man sie nicht angemessen abkapseln und lehnt sich dagegen auf (was die Reserven seines Immunsystems verzehren wird). Obwohl es einen irritiert, bleibt einem keine Zeit mehr, neue Energie zu schöpfen und mit einem neuen Ding zu beginnen, nach dem man sich sehnt und das einem Selbstvertrauen verleiht.

TENNISARM

Physische Ebene

Ein Tennisarm entsteht infolge der Überbeanspruchung der Unterarmmuskulatur. Die wiederholten Greifbewegungen und Bewegungen zum Festhalten, die Drehbewegungen des Unterarms führen am Knochenvorsprung des Oberarmknochens zur schweren Druckempfindlichkeit und zu Schmerzen.

Infolge der chronischen Spannung der Unterarmmuskulatur entstehen kleine Risse in den an den Knochenvorsprüngen entspringenden Sehnen, die mit dem Reizzustand der Knochenhaut und der chronischen Entzündung der beiden Knochenvorsprünge einhergeht.

Die Krankheit entsteht im überbelasteten Arm, vor allem bei Menschen im mittleren Alter.

Die Schmerzen im äußeren und inneren Knochenvorsprung des Ellbogens verstärken sich durch Drehbewegungen. Die Schmerzen strahlen in die Muskeln aus. Wenn das Handgelenk gegen einen Widerstand nach oben gedrückt wird, nehmen die Schmerzen zu.

Behandlung

Der Arm soll entspannt, ein elastischer Verband kann angelegt und Schmerzmittel sollen verabreicht werden.

Der Tennisarm kann lokal auch mit entzündungshemmenden Spritzen behandelt werden.

Seelische Ebene
Der Hauptkonflikt besteht darin, dass man kämpft, „gewaltsam" ringt, anstatt ruhig, lässig zu handeln.

Bei der Entstehung des Tennisarms spielt die physische Überbelastung eine wesentliche Rolle, jedoch ist das Problem nicht so einfach und einseitig. In diesem Fall, wie auch in den anderen Fällen, sind die seelischen Faktoren in Betracht zu ziehen, die die Widerstandsfähigkeit bestimmen. Wie der Schatten allen Bewegungen des Körpers folgt, so folgt auch der Körper allen kleinen Regungen des Bewusstseins. Wenn wir dies zu Grunde legen, können wir die wahre Ursache entdecken.

Worin äußert sich das in diesem Fall?

Seine derzeitige seelische Einstellung zeigt (man fühlt es), dass man immer seine Ellbogen gebrauchen soll, wenn man etwas erreichen will. Man muss die Menschen, die Dinge aus dem Weg räumen, die zwischen einem und seinem Ziel stehen. Dies löst in einem einen Konflikt aus, denn man gesteht sich diese Form der Gewalt nicht gern ein. Hinter der „groben" Fassade steckt ein grundlegend ruhiger Mensch, der schon diese Lage satt hat und lieber eine „zweckmäßigere" Lösung gewählt hat!

Die Krankheit ergibt sich nicht daraus, dass man aggressiv ist – oder dass man Gewalt anwendet –, sondern daraus, dass man es nicht für richtig hält! Man hält es für falsch oder für etwas, was man vermeiden sollte. Dieser Zwiespalt wird seinen physischen Körper abschwächen.

Diese Frage kann man auch von einer anderen Seite angehen, was das vorher Beschriebene nicht ausschließt, sondern ergänzt. Sie treten nämlich in den meisten Fällen gleichzeitig auf.

In diesem Fall: Man kämpft nicht für seine eigenen Interessen, sondern gegen etwas! Gegen seine eigenen Interessen zu kämpfen, hat nämlich bereits genug Konflikte in einem ausgelöst, doch man hat keine andere Wahl. Deshalb setzt man sich solche Ziele, mit denen man sich nicht identifizieren kann. Man kann nicht mit ganzer Seele kämpfen!

Infolgedessen wendet sich seine Bestrebung gegen einen, d.h., man steht hinter den anderen zurück, man kämpft für das Interesse der anderen, man tut nur für sich selbst nichts.

Beide Verhaltensweisen führen dazu, dass die geistige Kraft (Aura) am Ellbogen, im Ellbogen sinkt, wodurch die Widerstandsfähigkeit im jeweiligen Bereich beeinträchtigt wird.

Die seelische Kraft schwindet, was man so erlebt, als ob Risse in einem entstehen würden, d.h., man versucht aus diesen Lebenssituationen auszubrechen! Die geistigen Risse führen zu den Rissen der Gewebe.

Man wird früher oder später dieser Tätigkeit überdrüssig, man lehnt sich gegen sein Schicksal (seine Einstellung) auf. Da kommt es zur Entzündung der umliegenden Gewebe, der Zellen. Sie lehnen sich auf, dieser Zustand ist nämlich nicht gesund! Es ist nicht allzu glücklich, wenn man nur Dinge tut, an denen man keine Freude hat, die einem nur Schmerzen verursachen!

Weg zur Gesundheit
Aus dem Vorangehenden resultiert bereits die Lösung: Man soll zulassen, dass sich seine Dinge „von allein" verändern. Alle unsere Dinge können sich verändern, wir brauchen es nur zuzulassen! Dies können wir erzielen, wenn wir uns auf etwas ganz anderes konzentrieren!

TETANUS *(Wundstarrkrampf)*

Physische Ebene
Der Tetanus ist eine schwere (jedoch nicht ansteckende) Infektionskrankheit. Er wird durch eine Bakterie verursacht, deren Toxin zur akuten Vergiftung führt, die mit Wundstarrkrampf bzw. Muskelzuckungen einhergeht.

Die Sporen der Bakterie kommen im Boden, überall in der Welt vor. Die Infektion erfolgt durch ihr Eindringen in Wunden. Die tiefe, große Wunde ist für den Bazillus wichtig, denn er kann sich in einer sauerstoffreichen Umgebung nicht vermehren, nur in einer kohlendioxidreichen, die im Tiefen der Wunden herrscht. Wenn also die Stich- oder Schnittwunde verheilt, findet der Angreifer einen idealen Nährboden. Sein Toxin stört die Nervenverbindungen der Wirbelsäule.

Wie alle Infektionskrankheiten hat Tetanus auch eine Inkubationszeit, sie beträgt mindestens 5 Tage.

Seine Symptome sind erschreckend: Anfangs sind erhöhte Reizbarkeit, Unruhe und Schluckbeschwerden typisch. Der Kranke fühlt Spannung in seiner Kaumuskulatur. Dann kommt es plötzlich zur Kieferklemme, danach werden die Zähne infolge der erhöhten Muskelspannung zusammengepresst. Anschließend wird der Hals steif, es entsteht durch die Krämpfe der Gesichtsmuskulatur ein steifer, grinsender Gesichtsausdruck. Im weiteren Verlauf kommt es zu einer tonischen Muskelanspannung der Gliedmaßen und des Rumpfes, die Bauchdecke wird hart. Die Krämpfe der großen Rückenmuskulatur sind aber noch stärker. Es kommt zur Überstreckung, die tödlich sein kann, wenn die Spannung weiter steigend zu Wirbelbrüchen führt.

Der Kranke erlebt all dies im klaren, wachen Bewusstsein. Die kleinsten akustischen, optischen Reize verstärken die Krämpfe und Muskelzuckungen treten auf: Es reicht, nur eine Lampe anzuschalten oder leise ein Glas irgendwohin zu stellen. Zum Schluss erreichen die Krämpfe auch die Atmungsmuskulatur: Der Kranke wird blau, es kommt zu Krämpfen im Kehlkopf und er erstickt.

Die Behandlung der Krankheit ist komplex. Der Arzt verschreibt Mittel zur Muskellockerung, Beruhigungsmittel, und der Kranke wird in einem Raum untergebracht, wo er weniger Reizen ausgesetzt ist. Man kann nicht zulassen, dass die Wunde verheilt, sie soll sogar freigelegt werden, damit Luft hineingelangt. Kehlkopfschnitt, künstliche Beatmung sollen durchgeführt werden. Die Schutzimpfungen im Kindesalter haben eine große Bedeutung. Wenn jemand doch an Tetanus erkrankt, stirbt die Hälfte der Kranken daran.

Wenn der Betroffene überlebt, heilt die Krankheit ohne Spuren.

Seelische Ebene
An dieser Stelle ist es sehr wichtig, die wichtigsten Gedanken über die Infektionskrankheit zu wiederholen *(siehe auch dort)*. Wie Albert erwähnt hat, kommen die Krankheitserreger überall in der Welt vor. Zur Infektion ist es notwendig, dass der Erreger in den Körper eindringt, denn er braucht einen entsprechenden Nährboden.

Der entsprechende Nährboden entsteht durch die Abschwächung des Immunsystems *(siehe auch dort)*, durch das Sinken der Widerstandsfähigkeit des Körpers. Der Mangel an erlebten Freuden und an Energie tragen ebenfalls zur Abschwächung bei.

In diesem abgeschwächten Zustand wird man viel offener gegenüber den neuen Dingen. Den Hungernden interessiert nicht, was er zum Essen bekommt, während sich der Durstige nicht darum kümmert, was für eine Flüssigkeit in seinen Mund gegossen wird. Analog dazu interessiert den Infizierten auch nicht, womit er sich ernährt hat, durch welche Ideen er seine Prinzipien ersetzt hat. Wenn seine Schwächen ausgenutzt, fremde Dinge reingelassen werden, wird sein Leben unsicher.

THROMBOSE – EMBOLIE

Physische Ebene
Das Blut ist normalerweise flüssig. Wenn es *in der Blutbahn* gerinnt, bildet sich ein Gerinnsel. Dieses Hindernis kann das Gefäß teilweise oder vollständig verschließen, und das Blut kann sich davor anstauen. In anderen Fällen haftet „nur" ein krümelgroßes Gerinnsel an der Gefäßwand, das eine irreversible Schädigung verursacht. An der Stelle des Verschlusses kommt es nämlich zur Entzündung, während der Kreislauf davor und dahinter beeinträchtigt wird.

Der Grund für die Thrombose ist die Verlangsamung der Blutströmung, die verstärkte Blutgerinnung oder die Schädigung der Gefäßwand.

Der Arzt hat die Aufgabe, das Blutgerinnsel aufzulösen, was eine lange Behandlung und vollständige Bettruhe bedeutet. Das Gerinnsel an der Gefäßwand kann sich nämlich abspalten. Es schwimmt mit dem Blutstrom und gelangt über kurz oder lang in ein Gefäß mit kleinerem Durchmesser, wo es stecken bleibt und den Weg des Blutes völlig verschließt. Das durch dieses wandernde Gerinnsel verursachte akute Versagen nennt man Embolie. Hinter dem verschlossenen Gefäß wird der Kreislauf auf einen Schlag zusammenbrechen. Die Gewebe in dem von dem Gefäß versorgten Bereich sterben wegen des plötzlichen Sauerstoffmangels sofort ab. Das nennt man Infarkt. Das massenhafte, akute Absterben von Zellen, das das Herz, die Niere oder die Lunge betrifft, kann tödlich sein.

Seelische Ebene
Schauen wir uns an, welche Prozesse im Bewusstsein ablaufen, bevor es zur Thrombose kommt. Wie auch in den vorangehenden Fällen: Wenn wir die Bedeutung der Dinge verstehen, verstehen wir auch, wie wir der Krankheit vorbeugen und wie wir den Körper und die Seele heilen können.

Die Blutgerinnung im jeweiligen Gefäßabschnitt ist in gewisser Weise auf die Langsamkeit und die daraus resultierende Apathie zurückzuführen. Die Blutgerinnung kann mehrere Gründe haben, im Wesentlichen gibt es jedoch keinen Unterschied.

Das Blut strömt langsam, staut sich im jeweiligen Gebiet.

Die Ursache dafür ist, dass man die „Schärfe" oder vielmehr die gesunde Lebenslust verloren hat, die die harmonische Strömung von Informationen, Kenntnissen gesichert hat. Was bedeutet dies, verständlicher formuliert?

Zum Beispiel: Bei **Beinvenenthrombose** fehlen die seelisch inspirierenden, bewegenden Kräfte, die dem Kranken helfen, die notwendigen Aufgaben dynamisch zu verrichten.

Er verlangsamt sich, denn er glaubt, dass er seine Aufgaben nicht lösen könne. Nach einer Weile will er diese Dinge auch nicht durchführen.

Der Blutdruck fällt (dort, ausschließlich dort), wodurch auch die Blutströmungsgeschwindigkeit sinkt.

Der Blutdruck fällt, denn die Lebenslust im jeweiligen Gebiet sinkt bzw. die Kraft, die ihn bewegt, vorangetrieben hat.

Die Wände der Gefäße im betroffenen Bereich erweitern sich.

Aus den vorher erwähnten Gründen bzw. infolge der erlebten Lebenssituationen wird ihre Stabilität beeinträchtigt, sie verlieren ihre Flexibilität, ermüden und „dehnen sich aus".

Obwohl Thrombose in jedem Gefäßabschnitt auftreten kann, sind jedoch die Krampfadern meistens davon betroffen. Der Grund dafür ist, dass die Krampfader zeigt, wie wir uns zu unserem Körper, zu unseren Gefühlen verhalten. Wenn dieses Gefäß anschwillt, sich verdickt, bedeutet das, dass wir mit einer unserer Eigenschaften nicht zufrieden sind, darüber sogar empört sind.

In einem gegebenen Abschnitt (mit herabgesetzter Geschwindigkeit) verlangsamt sich normalerweise die Blutreinigung – auch die Reinigung der Gefäßwand – oder sie werden eingestellt. Deswegen kann es da zu Ablagerungen, zur Blutgerinnung kommen, denn das Blut strömt nicht mit entsprechender Geschwindigkeit. Zur gesunden Reinigung und Strömung ist die harmonische (mittlere) Geschwindigkeit der Strömung notwendig.

Z. B. (Es kann etwas übertrieben sein, dass ich ein solches Beispiel anführe.): Der Fall des Abwasserkanals:

Wenn die Neigung des Kanals zu groß ist (die Blutströmungsgeschwindigkeit), fließt das Wasser schnell ab, während der Dreck da bleibt. Wenn hingegen die Neigung zu klein ist, setzt sich der dickere Teil ab, bevor er abfließen würde.

Die Lösung: Man soll eine Neigung zwischen den beiden finden, bei der beide Voraussetzungen erfüllt werden.

Beim Blut gilt dasselbe: Da muss man die goldene Mitte finden, wo alles perfekt funktioniert.

Der folgende Fall kann auch vorkommen: Der angestaute, feste oder fest gewordene, geronnene Stoff spaltet sich von der Gefäßwand ab. Das nennt man Embolie. Diese Embolien können sich unter angemessenen Bedingungen auflösen, verschwinden.

THYMUS (Innere Brustdrüse)

Physische Ebene
Der Thymus liegt in der vorderen Brusthöhle, er ist ein flaches, rosafarbiges Organ, das aus zwei Lappen besteht.

Er entwickelt sich noch bis zum Alter von 5-10 Jahren (seine Größe verdoppelt sich fast), und er beginnt ab der Pubertät rasch einzuschrumpfen und im Erwachsenenalter ist nur ein fetter Rückstand von ihm zu finden.

Er ist ein Lymphorgan und somit ist er – bis er funktioniert – Teil des Immunsystems. Wir wissen, dass sich der Thymus infolge schwerer körperlicher und seelischer Überlastung in der Kindheit (Hungern, Kälte, anstrengende körperliche Arbeit, Ansteckung) anormal vorzeitig zurückentwickelt. Die Abwehrmechanismen (Immunsystem) des Erwachsenen **erreichen nie** das erwünschte optimale Niveau, die notwendige Stärke, die erwünschte Wirkung. So ist die biologische Widerstandsfähigkeit nur ein Teil davon, was man wirklich zum Überleben braucht.

Seelische Ebene
Dieses Organ steht mit Liebe, Selbstbewusstsein im engen Zusammenhang.

Vor allem in der Kindheit entwickeln sich die Verhaltensweisen, auf Grund derer man sich in seinem Leben in der Zukunft zu sich selbst, den Menschen und zu den Sachen der Welt verhält. Vor allem die Erfahrungen in der Kindheit können beeinflussen, bestimmen, wie man sich später zur Liebe verhält. Zur Liebe als Quelle der Freude, die das Immunsystem sehr stark beeinflusst! Dasselbe betrifft auch die Stimmungen. Die Stimmungsveränderungen wirken sich auf den Abwehrmechanismus aus. Wir können die Richtigkeit dieser Aussage einfach einsehen, wir brauchen nur darüber ein bisschen nachzudenken. Wenn wir friedlich und glücklich sind, können wir alles viel einfacher verarbeiten, kann uns alles völlig „kalt lassen". Dieselbe Wirkung auf das Immunsystem hat auch die Freude.

Man kann auch sagen, dass der Thymus ein Organ der Umwandlung ist, er übersetzt nämlich die Erfahrungen in die Sprache des Herzens. Es ist allgemein bekannt, dass die Kinder viel mehr Respekt haben, dass sie viel natürlicher sind als die Erwachsenen.

Das Verhältnis zur Liebe entwickelt sich im Wesentlichen in der Kindheit.

Die Funktion des Thymus ist, die Liebe zu verstehen, auszustrahlen und in eine verständliche Sprache zu „übersetzen". Diejenigen, die sich in der Kindheit „verletzt haben", verstehen viel schwieriger die Sprache der Liebe und das, wovon sie umgeben sind. Sie spüren „etwas", aber sie wissen nicht, was es ist, und deshalb können sie das nicht akzeptieren!

Die Liebe und unser Verhältnis zur Liebe regelt, bestimmt die Stärke des Feuers unseres Immunsystems!

Das Immunsystem ist ein Organ zur Regelung und Einstellung!

Wir können die maximale Kraft durch eine optimale Geschwindigkeit, ein optimales Brennen erreichen.

TOURETTE-SYNDROM

Bei dieser Erkrankung des Nervensystems treten unwillkürliche Handlungen auf, wie z.B. die unwillkürliche Bewegung der Arme und Beine, des Gesichtes und der Augen, oder ungewollte Worte, Flüche werden ausgesprochen.

„Wir können nur das rausnehmen, was wir reingelegt haben … nur das kann rauskommen, was reingegangen ist." Warum ist dies wichtig? Wir können nämlich nur die Bewegungen oder Reaktionen zum Ausdruck bringen, aussprechen, die in uns stecken. Wir können nur Fluchworte aussprechen, wenn sie in uns vorhanden sind. (Wenn auch tief verdrängt.)

Die ungewollten Bewegungen und Worte bedeuten, dass der Wille mit etwas ganz anderem beschäftigt ist. Er passt auf die Dinge in uns nicht auf und sie brechen aus, wie wenn der Schäfer die Mehrheit der Schafe auf die Koppel treibt. Während er die verlorenen aufspürt, brechen die nicht gehüteten Schafe aus. Im Wesentlichen (auch wenn dieses Beispiel nicht ganz zutrifft) geschieht dasselbe bei den unterdrückten Gefühlen, die die körperlichen Reaktionen aktivieren.

Wir können es auch so auffassen, dass sich die Symptome verstärken, wenn sie ganz oder teilweise außer Kontrolle geraten. Wenn nur die Disziplin und die Kontrolle fehlen, treten die Symptome noch nicht auf. Dazu ist es auch notwendig, dass sich eine schwere – unbehandelte, latente – Anspannung anstaut.

Es ist möglich, dass man die Symptome eine Weile mäßigen oder unterdrücken kann, aber dies bedeutet noch längst nicht, dass man etwas für das Erreichen seiner Ziele getan hätte, obwohl man dies am meisten bräuchte.

TRÄNENWEGE

Physische Ebene
Die **Tränendrüse** hat eine ähnliche Struktur wie die Schleimdrüsen. Ihre Ausführungsgänge münden in das Gewölbe des Bindehautsacks. Die Träne ist eine wasserklare, salzige, antibakterielle Flüssigkeit. Der vordere Teil des Augapfels ist kontinuierlich durch einen Tränenfilm bedeckt, der durch das Schließen der Augenlider in einigen Sekunden neu gebildet wird.

Tränen-Nasen-Gang
Er beginnt an der inneren Ecke des Lidwinkels.
Bei geschlossener Lidspalte entsteht ein mit Tränen gefüllter Teil zwischen der Schlusslinie und dem Auge. Von hier wird die Träne über ein kompliziertes Kanalsystem abgeleitet. Sie gelangt zuerst in den Tränensack, dann über den Tränen-Nasen-Gang in den unteren Nasengang. (Wenn die Träne nicht abgeleitet wird, kommt es zu einem Überlaufen der Tränenflüssigkeit.)
Die Träne schützt die Hornhaut vor der Austrocknung und sichert den biologischen Schutz der Augen.
Die Ursachen für die tränenden Augen können Emotionen, ätzende Gase, grelles Licht, kalter Wind sein, und auch Entzündungen, Fremdkörper und auch Trigeminusneuralgie (Gesichtsschmerzen) können dazu führen.
Es kommt zur Überfunktion der Tränendrüsen und die Tränenproduktion steigt. Der Verschluss der Tränenwege und Entzündungen sowie Verletzungen und Tumoren können die Tränenbildung verhindern.

Seelische Ebene
Die Schutzfunktion der Träne erleichtert uns, die ins Auge stechenden Wahrnehmungen zu löschen.
Die seelischen Ursachen für die unregelmäßige Funktion sind die Lebenssituationen, die man beweint hat oder beweinen sollte.
Die Tränenproduktion sinkt, wenn man seine Gefühle nicht zeigt, um Härte vorzutäuschen. Man zeigt keine Erschütterung und vergießt keine Tränen über seine verlorenen Dinge.
Man zeigt sich der Außenwelt hart und gefühllos, um seine Schwachheit verbergen zu können. Man getraut sich nicht, seine Schwachheit zu zeigen, weil andere bereits „einmal oder zweimal" auf einem herumgetrampelt haben.

Man glaubt, dass andere einen hart und furchtlos sehen würden, wenn man seine „Schwächen" nicht zeigt.

Das Beispiel zeigt hingegen, dass man dieser Tätigkeit immer mehr müde wird. Die Errichtung der starken Mauern hat seine Kraft verzehrt und infolgedessen kommt es zur Auflehnung, die das brennende Gefühl noch mehr steigert.

Die Verengung der Tränenabflusswege kann auf die Angst und den daraus resultierenden Abstand zurückgeführt werden. Ein Beweis dafür ist, dass man zum Beweinen nicht fähig ist. Man trauert immer noch um seine alten, verlorenen Werte und hat dieses Gefühl noch nicht verarbeitet. Man zittert ständig und hat Angst davor, dass etwas passieren wird, was man sehr vermeiden möchte!

Die Überproduktion von Tränenflüssigkeit *(siehe auch: Allergie)* deutet darauf hin, dass man etwas vor den Augen hat, was einen sehr irritiert. Man weiß, dass es einen stört, aber man benimmt sich so wie ein schlechtes Kind. Man macht doch weiter, was man nicht darf. Man möchte seine Aufmerksamkeit auf etwas anderes konzentrieren, stattdessen sieht man jedoch dem – empört – weiterhin zu.

Der Weg zur Gesundheit soll zur Harmonie führen. Wenn man das Gefühl hat, dass man weinen muss, soll man weinen. Wenn etwas seine Augen irritiert, soll man seine Aufmerksamkeit auf ein Ding lenken, das dem eigenen Schönheitssinn entspricht.

TUMORE

Physische Ebene
Die Krebszellen vermehren sich ungehemmt und unkontrolliert, sie wachsen in ihre Umgebung ein und bilden Metastasen. Der Primärtumor besteht ausschließlich aus Krebszellen, von dem sich weiter entfernt gesunde Zellen befinden. Der Tumor hat keine scharfe Grenze zum gesunden Gewebe. Die Krebszellen dringen zwischen die gesunden Zellen ein und wachsen in das noch gesunde Gewebe ein (deswegen weiß der Chirurg nicht, wo er schneiden soll). Die Symptome werden meistens im fortgeschrittenen Stadium diagnostiziert: zunehmende Schwäche, Appetitlosigkeit, Gewichtsverlust, dann krankhafte Abmagerung, graue Gesichtshaut, Ödeme in den Gliedmaßen, erhöhte Temperatur, Schmer-

zen, die unerträglich werden können und häufig nur mit Betäubungsmitteln zu lindern sind. In den Tumorherden und -geweben kommt es zu einem sekundären Absterben und Zerfall der Tumorzellen und zu Blutungen. Die Wissenschaft steht dem Phänomen verständnislos gegenüber, wenn ein häufig sehr kleiner, gut abgrenzbarer Tumor, der in einem nicht lebenswichtigen Organ entstanden ist, unglaublich schnell zum Tod führt, obwohl nicht einmal Metastasen gefunden wurden. In anderen Fällen entstehen faustgroße Tumoren, die ineinander verflochten sind und die Bauchhöhle befallen und fast vollkommen ausfüllen, mit denen der Kranke mehrere Jahre leben kann, obwohl er extrem leidet.

Seelische Ebene
Krebs ist eine „schleichende" Krankheit, sie bleibt lange unentdeckt, sie wird häufig erst entdeckt, wenn sie bereits so stark ist, dass es nicht mehr möglich ist, dagegen zu kämpfen. Sie ist stark geworden, was den Weg zur Gesundheit enorm erschwert. Man hat ein Krankheitsbewusstsein, die vielen Misserfolge (was man gehört, erfahren hat, usw.) und den Kampf gegen etwas. Es ist im wörtlichen Sinne fast hoffnungslos, die Krankheit zu bekämpfen! Auf einem anderen Weg, einschließlich der Schulmedizin, rückt die Heilung in greifbare Nähe!

Diese Krankheit ist nicht unheilbar!

Sie ist heilbar! Man kann davon genesen!

Man hat die Chance, wieder gesund zu werden!

Da es um eine „schleichende" Krankheit geht, die lange unentdeckt bleibt, sind ihre Symptome, ihre seelischen Symptome sehr komplex. So ist es notwendig, dass man häufig oder eher ehrlich in sich selbst hineinsieht! Über die Erkenntnis hinaus (obwohl dies an der ersten Stelle steht) muss man das **Verlangen** haben, wieder gesund zu werden, und man muss verstehen, **warum** man erkrankt ist.

Wir können nur nach etwas verlangen, dessen wahren Sinn wir kennen. **Der wahre Sinn der Heilung kann nicht sein, dass wir es für jemand anderen tun oder dass wir nicht krank sein wollen, weil wir Angst vor dem Tod haben!**

Im Folgenden möchte ich den Weg, den der Kranke bis zur Entstehung der Krankheit geht, und die begleitenden seelischen Symptome zeigen. Im Weiteren gehen wir auf die Ersatzhandlung ein, die zu einer Schwächung des Bewusstseins und des Immunsystems führen. Diese müssen geschwächt sein, andernfalls wäre der Tumor nicht fähig, so schnell zu wachsen.

1. Man will anderen Freude bereiten, so kann man sich selbst nicht viel Zuwendung bieten. (Man hält diese Person für einen **sehr guten Menschen**. Doch das ist nur Fassade!) Man will andere glücklich machen und alles für andere tun, denn man muss jemanden **glücklich machen**! Man denkt, ohne es auszusprechen: Jemand muss glücklich sein, wenn nicht ich, dann jemand anderer!
Sein Glaube, seine Hoffnung, Freude zu haben, sind verloren gegangen (nichts hat sie genährt). Man kann sich selbst unmittelbar keine ausgelassene Freude bereiten. Man kann auch nicht mehr daraus Kraft schöpfen, dass man sich ständig anderen widmet.
2. Man glaubt, je mehr man helfe, desto besser werde man sich fühlen. Man hat keine Erfolge oder zumindest wird man sie nicht spüren. Seine Hilfe ist meistens keine Hilfe. Der Kranke löst etwas **an unserer statt**! *Wir können die Freude vollkommen erleben, wenn alle unsere Wünsche erfüllt werden, wenn jemand etwas für uns tut. Unsere Wünsche werden nicht erfüllt, wenn wir darauf warten, dass andere etwas für uns tun, was wir selbst tun müssen.* Man tut für sich selbst nichts und erwartet, dass andere einem so gegenüberstehen, wie man anderen (fälschlicherweise) gegenübersteht.
3. Man verheimlicht, dass man sich auch nach Freude und Glück sehnt, aber diese Wünsche vollkommen verdrängt und sie durch andere Gefühle und Ziele ersetzt. Diese werden die eigenen Wünsche nicht erfüllen, was einen in seinem Irrglauben, wertlos zu sein, noch mehr bestätigt.
4. Man bespricht seine Probleme mit anderen nicht, stattdessen beschäftigt man sich mit den Problemen anderer Leute und macht sie zu seinen eigenen. Da das Problem und der daraus resultierende Schmerz in sein Bewusstsein, seinen Geist tief eingebrannt ist, kann man die Lebenskraft nicht aufnehmen, die in einem Harmonie und dadurch Gesundheit schaffen würde.
Diese Person denkt, alle könnten krank sein und Probleme haben, nur sie nicht, und sie zieht die Interessen von anderen den eigenen vor. Sie übertreibt es und vergisst sich selbst ganz. Sie ist immer die Letzte und so kann es nicht lange weitergehen.

Im Wesentlichen führen diese seelischen Symptome dazu, dass ihre eigenen Zellen nicht mit Lebenskraft (Freude, gute Laune, Glück) versorgt werden, die sie brauchen und infolgedessen sich selbst verschaffen müssen. Dieses Verschaffen wird sich kaum von der Ausbeutung unterscheiden. Es ist völlig egal, wie sie sich auf den Wirtsorganismus auswirkt, was zählt, ist, dass die Zellen alles bekommen!

Der Mensch braucht auch Erholung und Ablenkung nach der schweren, anstrengenden Arbeit. Nur dann ist er fähig, eine gute Leistung zu bringen und perfekt zu funktionieren.

Wir müssen unsere Zellen dafür bezahlen, dass sie so vollkommen unser Leben und unseren Körper unterstützen. Wenn wir sie über eine längere Zeit nicht bezahlen, bleiben sie „ohne Lohn", sie erleben nicht die Freude an der verrichteten Arbeit. Sie lehnen sich gegen ihr elendiges Schicksal auf und verweigern die Arbeit. Sie kapseln sich von uns ab und schaffen ihre eigenartig widerstandsfähige, feindliche Welt (Tumor), was sehr einem Guerillakrieg gleicht.

Es wurde wissenschaftlich tatsächlich nachgewiesen, dass Krebszellen täglich in unserem Körper entstehen, aber das Immunsystem sie erkennt und sich effektiv wehrend sich die Gesundheit bewahrt. Das Immunsystem kann die gesunden Zellen nur schützen, wenn auch in unserem Bewusstsein klar ist, was als gut gilt, was zu folgern ist. Eine grundlegende Voraussetzung für die richtige Folgerung ist der **Vergleich**! Es ist für die optimale Funktion unseres Organismus unerlässlich, dass man mit etwas vergleichen kann. Wir müssen klären, was wir brauchen, was wir loswerden wollen! Diese Krebszellen verfügen dann über eine kurze Lebensdauer, denn es ist gelungen, sie (auf irgendeine Weise) zu erkennen.

Wir haben solche Lebenssituationen, die in uns den Geist der Auflehnung und des Verschweigens wecken, der jedoch keinen Nährboden findet, weil sich die anderen Zellen wohlfühlen, denn sie bekommen Freude, d.h., sie verrichten gern ihre Arbeit. Die Krebszellen hingegen erhalten und finden keine Unterstützung und sterben ab. Sie müssen absterben, die Freude stellt nämlich keine essbare Nahrung für sie dar, sondern eine feindliche Umgebung.

Die Krebszellen können nur dann wuchern und sich vermehren, wenn das Immunsystem sie nicht erkennt, wenn es weder Lust noch Kraft dazu hat. Sie finden eine entsprechende „Gemeinschaft", wo sie sich gegenseitig unterstützen und stärken. Hier können sie eine Gesellschaft schaffen, in der sie sich wohlfühlen, sie sind nämlich von Gleichgesinnten umgeben.

Das Bewusstsein steuert den Körper, also auch das Immunsystem!

Warum haben die Krebszellen das Verlangen, sich zu vermehren?

Weil auch der Wirtsorganismus gelehrt hat: Je mehr, desto besser (d.h.: Je mehr ich helfe, desto besser fühle ich mich!). Je mehr wir uns infolgedessen vermehren, desto besser werden wir uns fühlen. Ferner hat die Masse eine enorme Macht. Wenn sie durch den Gemeinschaftsgeist genügend Unterstützung bekommen, haben sie ein Zuhause gefunden.

Es dauert verhältnismäßig lange (abhängig von der Krebsart), bis die Krankheit entsteht.

Nach dieser Einführung gehen wir auf die konkreten Ursachen ein.

Die Erkrankung ist ein seelisch-physischer Konflikt in der Vergangenheit und natürlich in der Gegenwart, den man nicht wahrnimmt oder wahrnehmen will. So hat man keine Chance zur Lösung des Problems! Seine eingedrungenen, zutiefst in seiner Seele verborgenen Probleme fressen einen allmählich auf. Sie fressen die Lebenskraft auf, durch die man Glück und die Gesundheit erreichen kann.

Der Hauptauslöser ist jedoch, dass man nicht versteht und nicht bereit ist, es als Lernprozess aufzufassen, dass man auch die Zuwendung braucht, die man anderen, seinen geliebten Personen gibt.

Die Krebszellen *wollen* eigentlich ihren Wirt *nur warnen* (in ihrer eigenartigen Sprache), dass sie den ausgelösten Konflikt auf die Art und Weise lösen, dass es auch ihnen zusagt. Man muss auch auf sie achten und für sie sorgen!

Zunächst ziehen wir eine Parallele zwischen der Krankheit und der Lebenssituation.

Die Entstehung von Krebs gleicht einer Revolution!

Gleichnis: die Revolution
Es war einmal eine große Gemeinschaft. Da diese Gemeinschaft so groß war, wurde sie einem Volk in einem Land ähnlich. In diesem riesengroßen Land lebte ein sehr einsamer Mensch.

Er lebte in seiner eigenen Welt, ehrlich gesagt, wusste er sehr wenig über sich selbst und über die ihn umgebenden Mächte, aber es interessierte ihn auch nicht, in welcher Umgebung er wohnte. Nur ein einziges Ziel hatte er vor sich: Er wollte gut leben! Er wusste, dass man auch besser leben kann, dass er besser leben könnte! Was auch seine Umwelt sagte, er wusste tief in seiner Seele: Er will viel mehr, denn er kann es verwirklichen. Der Zwiespalt, dass er kann, doch nicht wagt, ließ ihn verzweifeln. Er hat über alles Schmerz empfunden, auch über sein Leben. Seine Lebensphilosophie, Lebensbetrachtung hat sich nicht weiter entfaltet. Warum sollten sie sich denn weiter entfalten, wenn er allein war und keine Gesellschaft für sich gefunden hat, die ihn unterstützen, verwöhnen und lehren könnte. Er wusste nicht, er ahnte nicht einmal, was ihm fehlte. Er war sich nur einer Sache sicher: Etwas ist nicht in Ordnung, etwas fehlt ihm sehr! Vor Schmerz und voller beklemmender Mangelgefühle hat er immer mehr Unzufriedenheit empfunden und ist eines Tages in die weite Welt gezogen. Er hat plötzlich bemerkt, dass er von anderen Zellen umgeben ist, die auf ihn nicht achten und ihn nicht unterstützen. Er hat gespürt, dass sie ihn missachten und dass er viel minderwertiger und wertloser ist als die anderen Zellen. Er hat sich eine Weile mit seinen Gesellen unterhalten, aber er hat seine brennenden Probleme nicht verraten, er ist nämlich bei ihnen auf kein Verständnis gestoßen. Er hat sich immer mehr zurückgezogen. Seine am Anfang empfundene Angst und Beleidigung sind schnell vergangen, denn er hat eine besonders gute und beruhigende Ideologie gefunden, durch die er begründet hat, warum er sich den anderen nicht anschließt. Er ist kein „Jasager", er wird seine Ziele erreichen, koste es, was es wolle. Er hat sich in seine Einsamkeit zurückgezogen, um einen angemessenen Plan auszudenken, durch den er das Glück erreichen kann. Das Glück, das er auch verdient, die Achtung und das Fortkommen.

Währenddessen war das riesige Ding (der Körper), das wir jetzt Staat nennen, damit beschäftigt, seine äußeren Beziehungen zu pflegen. Er musste sich um die ihn umgebenden Staaten kümmern, die er sehr geliebt und deren Meinung er für wichtig gehalten hat, damit sie ein positives Bild von ihm bekommen.

Während er sich mit der Außenwelt befasst hat, hat er seine Staatsbürger völlig vergessen. Er hat sie vergessen und kümmerte sich nicht mehr um ihren Wohlstand. Er hat den Schein-Wohlstand akzeptiert, über den seine Geheimagenten berichtet haben. Er hat sich nicht mehr wie ein guter Wirt benommen, sein Volk hat nur noch erfahren, dass ihm immer alles weggenommen wird, dass es immer dienen muss und nichts im Gegenzug bekommt.

Am Anfang gab es nur einige Rebellen und unzufriedene Personen. Deshalb plante er: Er wird sich über kurz oder lang vor die Menschen stellen und sein Missfallen äußern. Er wird die Zuhörer überzeugen, dass allein der von ihm eingeschlagene Weg richtig ist und dass dieser Weg die unzufriedene Masse ins Glück führen wird. Sie werden die Aussagen anhören, darüber nachdenken und da ihnen nichts Besseres einfällt, ihnen zustimmen, sich ihm anschließen. Aber immer mehr verkünden das „Wort Gottes" und vermehren sich immer schneller. Die aufständischen Zellen vereinigen sich in Widerstandsgruppen, bei denen ihre revolutionären Anschauungen auf Verständnis stoßen. Die Gruppen sind sehr gut organisiert und werden immer organisierter. Ihre Aufgaben lassen sich gut beschreiben. Nach außen halten sie ihre Existenz geheim, denn sie erhalten den Schein aufrecht, dass alles in Ordnung sei! Wenn man sie fragt, was ihnen fehlt, antworten sie einfach: **nichts**. Das ist notwendig, weil sie noch gnadenlos niedergeschlagen werden, wenn sie aufgedeckt werden.

Die Ideologie der Zellgruppe bestimmt die „Denkweise" und die Taten der Mitglieder. Langsam entsteht eine Inzucht und sie entarten. Die unterdrückte, nicht geäußerte Wut verursacht eine innere Anspannung, eine unauflösbare innere Anspannung, die unmittelbar zu Metastasen führt.

Wenn die zufriedenen Zellen den Krebszellen nicht zuhören würden, würden sie auf kein Verständnis stoßen. Sie würden die renitenten verraten und die „innere Truppen" würden sie vernichten. Die Radikalen würden verhaftet und von den gesunden entfernt werden. (Dies würde bei einem normal funktionierenden Immunsystem geschehen.)

Das stark gewordene, unzufriedene Volk lehnt sich gegen seine herrschende Klasse auf und macht durch seine Auflehnung auf die entstandene Krise aufmerksam. *Die Ersatzhandlung besteht hier darin, dass die Zellen das rauben wollen, was bereits fertig ist, statt für ihren eigenen Wohlstand zu sorgen und sich in diesen Verhältnissen wohlzufühlen.* Wie auch in der Revolution werden sie auch hier in der Illegalität leben, damit sie vor der Polizei (dem Immunsystem) gut versteckt und in möglichst großer Sicherheit bleiben, damit sie in einer Gemeinschaft sicher sind, in der sich die Gleichgesinnten zusammenschließen. Die aufständischen Zellen sind in jedem Fall auf ihren eigenen Vorteil bedacht und sie nehmen keine Rücksicht auf die anderen und auf die herrschende Klasse. Es wäre ein Irrtum, zu behaupten, dass die Krebszellen gegen den Körper, Organismus sind. Sie entstehen nicht gegen den Wirt! Sie wollen lediglich ihr eigenes Zuhause schaffen!

Da kommt die Frage auf: Warum?

Das jetzige System ist für sie nicht zu ertragen. Man achtet nicht auf sie, man berücksichtigt nicht ihre Wünsche, Bedürfnisse.

„Es denkt jeder in seinen Sack"!

So sind die Revolutionäre auch nur auf ihren eigenen Vorteil bedacht, es kommt ihnen nicht einmal in den „Sinn", was mit ihrem Zuhause geschehen wird, wenn sie stark werden!

Die Revolution kann auch als verzweifelter Hilferuf aufgefasst werden.

Wie jeder Kampf, auch um die höchsten Ziele, fordert sie Opfer. In diesem Fall leidet, stirbt der Körper. Das Leiden ergibt sich daraus, dass er unfähig ist, zu verstehen und zu verarbeiten, dass er solche Dinge tut, getan hat, die gar nicht ein durchschlagender Erfolg waren.

Das Gleiche erfolgt bei den Tumoren, wo der Körper sein „Bewusstsein" auf die falsche Denkweise über den Körper hinweist. Doch das Bewusstsein begreift diese unhaltbaren Zustände nicht, denn es ist mit den kleinen „Ersatzfreuden", „Ersatzanerkennungen" beschäftigt, die es einigermaßen in seinem unvollkommenen Zustand beruhigen. Es kommt ihm nicht einmal in den Sinn: Wie wäre es, wenn es doch anders ist? Er zweifelt nicht, er hält seine Situation für vollkommen. Er weiß, dass sie nicht vollkommen ist, aber er hat Angst, anders zu denken, denn er glaubt, dass es nur schlimmer werden könne.

Dieser Kampf stellt nur eine Selbstverteidigung dar! Durch Kampf und einen drastischen Eingriff kann man nur schwer heilen oder es ist unmöglich. Sie bieten keine vollkommene Lösung, der seelische Hintergrund des Konflikts bleibt unverändert und das Bewusstsein und der Körper erkennen die „aufständischen" Zellen weiterhin nicht.

Das Bewusstsein des Menschen erkennt die Ursache nicht, deswegen reagiert auch der Körper gleich, d. h., er erkennt die „kranken" Zellen nicht, er ist nämlich mit etwas anderem beschäftigt, mit seiner Versorgung, die alle seine Energie beansprucht, denn er hat wegen der Freudlosigkeit kaum noch Kraft für etwas anderes übrig. Infolgedessen beobachtet das Immunsystem passiv, wie der Organismus allmählich abstirbt. Um die Krebszellen entsteht eine Mauer, durch die nach innen keinen Weg führt, nur nach außen ist eine Expansion möglich, die auch die Mauer impliziert. Die Expansion ist möglich, wenn auch die umgebenen Zellen unzufrieden sind! Der Informationsfluss stößt auf keine Hindernisse. Der Informationsaustausch zwischen den Zellen ermöglicht, dass die Unzufriedenheit, der „Gedanke" der Auflehnung alle mitbekommen und früher oder später auf fruchtbaren Boden fallen.

Sie schlagen Wurzeln und die umgebenen Zellen werden ähnliche Grundsätze vertreten und sich natürlich auflehnen. Aber nicht nur die unmittelbare Umwelt wird sich so verhalten. Die Aufständischen und durch sie die Nachrichten können über das Blut und das Lymphsystem auch eine große Entfernung zurücklegen.

Damit sich die Zellen am besten fühlen, müssen sie sich von ihren „gesunden" Gesellen isolieren. Sie schaffen eine starke Schutzzone. Diese Mauer verbirgt vollständig diejenigen, die sich dahinter befanden. So betrügt sie das Immunsystem, das glaubt, dass alles in Ordnung sei (Nur das existiert, was ich sehe, erfahre; was ich nicht sehe, existiert auch nicht). Es kann den Fehler selbstständig nicht korrigieren.

Die Zellen im Tumor versuchen ihre eigene Welt zu schaffen oder schaffen sogar sie, in der sie sich wohlfühlen. Sie schaffen eine eigenartige, missverstandene Liebe, durch die sie die „mütterliche" Zuwendung und Wärme ersetzen. Das Anzeichen der fieberhaften Organisation ist auf der physischen Ebene, dass die Temperatur des bösartigen Knotens höher ist als die der Umgebung. Sie bauen ihre eigene Infrastruktur aus. Sie bauen ein eigenes Gefäßsystem, eigene Nachschubwege aus, über die sie ihre Gesellschaft versorgen können.

Weg zur Gesundheit
Krebs ist relativ einfach **vermeidbar**. Von Zeit zu Zeit führen wir eine Selbstanalyse durch, sehen wir unseren Problemen mutig ins Auge, nehmen wir sie wahr, LÖSEN wir sie nach unserem besten Wissen oder wir streben zumindest danach. Sehr wichtig ist, dass wir den Mut haben, anderen (oder den Betroffenen, mit denen wir einen Konflikt haben) zu sagen, was wir auf dem Herzen haben.

Falls die Krankheit bereits entstanden ist, muss man eine andere Lösung finden, um vollkommen gesund zu werden! Wir müssen weiter suchen, wir werden die Lösung in unserem Bewusstsein finden.

Da die Auslöser komplex sind und wenig Zeit zur Verfügung steht, muss man während der Heilung berücksichtigen, dass keine einzige Heilmethode an sich selbst die vollständige Lösung bieten kann. In diesem Buch möchte ich vermeiden, das zu schildern, was man nicht darf.

Was man tun kann, was man tun muss, ist ein alles umfassender und erfassender Weg, auf dem man seine Ernährungsgewohnheiten, seine Lebens- und Denkweise sowie seine Einstellung ändert. Man hat nur auf diese Weise, fast nur auf diese Weise die gute Chance, wieder gesund zu werden, die Gesundheit zu erlangen!

Ich möchte Sie darum bitten, sich auf die bei den Gedanken beschriebenen Symptome zu besinnen. Die zwei verschiedenen Gedanken löschen sich gegenseitig aus, wenn sie beide zusammenstoßen. Beides macht eine Metamorphose durch und ein ganz neues Ding entsteht daraus.

Diese Tatsache ist leicht zu verstehen, wenn man an Kriegsparteien denkt. Auf den beiden Seiten der Kampflinie kämpfen Menschen gegeneinander, die

Gefühle haben und Liebe empfinden, alle wollen überleben! Es kommt am seltensten vor, dass sie das Ziel haben, die andere Partei vollkommen zu vernichten. Sie haben das Ziel, zu überleben! Eigentlich kann der Tumor mit einem Krieg verglichen werden, und zwar mit einem sehr grausamen Krieg. Da treffen auch zwei entgegengesetzte Interessen aufeinander!

Wird man im Krieg weiterkämpfen, wenn die Parteien nicht mehr unter politischem Druck stehen, wenn man bemerkt, dass sich Menschen auch in den Schützengräben auf der anderen Seite befinden? Wird die Kampflust nicht zurückgehen? Werden die Kämpfe nicht an Intensität verlieren?

Doch!

Wenn Frieden geschlossen wird, verlassen die bisherigen Gegner ihre in die Erde gegrabenen Posten, sie reichen einander die Hand, umarmen sich und können sich endlich ausgelassen freuen. Sie freuen sich, dass sie endlich zu den geliebten Personen zurückkehren können, dass sie ihr bisheriges Leben fortsetzen können. Die Menschen, die sich mit Politik nicht befassen, töten die Gegner nicht gern. Das trifft auch für die in unserem Körper auflehnenden Zellen zu, die sich ebenfalls nicht freuen, dass sie gegen uns kämpfen! Aber sie können den Kampf nur dann auf den beiden Seiten aufgeben, wenn die Wahnvorstellungen aufgehoben werden! Man kann nur dann über die Beseitigung der Wahnvorstellungen reden, wenn sie durch freudige, befreiende Gedanken und Prinzipien ersetzt werden!

Hirntumor

Physische Ebene
In der Schädelhöhle kommt es zu einer Raumforderung. Da die Schädelbasis und das Schädeldach einen geschlossenen, nicht ausdehnbaren Raum bildet, stellt jegliche Volumenerhöhung eine Lebensgefahr dar. Die Ödeme, die wachsenden Tumoren, die Stauungen des Blutes im Kreislauf führen zu einem erhöhtem Druck in der Schädelhöhle.

Hauptsymptome
Schwindel, Sehstörungen, Brechreiz, Erbrechen, Schmerzen.

Seelische Ebene
Die eigenen Gedanken, Ziele sind eindeutig anderen untergeordnet, d.h., man hat beinahe keinen freien Willen mehr und die Erfüllung der Bedürfnisse anderer tritt in den Vordergrund. Man erfüllt alle Bitten, denkt für andere und sucht

die Lösungen für andere. Währenddessen hat man keine Zeit übrig, sich mit seinen zu lösenden Aufgaben zu befassen.

Die Knechtschaft seiner Gedanken erfüllt sein Leben, man hört auf, sich selbst Ziele zu setzen, die sein Leben vollkommen machen können.

Ersatzhandlung

Man denkt, aber etwas ganz **anderes** als die freudigen Gedanken an sich selbst oder die eigenen Zielsetzungen. Da man über seine eigene Aufgabe nicht nachdenkt (und man braucht nicht zu denken), versucht man die aufgetauchten Probleme anderer zu lösen. Da stellt sich die Frage: Warum? Warum will man für andere leben? Denn man denkt oder lässt zumindest die Vorstellung zur Geltung kommen, dass sein Leben auf diese Weise vollkommen wird. Dies ist natürlich nur möglich, wenn man sich nicht mit sich selbst beschäftigt. Denn man zieht „merkwürdigerweise" alle vor. Man hält sich für minderwertig, wertlos, was auf folgende Weise zum Ausdruck kommt: Die anderen haben größere Probleme, sie sind in größerer Not …! Auch wenn das vollkommen richtig ist, folgt daraus noch nicht, dass immer andere wichtiger sind.

Man hält dies geheim, anstatt dies zum Ausdruck zu bringen. Man gesteht sich nicht einmal dies ein und wenn man dies (nach mehreren inneren Kämpfen) doch anerkennt, vertreibt man diese Gedanken.

Die Krebszellen versuchen sich von diesen Banden, von dieser Freudlosigkeit zu befreien. Sie vermehren sich schnell, weil man sich die Zeit „in Gesellschaft" besser vertreiben kann. Alle Wesen wollen sich von der Einsamkeit fernhalten, folglich sucht man seine Gleichgesinnten!

Die konkrete Bedeutung des Tumors hängt davon ab, wo er zuerst entsteht.

Demnach: Der Tumor **in der rechten Hirnhälfte** deutet auf einen emotionalen Konflikt hin, den man unter den Teppich gekehrt und im Laufe der Zeit nicht gelöst hat (Man hatte einen Wunsch, der bereits bei seinem Aufkommen Gewissensbisse verursachte.)

Eine weitere Ursache ist, dass man seine Gefühle, Intuitionen immer für andere einsetzt und weder Zeit für sich selbst übrig hat noch zu sich selbst Lust hat. Da möchte ich betonen: Wie man es auch verschleiern will, trägt man den Wunsch in sich. Man weiß, will jedoch nicht anerkennen, dass man die emotionellen Erfolgserlebnisse benötigt, die man anderen verschafft.

Der Tumor **in der linken Hirnhälfte** hängt mit dem Verstand zusammen. Die Knechtschaft, die Freudlosigkeit haben einen engen Zusammenhang mit den Manifestationen der physischen Welt.

Z. B., kann man es nicht begreifen, warum sein Leben so ist.

Der Tumor entwickelt sich **hinten**, wenn man sein Verhältnis zur Welt (in sich) nicht klärt, wenn man vermeidet, der an sich geübten Kritik ins Auge zu sehen, obwohl es einen ständig beschäftigt. Man findet jede Steuerung unerträglich, auch wenn man es nicht offen sagt.

Der Tumor bildet sich **vorne**, wenn man sich nur mit der Verwirklichung der Ziele anderer befasst, statt seine (verheimlichten) Zielsetzungen zu erreichen.

Weg zur Gesundheit
Neben der ärztlichen Behandlung ist die Erkenntnis wesentlich, die auf dem Weg zur Gesundheit voranbringen kann. Man erkennt, dass man doch solche Probleme hat, die man zu lösen hat, und zwar so, dass es Ruhe auslöst, sodass man sich ungetrübt freuen kann!

Was soll er aber erkennen?

Man muss erkennen, dass man den geliebten Personen nur so helfen kann, wenn man neue Erfahrungen macht, wenn man sich neue Kenntnisse erwirbt. „Man kann nur aus eigener Tasche zahlen, wenn man sie zuerst füllt."

Knochentumor

Das Skelettsystem ist die Basis, auf die man sein ganzes Leben stützt. Es gibt Haltung, die menschliche Haltung, die unser Verhältnis zur Welt bestimmt. Das heißt, wenn ein Tumor im Skelettsystem entsteht, wird der größte Konflikt dadurch ausgelöst, dass man sich immer um die Unterstützung anderer bemüht hat und sich immer damit befasst hat, anderen Halt zu geben. Währenddessen hatte man keine Zeit für sich selbst und hatte auch nicht das Gefühl, genug gegeben zu haben.

Mundhöhlenkrebs

Physische Ebene
Bei der Entstehung eines bösartigen Tumors sind die häufigsten Symptome Schmerzen, Blutung, Geschwüre, stinkender Mundgeruch, stinkende Absonderung, starke Schmerzen beim Kauen und Schlucken.

Seelische Ebene
Mundhöhlenkrebs ist hauptsächlich mit der Sprache, der Kommunikation, dem Kauen und mit dem Grübeln verbunden.

Näher betrachtet: Man gibt nur anderen Ratschläge, sich selbst berät man wegen seiner Ängste und **Ersatzhandlungen** nicht. Man sagt anderen Wahrheiten und hat am Problem anderer zu kauen. Seine Ängste ergeben sich daraus, dass man nach seinen erlebten Erfahrungen nicht die richtige Wahl treffen konnte, auf wen oder worauf man hören soll. Man hat sich schlechte Ratschläge gegeben bzw. man hatte an überflüssigen Dingen zu kauen, an denen man keine Freude hatte. Daraus hat man die Konsequenz gezogen, dass es keine Freude gebe. Man hat geglaubt, dass etwas, was vor langer Zeit nicht gelungen sei, künftig auch nicht gelingen werde. Man hofft darauf, aber wagt nicht mehr, daran wirklich zu glauben. Deswegen verbirgt man dieses Problem vor sich, da aber alle Freude brauchen, versucht man Freude am Helfen zu finden, natürlich umsonst! Die Freude von anderen gehört immer anderen. Was andere verzehren, haben nicht wir, sondern andere verzehrt.

Man glaubt und hofft, glücklich zu werden, indem man das, was man selbst bräuchte, für andere tut.

Man glaubt und hofft, sein Glück zu erreichen, indem man es von anderen bekommt, d. h., man spricht für andere und andere sprechen für einen. Leider oder zum Glück funktioniert die Welt nicht auf diese Weise.

Abhängig davon, mit welchen Folgekrankheiten der Mundhöhlenkrebs einhergeht, kann er mehrere Ursachen haben.

Ursachen

Wenn man redet, sich ausdrückt, tut man Folgendes: Das Gleichgewicht wird zerstört, das Gleichgewicht zwischen seinen eigenen Bedürfnissen und seinen Verständnissen (Besinnen wir uns auf die Geschichte.). Das heißt, dass man nach außen gekehrt ist (was an sich noch kein Problem darstellt) und sein Leben ganz mit anderen ausgefüllt ist, während man die eigenen Interessen aus dem Auge verliert.

Das Hauptproblem besteht darin, dass man sich sehr gut über seine Bedürfnisse im Klaren ist, man wagt jedoch nicht, sie zu erfüllen.

Für die Erkrankungen, die mit der Nahrungsaufnahme zusammenhängen, ist charakteristisch, dass man andere mit Nahrung versorgt, statt sich zu ernähren. In anderer Hinsicht hat diese Erkrankung dieselbe Bedeutung wie die vorangehende Krankheit.

Weg zur Gesundheit

Man kann mit sich nicht zerfallen sein, man ist nicht fähig, seinen bisherigen tief verwurzelten Gewohnheiten den Rücken zu kehren. Zumindest kann man es nicht durchmachen, ohne schmerzhafte Erfahrungen zu machen. Man ist nicht im Stande, seine Verhaltensformen aufzugeben, weil man daran etwas Gutes findet. Auch wenn sie gar nicht so perfekt sind, verfügt man in diesem Moment über nichts Besseres.

Auf dem Weg zur Gesundheit muss man dies berücksichtigen.

Zu Beginn muss man sich auf den Weg machen, als wenn man (scheinbar) nichts aufgeben würde und trotzdem etwas viel Besseres findet!

Wie können wir das erreichen?

Einfach!

Erinnern wir uns daran, dass wir in unserem Leben bereits solche Erfahrungen gemacht haben, dass jemand auf etwas nicht verzichten wollte, sondern daran festgehalten hat.

Wir müssen einem etwas viel Wertvolleres anbieten (was einem wertvoll erscheint) und man verzichtet auf seine tief verwurzelten Gewohnheiten und Lebensformen so, dass man von dem (vorübergehenden) Schmerz des Verlustes befreit wird und gleich etwas Wertvolles erhält.

Ein konkretes Beispiel dafür: Man kann Geld nur aus seiner eigenen Tasche zahlen, wenn man es früher eingesteckt hat (was man ohnehin weiß, sonst würde man nicht mit sich kämpfen.) Das bedeutet, dass man sich selbst solche Wahrheiten sagen muss, die man mit Freude annimmt, und wenn man satt ist, sollte man das mit anderen austauschen.

Kehlkopf- und Rachenkrebs

Physische Ebene

Chronische Heiserkeit, Schmerzen, Verlust der Stimmbildung (man wird stumm), Schluck- und Atembeschwerden können auftreten. Blutungen, geschwüriger Zerfall im Kehlkopf und in seiner Umgebung. Der Kranke nimmt ab, hat Fieber und Todesangst.

Seelische Ebene

Sein verborgener Hauptkonflikt, sein Geheimnis, das man sogar auch vor sich selbst verbirgt, besteht in der Akzeptanz und dem daraus resultierenden Mangel an Kraft und Freude!

Dies ist damit vergleichbar, wenn wir alles wahllos akzeptieren, alles verschlucken und nur wir uns diese großartige Eigenschaft nicht zu Nutze machen. Da man diese Akzeptanz auf sich selbst bezieht, kann man auch die Akzeptanz anderer in Frage stellen! Wir können mit anderen geduldig sein, wenn wir etwas ganz anderes in unseren Fokus stellen! Also: Wenn der Gedanke der Akzeptanz in uns aufkommt, gilt das längst nicht mehr als Akzeptanz!

„Ich akzeptiere den anderen so, wie er ist. Das ist im Allgemeinen nicht gerade die positivste Meinung, denn ich bin schlechter und wertloser".

„Ich akzeptiere, denn ich muss akzeptieren. Ich akzeptiere, denn wenn alle der Ansicht sind, muss ich akzeptieren." Da möchte ich bemerken, dass das vorige Verhalten nichts mit der wahren Akzeptanz zu tun hat, sondern es handelt sich um den typischen Fall des Abfindens. Wir sind nur fähig zur Akzeptanz, wenn wir das Gefühl der Freude haben. Aber in diesem Fall geht es nicht darum! Wir können nicht über Freude sprechen, denn was man nämlich anderen bietet, bietet man sich selbst nicht an! Da vermittelt man Dinge und Gefühle, die man ebenfalls (oder noch mehr) benötigt!

Das bedeutet, dass die eigene Lebensfreude erlischt, man beschäftigt sich nämlich nicht damit, dass man auch sich selbst etwas gibt.

Man hat eine Sichtweise, die versteift.

Die einseitige Sichtweise führt zum Mangel an Verständnis. Aus dem Verständnis entwickelt sich das Missverständnis, woraus gleich die Angst folgt.

Die Angst ist so etwas, was man verbergen muss.

Da man etwas tief in seiner Seele verbirgt, erhalten die zu den seelischen Eigenschaften gehörenden Zellen nicht die Zuwendung und die Freude, die sie brauchen, und folglich lehnen sie sich auf.

Der Weg zur Gesundheit ist ähnlich den Lösungen, die ich am Anfang des Kapitels geschildert habe.

Hodenkrebs

Physische Ebene
Die Erkrankung ist oft bösartig und nimmt einen schnellen Verlauf. Andere Arten können sich über Jahre hinziehen und bilden Metastasen über die Lymphwege. Eine typische Veränderung ist die schmerzhafte Vergrößerung des Hodens. In den meisten Fällen ist interessanterweise meist der linke Hoden betroffen. (Die Ursache ist unbekannt.)

Seelische Ebene
Der Hoden ist der Ort, wo die Samen der Freude „entstehen". Dann gibt man sich selbst Freude und falls man sich im Gleichgewicht befindet, bereitet man

auch anderen Freude. Das umfasst die Prinzipien, die konkreten Ratschläge und die Hilfe. Man muss sie weitergeben, zum Ausdruck bringen, damit etwas Neues daraus entstehen kann.

Also, wenn sich ein Tumor hier entwickelt, muss man darüber nachdenken, inwieweit und wie man die Samen der Freude säen kann.

Man versucht durch seine Gefühle, Taten in anderen – möglicherweise in allen – Freude zu erwecken. Man will die Samen der Freude woanders aussäen, aber währenddessen vergisst man – findet man nicht wichtig –, auch sich selbst welche zukommen zu lassen. Man unterschätzt seine Bedeutung, seinen Wert und so kann man natürlich den Dank von anderen nicht annehmen, das ist nämlich ein unbekannter Begriff für einen. Woher sollte man ihn denn kennen, wenn man sich selbst nichts zukommen lässt, wenn man es nicht erfährt? Für ihn wird die Quelle der Freude nicht existieren.

Dies gleicht dem Fall des fürsorglichen Gärtners, der auf alles achtet, mit seinen wundervollen Geschöpfen allen Freude bereitet, während er die Schönheit nicht bemerkt.

Um die nicht ausgesprochene Frage von Albert zu beantworten: Der Tumor entsteht dann in dem rechten Hoden, denn man erlaubt sich gewöhnlich die physischen, körperlichen Freuden leichter und häufiger. Das folgt auch daraus, dass der Trieb der Arterhaltung tief im Unterbewussten verwurzelt ist, während wir die Freude, die zwischenmenschlichen Beziehungen, das gute Verhältnis zu uns selbst viel schwächer empfinden. Auf der physischen Seite kann der Mangel an Freude nicht oder schwerer entstehen.

Der linke Hoden bezieht sich auf die seelische Seite, auf die Gefühlswelt, die man wesentlich schwerer zum Ausdruck bringt. Diese Zurückhaltung, Askese übt man selbst aus. Sie beziehen sich sogar in erster Linie auf einen. Man versucht Freude zu bereiten, aber wenn man keine mehr hat, was wird man geben?

Natürlich hat auch diese Handlung oder eher Nicht-Handlung einen guten Grund. Man ist immer in der Lage, sie zu begründen, so hat man immer eine Ausrede, warum man nicht anders leben und handeln muss.

Da möchte ich betonen: Man freut sich über diese Ausrede nicht, man findet sie sogar beklemmend, allerdings scheint sie als Ausflucht „angemessen" zu sein. In seinem Leben fehlen hauptsächlich die Freiheit, die Freiheit der Bewegung und der Handlung und die daraus unmittelbar resultierende Flexibilität. Man empfindet jede solche Handlung als Zwang, man schöpft nämlich daraus keine Kraft und erlebt die endlose Selbstlosigkeit nicht (man verfügt darüber nicht, man hat das anderen gegeben).

Unter der endlosen Selbstlosigkeit verstehe ich: Wir geben, weil es uns nicht einmal einfällt, darüber nachzudenken, ob wir etwas im Gegenzug dafür erhalten. Wir machen uns Sorgen um unsere Entlohnung, wenn wir nicht daran glauben, dass wir gut und richtig gehandelt haben.

Weg zur Gesundheit
Ich weiß, dass es schwierig ist, uns zu verändern. Der Kranke ist an die Vorstellung gewöhnt, dass sein Leben vollkommen wird, obwohl die Krankheit das Gegenteil beweist, wenn man alle „Samen" anderen gibt, um daraus Freude und Glück zu schaffen.

Während der Gespräche und Selbstanalysen wird man realisieren und aussprechen, was man **sich wünschen würde**, was man erreichen **möchte**. Um gerade diese Bedingungen zu erfüllen, muss man seine Kräfte sammeln! Man hat die Kraft, die Energie sowie das Wissen dazu, sonst wollte man nicht gesund werden oder würde man es nicht für möglich halten.

Man hat die Kraft, denn hätte man keine, hätte man auch keine Kraft mehr zu leiden. Wenn man noch leiden kann, muss sich die in das Leiden investierte Kraft in eine gute Richtung entwickeln. Es wird gleich gehen, wenn man etwas Attraktiveres findet! Ein Wunsch, den man für erreichbar hält. Seine Gefühle wandeln sich ins Gegenteil.

Im Prozess der Heilung ist besonders wichtig: Warum will man gesund werden? Was ist der Sinn der Heilung? Die Antwort auf das Warum kann nicht für jemand anderen, wegen jemand anderen gegeben werden.

Es gibt nur ein einziges sinnvolles Ziel, nämlich: Man soll es für sich selbst tun! Dies kann nur erfolgen, wenn man sich genug wichtig und wertvoll findet. Man kann seinen geliebten Personen nur helfen, wenn man gesund wird und am Leben bleibt.

Maligne Lymphome *(Lymphdrüsenkrebs)*

Physische Ebene
Die Krankheit äußert sich zuerst durch nicht schmerzende Lymphknoten-Schwellungen, dann treten Fieber, Gewichtsverlust und Nachtschweiß auf. Einige bösartige Erkrankungen des Lymphsystems nehmen einen unglaublich schnellen Verlauf, sie können innerhalb von ein paar Wochen zum Tod des Kranken führen.

Seelische Ebene

(Siehe auch: Immunsystem, Autoimmunerkrankungen und Lymphsystem)
Die Harmonie zwischen dem inneren Feuer und dem Verhältnis von innerer und äußerer Abwehr wird eindeutig gestört.

Diese Krankheit hängt eng mit der nicht geäußerten Wut zusammen, die jedoch existiert. Man wendet den Zorn, die Wut, die hier eine ganz neutrale Eigenschaft darstellen (ich spreche darüber nur in diesem Sinn), gegen sich selbst. Währenddessen ist man sich der Hoffnungslosigkeit und Sinnlosigkeit seiner Handlung bewusst, man tut es jedoch. Wie ich bereits erwähnt habe, die Handlungen und Äußerungen, die einem auch sinnlos erscheinen, verdrängen stark den Wunsch, seine enorme Unzufriedenheit zu äußern! Bei dieser Krankheit ist die Eigenschaft besonders typisch, die ich im „Gleichnis" beschrieben habe. Ich schlage vor, dass Sie diesen Teil nochmal lesen (siehe Seite 405ff.).

Das Feuer wird nicht mehr so intensiv, die zu einer inneren Unruhe führende nicht geäußerte Wut bleibt nämlich im Inneren. Folglich verschlechtert sich deutlich die Fähigkeit, Freude erleben zu können. Bei dieser inneren Unruhe kann die Unzufriedenheit in kurzer Zeit entstehen, wenn die Freude fehlt. Die verheimlichte Unzufriedenheit, die außer Acht gelassenen Gefühle können einen Krieg auslösen. Beschwören wir die Geschichte! Wie und warum kommt es zu Kriegen zwischen den Völkern? Wie und warum ist die Revolution ausgebrochen? Bei diesen Analysen beschränken wir uns auf die trockenen Fakten, so werden wir die Antworten auf unsere Fragen bekommen.

Die Gefühle, die Wut, die man nach außen zeigen **soll**, wendet man gegen sich selbst, wobei man sich die Schuld dafür gibt und sich selbst als Sündenbock sieht!

Weg zur Gesundheit

Man muss seine Gefühle zeigen, wenn diese entstehen! Falls man anders handelt, wird man einem Schnellkochtopf ähneln, dessen Sicherheitsventil verstopft ist. Der innere Druck steigt immer mehr und nach einer Weile kann man seine Gefühle nicht mehr beherrschen. Die angestaute innere Anspannung explodiert, man will sie auf einmal loswerden und verletzt dadurch auch Menschen, die es nicht verdienen. Das führt zu Gewissensbissen und deswegen versucht man ähnliche Situationen zu vermeiden. Das kann man nur auf eine Weise erreichen: Man verdrängt seine Gefühle.

Meiner Meinung nach kann man daraus bereits auf den Weg schließen, den man zu gehen hat! Entdecken Sie, welche Freude Sie erlebten, wenn Sie endlich Ihre überlegten Schmerzen aussprechen.

Zungenkrebs

Seelische Ebene *(Siehe auch: Zunge)*
Man hat Konflikte damit, was man sagt.

Man erteilt anderen gute und belebende Ratschläge, die man zuvor sehr genau überlegt, und so kann man ausgezeichnete, angemessene Hilfe leisten. Hingegen wendet man diese Fähigkeit auf sich selbst, auf sein Leben nicht an. Man glaubt und hofft, dass andere es lösen, seine Zweifel auflösen, wie man es für andere tut.

Wem hat man geholfen?

Denjenigen, die weniger wissen. Von ihnen die Befreiung zu erwarten, scheint mir töricht zu sein. Natürlich auch dem Kranken, denn wenn er es anders auslegen würde, würde die Krankheit nicht entstehen!

Auf dem Weg zur Gesundheit kann ich einen einzigen sinnvollen Rat mitgeben: Man soll seine von Gott gegebene Fähigkeit, seine geliebten Personen unterstützen zu können, auch auf sich selbst anwenden!

Lungenkrebs

(Ein bösartiger Tumor entarteter Zellen der Bronchien oder Bronchiolen)

Physische Ebene
Am Anfang treten allgemeine Symptome auf, wie Gewichtsverlust, Husten, Luftnot, Brustschmerzen und erhöhte Temperatur. Man ist anfälliger für Lungenentzündung. Eine Angst erregende, warnende Beschwerde ist der Bluthusten. Darüber hinaus sind Rückenschmerzen, Kopfschmerzen, Schwindel, seltener die Entstehung von Trommelschlegelfingern und Erstickungsanfälle im fortgeschrittenen Stadium charakteristisch. Bei metastatischen Krebstumoren kommt es oft zu Wasseransammlung – nicht selten blutig – im Brustfell. (Wasseransammlung – Blutansammlung im Brustraum)

Seelische Ebene
Man ahnt, weiß tief in seiner Seele, dass die Zeit der Erneuerung gekommen ist, dass die Zeit gekommen ist, seine Kräfte zu sammeln. Man tut aber nicht, was man so sehr braucht.

Man sagt oft, dass das Rauchen unter anderem Lungenkrebs verursacht, verursachen kann oder zumindest das Krebsrisiko erhöht (Das stimmt, aber man muss auch andere Faktoren berücksichtigen).

Warum raucht man?

Man muss tief Atem holen, um sich etwas zu nähern oder die einfachste Aufgabe durchführen zu können. Der Raucher tut dasselbe! Das ist eine andere Frage, woraus er Kraft schöpft, um seine Aufgaben zu verrichten. Aber das ist weniger wichtig, die Hauptsache ist, was er daraus schafft, was er verrichtet, was sein Ziel ist. Wenn das Rauchen stimuliert, löst es keine Krankheit aus. Wenn es aber eine Ersatzhandlung ist, und man tut es, um nichts machen zu müssen, kann es zur Krankheit führen.

Andererseits können auch diejenigen an Lungenkrebs erkranken, die nie geraucht haben oder sogar sehr gesund gelebt haben. Da denke ich an die Ernährung und die Umwelt. Sie können doch nicht dem Krebs entfliehen.

Der Schlüssel liegt in etwas ganz anderem!

Wo? In der Verheimlichung.

In der Angst vor dem Neuen, in der Angst vor der Veränderung. Im Wunsch, dass man seine Privatsphäre im engsten Sinne verbessert.

Man verheimlicht, folglich erkennt man nicht an, dass seine aktuelle Lebenssituation sehr beklemmend und es Zeit für Veränderung ist. Da sich jeder Mensch nach Veränderung sehnt, hilft man immer anderen, um diesen Wunsch zu befriedigen. Man wendet für sich selbst keine Energie auf oder, um sein Leben glücklicher zu machen, man hat nämlich dafür keine Zeit übrig und findet es auch nicht so bedeutend. Beziehungsweise hält man es für wesentlich, aber man verbirgt das möglichst tief in sich und versteckt sich hinter einer dicken Larve. Aufgrund seiner vermeintlichen und realen Erfahrungen zieht man die Konsequenz, dass die Veränderung nicht gut oder hoffnungslos sei und man sie nicht erreichen könne. Der wahre Sinn der Veränderung bleibt einem verborgen. Die Veränderung ist weder gut noch schlecht, wir machen sie gut oder schlecht und es liegt an uns, wie wir sie interpretieren.

Man hat das Verlangen, sein Leben zu verändern, aber man kann sich dies nur bei anderen vorstellen.

Weg zur Gesundheit
In diesem Kapitel habe ich mehrmals darauf hingewiesen, dass der Krebskranke ein sehr guter Mensch ist! Seine Fähigkeiten, anderen Mut zu machen, soll man auch auf sich selbst anwenden.

Gallenblasenkrebs

(Häufig auch die Gallengänge betroffen.)

Physische Ebene

Das ist, wie allgemein bekannt, eine schleichende Krankheit!

Die Symptome sind am Anfang Appetitlosigkeit, Gewichtsverlust, Fieberfrost, später treten wegen des Verschlusses des Gallengangs *Gelbsucht* und Schmerzen im rechten Oberbauch auf. Manchmal kommt es wegen der befallenen Blutgefäße zum Bluterbrechen. Bei einer rapiden Verschlechterung des Zustandes kann er innerhalb von wenigen Monaten zum Tod führen.

Seelische Ebene *(Siehe auch: Galle)*

Man setzt sein Leben daran, die Bitterkeit anderer und die daraus resultierende Wut aufzulösen. Man ist immer bereit, zu helfen, die innere Unruhe aufzuheben, aufzulösen. Man wendet jedoch diese von Gott gegebene Fähigkeit auf sich selbst nicht an. Wie viel man auch hilft, wie viele Konflikte, Auseinandersetzungen man auch löst, man hat das Gefühl, es sei wenig! Also muss man sich noch mehr mit dem Zorn, mit der Wut anderer befassen. Eine ganz „normale" Folge ist, dass man mit der Nervosität und mit der nicht geäußerten Wut allein bleibt. Aber wie alles einen Sinn haben muss, hat auch die Wut einen!

Man zieht alle Probleme, das Problem von allen vor und kehrt seine eigenen Probleme unter den Teppich. Später, wenn man dazu Kraft hat und wenn man es „verdient", löst man sie. Das wird aber nie passieren.

Da die Freude an der Verarbeitung der Probleme die Zellen nicht belebt, erheben sie sich über kurz oder lang gegen das Verhalten des „Wirtes".

Die geschaffene Seele sucht nach ihrer eigenen Freude, nach ihrem eigenen Glück wie auch die Zellen.

Es ist schlimm, allein und einsam zu sein, deswegen streben sie danach, sich zu vermehren. Sie haben gar nicht im „Sinn", irgendjemandem zu schaden. Nur ein einziges Ziel schwebt ihnen vor Augen: Sie wollen sich wohlfühlen, was auf alle anderen Krebskrankheiten zutrifft!

Weg zur Gesundheit

In diesem Fall scheint die Vorbeugung die beste Lösung zu sein, denn man hat nach der Entstehung der Symptome nicht viel Zeit für die Veränderung, und den Krebskranken fällt es sowieso schwer, an sich irgendetwas zu ändern. Sie suchen lieber Ausreden und begründen, warum sie das nicht tun!

Es fällt ihnen schwer, sich zu verändern. Sie haben das Gefühl, dass es eine hoffnungslose und überflüssige Handlung sei. Aber sie müssen doch etwas dafür tun, sich wohlzufühlen, und endlich zulassen, dass man sich um sie kümmert. Die Kranken danken dafür, was sie bisher für die Menschen getan haben. Sie müssen etwas (was für sie sinnvoll ist) finden, woran sie sich klammern können.

Leberkrebs

Physische Ebene
Leberkrebs beginnt oft schleichend. Die Symptome sind Schwäche, Appetitlosigkeit, Gewichtsverlust, Brechreiz, Erbrechen, Schmerzen unter dem rechten Rippenbogen, eventuell Gelbsucht, und es kann im fortgeschrittenen Stadium zu einer krankhaften Abmagerung infolge des Krebs kommen. Darüber hinaus kommt es zur Bauchanschwellung, die infolge der Wasseransammlung in der Bauchhöhle entsteht. Beim chronischen Verlauf der Krankheit ist eine krankhafte Abmagerung zu beobachten. Im Endstadium geht die Krankheit mit Zittern, Delirium und Koma einher.

Seelische Ebene *(Siehe auch: Leber, Stoffwechsel)*
Die Leber hat die Aufgaben, den Organismus zu entgiften, Galle zu produzieren, was eine unerlässliche Voraussetzung für die Verdauung ist.

Man verbirgt Zorn und Nichtverzeihen in sich.

Man baut sein Leben nur auf diesen Kenntnissen auf und die unmittelbare Folge davon ist, dass man seine Erfolge nicht erkennt. Man nimmt seine eigenen Werte nicht wahr, deswegen verbringt man seine Zeit ständig mit den ungelösten Aufgaben anderer.

Man fühlt sich derart gesättigt von den Nahrungsmitteln, die man noch nicht verdaut hat, dass es bei Zufuhr einer neuen „Kenntnis" – auch wenn man nur daran denkt – zu einer Gegenreaktion (Brechreiz) führt. Das bedeutet, dass man es bereits sehr satt hat!

Rückenmarkkrebs

Das Rückenmark ist der Teil des zentralen Nervensystems. Es hat die Aufgabe, Reize zu leiten, und ist für Reflexbewegungen verantwortlich.

Also, wenn dieser Teil betroffen ist, besteht die Ersatzhandlung darin, dass sich der Kranke immer nur darum bemüht, dass die Menschen in seiner Umwelt zu einer Persönlichkeit, einer charakterfesten Persönlichkeit, werden, damit sie gut auf die Reize der Umwelt entsprechend reagieren und diese ausgezeichnet interpretieren können.

Das ist noch eine gute und zu schätzende Handlung! Das Problem ist, dass der Kranke nie wahrnimmt, dass es gut ist. Wenn man es doch für einen Moment spürt, vergisst man es sehr schnell und betrachtet es, als wenn es nie passiert wäre.

Magenkrebs

Physische Ebene
Diese Erkrankung tritt häufig im Alter über 40 Jahre auf.

Der Magenkrebs im Frühstadium verursacht keine Symptome. Symptome zeigen sich erst im fortgeschrittenen Stadium.

Die ersten Symptome sind Völlegefühl, unsicheres Druckgefühl, Rülpser, Übelkeit, Sodbrennen nach dem Essen. Danach treten Appetitlosigkeit, Gewichtsabnahme, Leistungsminderung, später Durchfall, Bluterbrechen und Teerstuhl auf.

Es kommt zu einem spektakulären, schnellen Gewichtsverlust und zu einer krankhaften Abmagerung infolge des Krebses. Schwere, scharfe, reißende Schmerzen treten im mittleren Oberbauch auf. Bleiche, wächserne Haut, eingefallene Wangen, skelettartiges Aussehen sind für den Kranken in der Finalphase typisch.

Seelische Ebene
Man hilft immer bei den ungelösten, unverarbeiteten Dingen anderer, damit sie die verzehrte physisch-geistige Nahrung leichter verdauen können.

Man hofft, seine Freude, sein Glück dadurch zu finden, dass andere im Gegenzug seine Probleme lösen. Das wird nicht erfolgen oder genauer gesagt, man wird es nicht erleben und schätzen.

Warum?

Man hat sein ganzes Leben daran gesetzt, die Probleme anderer zu lösen. Das heißt: Man kennt sich oder seine Bedürfnisse nicht bzw. will sie bewusst nicht entdecken.

Darmkrebs

(Dünndarm- und Dickdarmkrebs)

Physische Ebene

Manchmal deuten nur plötzlich auftretende Blutungen oder Darmverschluss auf eine Krebsentartung. Die Hauptsymptome sind Schwindel, Ermüdbarkeit, Brechreiz, Erbrechen und Schmerzen im Bauch.

Bei Dickdarmkrebs gilt die dauerhafte Veränderung der Stuhlgewohnheiten als Alarmzeichen.

Seelische Ebene

Dieser Tumor ist nicht nur im Organismus, um den Platz auszufüllen. Ohne ihn wäre die Verwertung der Nahrung unmöglich, denn es gäbe nichts, was die Nahrung aufnehmen könnte.

Seine Rolle besteht also in der Aufnahme, der Aufnahme dessen, was man in sein Leben nie eingebaut hat, denn man hat lediglich seine geliebten Personen mit der unentbehrlichen „Nahrung" versorgt. Das gleicht dem sammelnden Menschen, der die „Werte" nur anhäuft, aber nie für sich selbst aufwendet. Sein ganzes Leben wird voller Kram sein, den man nicht genutzt hat und der langsam wertlos wird. Daraus können nur andere Nutzen ziehen.

Bauchspeicheldrüsenkrebs

Die Bauchspeicheldrüse bildet die für die Verarbeitung von Proteinen, Fetten und Kohlenhydraten verantwortlichen Verdauungsenzyme und reguliert die Produktion von Insulin und den Blutzuckerspiegel.

Also, wenn dieses Organ betroffen ist, hängt der hinter der Krankheit liegende Seelenzustand eng damit zusammen, dass man stetig und übertrieben seinen geliebten Personen geholfen hat, um die Dinge ihres Lebens verdauen zu können, um daraus zu lernen und um daran Freude zu finden. Das ist gut und es ist sicher, dass es einen mit Freude erfüllt. Das Problem besteht darin, dass man nie so viele und große Erfolgserlebnisse hatte, die einem das Gefühl der Vollkommenheit und Vollständigkeit verliehen hätten.

Blasenkrebs

In unserer Blase sammeln wir unsere Kenntnisse, die sich als nutzlos erwiesen haben.

Wenn dieses Organ von Krebs befallen wird, hilft der Kranke seinen Freunden, geliebten Personen stetig dabei, die Kraft zu finden, sich zurückhalten zu können, damit sie ihren Zorn nicht gleich, unüberlegt oder achtlos loswerden, sondern überlegt, jedoch rechtzeitig, so, dass sie sich auch erleichtern.

Wenn wir nämlich unser Problem loswerden wollen, können wir es nur tun, wenn wir es loslassen. Wir kippen es nicht auf andere und nicht auf uns. Wir lassen nur ab. Darum hat man große Verdienste erworben, aber so, dass man sich selbst dieselbe Zuwendung verweigert, sie in seinem Leben nicht einsetzt. Natürlich nimmt man auch nicht wahr, dass derjenige, dem man geholfen hat, eine wahre Freude über seine Tätigkeit empfindet.

Mastdarmkrebs

Physische Ebene
Die Symptome sind Blutung, Schmerzen und lokale Schwellung. Aus Angst vor Schmerzen neigt der Kranke zur Verstopfung.

Seelische Ebene
Anstatt etwas selbst loszuwerden, versucht man immer wieder, andere von ihren überflüssigen, nutzlosen und bereits schädlichen Dingen zu befreien!

Knochenkrebs

Physische Ebene
Die Symptome sind ständige Knochenschmerzen, Schwellungen an der betroffenen Stelle. Hier kann es zu spontanen Brüchen kommen. Die Beweglichkeit der Gelenke wird in der Umgebung des Tumors eingeschränkt.

Seelische Ebene
(Siehe auch: Skelettsystem)
Das Skelettsystem ist das, worauf sich der Körper stützt. Wenn ein Tumor hier entsteht, stützt man sich auf andere und es geht um eine übertriebene, manchmal unaufgeforderte Unterstützung.

Man muss die Bausteine berücksichtigen, aus denen das eigene Leben besteht. Da man krank ist, können wir annehmen, dass diese Bausteine auch nicht ganz vollkommen sind, d.h., sie sind krank.

Wie äußert sich diese Krankheit?

Im Laufe unseres Lebens können wir Kraft und Haltung aus unseren Erfahrungen schöpfen. Das muss flexibel, beweglich und zugleich fest sein. Der Kranke ist nicht fähig, diese Eigenschaften aufgrund der Handlungsmuster zu realisieren, die man bei seinen Dingen einsetzt.

Man kann die wahre Flexibilität durch die Freiheit der Bewegung erreichen. Wenn man immer anderen ausgeliefert ist, ist es unmöglich, sie zu erreichen. Im Kranken steckt sehr viel Kraft, Seelenkraft, die man für andere, nur für andere aufwendet. Der ständige Zwang, allen Erwartungen zu entsprechen, lenkt einen von sich selbst ab, seine Werte verschieben sich langsam nach außen. Auf diese Weise kann man die seine Bedürfnisse befriedigenden Kräfte nie erhalten. Die Energien von außen sind nur „schwache" Ersatzmittel, die noch mehr den Wunsch erhöhen, etwas zu geben. Sie verstärken diesen inneren Zwang, denn man hat auf diese Weise Erfolgserlebnisse. Man bevorzugt die kleinen Erfolge, die man in der Außenwelt erzielt, man bekommt nämlich von innen sowieso nichts. Man findet keinen Erfolg in seinen eigenen Werten! Um ehrlich zu sein, hat man ihn auch nicht gesucht.

Die Unterstützung bedeutet nicht unbedingt die übertriebene Förderung einer bestimmten Person, da kann es sich auch um die Unterstützung einer Idee handeln. Am Anfang dieses Buches habe ich bereits geschildert, dass sich ein markantes Verhaltensmuster auf alle Einzelheiten des Lebens erstrecken wird.

Der Weg zur Gesundheit und zum Glück führt über das Glück, das man in der Haltung finden kann.

Hautkrebs

Physische Ebene

Zahlreiche bösartige Veränderungen der Haut sind bekannt, sie können in den verschiedensten Formen erscheinen. Die bösartigen Veränderungen treten einzeln oder vielfach auf, sie sehen oft wie Schuppenflechte oder Ekzem aus.

Die bekannteste Hautkrebsart ist das Melanom, das ein überraschend breites Spektrum an Farben haben kann. Es kann in allen Abtönungen des Weiß von hautfarben bis tiefschwarz auftreten, aber es kann auch blau oder rot sein.

Seelische Ebene
(Siehe auch: Haut)
Diese Krankheit hat einen Zusammenhang mit dem Schutz und mit dem Bild, das man der Außenwelt zeigt.

Einerseits müssen wir darüber reden, was man zeigt und wie man das zeigt, andererseits müssen wir erwähnen, wie der Kranke sich gegenüber sich selbst verhält.

Heutzutage kann man sehr viel davon hören, dass übertriebenes Sonnenbaden schädlich ist und Krebs verursachen kann.

Ob man sich gegen etwas schützt oder ob man sich schützt, sind zwei voneinander weit entfernte Begriffe. Sie unterscheiden sich scheinbar nicht, aber die Realität ist ganz anders.

Wir sprechen über **Schutz**, wenn wir aus Angst *(siehe auch dort)* gegen die uns drohende Gefahr kämpfen. Die Angst ist mit Befangenheit verbunden, und wenn wir befangen sind, neigen wir oft zu Übertreibungen. Wir neigen zu Übertreibungen und schützen uns auch, wenn keine Gefahr droht. Wir beschwören aber ein altes Erlebnis und aufgrund dieses Erlebnisses nehmen wir an, dass es sich zu jeder Zeit wiederholen kann. Das stimmt, es kann wieder vorkommen, aber am wichtigsten ist, dass man versäumt, für Nachschub zu sorgen, während man sich ununterbrochen schützt. Man muss die ausgebliebenen „Einnahmen" nachholen, deswegen greift der Kranke zum Ersatzmittel.

Das findet man in einem „Unter-allen-Umständen-andere-schützen-Verhalten". Man findet daran etwas Freude, aber es befriedigt einen nicht. Infolgedessen zieht man die Folgerung: Je mehr man hilft, je mehr Menschen man möglichst gut schützt, umso besser wird man sich fühlen.

Man glaubt, dass man durch diese Tätigkeit seine Mängel ersetzen könne. Man glaubt fest daran und tritt selbst in den Hintergrund, was einen von seinem Desinteresse überzeugt. Der Kreis schließt sich!

Auf dem Weg zur Gesundheit muss man entdecken, erleben und sich bewusstmachen, dass man auch am Abstand etwas Gutes finden kann.

„Wir **schützen** uns" bedeutet, dass wir etwas Wertvolles bewahren, etwas, was wirklich von Bedeutung ist.

Der sich nach Heilung Sehnende schützt sich, wenn er gerade dazu Lust hat. Er muss sich selbst so viel Aufmerksamkeit widmen wie anderen. Er muss wieder erleben, wie viele Freuden man in seinem Leben hat.

Brustkrebs

Physische Ebene
Im Allgemeinen lassen sich Knoten in der betroffenen Brust tasten. Die Brust schmerzt, wird hart, größer oder kleiner. Rötung, Juckreiz an der Brust, wunde Brustwarze, die Sekret absondert, sind ebenfalls typisch. In der Achselhöhle der betroffenen Seite können Schwellungen, Ödeme am Arm und Knochenschmerzen auf Metastasen hindeuten.

Seelische Ebene
Wie viel man auch für seine Kinder, geliebten Personen tut, man hat das Gefühl, dass es zu wenig sei, auch wenn man sich überanstrengt.

Eine sehr interessante Beobachtung ist, dass beinahe alle an Brustkrebs leidenden Patientinnen früher eine Abtreibung oder eine Fehlgeburt durchgemacht haben oder auf eine andere Weise ihr Kind verloren haben oder eventuell kein Kind geboren haben.

Nicht das Verlieren als konkreter Fakt spielt dabei eine wesentliche Rolle, sondern dessen Art und Weise und die seelische Einstellung der Mutter. Dabei ist es völlig unbedeutend, ob sie sich um jemanden kümmern kann, ob sie die Mittel dazu hat, denn sie hat das Gefühl, dass es nicht ausreicht, was sie bietet. Infolgedessen hat sie immer weniger Zeit für sich selbst. Ihre Fähigkeit, Freude zu erleben, reduziert sich und ihre Kinder bedanken sich umsonst, sie wird es nicht schätzen. Sie kann es nicht schätzen, sie hat nämlich „so wenig" für sie getan, dass sie keinen Dank dafür verdient, obwohl sie sich eigentlich darum bemüht hat.

Oft hat sie Gewissensbisse, die die unmittelbare Folge haben, dass sie allem und allen gerecht werden will. Sie versucht alle durch ihre Zuwendung glücklich zu machen, oder ich könnte es auch anders formulieren: Sie versucht alle glücklich zu machen, indem sie alle ernährt. Sie beschäftigt sich mit den Problemen von allen, sie ernährt alle außer sich selbst. Die Situation ist leicht zu verstehen: Wenn ich nicht esse, kann ich über kurz oder lang andere auch nicht ernähren.

Da stellt sich die Frage: Wie kann ich mich liebevoll um andere kümmern, wenn ich versäume, mich mir selbst liebevoll zuzuwenden?

Das führt unmittelbar zu einem seelischen Zustand, in dem sie die eigene Wichtigkeit verliert, alle sich selbst vorzieht und nur ihnen Freude bereiten will. Oder anders formuliert: Sie verrichtet die Aufgaben statt alle anderen.

Wenn der Tumor (zuerst) in der **linken** Brust entsteht, hängt das vorher erläuterte Gefühl, den Erwartungen nicht gerecht zu werden, mit den Emotionen zusammen.

Der Tumor in der **rechten** Brust ist mit der physischen Seite eng verbunden, nämlich mit der Versorgung mit materiellen Gütern, usw.

(Die disharmonische Beziehung zwischen der Mutter und ihrem „Kind" (!) führt oft zum Gebärmutterkrebs.)

Weg zur Gesundheit
Vor allem möchte ich das Verständnis betonen. Die Mutter muss verstehen, dass sie auch für sich selbst sorgen muss, um anderen geben zu können.

Es wäre recht verblüffend, wenn sich der die Brut fütternde Vogel nur um die Brut kümmern würde. Man braucht kein Wahrsager zu sein, um einzusehen: Wenn er nicht isst, sich nicht um sich selbst kümmert, stirbt er. Er kann seine Aufgabe erfüllen, wenn er auch sich selbst versorgt.

Wenn die Kranke dieses Verhalten erlernt, wird sie sich nicht nur wohlfühlen, sondern bekommt eine bedeutende Chance, wieder gesund zu werden.

Gebärmutterkrebs

(Siehe auch: Gebärmutter)

Der für den Kranken charakteristische Seelenzustand oder eher Konflikt hat einen Zusammenhang mit der Geburt, mit der Offenheit gegenüber den neuen Dingen, mit dem Austragen und mit dem Schenken eines neues Lebens.

Die Gebärmutter, ein mystisches Organ, kann eine Sicherheit bieten, die wir in unserem ganzen Leben suchen. Dieses weibliche Organ bietet die freudige Sicherheit und an dieser gottgegebenen Eigenschaft sollten alle Geschöpfe teilhaben! Auch sie muss daran teilhaben.

Im Laufe der Jahre hat die Kranke immer mehr den Eindruck, dass sie zu wenig gibt!

Die Bestätigung dafür:

Ihr Kind nimmt die Hilfe an, denn sie will die Dinge immer statt ihm lösen. Dies kann sie natürlich nicht einsehen. Sie sieht nur, dass sie umsonst hilft, denn es gelingt nie so, wie sie es möchte. Deswegen kümmert sie sich immer mehr um das Kind, das mit immer mehr Ablehnung reagiert.

Was kann die Kranke tun? Sie gibt mehr und noch mehr!

Sie hat ein Kind verloren – durch Tod, Abtreibung oder schlimmstenfalls hat sie die Hoffnung verloren, ein Kind zur Welt bringen zu können – und dieses

Erlebnis bestimmt ihre Taten. Sie versucht vergeblich, etwas anderes zu finden, und währenddessen wächst die Selbstbeschuldigung und die Selbstbemitleidung in ihr. Die Folge davon ist, dass sie immer weniger Freude erleben kann, was sie verbittert.

Zusammenfassend lässt sich sagen, dass sie nach ihrer Einschätzung zu wenig gibt und deshalb immer mehr und mehr von sich gibt, obwohl sie schon fühlt, dass sie es vergeblich tut.

Ihre Wahrnehmung reduziert sich. Sie kann ihre Erfolge, Freuden nicht mehr wahrnehmen und beurteilt sich sehr negativ. Das heißt, dass sie es nicht verdient, sich um sich selbst zu kümmern! Das stimmt in dieser Form nicht, das wird nämlich nie zum Ausdruck gebracht!

Das stimmt jedoch, wenn man sagt: Ich habe andere geliebt, sie waren immer, unter allen Umständen wichtiger als ich.

Auf dem Weg zur Gesundheit muss man den Zweifel in sich aufkommen lassen: Könnte ich auch auf eine andere Weise lieben und für andere sorgen?

Prostatakrebs

Physische Ebene
Das Krebsgewebe wächst in die Prostata ein, die sich vergrößert, Verhärtungen und Knoten können festgestellt werden, die die da verlaufende Harnröhre verengen oder verschließen.

Die häufigsten Beschwerden sind häufiger und dringender Harndrang bzw. Störung und Blockade des Harnabflusses.

Das Urinieren beginnt schwer, es kann auch unterbrechen, infolge der Forcierung und der Metastasen in der Blase können Blutungen auftreten.

Seelische Ebene *(Siehe auch: Prostata)*
Man hat einen ungelösten, ungeklärten Konflikt mit seinem männlichen Geschlecht, mit seiner Männlichkeit. Der Wunsch, alles machen zu können, steht mit seinen Erfahrungen nicht in Einklang. Nach seinen Möglichkeiten will er Freude, gute Ratschläge geben, ohne das Gefühl, dass es auch für ihn gilt. Er glaubt, er kann nur glücklich werden, wenn er allen Ideen, Ratschläge geben kann, wie sie ihre Leben führen sollen.

Er kümmert sich um andere, weil er sich – wenn auch unbewusst – wesentlich minderwertiger fühlt, als dass er sich mit sich selbst befassen würde. Er hält es für überflüssig, für sich selbst Zeit zu verschwenden.

Ich möchte noch sehr viel über dieses Thema erzählen, ich werde es wohl auch fortsetzen, aber ich muss wegen des Umfangs dieses Buches Kompromisse eingehen. Jedoch habe ich die Hoffnung, dass die vorherigen Beschreibungen insgesamt eine wesentliche Hilfe zum Verstehen von Krebskrankheiten darstellen. Wenn wir kennen, was wir loswerden wollen, können wir einfacher die völlig entgegengesetzte Richtung finden.

Nierenkrebs

Die Nieren sind die Organe des Harnsystems, die Giftstoffe im Blut aus dem Körper ausscheiden.

Wenn sich die Krebszellen in diesem Organ entwickeln, wird das Gleichgewicht der Ausscheidung zerstört. Das heißt, man strebt danach, dass andere – alle anderen – ihre Wahrheiten finden, dass alles und alle das Nützliche vom Nutzlosen unterscheiden können, das Wahre vom Verlogenen. Währenddessen verliert man die Freude daran, dass man auch dazu fähig ist.

UNFALL

(Zerrung, Knochenbruch, Verrenkung, Prellung, Schnitt usw.)

Da diese „Krankheit" scheinbar ohne jeden Grund entsteht, sollte sie prinzipiell hier nicht beschrieben werden, Doch diese Meinung wird nur von jemandem vertreten, der diese Krankheit oberflächlich betrachtet. In der Praxis sieht es aber ganz anders aus.

Warum?

Um diese Frage zu beantworten, muss man in der Zeit zurückgehen und darüber nachdenken: Wann ist man konzentriert, entspannt und wann nicht?

Zufälle oder Unaufmerksamkeit führen häufig zu den „unerwarteten" Unfällen. Der Unfall macht darauf aber aufmerksam, dass der Verletzte schon lange geahnt hat, dass man vom richtigen Weg abgekommen ist, (in seiner Seele wurde schon etwas verletzt, womit man sich nicht konfrontieren wollte, z. B., man hat es geleugnet, man hat es bagatellisiert), und die Seele bemüht sich, einen auf den richtigen, bewussten Weg zu lenken.

UNFRUCHTBARKEIT

Physische Ebene
Wenn die Ausführungsgänge der Fortpflanzungsorgane oder der Geschlechtsorgane schwer geschädigt sind, wird man zur Empfängnis bzw. zur Zeugung unfähig. Störungen im Hormonhaushalt, Entzündungen, Tumoren, chronische Vergiftungen können ebenfalls zur Unfruchtbarkeit führen und psychosexuelle Störungen können dabei auch eine bedeutende Rolle spielen. Früher hat man die Ansicht vertreten, dass die Frauen für die Unfruchtbarkeit verantwortlich seien. Aufgrund der heutigen Kenntnisse steckt in der Hälfte der Fälle eine Krankheit der Männer dahinter, die sowohl eine organische als auch eine psychische Störung sein kann. Das Letztere ist dabei ebenso wichtig wie das Erstere.

Seelische Ebene
(Siehe auch: Scheide, Gebärmutter und deren Tumorerkrankungen, Klimakterium und Hormone)
Um die Krankheit zu verstehen und ein ganzes Bild zu bekommen, halte ich für wichtig, dass wir das Problem von einer anderen Seite angehen. Zuerst wollen wir auf das archaische Bild von Mann und Frau eingehen. Die Eigenschaften sind infolge der Zwiespältigkeit vermischt. Die Männer verfügen über geistige Teile, die weibliche Eigenschaften haben, und Frauen haben auch männliche Eigenschaften. Diese zwei uralten Kräfte leben in Harmonie miteinander und wirken sich gegenseitig auf das Leben aus.
 Der Mann ist dominant, verfügt über Zeugungskraft, während die Frau empfängt, ernährt und erzieht.
 Wenn der Mann seinen weiblichen Teil nicht akzeptiert und diesen Teil in sein Wesen nicht einbaut, kann er zur Zeugung unfähig werden. Bei Frauen funktioniert das ähnlich: Auch wenn sie unbewusst ihren männlichen Teil verleugnen, wird dadurch ihre Fähigkeit zur Empfängnis beeinträchtigt, d.h., sie können zur Empfängnis unfähig werden.
 Die Frau empfängt, sie ist liebevoll, sie trägt die Frucht aus, sie verwirklicht. Wenn wir über Unfruchtbarkeit reden, wird deren Harmonie gestört, was auf der physischen Ebene unmittelbar zur Unfruchtbarkeit führt. Sie empfängt die Zeugungskraft des Mannes nicht, sie gewährt keinen fruchtbaren Boden dafür.

ÜBERSÄUERUNG

Versäuerung – ein Symptom einer neuen „beliebten" Krankheit, der Übersäuerung des Organismus nach einer Candida-Infektion, die man gern verantwortlich macht. Ich will die Bedeutung der Entsäuerung des Organismus nicht in Frage stellen, aber ich fürchte, dass gerade das Wesentliche bei dieser Modeerscheinung verloren geht.

Die Behandlung der Symptome wird primär, anstatt die Krankheit an den Wurzeln zu packen.

Die Verschiebung des pH-Wertes des Organismus in den sauren Bereich erhöht das Risiko von zahlreichen Krankheiten, aber wir dürfen sie nicht zum Feindbild machen! Schon aus dem Grund, dass der den Organismus steuernde Mensch – mindestens – genauso viel Schuld daran trägt. Oder weniger direkt formuliert: Die Steuerung des Organismus und die Verantwortung dafür sind – mindestens – von gleicher Bedeutung.

Die Übersäuerung ist ein Gespenst, das gerne zum Feindbild gemacht wird, während man sie mit lächerlichen Methoden heilen will. Es wird z.B. geraten, basisches Wasser zu trinken. Und das wird wohl alle Probleme lösen!

Quatsch!

Es kann einige Beschwerden lindern, aber es kann keine Probleme lösen! (z.B., wenn wir einer sowieso versalzten Suppe Wasser zugeben, wissen wir immer noch, dass wir sie verdorben haben, was auch unsere Einstellung beeinflusst. Infolgedessen werden wir sie nicht mit voller Freude essen. Oder wenn wir eine verdorbene Speise mit Gewürzen verbessern wollen: Auch wenn es uns gelingt, alle unangenehmen Gerüche und Geschmäcke zu unterdrücken, spüren wie diesen Geruch, diesen Geschmack. Wir wissen es...

Der Körper kann übersäuert sein, aber welche seelischen Eigenschaften, welche seelischen Zustände haben die Entstehung begünstigt, indem sie die günstigen Bedingungen dafür geschaffen haben?

Wie können Flüssigkeiten sauer werden?

Durch das Kohlendioxid.

Was führt zur Übersäuerung des Organismus?

Das sich anhäufende Kohlendioxid.

Woraus entsteht und häuft sich das Kohlendioxid an?

Ganz einfach wird es bei der Atmung und während des Stoffwechsels – auf eine natürliche Weise freigesetzt.

Das Problem ist, dass dieses auf eine natürliche Weise entstehende Kohlendioxid den Organismus nicht verlassen kann, hier bleibt und mit den möglichen Elementen in Reaktion tritt.

Nehmen wir jetzt die seelische Seite unter die Lupe.

Warum versauert man?

Was tut, erlebt man, was sein Leben versüßen könnte? Was tut man, was einen befreit, was eine leichte Atmung und einen beschleunigten (Gas-) Stoffwechsel sichert? Das sind einfache und vielleicht scheinbar unbedeutende Fragen, die jedoch gestellt werden müssen – falls wir die Lösung finden wollen!

VERDAUUNGSSTÖRUNGEN

(Siehe auch: Allergie, Organe des Verdauungssystems, Stoffwechsel, Mangel- und Überschusskrankheiten)

An dieser Stelle kann ich nur im Allgemeinen über die Verdauungsstörungen reden, aber es lohnt sich jedenfalls, einige Fragen zu stellen, die die Art der Störung weitgehend beeinflussen.

Was kann man nicht verdauen? Warum? Weil man mit etwas ganz anderem beschäftigt ist. Oder weil man die Verarbeitung nicht erlernt hat. Oder man verzehrt solche Lebensmittel, die man nicht als Nährstoffe wahrnehmen kann.

VERBRENNUNGEN

Physische Ebene

Bei Verbrennungen treten Entzündungen durch Hitzeeinwirkung, Einstrahlung oder durch ätzende Chemikalien sowie ein irreversibles Absterben von Gewebe mit verschiedener Tiefausdehnung auf.

Es werden vier Verbrennungsgrade unterschieden:
1) Rötung der Haut
2) Blasenbildung der Haut
3) Absterben von tiefen Hautschichten
4) Absterben von tiefen Gewebeschichten (Muskeln, Knochen, usw.)

Seelische Ebene

Es mag eigenartig klingen, aber auch die Verbrennungen haben eine seelische Bedeutung. In dieser Hinsicht ist es wichtig, was für eine Unaufmerksamkeit zur Verbrennung führte. Was löst die zu Verbrennungen „notwendige" Aufmerksamkeit aus? In diesem Fall können wir seelische Ursachen finden, die einen verbrannt haben oder verbrennen werden, die unter allen Umständen vorhanden sind und sich auf sein Leben auswirken.

Die Seele und der Geist wird „gesengt" und da der obige Fakt der Person nicht bewusst wurde, betrifft das nächste, warnende, bewusstmachende Signal den Körper, damit man die Mängel leichter ausfindig machen kann.

Die Seele versucht uns auf viele Weise anzusprechen, aber es ist nicht sicher, dass wir diese Sprache verstehen. Das Verstehen ist besonders unsicher, wenn wir nicht einmal auf sie hören oder sogar auf etwas ganz anderes unsere Aufmerksamkeit lenken. Unsere Seele hat die Eigenschaft, dass sie uns unter allen Umständen auf die zu erreichenden Ziele aufmerksam machen will. Wir achten lange nicht auf die Warnzeichen, deswegen wählt die Seele eine Sprache, auf die wir achten, die wir verstehen und nutzen können. Wenn wir die folgenden Ereignisse genau betrachten, gehört auch zur Wahrheit, dass nicht unser inneres Ich diese Ereignisse – unmittelbar – verursacht. Ein Ereignis ist die Folge davon, dass wir auf etwas ganz anderes Akzent gelegt haben.

Der Grad der Verbrennungen ist zur Lernschwierigkeit direkt proportional. Je schwerer man etwas entdeckt, erlernt, desto schwerer ist die Verbrennung! Das muss so sein, denn die „Strafen" häufen sich! Eine noch passendere Aussage dazu: Je mehr man sich vom Boden der Realität entfernt hat, desto tiefer fällt man.

Die Entfernungen, die Entfernung von der Realität sind die Folgen von Mängeln. Was sind diese Mängel?

Die Verbrennungen entstehen gewöhnlich auf der Haut, mit Ausnahme von einigen auffälligen Fällen, wenn die inneren Organe von Verbrennungen betroffen sind. Also auf der Haut, die den Kontakt zur Außenwelt herstellt. Der Auslöser ist etwas, was unsere Manifestation oder unseren Willen in der Welt widerspiegelt.

Es kommt zur Rötung oder Blasenbildung, wenn wir etwas Konkretes, Beschlossenes noch nicht getan haben, sondern nur beschlossen haben. Da macht die Seele uns darauf aufmerksam, dass es sich lohnen würde, unsere Handlungen zu überlegen und noch einmal durchzudenken, wir können uns nämlich leicht verbrennen oder ausbrennen!

Die tiefen Gewebeschichten werden beschädigt, wenn wir etwas getan und dadurch eindeutig einen Fehler begangen haben! Wir könnten hier auch sagen: Viele begehen einen „fatalen" Fehler und verbrennen sich doch nicht, was wahr ist!

Die Differenz zwischen den beiden Fällen ist, dass der Fehler einem bewusst wird (man verbrennt sich den Körper nicht), dem anderen nicht (seine Seele wird gesengt), infolgedessen „muss" der Körper verletzt werden. Die Folge einer vollzogenen oder nicht vollzogenen Handlung wird einem durch seinen Körper bewusst.

VERGESSLICHKEIT – AMNESIE
(Erinnerungsverlust)

Sie mögen die folgenden wahren, allerdings leeren, nichts sagenden Phrasen tausendmal gehört haben: Es geschieht nichts ohne Grund oder alles hat seinen Grund. Und wir wollen doch daran glauben, dass sie wahr und nützlich sind. Allerdings ohne Erfolg.

Das Leben, Gott oder die Revolution – wählen Sie die Bezeichnung aus, die Ihnen gefällt – haben doch das Unmögliche gelöst: Sie können unseren Verstand vor den zerstörerischen schlechten Erinnerungen schützen, damit wir sie tropfenweise verarbeiten können, wenn wir es wollen.

Das ist wie das tropfenweise verabreichte Gift. Falls wir zu viel auf einmal einnehmen würden, würde es unseren Körper vernichten, aber wenn wir unsere Zellen tropfenweise daran gewöhnen, kann es uns eine Weile auch stimulieren *(siehe auch: Nikotin, Alkohol und verschiedene Arzneimittel)*.

Gliedern wir die Vergesslichkeit in zwei Teile.
1. Bewusste Vergesslichkeit, wenn wir uns an etwas ganz anderes erinnern wollen oder ganz anders, wie es geschehen ist. Das können wir auch als einen bewussten Schutzmechanismus des Ichs auffassen.
2. Unbewusste Vergesslichkeit, wenn uns so viele – für wichtig gehaltene – Gedanken vor den Augen schweben, dass andere Dinge einfach in Vergessenheit geraten. Da muss man auf jeden Fall erwähnen, dass dies erfolgen kann, weil der Kranke die für ihn wichtigen Aspekte, die Priorität genießen, nicht festlegt. Infolgedessen behält sich der Verstand das, was er relevant findet, und verdrängt das, was er als unwesentlich erfährt.

Was sind diese? Wie werden sie festgelegt? Entscheidend ist, womit sich der Kranke mehr beschäftigt: mit dem Guten, mit dem Freudigen oder mit der Sorge, dem Problem...

Der Erinnerungsverlust ist die schwerste Form des vorher beschriebenen Prozesses – oder dessen traumatische Form. Wenn der Kranke über eine längere Periode hin das erzwungene Gleichgewicht zwischen Gutem und Schlechtem aufrechterhalten konnte, aber die Kraft im Handumdrehen verloren hat, die dieses „Gleichgewicht" entwickelt hat. (Ich habe das Gleichgewicht in Anführungszeichen gesetzt, denn es stellt kein natürliches/dynamisches, sondern ein erzwungenes Gleichgewicht dar, dessen Aufrechterhaltung ständiger Energie bedarf.) *Wie der Elektromagnet zwei Gegenstände mit unterschiedlichem Gewicht im Gleichgewicht hält, so wird das Gleichgewicht gestört, sobald die Energie nicht mehr vorhanden ist,*

All dies berücksichtigend muss ich noch auf ein sehr wesentliches Detail eingehen. Und zwar den Fall, wenn man (scheinbar) weder von Erinnerungsverlust noch von Vergesslichkeit sprechen kann. Das ist nämlich eine bewusste Handlung, wenn wir eine Erinnerung absichtlich verdrängen oder etwas Lebenswichtiges absichtlich außer Acht lassen.

Es kommt nur zur Heilung oder zu einer positiven Veränderung, wenn wir das Interesse des Kranken daran wecken oder wenn wir ihn motivieren. Wir müssen ihn zu Aktivitäten bewegen, die er **wirklich** genießt...

VERGIFTUNGEN

Man kann zwei Arten von Vergiftungen unterscheiden.
1. Äußere Vergiftung: Für den Kranken ist es seelisch charakteristisch, dass er derart angeregt ist, dass er sich nicht einmal darum kümmert, was er seinem Körper zuführt. Diesem Verhalten geht aber ein Seelenzustand voran, in dem er sich eine übertriebene Selbstsicherheit und Unfehlbarkeit aufzwingt.
2. Sepsis... Selbstvergiftung ... Skeptizismus...

Wenn man unüberlegt seine (körperlichen und seelischen) Giftstoffe loswerden will, obwohl man das Gefühl hat, dass man es sowieso nicht schaffen könne.

Man will die anderen mit „seinem Spülwasser" nicht übergießen, man will es nicht einfach ausgießen, denn man schämt sich möglicherweise dafür. Allerdings muss man etwas damit anfangen, deshalb übergießt man sich selbst damit, zufälligerweise, denn man kann es nicht mehr halten.

Ich weiß, dass dieser Vergleich etwas eigenartig sein mag, aber im Wesentlichen geht genau dieser seelische Vorgang den Vergiftungen voran, die in den Geweben und Zellen des Körpers ablaufen *(Siehe auch: Virus, Bakterie, Tumoren)*.

VERSTOPFUNG *(Obstipation)*

Physische Ebene
Als Verstopfung wird bezeichnet, wenn der Stuhlgang seltener erfolgt als gewöhnlich oder wenn der Stuhlgang ausbleibt. Die Stuhlmenge und die Häufigkeit der Stuhlentleerung weisen sehr große individuelle Unterschiede auf. So ist es schwierig, festzulegen, was da als „normal" gilt. Wenn der Kranke über Verstopfung klagt, handelt es sich oft darum, dass das Verhalten des Betroffenen auf seine Erwartungen an die Stuhlgewohnheiten hinweist. Er meint, er sollte seine Notdurft häufiger verrichten. (Deswegen müssen wir die Wörter Verhalten und Erwartung betonen.)

Wenn der Stuhlgang mehrere Tage ausbleibt und der Grund dafür unbekannt ist oder wenn der Stuhl hart ist und die Entleerung mit Schmerzen einhergeht, können wir tatsächlich von einer Verstopfung sprechen. Eine mögliche Ursache dafür ist, dass man den Stuhldrang unterdrückt oder außer Acht lässt. Wenn man diese falsche Gewohnheit mehrmals wiederholt, wird der Stuhldrang schwächer oder er kann eine Weile auch ausbleiben, während sich der Darminhalt in den unteren Abschnitten staut. Die Angst vor der Stuhlentleerung, wenn sie mit Schmerzen einhergeht, kann auch zur Verstopfung führen.

Weitere Ursachen dafür sind ungenügende Bewegung, lange Bettruhe, Nahrungen mit wenigen Ballaststoffen. Viele Medikamente, wie z.B. Opiate als Schmerzmittel, schwere organische Veränderungen, wie z.B. Tumoren, und Darmverengungen aus sonstigen Gründen können auch Verstopfung verursachen. Wenn die Letzteren nach einer gründlichen Untersuchung ausgeschlossen werden, können Abführmittel und zahlreiche Formen der Einläufe eingesetzt werden. Im schweren Fall bilden sich Kotsteine *(siehe auch dort)*, die zum Darmverschluss führen können.

Wie darauf hingewiesen wurde, kann Verstopfung auch durch nervöse Zustände hervorgerufen werden, die weitere nervöse Zustände, schlechten Geschmack im Mund, Mundgeruch, Bauchkrämpfe, Blähungen und Appetitlosigkeit verursachen können.

Seelische Ebene
Man kann oder will die Dinge, die man bereits verarbeitet, verstanden hat und aus denen man gelernt hat, nicht loswerden. Besser gesagt: Man kann sie nicht loswerden und will es auch nicht tun. Man will sie nicht loswerden, denn dies stellt einen sicheren Halt in seinem Leben dar.
Die möglichen Ursachen dafür:
- Man hat unbewusst Angst davor, neue Dinge verarbeiten zu müssen.
- Es fällt einem schwer, den gezogenen Konsequenzen entsprechend zu handeln.
- Man fürchtet die Konsequenzen, mit denen man nach dem entscheidenden Schritt rechnen muss.

VORZEITIGER SAMENERGUSS

Wie auch alle anderen Dinge, ist der vorzeitige Samenerguss eine relative Kategorie. Da muss man den wirklich vorzeitigen Samenerguss von dem unterscheiden, den man nur als vorzeitig empfindet.
Warum?
Weil sie nicht mit demselben „Medikament" behandelt werden.
Was ist eigentlich die Differenz zwischen vorzeitig und als frühzeitig empfunden? Im ersten Fall empfindet man keine Vollkommenheit. Im zweiten Fall empfindet man zwar die Vollkommenheit, aber der Kranke erklärt das Gefühl der Freude so lange und so professionell, dass er am Ende das Gefühl hat, als wenn nichts passiert wäre.
Aber wie können wir über die Brücke gehen, wenn wir nicht einmal dort sind?
Wie können wir ein Problem lösen, das praktisch nicht existiert?
Dafür gibt es keine Lösung!
Es geht um einen **wirklich** vorzeitigen Samenerguss, wenn die Ejakulation noch vor dem Akt oder in einigen Minuten oder Sekunden erfolgt.
Es handelt sich um einen **scheinbar** vorzeitigen Samenerguss, den man als vorzeitig empfindet:
Achtung!

439

Er gilt noch nicht als vorzeitig, wenn die Partner den Orgasmus nicht gleichzeitig erleben und die Ejakulation im Vergleich zur Partnerin vorzeitig geschieht.

Da geht es immer um einen gesteigerten seelischen Zustand. Die Frage ist, was diesen gesteigerten Zustand auslöst!

Dass man den Erwartungen gerecht werden will? Wessen Erwartungen? Den Erwartungen der Partnerin? Seinen Erwartungen selbst? Es gibt zahlreiche Fragen, auf die wir eine Antwort finden müssen – falls wir die Heilung suchen.

Ja, da reden wir darüber, dass man die Erwartungen erfüllen will, Erwartungen, die man nicht erfüllen kann. Man kann diesen nicht gerecht werden, denn es stellt sich nie heraus, welche Erwartungen man erfüllen sollte oder wessen Erwartungen man entsprechen sollte. Genauer gesagt, weiß man es, aber man hat vergessen, dies die Partnerin zu fragen. Deswegen scheint mir wichtig zu betonen, dass wir da von völlig guten, Freude versprechenden Erwartungen sprechen! Man kommt zum Genuss – aber in einem derart gesteigerten, aufgeregten Zustand, dass man ihn nicht mehr genießen kann. Gerade die Vorstellung, dass man den Erwartungen nicht gerecht werden kann, löst Stress aus, der sich auf den psychischen Zustand und die Leistungsfähigkeit schädlich auswirkt.

Noch einmal: Man kann den Wünschen seiner Partnerin (und seinen eigenen Wünschen) nicht entsprechen, denn sie existieren gar nicht ... und wenn sie doch in irgendeiner Form existieren – hat noch niemand über sie geredet.

Wie sollte man den **Weg zur Gesundheit** einschlagen? Erstens: Man soll egoistisch sein! Man sollte entdecken, was einem eine wahre Freude bereitet, und sie als gegenwärtig erleben. Das Erreichen eines Ziels, auch wenn man es noch nicht verwirklicht hat, nur als gegenwärtig erlebt, erfüllt einen mit dem Gefühl der Ruhe und der Vollkommenheit. Dies gewährt einem gerade das Selbstbewusstsein, das zur Ruhe des wichtigsten Bereichs notwendig ist.

WARZE

Physische Ebene
Die Warze ist ein schmutzig-graues, hautfarbenes Gebilde, die die Größe einer Hirse oder Erbse hat und vor allem an der Hand und dem Bein, neben dem Nagelbett sowie auf der Sohle Schmerzen auslöst. Sie wird durch Viren verursacht.

Sie kann hartnäckig sein, man kann sie kaum ausrotten bzw. sie kann nach längerer Zeit einfach verschwinden und heilen, ohne Spuren zu hinterlassen.

Seelische Ebene
Die Warze gilt nicht – unbedingt – als Krankheit!
Ihre Stelle am Körper ist immer ein Warnzeichen aus dem „früheren Leben". Das frühere Leben wurde in Anführungszeichen gesetzt, denn der Auslöser ist auch in diesem Leben vorhanden und hat dieselbe Bedeutung! Man sollte sich keine Sorgen machen, das Folgende ist nämlich nur ein Vorschlag, auf welche inneren Eigenschaften man in dieser Periode mehr Wert legen sollte.
Die Warzen entstehen aus „krankhaften" Hautgeweben, was bereits viel über die Krankheit verrät! *(Siehe auch: Haut)* Die Haut hat eine Schutzfunktion, also kann die Ursache für die Entstehung der Warze auch darauf zurückgeführt werden. Ich kann die Entstehung der Warze am besten mit einer Allergie vergleichen. Damit steht sie der Wirklichkeit nahe!
Wie verhalten sich die Tiere?
Wenn die Tiere ungewöhnlichen Impulsen ausgesetzt werden, die in ihnen Schrecken auslösen, versuchen sie durch ihr Verhalten ihren Angreifer abzuschrecken, wie z. B., wenn sich einer Katze das Fell sträubt.
Derselbe Vorgang ist im Körper zu beobachten, wenn sich Warzen entwickeln. Man versucht die Einflüsse fernzuhalten, mit denen man nicht entsprechend umgehen kann.
Die Ersatzhandlung besteht also darin, dass man immer mehr seine Gegengefühle zeigt, anstatt die Impulse zu verstehen oder wegzulaufen. Natürlich können die aufkommenden Probleme auf diese Weise nicht gelöst werden. Man glaubt, dass man sein Möglichstes getan hat, um die Anspannungen abzubauen. Allerdings zeigt die Wirklichkeit etwas anderes. Wenn es nicht anders wäre, würde es nicht zu den vorhin beschriebenen Hautveränderungen kommen.
Betrachten wir jetzt die bereits bei der Geburt vorhandenen und die erst später entstandenen Warzen gesondert!
Die bei der Geburt des Kindes vorhandenen Warzen, Muttermale sind entstanden, weil die Einflüsse bereits im Mutterleib existiert haben, die einer Gegenreaktion bedurft haben! Das Wesentliche dabei: Das Kind hatte das Gefühl, dass es notwendig sei, sich zu schützen, Abstand zu halten!
Die Bedeutung der später entstandenen Veränderungen: Es gibt bedeutende Faktoren, Äußerungen in der Kind-Eltern-Beziehung, in seiner Umwelt, die im Kind eine Schutzreaktion auslösen.

Wenn Sie die konkrete Bedeutung der Warzen erfahren möchten, vergleichen sie diesen Teil mit der Bedeutung der jeweiligen Körperteile.

Weg zur Gesundheit
Wie ich bereits erwähnt habe, halte ich die Warze für keine Krankheit, obwohl sie auch zur Krankheit führen kann, aber woraus kann eigentlich keine Krankheit entstehen? Die für den Kranken typischen seelischen Eigenschaften sind nicht allzu glücklich! Es lohnt sich, nach der Lösung zu suchen!

In den Apotheken sind ausgezeichnete Mittel gegen Warzen erhältlich, aber wenn man eine Schnecke auftreiben kann, kann sie auch helfen. Sie kann sogar sehr hilfreich sein!

Wir brauchen nichts anders zu tun, als die Warze über die Sohle, „das Fahrgestell", der Schnecke zu streifen. Vorsicht: Das ist alles, wozu wir die Schnecke brauchen, dann können wir sie gleich freilassen!

WEISSFLUSS

Physische Ebene
Krankhaft vermehrter Sekret-Ausfluss aus der weiblichen Scheide.

Im Hintergrund kann die Entzündung oder die Infektion der inneren Genitalien stehen, oft ist er jedoch auf psychische Ursachen zurückzuführen (wie auch die Infektionen, was aber die Medizin nicht anerkennt). Zu den psychischen Ursachen gehören der Schmerz beim Geschlechtsverkehr, die Angst vor unerwünschter Schwangerschaft, eventuell die Ablehnung des Partners/der Partnerin.

Seelische Ebene
Es geht um einen emotionalen Konflikt, der aus einem sexuellen Trauma resultiert!

Wenn die vier Elemente zugrunde gelegt werden, wird die Bedeutung des Flüssigkeit-Ausflusses verständlich. (Das Thema behandle ich eingehend in meinem Buch **„Das große Buch der spirituellen Heilung"**.) Diese Kräfte versuchen immer (wie alles Erschaffene) das Gleichgewicht, die Harmonie, zu erreichen.

In diesem Fall versucht man sich infolge einer Enttäuschung vor den gleichen Wirkungen zu schützen (erbaut eine Mauer zum Schutz), wodurch man das **Feuer** dieses Gebietes „auslöscht".

Der Grund dafür kann die Angst vor einer Abtreibung und vor einer unerwünschten Schwangerschaft sowie die Fernhaltung der Freude sein.

Der Organismus kompensiert das Nachlassen des Feuers (der Freude) dadurch, dass er die überflüssige Flüssigkeit entleert.

Die Farbe des Feuers ist das Rot. Da es daran mangelt, muss die weiße Flüssigkeit entleert werden, um das Gleichgewicht wieder herzustellen.

Der Mensch sehnt sich tief in seiner Seele nach Freude, folglich entsteht ein starker Gegensatz infolge der Unterdrückung, was die Brutstätte der Auflehnung, der Rebellion ist. Weitere Folgen davon können Entzündungen, Pilzinfektionen usw. sein.

WIRBELSÄULE

Physische Ebene
Die Wirbelsäule bildet das Skelett des Halses und des Rumpfes und gleichzeitig die zentrale knöcherne Achse des Körpers. Wenn ein Baby sitzen, stehen und laufen lernt, entwickeln sich neue Biegungen der Wirbelsäule und aus der geraden Säule bei der Geburt entsteht die doppelt S-förmige Krümmung. Sie besteht aus insgesamt 32 oder 33 Wirbeln. Davon sind die ersten 24 freie Wirbel, die letzten 9 (eventuell 10) sind miteinander verwachsen.

Die Bewegungen der Wirbelsäule sind sehr komplex, sie ist nämlich nicht nur zur Beugung nach vorne, Streckung nach hinten und Seitenneigung, sondern auch zu Drehbewegungen fähig. Sie führen gemeinsam zu einer federnen Bewegung. Sie hat mehrere typische, natürliche Krümmungen, die die Mittellinie des Körpers überkreuzen. Im Normal- oder Idealfall stimmt das Gewicht des Körpers vor der Mittellinie mit dem hinter der Mittellinie überein, d.h., sie sind im Gleichgewicht.

Innerhalb der Wirbelsäule befindet sich das Rückenmark in dem längs verlaufenden, geschlossenen, fingerbreiten Wirbelkanal. Die Nervenbahnen treten räumlich getrennt durch die Zwischenwirbellöcher zu beiden Seiten hin paarweise aus und sind symmetrisch.

Das Rückenmark ist ein verbindendes System, das den Kontakt zwischen den übergeordneten und den untergeordneten Teilen des zentralen Nervensystems herstellt. In ihm verlaufen Tausende von auf- und absteigenden, sensiblen und motorischen Bahnen, die die Informationen und die Impulse von den zentralen

Teilen an die anderen weiterleiten. Die sensiblen und motorischen Innervationen unserer Eingeweide, Haut und Muskeln sind ebenfalls räumlich getrennt, die Rückenmarksnerven treten zu beiden Seiten hin paarweise auf jeder Etage aus dem Wirbelkanal aus.

Daraus und aus der oben beschriebenen Struktur kann man darauf schließen, dass die die Wirbelsäule betreffenden Entzündungen oder Verletzungen den Funktionsausfall der darunter liegenden Bereiche bewirken. Eine vollständige Querschnittläsion (Wirbelbruch) führt beispielsweise im Bereich unterhalb der Verletzung auf beiden Seiten zum vollständigen Gefühlsausfall und zur Lähmung.

Die Wirbelsäule kann sich deformieren, infolge der verschiedenen Krankheiten können Skoliose, Deformationen, krankhafte Krümmungen und Buckel entstehen. Verletzungen (Brüche) können ebenfalls zu Deformationen führen. Dabei können die mit dem Rückenmark verbundenen Nervenfunktionen beschädigt werden, was Lähmungen, Gefühlsausfälle und Gehbehinderung zur Folge haben kann.

Seelische Ebene
Man hat Bürden zu tragen, Probleme lasten auf einem und man hat keine Zeit, die Früchte seiner Arbeit zu genießen!

Eine typische Einstellung: Ich werde mich freuen, wenn ich dies erreichen werde oder wenn …

Der Zustand der Wirbelsäule, der darin verlaufenden Nervenbahnen und der Wirbel haben einen starken Einfluss auf die Funktion der inneren Organe. In vielen Fällen kann die Krankheit nicht auf ein inneres Organ zurückgeführt werden, sondern auf die Nerven, die wegen der Deformationen der Wirbelsäule eingeklemmt werden.

Diese Organe leiden unter der „Nerveneinklemmung", sie erhalten viel weniger Reize und Informationen, um normal zu funktionieren. Der folgende Fall kommt oft vor: Eine Frau kann nicht schwanger werden, weil sie fast immer eine Nerveneinklemmung hat. Scheinbar besteht kein Zusammenhang zwischen den beiden Fällen, doch sie führen zu einem eigenartigen Krankheitsbild, indem die Übermittlung von Reizen teilweise oder völlig eingeschränkt wird.

Nach meiner persönlichen Erfahrung bevorzugt der überwiegende Anteil der unter Wirbelsäulenbeschwerden leidenden Patienten das Duschen, anstatt ein entspannendes und beruhigendes Bad zu nehmen. Der Grund dafür liegt in der Einstellung: Jemand, der lieber duscht, kann sich nicht oder nur schwer entspannen.

Diese Personen fallen eher in Ohnmacht. Sie setzen sich oder legen sich hin, hören mit der Arbeit auf, wenn sie keine Energie mehr haben. Als ich klein war, habe ich gelernt: Wenn man sich erholen will, muss man etwas anderes machen!

Wenn aber diese Personen nichts machen, arbeiten sie auch! Sie arbeiten, sie grübeln darüber, was sie nicht verrichtet haben, was sie noch zu verrichten haben – was natürlich keine Minute länger warten kann.

Die Ursache für die Veränderungen der Wirbelsäule ist (kurz gefasst), dass man immer die Arbeit wählt, anstatt sich zu erholen oder zu entspannen. Diese Arbeit ist oft völlig sinnlos, man will nämlich auch die Dinge lösen, deren Zeit noch nicht gekommen ist. Man schöpft zu dieser ständigen, ununterbrochenen „Arbeitslust" daraus Kraft, dass man die Qualität und die Quantität der verrichteten Arbeit immer als gering empfindet. (Wie könnte man sie denn schätzen, wenn man nie eine Pause einlegt, um sich zu erholen und seine Erfolge zu genießen!)

Als Konsequenz daraus entstehen die Wirbelsäulenbeschwerden. Man achtet nämlich nur darauf, was die anderen Menschen über einen denken und sagen.

Wir wissen wohl alle, dass noch kein Mensch zur Welt gekommen ist, der allen Erwartungen gerecht werden kann!

Die ausgebliebenen Erfolgserlebnisse werden eine deutliche Wirkung auf Bewusstsein und Seelenzustand ausüben, was sich auch auf den physischen Körper erstrecken wird. Bestimmte Teile werden krampfhaft. Man will immer noch allen Erwartungen entsprechen, obwohl es einem bewusst wird, dass man diesen Erwartungen krampfartig gerecht werden will! Diese inneren Konflikte führen einmal zur Auflehnung (Entzündung) und Schmerzen (Krisen).

Weg zur Gesundheit
Da muss unbedingt erwähnt werden, warum es wichtig ist, dass man ein Bad nimmt! Das bezieht sich nicht auf den Aspekt, dass man seinen Körper sauber macht. Wenn wir ein Bad nehmen, gelangen wir in einen entspannten Zustand, in dem wir aus dem bisherigen Alltag herausgerissen werden. Wir haben die Gelegenheit für die Entspannung und das **Loslassen!** Wir lassen das Gefühl der Erfolglosigkeit los, wir lassen die Hetze des Alltags hinter uns und wir können unsere Dinge so sehen und auslegen, wie sie in der Wirklichkeit sind!

Sonstige Wirbelsäulenerkrankungen
Jetzt wollen wir den seelischen Hintergrund der „spektakulären", ersichtlichen Veränderungen betrachten.

Skoliose: Die Seitverbiegung der Wirbelsäule. Ein Mystiker würde sagen, dass der Betroffene jemanden in seinem früheren Leben betrogen hat, was aber in dieser Form nicht wahr ist. Das Leben ist ganz anders!

Die Skoliose erinnert mich sehr an die Schrift, an das Schriftbild. Unsere Buchstaben weisen in die Richtung, die unser Leben am meisten bestimmt. Wenn sie nach links weisen, haben wir eine emotionale, wenn sie nach rechts weisen, haben wir eine materielle Betrachtungsweise.

Damit ist auch eng verbunden, dass sich nichts von selbst verbiegt! Es muss eine Kraft, eine Wirkung geben, die die Verbiegung bewirkt. Was ist der Grund dafür, dass sich die menschliche Wirbelsäule auf der geistigen Ebene verkrümmt?

Die Lasten!

Die Lasten, die zum einen unsere Widerstandsfähigkeit stärken und uns stark machen. Zum anderen verursachen sie Starrheit und Ermüdung, wenn wir sie zu lange tragen und zu viel auf uns nehmen. Ein Beispiel dafür wäre die Materialermüdung. *(Je weniger etwas außer Betrieb ist, je weniger etwas gewartet wird, desto schneller ermüdet es!)* Wie ich im vorangehenden Teil erläutert habe, nimmt man sich keine Zeit für die Erholung und Pflege, genießt man seine Erfolge nicht. So versucht die Wirbelsäule und das Bewusstsein die überbelasteten Teile zu entlasten (Verbiegung).

Wenn sie sich verbiegt, verkrümmt, verändert sich auch der Schwerpunkt der Last, die man auf diese Weise nicht mehr so bedrückend findet.

Die nach links gebogene Wirbelsäule weist auf die überflüssigen – ungelösten – emotionalen Lasten hin.

Die nach rechts gekrümmte Wirbelsäule deutet auf die Lasten der physischen Welt hin.

Man neigt dazu, wider sein Versprechen zu handeln. Man betrügt sich selbst. Man hat keine Wahl, denn man konzentriert sich mit all seinen Kräften auf die Befreiung, die nicht zu verwirklichen ist. Wie ich bereits in den anderen Teilen des Buches betont habe: Wenn wir gegen etwas kämpfen, können wir es nicht loswerden, sondern wir fallen immer tiefer in die Falle unseres „Feindes".

Zusammengesetzte Skoliose

Viele Probleme lasten auf einem: eigene Probleme oder Probleme, die einem aufgezwungen bzw. von einem übernommen wurden. Unter der Last, die man trägt, die einem aufgezwungen wurde, fällt man zusammen. Einem können nur Dinge aufgezwungen werden, die man auch übernehmen will. Da ist es ohne

Belang, was man nicht will! Man hat weder widersprochen noch seinen Willen zum Ausdruck gebracht!

Buckel

Man wählt die Steifheit, findet sich mit der Lage ab. Man nimmt Probleme auf sich, die nicht einem gehören. Man trägt ununterbrochen die Last, die man tief in seiner Seele akzeptiert hat und mit der man einverstanden ist. Es scheint, als wenn man sie nicht einmal loswerden wollte. Dies trifft natürlich nur für den Fall zu, wenn man noch keine Probleme und Beschwerden hat. Wenn die körperlichen Symptome auftreten, möchte der Kranke sie loswerden. Zur Deutung dieses Falls lesen Sie die entsprechenden Kapitel durch.

Rundrücken

Man hat das Gefühl, das einem das demütige Verhalten aufgezwungen wird oder wurde.

Osteoporose der Wirbelsäule

Man beharrt fest auf seinen Vorstellungen *(siehe auch: Gelenke)*.

Es ist von großem Belang, eine sehr wichtige Frage in Betracht zu ziehen: Wenn die Wirbelsäule sich verformt – auch wenn nicht spektakulär –, hat es eine Auswirkung auf die daneben verlaufenden Nerven! Wenn die Übermittlung von Reizen gestört wird, wird es auch die Funktion der inneren Organe beeinträchtigen!

Das heißt, dass die Funktionsstörung der inneren Organe häufig auf die Veränderungen der Wirbelsäule zurückzuführen ist!

Kurz gefasst kann über den **Weg zur Gesundheit** gesagt werden, dass man die Entspannungsmöglichkeiten in den vorher geschilderten Verhaltensmustern entdecken muss.

Diese **Entspannung** ist bereits zu erreichen, wenn man **ein angenehmes Bad** nimmt!

WUNDROSE *(Erysipel)*

Physische Ebene
Die Wundrose soll den ungarischen Heiligen St. Antonius im 14. Jahrhundert in Italien befallen haben. Er hat das Gelöbnis abgelegt, dass er auch Heiler wird, wenn er sich von dieser Krankheit erholt. Er ist geheilt worden und wurde Heiler.

Die Krankheit wurde von den Alten St.-Antonius-Feuer genannt und war in der Vergangenheit eine gefürchtete Hautkrankheit. Die Wundrose kann auch heute tödlich sein, wenn sie nicht behandelt wird.

Das **Wesen** dieser Krankheit ist, dass eiterbildende Bakterien in die Haut gelangen, die merkwürdigerweise nicht ein eitriges, sondern ein seröses Sekret bilden, wonach sich der Prozess „auf den **Weg** macht". Die Krankheit beginnt plötzlich mit hohem Fieber, Schüttelfrost, mit einem sehr schlechten allgemeinen Befinden, Übelkeit, Erbrechen. Parallel dazu tritt auch eine für die Windrose typische Veränderung auf: Die Haut zeigt rote, scharf begrenzte Rötung um die Eintrittspforte und schwillt infolge der Ödeme an. Dieser Fleck macht sich anschließend auf den Weg: Der abgestufte Fleck breitet sich aus und befällt in einigen Tagen ganze Körperteile. In anderen Fällen breitet sich die flammenförmige Hautrötung nur in eine Richtung aus. Während sie immer weiter auf dem Körper wandert, heilen die früher befallenen Körperteile. Den Weg ihrer Wanderung zeigen Streifen der entzündeten Lymphgefäße.

Das Wort Wundrose hängt ursprünglich auch mit dem Feuer zusammen. Mit dem Feuer, das im Volksglauben reinigt und das – obwohl nicht am Antonius-Tag – in vielen Regionen rituell übersprungen wurde. Die moderne Medizin im Westen glaubt hingegen nicht an die Reinigungskraft, an die feurige Kraft dieser Krankheit und behandelt den Körper mit Antibiotika.

Seelische Ebene
(Siehe auch: Haut, Entzündung und Feuer)
Aus dem Vorangehenden geht hervor, dass es hier nicht um das Feuer geht, das den menschlichen Organismus unterstützt.

Es ist mit einem Lagerfeuer zu vergleichen, das man bei Trockenheit in der Mitte eines Waldes entzündet und bei windigem Wetter unbewacht lässt. Wenn wir Glück haben, erlischt es einfach.

Jedoch ist einem bei dieser Krankheit die Kontrolle über das Feuer entglitten. Das aus der Wut resultierende Feuer kann einen ausgetrockneten, apathischen

Körper leichter überwinden. Es muss nicht unbedingt ans Licht kommen, d.h. einem bewusst werden. Wenn es aber bewusst ist, kann es eingedämmt werden. Es handelt sich darum, dass man seine Unzufriedenheit verheimlicht.

Auf dem **Weg zur Gesundheit** muss der Kranke so vorgehen, wie das bei den Hautkrankheiten und beim Neubeleben des inneren Feuers beschrieben wurde *(siehe auch: Feuer, Haut)*.

ZÄHNE

Physische Ebene
Die Zähne sind in den Oberkiefer und in den Alveolarfortsatz des Oberkiefers stiftmäßig eingezapft, sind im Vergleich zu Knochen härter und bilden unten und oben je eine Reihe.

Es gibt 20 Milchzähne und 32 bleibende Zähne.

Die Milchzähne beginnen im 7. Monat nach der Geburt durchzubrechen. Die bleibenden Zähne erscheinen während des Zahnwechsels zwischen dem 6. und 24. Lebensjahr.

Die Zahnkaries ist die Krankheit des harten Gewebes der Zähne (Zahnschmelz, Zement usw.) und sie erscheint typischerweise auf der Fläche der Zähne. Diese Flächen sind nicht „selbstreinigend", die Speisereste können also durch Kauen, Zungen- und Lippenbewegungen nicht vollständig entfernt werden. Der Zahnschmelz verfärbt sich, wird aufgeweicht und es entsteht ein Loch.

Über Zahnkaries, deren spätere Symptome die Schmerzen sind, gibt es eine Menge widersprüchlicher Theorien! (Z. B.: Der optimale Fluorgehalt des Wassers ist wichtig.)

Seelische Ebene
Es ist leicht einzusehen, dass die Zähne sowohl auf der seelischen als auch auf der geistigen Ebene dieselbe wichtige Funktion ausüben wie auf der physischen Ebene.

Das ist die vorrangige Zerkleinerung der wahrgenommenen und aufgenommenen – seelischen und physischen – Nahrung. Wir müssen unsere Dinge gründlich kauen, damit sie schon gut vorbereitet in die Speiseröhre kommen. So fällt den Zähnen eine bedeutende Aufgabe zu. Denken wir daran, wie schwierig es sein kann, unsere Probleme zu schlucken, wenn wir sie davor nicht richtig überlegen!

Ich schlage vor, dass wir den Prozess Schritt für Schritt betrachten.

Nachdem der Wunsch in uns geweckt worden ist, „Dinge" zu erwerben, sind wir fähig, infolge der durch unsere Augen wahrgenommenen Reize und durch starke Gefühle geleitet nach ihnen zu greifen und sie zu schlucken, ohne zu überlegen. Unsere Zähne „beschäftigen" sich mit der Zerkleinerung. Danach übernehmen die inneren Organe die weiteren Aufgaben. Die Zerkleinerung bezieht sich natürlich auch auf die inneren Organe: Wenn besser ausgewählte, gründlicher gekaute Stoffe in sie gelangen, kommen sie einfacher zurecht. Abstrahieren wir davon ein bisschen: Wir kauen nämlich unsere Nahrung ebenso gründlich, wie wir mit unseren seelischen Reizen umgehen.

Zahnerkrankungen

Die Zahnprobleme treten auf, wenn das empfindliche Gleichgewicht zwischen dem Kauen, Grübeln und der gesunden Selbstreinigung gestört wird. (Hier gelten die Gefühle, die Impulse des Herzens als Hauptprinzip!)

An den Dingen, die wir loswerden wollen, kauen wir zu lange, ohne sie zu lösen oder die Nahrung zu schlucken. Was das Wesentliche betrifft, ist es ausschlaggebend, ob wir sie im gegebenen Moment für nützlich halten oder nicht. Wir können alles ohne Kauen schlucken und wir können auch jeden Bissen unendlich lange kauen. Wir können uns auch damit abfinden, dass wir etwas schlucken, was wir ausspucken wollen.

Unsere Zähne nutzen sich infolge des „sinnlosen" Gebrauchs viel schneller ab und in den Zähnen entstehen Löcher. Unsere Zähne reagieren auf eine ähnliche Art und Weise wie wir Menschen, wenn wir der überflüssigen, manchmal sinnlosen Arbeit müde werden.

Infolge des versäumten, schlecht gewählten Kauens kommt dem Kehlkopf und dem Magen eine größere Rolle zu. So spielt der Zustand der Zähne eine wichtige Rolle bei ihrer Erkrankung:
- das Risiko für Rachenkrankheiten steigt, erstickende, drückende Gefühle treten auf;
- im späteren Verlauf kommt es zu Schwächen des Magens beziehungsweise des Darms und die Schwäche geht immer tiefer.

Das sind die Folgen der nicht gründlich genug gekauten „Nahrung".

Nach den Grundbedeutungen kommen wir zu den einzelnen Beschreibungen. Hier wird schon der konkrete Gegenstand des Kauens genannt!

Die **erhöhte Kariesbildung der Zähne** hat einen engen Zusammenhang mit dem Blutkreislauf des Mundes und der normale Blutkreislauf regelt den richtigen pH-Wert. Je mehr wir an etwas zu „kauen haben", desto mehr wird die Durchblutung gesteigert. So könnte dies zur Heilung führen, aber wegen der vielen Misserfolge bildet sich mehr Säure in der Mundhöhle. Infolge der Versäuerung, des „Müdewerdens" wird der Zahnschmelz mehr belastet. Die unerlässliche Voraussetzung für die harmonische Funktion der Selbstreinigung ist, dass der Kranke den Gegenstand des Kauens– vollständig– loswird. Sonst wir das Risiko immer größer, dass Löcher in den Zähnen entstehen.

In der nächsten Phase beginnen die hohlen Zähne zu schmerzen.

Es kommt zu Schmerzen, wenn unsere Seele uns durch die Zähne eindeutig darauf aufmerksam machen will, dass wir darauf achten sollten, was wir tun! Die Schmerzen sind noch dadurch gekennzeichnet, dass man ganz tief in seiner Seele weiß, es einem bewusst ist, was man tun **sollte**! Besser gesagt, man tut etwas, aber nicht das, was zur Lösung führt, sondern ganz im Gegenteil! *(Siehe auch: Schmerzen)*

Im Folgenden behandeln wir die konkreten seelischen Hintergründe, die sich mithilfe der Lage des schlechten Zahns erklären lassen.

Linke Seite
Man grübelt über seelische Gedanken und kaut daran. Man kaut daran, man regt sich sinnlos auf, anstatt die Lösung zu suchen. Die Auslegung, das Kauen und die Zerkleinerung der vermeintlich erlebten, beklemmenden Erfahrungen beanspruchen all seine Aufmerksamkeit und Energie. Man hat daran zu kauen, was die Außenwelt über einen denkt. Man grübelt in jeder Minute darüber, was die Außenwelt über seine Gefühle denkt. Hier geht es eigentlich nicht nur um die Außenwelt, sondern man grübelt auch darüber, warum seine eigenen Gefühle so sind.

Rechte Seite
Die rechte Seite steht für die physischen, irdischen Dinge, Kritiken. Sie drückt die Unsicherheiten des materiellen Lebens aus. Es ist wichtig, dass man sie nicht lösen kann. Man wird wie eine steckengebliebene Schallplatte: Man denkt immer an dieselben Dinge.

Vorne (Schneidezähne)
Man hat an den Aufgaben zu kauen, die man verrichten, machen sollte bzw. mit denen man beginnen sollte. Ich habe es im Konjunktiv formuliert, weil man

damit nie anfangen wird! Wenn man sich irgendwie doch entschließt und sie „anbeißt" (anpackt), findet man die Gelegenheit, darüber zu spotten und seine eigene Entscheidung in Frage zu stellen.

Unterzähne
Man kaut an der Vergangenheit (vergleiche mit dem Vorangehenden), an früheren Geschehnissen, an denen nichts mehr zu ändern ist. Anstatt dass man die Lösungen sucht, vertieft man sich in eine Art Selbstbeschuldigung. Das betrifft natürlich beide Seiten (Seele und Bewusstsein).

Oberzähne
Sie beziehen sich auf die schwierigen, scheinbar unlösbaren Probleme in der Zukunft. Die aktuelle Einstellung und Herangehensweise machen es wirklich unmöglich, diese Ziele zu erreichen.

Weg zur Gesundheit
Theoretisch ist es möglich, dass wir so lange „zaubern", bis die hohlen Zähne gesund werden. Das ist aber rein theoretisch! Das Plombieren des hohlen Zahns ist die Aufgabe des Zahnarztes! In diesem Fall ist das Ziel die Vorbeugung!

Zahnfleischentzündung

Physische Ebene
Das Zahnfleisch schützt das Zahnbett, in dem die Zähne sitzen. Wenn sich die Schleimhaut des Zahnbettes entzündet, treten Schwellungen, Schmerzen, Zahnfleischblutung auf und in der Schleimhaut können sich Geschwüre bilden. Außerdem ungenügenden Kauen können Zahnsteinbildung, ein Mangel an Vitamin C bzw. die ungenügende Mundhygiene zur Entzündung führen.

Seelische Ebene
(Hinter der Entzündung steckt immer irgendeine Auflehnung. *Siehe auch Entzündungen.*)
Das Dilemma: Warum bin gerade ich diesen Dingen ausgesetzt, warum passiert gerade mir all das?
  Warum habe gerade ich daran zu kauen?
  Das Zahnfleisch schützt die Grundlagen, die sich aus der menschlichen Natur ergeben, auf die man sich bei der Aufteilung der „Aufgaben" stützen kann. Das

gleicht der Immunität. Der Organismus erinnert sich an die erlebten Erfolgserlebnisse, die gelösten Probleme und deswegen arbeitet er die beste Strategie aus. Das Zahnfleisch schützt unsere „Mittel", die zur Zerkleinerung der Aufgaben notwendig sind.

Das ungenügende Kauen bedeutet, dass man das optimale Kauen wegen eines Misserfolgs in den Hintergrund gedrängt hat. Man hat wild, ohne Sinn und Verstand seine Aufgaben angepackt, zu zerkleinern begonnen. Am Ende hat man die Schlussfolgerung gezogen, dass es völlig überflüssig gewesen sei und man seine Energie für unsinnige Dinge verschwendet habe. In der Wirklichkeit hat man aber nichts gelernt, die daraus resultierenden Freuden nicht erfahren und versucht man den nächsten möglichen Konflikt zu vermeiden.

Im Lichte des vorher Beschriebenen kann man den Gegenstand seiner Auflehnung immer mehr erkennen: Man soll sich mit den aufkommenden Dingen beschäftigen, wonach einem nicht ist, weil so viele Misserfolge einem zuteil wurden!

Wir können noch mehr in den seelischen Hintergrund gelangen, wenn wir dies auch mit den Bedeutungen der umliegenden Zähne vergleichen.

Weg zur Gesundheit
Eine umfassende Mundhygiene ist notwendig. Darüber hinaus können wir die optimale Lösung finden, wenn wir diejenigen Taten finden, die wir bis jetzt so erfolgreich außer Acht gelassen haben.

Zahnwurzeln

Physische Ebene
Die Wurzel ist der Teil des Zahns im Zahnbett, in deren Mitte der Kanal zum Unterkiefer führt, der von Blutgefäßen und Nervenfasern durchzogen wird und den Zahn ernährt. Der so genannte Zahnzement und das Wurzeldentin sichern, dass die Zähne besonders stabil im Zahnbett sitzen. Die Zahnkaries dringt durch den Zahnschmelz ins Zahnbein vor.

Das hat zur Folge, dass infolge der Entzündung der Nervenbahn Schmerzen auftreten.

Behandlung
Die Zahnwurzeln werden aufgebohrt, „die Nerven entfernt" und die Wurzeln gefüllt.

Seelische Ebene
Die Zahnwurzeln symbolisieren die Basis, auf denen wir unseren Mut, unser Selbstvertrauen aufbauen. Wir brauchen eine große Gewissheit, um zu wissen, woran wir kauen sollen und wie wir es tun sollen.

Die seelische Bedeutung der Zahnwurzeln ist in unserem Glauben, Wissen zu suchen, die bestimmen, wie wir unsere Kenntnisse einsetzen. Unsere Leitprinzipien sollen fest sein, sonst können sie aufgeweicht und schwach werden und zur Erkrankung der Wurzeln beitragen. Diese Ereignisse sind natürlich mit der allgemeinen Beschreibung der Zähne identisch.

Die Eigenschaften, die die Leitprinzipien sichern: Was soll ich kauen? Was soll ich loswerden? Was soll ich schlucken?

Wenn man in seinem Glauben und Wissen wankend wird, ergibt es sich aus den nicht wahrgenommenen (zerkleinerten) Erfolgen. Dieses falsche Verständnis kann sich aus der Selbstbeschuldigung entwickeln.

ZUNGE

Physische Ebene
Die Zunge ist ein auf dem Boden der Mundhöhle liegendes Organ. Sie besteht aus zahlreichen Muskelbündeln, die sich in jede Richtung des Raums zusammenziehen können. Diesem Aufbau verdankt sie ihre besonders große Beweglichkeit.

Die Veränderungen der Zunge, die belegte Zunge sind Anzeichen für zahlreiche Krankheiten. Der rauchige und rußige Zungenbelag deutet auf eine Vergiftung, die Haarzunge auf eine Magenschleimhautentzündung, der schwarze Belag auf Vitamin-A- und Vitamin-B-Mangel, der rote oder himbeerrote (Himbeerzunge) auf Scharlach hin. Die Landkartenzunge, die wegen Blutarmut entsteht, äußert sich in roten Stellen mit doppelter Kontur auf der Zunge, die von einem gelben Saum umgeben sind. Bei Entzündungen kann die Zunge weiß oder schmutziggelb belegt sein, bei Virusinfektionen entstehen Bläschen auf ihrer Oberfläche. Bei der Austrocknung des Körpers (bei Fieber) ist die Zunge trocken und belegt. Die Zunge kann (nach einer Mundhöhlenentzündung) lappenartig oder angeboren gespalten an der Spitze sein wie bei den Schlangen. Infolge eines Schlaganfalls krümmt sich die Zunge und windet sich von einer Seite zur anderen.

Dieses vielseitige Organ dient – gemeinsam mit anderen Organen – dem Schlucken und dem Sprechen. Es ist kein Zufall, dass es mehrere Tausende Sprichwörter und Redewendungen mit „Zunge" gibt.

Seelische Ebene
Die verschiedenen Veränderungen der Zunge deuten auf die Harmonie oder Disharmonie der Selbstdarstellung, des Besprechens und Aussprechens hin.

Es ist nicht zu verwundern, dass unsere Zunge unseren inneren Zustand widerspiegelt. In der ungarischen und deutschen Sprache sind auch sehr expressive Ausdrücke mit Zunge zu finden, wie zum Beispiel „eine scharfe Zunge haben" oder „seine Zunge laufen lassen".

Denken wir eine Weile darüber nach, wie sich der Ton unserer Äußerungen abhängig von unserem seelischen Zustand ändert.

Es ist leicht einzusehen: Je quengeliger, gespannter wir sind, desto schärfer wird unsere Zunge sein, mit der man sogar töten kann. Ebenfalls trifft zu: Wenn viele Gespräche scheitern, wird man immer stiller und schweigender und fühlt man immer weniger die Freude an den ausgesprochenen Worten, an dem Geschmack der ausgesprochenen Worte. Wir können uns immer seltener freuen, wir können immer seltener die „Geschmäcker" mit einem guten Gefühl schmecken.

Die belegte Zunge spiegelt wahrhaft die Buntheit wider, in welcher bunten Form wir unsere Probleme zum Ausdruck bringen können. Oder ganz im Gegenteil: Wir reden daher, ohne etwas zu sagen.

Zur konkreten Deutung müssen auch die parallel auftretenden Veränderungen untersucht werden.

Auf dem **Weg zur Gesundheit** muss man die angehäuften Gefühle zusammenfassen, bewerten und umwerten. Man muss erwägen, was eine kleinere innere Anspannung auslöst: Wenn man etwas zurückhält oder wenn man etwas ausspricht!

Man muss erwägen, welches Verhalten einem eine größere Freude bereitet: wenn man etwas zurückhält oder wenn man es **klug** zum Ausdruck bringt!

Diese Aufgabe wird nicht einfach sein, aber wir können bereits aus dem Entschluss Kraft und Freude schöpfen. Wenn wir dies beachten, können wir einfacher vorankommen.

ZWERCHFELL

Physische Ebene

Das Zwerchfell ist eine muskulöse Platte, die die Brust- und die Bauchhöhle voneinander trennt. Es hat eine doppelte kuppelförmige Gestalt, die sich hoch in den Brustkorb erstreckt. Es spielt bei der Einatmung eine wichtige und aktive Rolle. Bei der Kontraktion des Zwerchfells kommt es zur Abflachung der Kuppeln und der Brustkorb dehnt sich aus. Die so genannte Bauchatmung spielt – im Gegensatz zur Rippen- und Brustatmung – eine große Rolle im Sport, in der Gesangkunst. Ihre bewusste Entwicklung, um die innewohnenden Kräfte zu mobilisieren, ist eine Grundübung des Hatha-Yogas.

Seelische Ebene

Besinnen wir uns jetzt darauf, was bereits bei der Lunge und Atmung erwähnt wurde: Wir atmen vor jeder Handlung tief ein!

Der Kranke, der unter einer Erkrankung des Zwerchfells leidet, ist durch die folgende Eigenschaft gekennzeichnet: Er sammelt Kraft zu seiner zu verrichtenden Aufgabe, aber er zögert die konkrete Handlung immer hinaus. Er kann die Phänomene nicht voneinander trennen. Er weiß nicht, wann er Kraft schöpfen muss und kann, was er verdauen muss. Er ist emotional verwirrt und die Verwirrung führt im Körper zu Krämpfen und Schmerzen *(Siehe auch: Schmerzen)*, weswegen er sich nicht aufrichten kann!

Schauen wir uns jetzt detaillierter an, wie sich die Funktionsstörung entwickelt.

Man ist sich über die zu verrichtenden, zu verwirklichenden Aufgaben im Klaren, doch man wird etwas ganz anderes tun. Man zieht sich zurück, unterdrückt seine Gefühle, denn in einem entwickelt sich Angst *(siehe auch dort)*, die einem suggeriert, dass man es nicht tun dürfe.

Man hält seine Gefühle zurück, man unterdrückt sie, denn in einem kommen Zweifel auf, ob es wirklich richtig sei, etwas zu tun, was man selbst und was die anderen darüber denken würden!

An dieser Stelle kann ich nur sagen: Es ist richtig!

Wenn es nicht richtig wäre, würde man sich nicht derart unzufrieden fühlen!

ZWÖLFFINGERDARMGESCHWÜR

(Siehe auch: Geschwür, Darmkrankheiten)

Das Magengeschwür und das Zwölffingerdarmgeschwür unterscheiden sich darin, dass man beim Ersteren ein äußeres Ding (hoffnungslos) verdauen will, während sich der reale oder vermeintliche Konflikt beim Letzteren in einem verbirgt, den man zwar nicht lösen kann, auf den man aber auch nicht verzichten will.

Beide können Komplikationen voneinander sein, d.h., das Magengeschwür kann sich auf den Zwölffingerdarm übertragen und umgekehrt. Wie ein anfängliches Problem – mag es auch winzig, unwesentlich sein – eskaliert auch diese Krankheit.

ZYSTE

Physische Ebene
Die Zyste ist ein durch eine Kapsel abgeschlossener, mit einer dicken Wandschicht umgebener, gut abgrenzbarer, sackartiger Hohlraum im Gewebe, der mit dünn- (Blut, Eiter, stockendes Sekret, Schleim, Serum) oder dickflüssigem Inhalt (z. B. Tumorzellen) gefüllt sein kann.

Zysten können in allen Organen einzeln oder vielfach (Gehirn, Knochen, Niere, Gebärmutter, usw.) auftreten. Sie können platzen, wachsen oder es ist auch möglich, dass sie unentdeckt bleiben und keine Beschwerden oder Symptome verursachen.

Seelische Ebene
Im Hintergrund steht ein psychischer Konflikt, den man beigelegt hat (in sich verschlossen hat), ohne ihn gelöst oder aufgearbeitet zu haben. Dieses Problem besteht aber weiterhin und gelangt ins Unterbewusste. Da es nicht bewusst wird, kann das Immunsystem des Organismus es nicht erkennen, folglich wehrt er sich nicht dagegen. Da habe ich noch nichts über den Heilungsprozess gesagt!

Um es besser verstehen zu können, möchte ich den Weg zur Gesundheit mit einigen Beispielen veranschaulichen.

Die seelische Ursache für die Zyste **in der linken Niere ist**, dass man einen emotionellen Zwiespalt (Enttäuschung mit der geliebten Person) nicht aufgearbeitet hat. Man hat versäumt, die Lehren zu ziehen und dementsprechend zu handeln. Man hat das Problem beigelegt und wollte es später lösen, was man am Ende versäumt hat. Diese unlösbare Situation hat dann zur Bildung der Zyste geführt.

Die seelische Ursache für die Zyste **in der Gebärmutter** liegt in der geistigen Bedeutung der Gebärmutter. Das ist der Ort, wo die Frucht nach der Empfängnis heranreift. Also wenn die Zyste hier entsteht, sind folgende seelische Symptome zu beobachten: Man hat etwas gefunden, bekommen, das in einem Freude erwecken kann. Man lässt es aber nicht gedeihen, lieber frisst man es in sich hinein. Man denkt: Was es auch sein mag, es ist für einen nicht gut!

Ersatzhandlung
Man lässt Zysten entstehen, denn es erscheint einfacher, weniger riskant zu sein, als die Dinge des Lebens aufzuarbeiten und zu verstehen.

Weg zur Gesundheit
Durch ein Gespräch weckt man den Wunsch im Kranken, seinen inneren Konflikt zu lösen. Man muss natürlich die Bedingung beachten, dass die Lösung für beide betroffenen Parteien beruhigend ist.

NACHWORT

Wir haben versucht, ein möglichst umfassendes Bild der seelischen Ursachen der Krankheiten zu geben. Wir sind sicher, dass wir viel mehr Krankheiten viel ausführlicher hätten beschreiben können ..., aber wie wir bereits wissen, bringt uns nicht voran, was im Konjunktiv steht! Wir mussten den Umfang des Buches begrenzen, der uns nicht erlaubt hat, weitere Krankheiten zu erklären.

Als ich mit der Deutung der Krankheiten begonnen habe, habe ich nicht geglaubt, dass ich ein derart umfangreiches Buch schreiben werde. Die Verwirklichung erschien mir viel einfacher, doch das Leben und das Buch haben es widerlegt. Ich hatte immer mehr das Gefühl, das Buch schreibt sich von alleine und verfügt über einen eigenen freien Willen. Es hat mir einfach nicht erlaubt, es zu Ende zu schreiben, ich konnte mit dem Schreiben nicht aufhören! Genauer gesagt: Ich konnte damit aufhören, aber es nicht abschließen.

In meinem ersten Buch habe ich darauf hingedeutet, dass bald mein Werk über Krankheiten erscheint. Damals habe ich gedacht, dass ich es in 2 bis 3 Monaten schaffen werde, wenn ich hart daran arbeite. Das Leben und das Schicksal haben mir jedoch gezeigt, dass diese Aufgabe viel größer und komplexer war. „2 bis 3" haben tatsächlich der Wirklichkeit entsprochen, allerdings nicht in Monaten, sondern in Jahren! Dazu gehört auch, dass ich Zeit brauchte, bis das Buch feste Formen annahm, und inzwischen habe ich auch ein „andersartiges" Buch herausgegeben.

Warum mache ich mir Gedanken darüber?

Die Antwort ist sehr einfach: Ich musste mich mit dem Gedanken anfreunden, dass es unmöglich ist, in einem einzigen Buch die Auslöser, die entstandenen Lagen und die Wege zur Gesundheit darzustellen.

Ich und mein Freund Albert wollten eigentlich mehr Nahrungsergänzungsmittel im Buch vorstellen, doch diese Bemühung ist fast ohne Erfolg geblieben. Fast, denn es gibt nämlich Ergebnisse und man muss diese kleinen Erfolge auch auf dem Weg zur Gesundheit wahrnehmen! Wir könnten es auch so auffassen wie die Kranken: Wir haben Erfolge, aber ... Und wir würden uns doch an das schlechte Erlebnis, an den Misserfolg erinnern.

Als wir mit dem Buch fast fertig waren, war ich verzweifelt, dass wir die Hersteller, Vertreiber nicht finden werden, deren Produkte zur Heilung beitragen können. Ich möchte keine Konsequenzen aus diesen Ereignissen ziehen – ich tue es jedoch –, denn ich bin viel befangener!

Zum Schluss ist mir klar geworden: Das musste so sein!

Das muss so sein, denn dieses Buch muss immer noch ergänzt werden!

Das muss so sein, denn viele Fragen sind immer noch ungeklärt geblieben.

Dieses Buch handelt davon, was der Kranke – seelisch – für sich tun kann, um Freude zu haben und glücklich zu werden.

In diesem Buch geht es um die Krankheit, im nächsten werde ich die Gesundheit behandeln, zu der ich/wir möglichst viele konkrete Wege darstellen möchte/möchten.

Vorsicht!

Wir sind uns der Tatsache bewusst, dass wir vieles ausführlicher und verständlicher oder vielleicht individuell hätten ausarbeiten können.

Im Nachhinein möchte ich die Möglichkeit dafür bieten. Dabei kann der Leser uns behilflich sein, indem er uns seine individuellen Probleme mitteilt, wenn er uns mit seinem Vertrauen auszeichnet und die Geheimnisse seiner Krankheit uns anvertraut. Auf diese Weise wird ein Werk im anderen Format und Stil entstehen, das die individuellen Fälle vorstellt, natürlich anonym. Dies würde dazu beitragen, dass wir die Symptome, die Entstehung, die Ursachen und die Therapiemöglichkeiten lebensnaher beschreiben können.

Wir würden uns über die Briefe der Kranken freuen, die sich gerne am Schreiben eines neuen Werkes beteiligen wollen.

NACHWORT DES MITAUTORS

Als mein Freund mich darum gebeten hat, die medizinischen Bezüge des Buches zu verfassen, erschien mir die Aufgabe sehr einfach. Als ich mit der Arbeit vorankam und ein Thema auf das andere folgte, hatte ich immer mehr das Bedürfnis, immer mehr und immer ausführlicher die einzelnen Krankheitsbilder zu beschreiben. Zum Glück habe ich bald erkannt, dass man da Grenzen setzen muss. Ein solches Buch kann nicht vollkommen sein. Deshalb bitte ich den Leser, dies von dem Buch auch nicht zu erwarten. Was aber der Leser erwarten kann, ist, dass er auf diesen Seiten diejenigen Erkrankungen unseres Körpers finden kann, die bekannt, verbreitet und „populär" sind. Wenn Sie mehr erfahren möchten, stehen ausgezeichnete Fachbücher und anatomische Atlasse zur Verfügung. Das Studieren der Letzteren finde ich besonders empfehlenswert.

Ich habe danach gestrebt, neben der Fachlichkeit auch verständlich zu sein. Ich habe versucht – soweit es möglich ist – die „Gaunersprache" der Medizin, die zungenbrechenden Fremdwörter, die geheimnisvollen und manchmal Angst erregenden Ausdrücke zu vermeiden. Ich habe mich bemüht, die jeweiligen Teile so zu formulieren, dass jeder das Wunder, das wir Mensch nennen, ohne besondere Vorkenntnisse verstehen und genießen kann.

Ferner habe ich danach gestrebt – abgesehen von einigen Ausnahmen –, diszipliniert „bei meinem Leisten zu bleiben" und mich auf die physische Beschreibung des Körpers zu konzentrieren. Ich habe die geistige Ebene meinem Freund überlassen, der in diesem Bereich bewandert ist.

Inwieweit ich meine Erwartungen erfüllt habe, kann der Leser beurteilen.

Dr. Albert Lózsa

EINLADUNG ZUR KONTAKTAUFNAHME MIT DEM AUTOR

Außerhalb seiner schriftlichen Werke ermöglicht der Autor allen, die Wert auf ein glückliches Leben legen, seine Kenntnisse im Rahmen von verschiedenen persönlichen Besprechungen und Kursen kennenzulernen.

Weitere Bücher des Autors Ferenc Pósa in Ungarn erschienen:
„Aus der Falle der Krankheit", „Weg der Wunder", „Weg zur Gesundheit"

Auf der Grundlage seiner veröffentlichten Bücher hat der Autor einen speziellen Kurs zur Selbsthilfe zusammengestellt:

Weg zur Gesundheit

Primär bekommen Sie Hilfe, um Ihre Vorurteile sich selbst gegenüber und deren schädliche Konsequenzen hinter sich lassen zu können, nämlich dass Sie **krank** und **wehrlos** sind, und Sie erlernen eine konkrete, sofort anwendbare Methode.

Darüber hinaus wird gemeinsam nach den umfassenden und **individuellen Antworten auf die folgenden Fragen** gesucht:
- Was sind die Ursachen Ihrer Krankheit?
- Welchen Sinn hat die Krankheit für Sie?
- Welche Chancen bietet sie?
- Sie lernen die feinsten Signale und deren Bedeutung Ihres Körpers zu deuten, um sich zeitig auf Ihr Problem vorbereiten und es lösen zu können, wenn es noch im Anfangsstadium ist.
- Mit Ihnen zusammen wird ein individueller Plan entworfen, der Ihnen auf dem Weg zur Gesundung helfen wird.
- Die Durchführung einer Reihe von Übungen hilft Ihnen, Ihre Motivation wiederzufinden, um die Heilung zu forcieren.
- Der Kurs hilft Ihnen, die aus der Krankheit hervorgerufenen Ängste zu verarbeiten, um dann den Weg zur Selbstheilung einzuschlagen.

Kontakt und Anmeldung: info@posa.hu

Weitere Bücher aus dem Verlag Via Nova:

Medizin für die Seele
Lebens- und Seelenkräfte im Alltag mobilisieren
Prof. Franz Decker

Paperback, 224 Seiten, 32 Grafiken, ISBN 978-3-86616-115-3

Für viele Menschen ist es heute sehr schwierig, den Herausforderungen des Alltags in unserer komplexen, schnelllebigen Welt gerecht zu werden, das eigene Leben selbstverantwortlich zu gestalten und sinnvoll und erfüllt zu leben. Prof. Franz Decker zeigt in seinem Buch diese Probleme auf, aber auch Möglichkeiten, die „Überlebenskräfte", die unerschöpflichen Kraftquellen der Seele und des Geistes, zu wecken und zu entwickeln, um in seelischem Gleichgewicht, mit Freude, Gelassenheit, Mut und Zuversicht das Leben zu bestehen. Das Buch erwuchs aus eigener Erfahrung und basiert auf den neuesten Erkenntnissen, dass durch eine entsprechende Neuorientierung und Seelenprogrammierung ein erfülltes und ausgeglichenes Leben möglich ist. Beispiele veranschaulichen und überzeugen. Es bietet sehr einprägsam ein Programm zur Förderung der Lebens- und Seelenkräfte im Alltag sowie Übungen zur Entspannung, Besinnung, Meditation, mentalen Lebensänderung und emotionalen Stabilisierung.

Quantengeist und Heilung
Auf seine Körpersymptome hören und darauf antworten
Arnold Mindell

2. Auflage

Paperback, 296 Seiten, ISBN 978-3-86616-036-1

Quantengeist und Heilung ist Arnold Mindells neues Modell der Medizin, das auf den atemberaubenden Erkenntnissen der Pioniere der Quantenphysik beruht, welche die Landschaft unseres Glaubenssystems beinahe täglich neu gestalten. Mindell, der dort weitermacht, wo C. G. Jung aufhörte, hat sich als führender Experte im Gebrauch von Konzepten aus der Quantenphysik zur Heilung von Geist und Psyche erwiesen. Das Buch geht weit über die Theorie hinaus und stellt einfache Techniken, Übungsanleitungen und präzise Erklärungen wesentlicher Konzepte zur Verfügung, die es jedem Einzelnen ermöglichen, die Wurzeln selbst von chronischen Symptomen und Krankheiten, emotionalen, krankmachenden Mustern freizulegen, zu verstehen und zu beseitigen. Arnold Mindell: „Quantenphysik, die auch Sie anwenden können. Allen Aktionen und Ereignissen im Universum liegt eine Kraft zugrunde. Jeder Mensch besitzt die Fähigkeit, diese anzuzapfen, mit ihr zu interagieren und sie zur Selbstheilung zu benutzen."

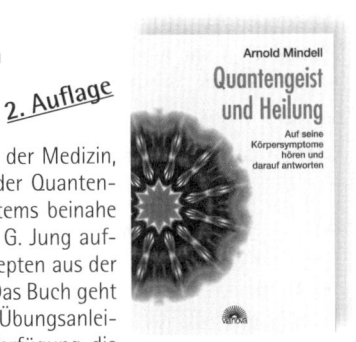

Das Gesundheitsbuch der Hl. Hildegard von Bingen
Die besten Heilmittel der Hildegardmedizin
Peter Pukownik

Hardcover, 176 Seiten, 40 farbige Abbildungen, ISBN 978-3-86616-232-7

In diesem Buch erfahren Sie, wie man die Heilkräfte der Natur richtig nutzt, Erkrankungen vorbeugen oder auf natürliche Weise selbst heilen, seine Gesundheit erhalten kann. Zum besseren Verständnis der Hildegard-Heilkunde geht der Autor auch auf Hildegards Welt- und Menschenbild ein: Die Gesundheit ist für sie ein lebenslanger, kreativer Prozess, der eine neue Lebensumstellung, eine ganzheitliche religiös-sittliche Haltung, eine Änderung krankmachender Lebensgewohnheiten, die Einhaltung von Lebensrhythmen, den bewussten Umgang mit der Natur und das rechte Maß umfasst.. Vor allem werden die Heilmittel der Hildegardmedizin, ihre Herstellung, ihre Anwendung und ihre körperliche und psychische Wirkung dargestellt, sowie Möglichkeiten der Behandlung verschiedener Krankheiten und Beschwerden, einschließlich der Empfehlungen für das Heilfasten.

Das Buch der Selbstheilung
Mit Imagination die inneren Potentiale stärken und entfalten
Heilsame Übungen für die Reise nach innen
Alexandra Kleeberg

Paperback, 352 Seiten, ISBN 978-3-86616-244-0

Die Autorin komponiert Selbstheilungstechniken aus verschiedenen Kulturen und Zeiten in einen für uns heutige Menschen entwickelten Kanon der Heilung: Wo die Energie den heilenden Vorstellungen, den inneren Bildern folgt, verwirklicht sich Gesundheit im Körper. Auf spielerisch leichten und tiefgründig weisen Pfaden werden die Leser/Innen durch das Kraftfeld der Imagination geführt. Sie können eintauchen in das Meer unendlicher Möglichkeiten und Heilung erlangen. Mit Exkursen in die Welt der Forschung und der Einbeziehung der Archetypen von C.G. Jung, mit einer begeisterten Beschreibung der wichtigsten gesundheitsfördernden Grundeinstellungen, mit bunten Imaginationen und vielen praktischen Übungen werden Verstand, Seele und Körper ganzheitlich aktiviert, damit sich Selbstheilung vollzieht. Schon beim Lesen kann Heilung beginnen.

Medizin die JEDEN angeht
Schulmedizin und alternative Heilverfahren als Partner
Dr. med. Richard Harslem

Paperback, 208 Seiten, ISBN 978-3-86616-204-4

Auf der Grundlage neuester wissenschaftlicher Erkenntnisse der Physik, der Hirn- und Placeboforschung zeigt dieses Buch anhand einfacher Alltagsbeispiele den gemeinsamen Nenner aller Heilmethoden sowohl der Schulmedizin als auch alternativer Heilverfahren auf: Der Patient muss im Mittelpunkt stehen, eine optimale Kommunikation zwischen ihm und dem behandelnden Arzt/Heiler wird die beste Heilmethode finden. Dieses dargestellte „menschenwürdige" Medizinverständnis und die zahlreichen, praktisch umsetzbaren Informationen sind für alle, die mit dem Gesundheitswesen und der Gesundheitserziehung zu tun haben, von großer Bedeutung, interessant und lesenswert, aber auch für alle, die gesund werden wollen! So können die Heilungschancen der einzelnen Patienten erhöht werden. Die Erkenntnisse des Autors wollen einer besseren Volksgesundheit dienen und Kosten senken.

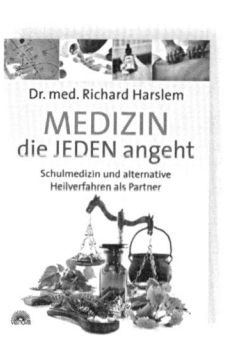

Die Aktivierung des Weltinnenraums
Was Sie in sich selbst bewegen, bewegen Sie in der Welt
Mike Kaiser

Paperback, 576 Seiten, ISBN 978-3-86616-229-7

Der versierte Umgang mit dem eigenen Bewusstsein – dem Weltinnenraum – zählt zu den Schlüsselkompetenzen des 21. Jhs. Indem der Mensch seinen Weltinnenraum mit seinen physischen, mentalen, emotionalen, energetischen und seelischen Dimensionen erkundet und gestaltet, verleiht er wesentlichen Bereichen seines Lebens eine völlig neue Qualität und verändert auch erfolgreich die äußere Welt. Dieses Buch beschreibt Aufbau und Funktionsweise des Weltinnenraumes und gibt dem Leser praxiserprobte Techniken an die Hand. Es verbindet das Wissen alter Weisheitstraditionen mit den neuesten Erkenntnissen der Quantenphysik sowie der Gehirn-, Bewusstseins- und Meditationsforschung. Dieses umfangreiche Werk ist ein wertvoller Ratgeber für alle Menschen, die wiederkehrende Probleme lösen und den Grundstein für ganzheitliche Gesundheit und Glück legen wollen.

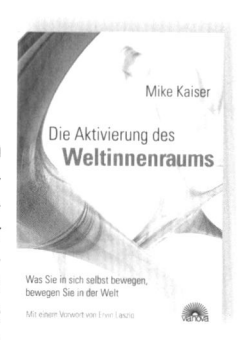